现代心血管疾病诊断与治疗

主编 代文静 侯芳霖 姚桂芝 孙 虎

李世莹 赵桂华 李鑫鑫

黑龙江科学技术出版社

HEILONGJIANG SCIENCE AND TECHNOLOGY PRESS

图书在版编目(CIP)数据

现代心血管疾病诊断与治疗 / 代文静等主编. -- 哈尔滨：黑龙江科学技术出版社，2023.7
ISBN 978-7-5719-2020-3

Ⅰ．①现… Ⅱ．①代… Ⅲ．①心脏血管疾病－诊疗 Ⅳ．①R54

中国国家版本馆CIP数据核字（2023）第107026号

现代心血管疾病诊断与治疗
XIANDAI XINXUEGUAN JIBING ZHENDUAN YU ZHILIAO

主　　编	代文静　侯芳霖　姚桂芝　孙　虎　李世莹　赵桂华　李鑫鑫
责任编辑	陈兆红
封面设计	宗　宁
出　　版	黑龙江科学技术出版社
	地址：哈尔滨市南岗区公安街70-2号　邮编：150007
	电话：（0451）53642106　传真：（0451）53642143
	网址：www.lkcbs.cn
发　　行	全国新华书店
印　　刷	黑龙江龙江传媒有限责任公司
开　　本	787 mm×1092 mm　1/16
印　　张	23
字　　数	579千字
版　　次	2023年7月第1版
印　　次	2023年7月第1次印刷
书　　号	ISBN 978-7-5719-2020-3
定　　价	198.00元

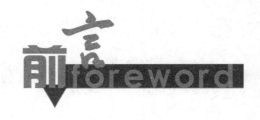
前言 foreword

　　人口老龄化的加重及人们不健康生活方式的改变使我国心血管疾病的发病率及死亡率不断上升。心血管疾病已成为威胁我国城乡居民生命及健康的主要疾病之一。但随着现代医学的发展、心血管疾病临床研究不断的拓宽及人们对心血管疾病发病机制认识的不断深入，新的诊疗措施层出不穷。心血管科医师需要不断学习新的理论知识，掌握先进的诊断技术和治疗方法，从而跟上心血管学科的发展步伐以更好地为患者提供高质量的服务。鉴于此，我们特组织经验丰富的心血管科医师编写了《现代心血管疾病诊断与治疗》。

　　本书首先介绍了心血管系统的结构、心血管系统的发育和调节等基础知识；然后对高血压、心律失常、冠状动脉粥样硬化性心脏病、心脏瓣膜病等常见心血管疾病的病因、临床表现、诊断、鉴别诊断和治疗等内容进行了较为全面的介绍；最后论述了心血管疾病的护理。本书既阐述了心血管疾病诊治的基础知识和基本技能规范，又结合了当今心血管学科发展的新趋势，新颖性和实用性兼备，内容丰富、简明扼要，有利于提高心血管科医师的诊疗水平，适合各级医院心血管科医师及心血管专业研究生阅读参考。

　　由于编者的知识水平有限、编写时间仓促，又加之当今社会科学技术飞速发展，书中错误和疏漏之处在所难免，衷心地希望各位同道批评指正，以便再版时修正。

《现代心血管疾病诊断与治疗》编委会
2023 年 3 月

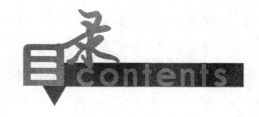

第一章

心血管系统的结构

第一节　心血管系统的组成

一、心血管系统的解剖结构

心血管系统由心、动脉、静脉和连于动、静脉之间的毛细血管组成。

（一）心

心主要由心肌组成，是连接动、静脉的枢纽及心血管系统的"动力泵"。心腔被房间隔和室间隔分为互不相通的左、右两半，每半又经房室口分为心房和心室，故心有 4 个腔室：左心房、左心室，右心房和右心室。同侧的心房和心室之间借房室口相通。心房接受静脉，以引流血液回心；心室发出动脉，以输送血液出心。左、右房室口和动脉口处均有瓣膜，它们颇似泵的阀门，可顺血流而开放，逆血流而关闭，以保证血液定向流动。

（二）动脉

动脉是运送血液离心的血管。动脉由心室发出，在行程中不断分支，越分越细，最后移行为毛细血管。动脉内血液压力高，流速较快，因而动脉管壁较厚，富有弹性和收缩性等特点。在活体的某些部位还可扪到动脉随心跳而搏动。

（三）静脉

静脉是引导血液回心的血管。小静脉由毛细血管静脉端汇合而成，在向心回流过程中不断接受属支，越合越粗，最后注入心房。与相应动脉比，静脉管壁薄，管腔大，弹性小，容血量较大。

（四）毛细血管

毛细血管是连接动、静脉的管道，彼此吻合成网。除软骨、角膜、晶状体、毛发、牙釉质和被覆上皮外，遍布全身各处。血液由其动脉端经毛细血管网流至静脉端。毛细血管数量多，管壁薄，通透性大，管内血流缓慢，是血液与组织液进行物质交换的场所。

二、血管壁的一般构造

血管的各级管道，其基本组织成分为内皮、肌组织、结缔组织，并具有共同的排列模式，即组织呈层状同心圆排列。

（一）动、静脉管壁的组织学结构

由于各段血管的功能不同，其管壁的微细结构也有所差异。除毛细血管外，动脉、静脉管壁有着共同的结构特点，从管腔面向外依次分为内膜、中膜和外膜（图1-1）。

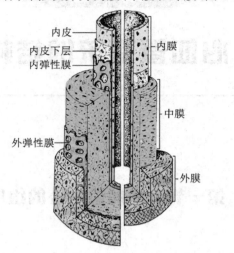

图1-1　动、静脉管壁结构模式图

1.内膜

内膜为血管壁的最内层，是3层中最薄的一层，由内皮、内皮下层和内弹性膜组成。

（1）内皮：是衬贴于血管腔面的一层单层扁平上皮。内皮细胞很薄，含核的部分略厚，细胞基底面附着在基膜上。内皮细胞长轴与血流方向一致，表面光滑，利于血液的流动。电镜观察内皮细胞具有下列结构特征。

胞质突起：为内皮细胞游离面胞质向管腔伸出的突起，大小不等，形态多样，呈微绒毛状、片状、瓣状、细指状或圆柱状等，它们扩大了细胞的表面积，有助于内皮细胞的吸收作用及物质转运作用。此外，突起还能对血液的流体力学产生影响。

质膜小泡：质膜小泡又称吞饮小泡，是由细胞游离面或基底面的细胞膜内凹，然后与细胞膜脱离形成。质膜小泡可以互相连通，形成穿过内皮的暂时性孔道，称为穿内皮性管。质膜小泡以胞吐的方式，完成血管内、外物质运输的作用；质膜小泡还可能作为膜储备，备用于血管的扩张或延长、窗孔、穿内皮性管、内皮细胞微绒毛的形成等。

Weibel-Palad小体（W-P小体）：又称细管小体，是内皮细胞特有的细胞器，呈杆状，外包单位膜，长约3 μm，直径0.1～0.3 μm，内有许多直径约为15 nm的平行细管。其功能可能是参与凝血因子Ⅷ相关抗原的合成和储存。

其他：相邻内皮细胞间有紧密连接和缝隙连接，胞质内有发达的高尔基复合体、粗面内质网、滑面内质网等细胞器。还可见微丝，其收缩可改变间隙的宽度和细胞连接紧密程度，影响和调节血管的通透性。

内皮细胞有复杂的酶系统，能合成与分泌多种生物活性物质，如血管紧张素Ⅰ转换酶、血管内皮生长因子（VEGF）、前列环素（PGI$_2$）、内皮素（ET）等，在维持正常的心血管功能方面起重要作用。

（2）内皮下层：内皮下层是位于内皮和内弹性膜之间的薄层结缔组织，含有少量的胶原纤维和弹性纤维,有时有少许纵行平滑肌。

(3)内弹性膜:内弹性膜由弹性蛋白组成,膜上有许多小孔。在血管横切面上,由于血管壁收缩,内弹性膜常呈波浪状。通常以内弹性膜作为动脉内膜与中膜的分界。

2.中膜

中膜位于内膜和外膜之间,其厚度及组成成分因血管种类不同而有很大差别。大动脉中膜以弹性膜为主,其间有少许平滑肌;中、小动脉以及静脉的中膜主要由平滑肌组成,肌间有弹性纤维和胶原纤维。

血管平滑肌细而有分支,肌纤维间有中间连接和缝隙连接。平滑肌细胞可与内皮细胞形成肌-内皮连接,平滑肌通过该连接,与血液或内皮细胞进行化学信息交流。血管平滑肌可产生胶原纤维、弹性纤维和无定形基质。胶原纤维起维持张力的作用,具有支持功能;弹性纤维具有使扩张的血管回缩的作用;基质中含蛋白多糖,其成分和含水量因血管种类不同而略有不同。

3.外膜

外膜由疏松结缔组织组成,结缔组织细胞以成纤维细胞为主,当血管损伤时,成纤维细胞具有修复外膜的能力。纤维主要为螺旋状或纵向走行的胶原纤维和弹性纤维,并有小血管和神经分布。有的动脉在中膜和外膜交界处还有外弹性膜,也由弹性蛋白组成,但较内弹性膜薄。

(二)血管壁的营养血管和神经

管径1 mm以上的动脉和静脉管壁中,都有小血管分布,称为营养血管。其进入外膜后分支形成毛细血管,分布到外膜和中膜。内膜一般无血管,营养由管腔内的血液直接渗透供给。

血管壁上有神经分布,主要分布于中膜与外膜的交界部位。一般而言,动脉神经分布密度较静脉高,以中、小动脉最为丰富。它们能够调节血管的收缩和舒张。毛细血管是否存在神经分布尚有争议。

三、血液循环

在神经体液调节下,血液在心血管系统中循环不息。

体循环,又称大循环。血液由左心室搏出,经主动脉及其分支到达全身毛细血管,血液通过毛细血管壁与周围的组织、细胞进行物质和气体交换,再通过各级静脉回流,最后经上、下腔静脉及心冠状窦回至右心房。体循环的路径:左心室→主动脉→各级动脉→毛细血管→各级静脉→上、下腔静脉→右心房(图1-2)。

肺循环,又称小循环。血液由右心室搏出,经肺动脉干及其各级分支到达肺泡毛细血管进行气体交换,再经肺静脉回至左心房。肺循环路径:右心室→肺动脉→各级肺动脉→肺内毛细血管→各级肺静脉→肺静脉→左心房。

体循环和肺循环同时进行,体循环的路程长,流经范围广,以动脉血滋养全身各部器官,并将全身各部的代谢产物和二氧化碳运回心。肺循环路程较短,只通过肺,主要使静脉血转变成含氧饱和的动脉血。

两个循环途径通过左、右房室口互相衔接。因此两个循环虽路径不同,功能各异,但都是人体整个血液循环的一个组成部分。血液循环路径中任何一部分发生病变,如心瓣膜病、房室间隔缺损、肺疾病等都会影响血液循环的正常进行。

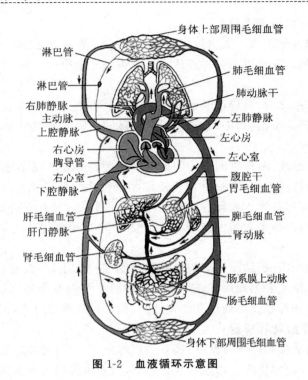

图 1-2　血液循环示意图

（代文静）

第二节　血管吻合及侧支循环

一、血管吻合

　　人体的血管除经动脉-毛细血管-静脉相通连外,在动脉与动脉、静脉与静脉、动脉与静脉之间,也可凭借血管支(吻合管或交通支)彼此连接,形成血管吻合(图 1-3)。

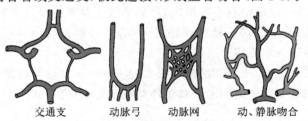

交通支　　　动脉弓　　　动脉网　　　动、静脉吻合

图 1-3　血管吻合形成

(一)动脉-动脉吻合

　　在许多部位或器官的两动脉干之间借交通支相连所形成的吻合(如脑底动脉之间)。此类吻合多在经常活动或易受压部位,其邻近的多条动脉分支互相吻合成动脉网(如关节网),在经常改变形态的器官,两动脉末端或其分支可直接吻合形成动脉弓(如掌浅弓、掌深弓等)。这些吻合都

有缩短循环时间和调节血流量的作用。

(二)静脉-静脉吻合

静脉与静脉之间的吻合数量更大,形式更多。除具有和动脉相似的吻合形式外,在某些部位,特别是容积变动大的器官的周围或器官壁内常形成静脉丛,以保证在器官扩大或腔壁受到挤压时局部血流依然畅通。

(三)动脉-静脉吻合

在体内的许多部位,如指尖、趾端、唇、鼻、外耳皮肤、生殖器勃起组织等处,小动脉和小静脉之间可借吻合支直接相连,形成小动静脉吻合。这种吻合具有缩短循环途径,调节局部血流量和体温的作用。

二、侧支循环

较大的动脉主干在行程中常发出侧支,也称侧副管,它与主干血管平行,可与同一主干远侧所发的返支或另一主干的侧支相连而形成侧支吻合。正常状态下,侧支管径比较细小,但当主干阻塞时,侧支血管逐渐增粗,血流可经扩大的侧支吻合到达阻塞以下的血管主干,使血管受阻区的血液循环得到不同程度的代偿性恢复。这种通过侧支吻合重建的循环称为侧支循环或侧副循环。侧支循环的建立体现了血管的适应能力和可塑性,对于保证器官在病理状态下的血液供应具有重要意义(图1-4)。

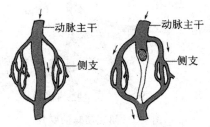

图1-4　侧支吻合和侧支循环示意图

体内少数器官内的相邻动脉之间无吻合,这种动脉称终动脉。终动脉的阻塞易导致其供血区的组织缺血甚至坏死。视网膜中央动脉被认为是典型的终动脉。如果某一动脉与邻近动脉虽有吻合,但当此动脉阻塞后,邻近动脉不足以代偿其血液供应,这种动脉称功能性终动脉,如脑、肾和脾内的一些动脉分支。

(谌莹莹)

第三节　血管的配布规律及其变异

人体每一个大的区域都有一条动脉主干,如头颈部的颈总动脉等。动脉、静脉和神经多相互伴行,并被结缔组织鞘包绕,组成血管神经束。一般动脉的位置与静脉相比通常要更深一些,但也有几支表浅动脉,如颞浅动脉等。静脉按其功能又称为容量性血管。静脉具有分布范围广,属支多,容血量大,血压低等特点。静脉依据位置的深浅可分为浅静脉和深静脉。浅静脉位于皮下的浅筋膜内,不与动脉伴行,最后注入深静脉。临床上常经浅静脉注射、输液、输血、取血和插入导管等。深静脉位于深筋膜的深面或体腔内。大部分深静脉与同名动脉伴行,常为2条,如四肢远侧端的深静脉等。

胚胎时期,血管是在毛细血管网的基础上发展起来的。在发育过程中,由于功能需要和血流动力因素的影响,有些血管扩大形成主干或分支,有些退化或消失,有的则以吻合管的形式存留下来。由于某种因素的影响,血管的起始或汇入、管径、数目和行程等常有不同变化。因此,血管的形态、数值,并非所有人一致,有时可出现血管的变异或畸形。

变异血管与正常血管的形态学改变不明显,一般不影响生理功能,这包括血管的来源、分支、数量、行程、管径及形状等。有的血管变异比较简单,如颈内动脉的迂曲;有的相对较复杂,如整条血管的缺如等。血管的异常或畸形则可能造成一定的功能障碍或存在一定的临床风险。而最常见的血管走行变异几乎具有无限的可能性,从微细的变化到巨大的改变,但对于某个血管而言,如髂内动脉的分支闭孔动脉(图1-5),其大多数的走行变异情况多局限于2~3种。

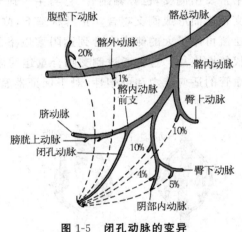

图1-5　闭孔动脉的变异

(胡　威)

第二章

心血管系统的发育和调节

第一节 血管生成和成熟的分子调节机制

过去十多年的研究使我们对新生血管形成、成熟、稳定、静息的分子机制有了深入的了解。目前我们已能在体内和体外建立原始血管网的模型并部分破坏病理性的血管增生,但最终目的将是在体内建立结构完整、功能成熟的血管网,以治疗神经退行性疾病和各种缺血性疾病,以及彻底破坏病理性血管再生治疗肿瘤等血管过度增生性疾病。因此,在胚胎期和出生后血管发生和血管形成过程中,各种促进因子和抑制因子之间的交互作用就变得十分重要。基因治疗时,我们需要确定最低有效剂量和给药的先后次序,设计病毒或非病毒载体和联合用药的转基因治疗策略。数学模型、生物信息学、基因组学、蛋白质组学、无创性影像技术等在血管生物学领域的深入研究和快速发展将使血管再生的未来应用前景变得更为乐观。

血管新生和血管形成两个过程产生的不成熟血管网必须经过多个步骤才能形成复杂的有功能的血管结构,包括:血管的形成;壁细胞聚集、血管周围基质和弹力板形成增加血管稳定性;血管网的分支、重塑和修剪以适应局部组织的需求;动静脉的分化。遗传学和细胞学研究表明在胚胎期、成年期的各种生理和病理性的血管生成和成熟过程中,多种信号分子发挥着重要作用,主要为如 VEGF/VEGFR、Angiopoietin/Tie 和 EphrinB32/EphB4 等。

一、胚胎期的血管发育

胚胎期血管发育由两个过程产生:血管新生和血管形成。

(一)不成熟血管的形成

胚胎发育时期,卵黄囊壁的胚外中胚层内出现由成血管细胞团组成的血岛,位于中央的游离细胞分化为造血干细胞,而位于周边的成血管细胞可增殖、迁移、分化为内皮细胞,形成新生血管丛,该过程即为血管新生。随后,这些内皮管不断向外出芽延伸,或通过融合等非出芽方式进一步增生、扩展,该过程即血管形成。VEGF 的信号传导不仅起始血管新生,而且在其后的血管形成、稳定过程中发挥着关键作用。表达 VEGF、VEGFR-2 的成血管细胞分化为原始血管丛,生成背主动脉、心静脉等。炎症、低氧是促进血管出芽生长的一个重要刺激因素,通过这些缺氧诱导转录因子(HIFs)信号通路上调多个血管形成相关基因的表达,但是对 VEGF 的诱导作用最显著,数分钟内 VEGF 水平可升高 30 倍。VEGF 可促进内皮细胞迁移增生,增加血管通透性。VEGF 还调节着某些蛋白酶[如基质金属蛋白酶(MMPs)MMP2、MMP3、MMP9]以及蛋白酶抑制剂(如 TIMP)的活性,当 MMPs 被激活、TIMP 作用受到抑制时,可导致基膜和内皮细胞外基质溶解,从而有利于内皮细胞迁移。

(二)不成熟血管的稳定

内皮是一层延伸的、扁平而脆弱的细胞,然而它们形成的血管并不塌陷,还可有效地将血液输送到肌体的各个部位,这是由于内皮细胞、壁细胞和细胞外基质相互支持的结果。至少有 4 个分子通路调节这一过程:血小板衍生生长因子(PDGF-β)和其受体 PDGFR-β、S1P1 及其受体 EDG1、Ang2-Tie2 通路、转化生长因子 β(TGF)。

PDGFB 在 VEGF 作用下主要由内皮细胞分泌,与壁细胞表达的 PDGFR-β 相互作用,在血管成熟过程中促进壁细胞的聚集、增生和迁移。Pdgfb 基因敲除小鼠的研究表明 pdgfb 缺陷有胚胎致死性,新生血管缺乏外周细胞支持,脆性增加,出血,并出现微血管瘤。VEGF 进一步加剧血管通透性和水肿。相反,PDGFB 和 VEGF 共同作用比单独应用 VEGF 或 PDGFB 更能促进血管的成熟。PDGFB 和 PDGFR-β 基因敲除小鼠与 EDG1 基因敲除小鼠都表现为壁细胞不能迁移至新生血管,提示壁细胞表达的 EDG1 受体信号转导是壁细胞聚集的另一个关键通路。最近有人提出 EDG1 也可能在 PDGF 信号下游发挥作用。此外,EDG1 缺乏也影响内皮细胞外基质的生成,干扰血管成熟过程。

(三)Ang I、Ang II 和其受体

Tie1、Tie2、Ang I、Ang II 的主要来源分别是壁细胞和内皮细胞。Ang I 通过受体 Tie2 促进外周细胞聚集于新生血管周围,影响内皮细胞和外周细胞的相互作用,增加血管稳定性,防止渗漏,对血管的形成和稳定起着重要的调控作用。此外,Ang I 还抑制内皮细胞的凋亡。Ang II/Tie2 通路是 Ang I 的拮抗剂,通过降低内皮细胞与其支持细胞的紧密联系,降解细胞外基质的作用,刺激不成熟的肿瘤血管(外周平滑肌细胞贫乏)生长。Ang II 的促血管形成作用依赖于所处环境,它与 VEGF 协同作用可刺激血管的出芽生长,形成新生血管,但是当 VEGF 缺乏时,引起内皮细胞凋亡和血管退化。Tie2 信号的精确调节和平衡很重要,Tie2 突变时可导致血管形成异常。Tie2 基因敲除小鼠在胚胎期 9.5～10.5 天死亡,内皮细胞数目正常并聚合成管状,但血管不成熟,缺乏外周支持细胞,无分支,不能构成大、小血管。Tie1 是 Tie2 的类似物,不通过配体诱导其激酶活性,而与 Tie2 形成复合物,调节 Tie2 的信号转导作用。Tie1 基因敲除小鼠在胚胎 14.5 天到出生后不久即死于水肿和出血。

(四)TGF-β 超家族

另一个信号分子是 TGF-β 超家族,可刺激细胞外基质的产生,诱导间充质细胞向壁细胞分化,是血管成熟的调控因素之一。多种细胞表达 TGF-β_1,包括内皮细胞和壁细胞。根据其所处微环境和表达水平,TGF-β_1 发挥着双向作用:促血管形成和抑血管形成。低浓度时,TGF-β_1 上调促血管形成因子和蛋白酶,而引发血管形成过程;而高浓度时,TGF-β_1 抑制内皮细胞生长,促进基膜形成,刺激血管平滑肌细胞的分化和聚集,从而增加血管的稳定性。基因敲除实验证明了 TGF-β_1 及其受体 TGFR I 型(如 ALK)、II 型和 III 型的重要性。TGFβ1-ALK1 及下游信号 Smad1、Smad5 的通路诱导内皮细胞和成纤维细胞增生、迁移,促进血管再生。另一方面,TGF-β_1-ALK5 及下游信号 Smad2、Smad3 的通路诱导内皮细胞生成凝血酶原激活抑制因子 1(PAI1),PAI1 可防止新生血管周围的基质降解,促进血管成熟。基因敲除实验表明

endoglin$^{-/-}$小鼠的血管新生不受影响,但因为缺乏血管重塑和平滑肌细胞未分化而在胚胎期死亡。此外,endoglin、ALK1 基因突变分别与人血管病 HHT1 和 HHT2 相关。

二、血管的分支形成、重塑和修剪

不同节段的新生血管经过分支、重塑和修剪,管腔扩大,最终形成适应各组织器官需要的血管交通支。基膜和细胞外基质的各种组分调节着内皮细胞和壁细胞的增生、存活、迁移和分化。细胞外基质是血管发育中各种生长因子和蛋白酶原的贮存场所。MMP2、MMP3、MMP9、uPA、TIMP、PAI1 等调控着基膜和细胞外基质的降解,从而影响内皮细胞和壁细胞的迁移。这些蛋白酶还刺激基质释放 VEGF、成纤维细胞生长因子(FGF)等生长因子,并生成抑血管形成因子如 angiostatin、tumstatin、endostatin 和 PEX 等。这些信号分子的表达有一定的时间顺序和空间关系,它们的动态平衡调节着内皮细胞和壁细胞的增生、凋亡,影响着新生血管的发育、成熟。

最近发现整合素在血管形成中的作用。整合素是细胞外基质某些分子的细胞表面受体,由 α、β 亚单位经非共价键连接形成异源二聚体。整合素传递着细胞内外间的信息,支持血管细胞建立与环境相适的新血管。αvβ$_3$ 和 αvβ$_5$ 的拮抗剂可抑制病理性血管再生,因此长期以来被认为是血管再生的正调节因素。但遗传学研究表明整合素可抑制 VEGF 和 Flk-1 介导的内皮细胞的存活,增加throm-bospondins(TSPs)和其他血管形成抑制因子(如 endostatin、angiostatin、PEX)的活性。目前认为整合素的作用需进一步确定。

三、血管的特异性分化

不同组织器官的血管都有各自的功能,那么这些组织、器官特异性的血管是如何分化、成熟的呢?该过程包括内皮细胞的分化、动-静脉决定、细胞间连接的建立。

内皮前体细胞分化为成熟的内皮细胞,但不同组织器官的内皮细胞的特性不同。首先,血管生成因子 VEGF、Ang I 的表达和活性在不同组织间存在差异。例如,低通透性肿瘤过度表达 Ang I 或 VEGF 表达不足,而高通透性肿瘤缺乏 Ang I。与此类似,Ang I 促进皮肤血管形成,而抑制心脏血管形成。其次,存在器官特异的血管形成因子,在特定器官以严格的方式决定着血管形成的开关。如心脏中有血管/心外膜物质和 fabulin-2,内分泌腺体有内分泌性 VEGF 和 prokineticin-2。

最初认为是血流的切变应力决定着动-静脉的分化方向。但 ephrin 基因敲除的小鼠实验表明动-静脉的分化由遗传决定。随着毛细血管网的形成,ephrinB2 及其受体 EphB4 促使动-静脉分化和分支生长,动脉的分化可能进一步被 TGF-β$_1$-ALK1 信号促进,而静脉的分化被 Notch 信号通路抑制,随后 VEGFR2-neuropilin(NRP)信号刺激动脉持续形成大的动、静脉,具有一定的血管弹性及神经控制。Alagille 综合征和 CADASIL 表明 Notch 信号通路可能决定内皮细胞向动脉方向分化,并维持已分化的正常动脉。受体 Notch3 突变时,可干扰平滑肌细胞与细胞外基质的结合,引起大脑动脉退化,导致 CADASIL。

细胞间连接包括内皮细胞间连接、内皮细胞-壁细胞间连接、缝隙连接,利于细胞间联系及调节血管通透性。钙黏素是内皮细胞间连接的重要组分,神经钙黏素促进内皮细胞-壁细胞间的联系。连接蛋白,如 Cx37、Cx40 和 Cx43,构成缝隙连接,也可促进内皮细胞间、内皮细胞-支持细胞间的联系。occludins、claudins 和 zona occludins(ZO1、ZO2 和 ZO3)构成血脑屏障和视网膜血管中的紧密连接。

四、成年期的生理性血管形成

成年期血管的形成和成熟在多个生理过程中发挥作用,如伤口愈合、妇女生殖周期等。参与胚胎发育期血管形成、成熟的信号分子也同样在出生后发挥作用,但由于大多数基因敲除小鼠在生前和生后不久即死亡,这些分子的确切作用尚不清楚。根据抗体阻断研究和转基因研究,血管形成信号分子的表达模式和水平在生前和生后似乎存在差异。局部代谢和机械环境的变化(如缺氧、低 pH、异常渗透压或血流切变应力)都会大大影响血管的生成、重塑和形成。伤口愈合过程提供了研究生理性血管成熟的范例。

组织损伤后,血小板被激活,并释放大量蛋白(包括 TGF-B、PDGFB 等)促进血管生长。中性粒细胞、单核细胞、成纤维细胞、成肌纤维细胞和内皮细胞的趋化作用有利于颗粒肉芽组织的形成。成纤维细胞开始陆续分泌胶原Ⅲ和胶原Ⅰ,一旦有足够的胶原形成,伤口开始愈合,胶原的合成即停止。伤口愈合早期阶段,大量不成熟血管形成,经过修剪、稳定、成熟,达到静息状态。在体和免疫组化实验表明 VEGF 和 AngⅡ在表皮伤口开始愈合时表达增加,稳定的血管形成后,又降至基线水平,AngⅠ的表达在伤口出现时有一轻微、暂时性的降低,血管成熟后再次降低。这些结果与血管形成的假设相一致,即 VEGF 和 AngⅡ引起血管形成,AngⅠ是血管稳定成熟的重要调控因素。

五、病理状态下的血管形成

很多疾病的病理生理过程与血管异常相关。一方面,血管形成过度时将引起肿瘤、银屑病、糖尿病性眼病以及肥胖、哮喘、动脉粥样硬化等常见病,血管重建异常时如 endoglin 或 ALK-1 突变将引起 HHT 等遗传性疾病。另一方面,血管生长不足时将引起心肌缺血、神经退行性疾病如阿尔茨海默病等。

我们以肿瘤为例来阐明血管形成异常的机制。肿瘤血管结构散乱无序,直径不均一,部分原因是增生的瘤细胞挤压未成熟血管壁。内皮细胞层不完善,有些部位内皮细胞间的孔隙过大,有些部位内皮细胞堆积,有些内皮细胞不表达标志分子 CD31 而凋亡,使瘤细胞暴露于管腔,形成所谓的嵌合血管。细胞黏附分子的表达也表现出不均一性,在有些瘤区,TNF-α 或 VEGF 上调细胞间黏附分子(ICAM-1)、血管细胞黏附分子(VCAM-1)和 E-选择素等,而在另外一些瘤区,TGF-β、bFGF 或 AngⅠ下调黏附分子的表达。这种不均一性为靶定肿瘤血管带来一定困难。载体实验和免疫组化研究表明肿瘤的外周细胞形态异常,造成内皮细胞与基质间的联系薄弱,并分泌 VEGF,促进血管渗漏。一般来说,肿瘤血管的组织结构表现异常,因而导致血流动力学异常和血管渗漏。此外,不同肿瘤间、肿瘤与其转移瘤间、肿瘤的不同部位间血管结构、血流、通透性等均存在差异。最初人们认为 VEGF 过度表达是造成这些差异的主要原因,随着对血管形成分子机制的深入研究,目前认为促血管形成和抑血管形成分子之间的动态平衡被破坏而导致这些异常。VEGF 家族可增加血管通透性,而 AngⅠ和 Tsp1 的作用正相反。各种细胞因子在肿瘤血管形成和功能中的相对作用是目前研究的热点。

六、血管形成机制在缺血性疾病中的治疗作用

通过刺激血管生长来治疗心肌缺血和周围血管病是很有前途的基因治疗途径。基因治疗效果受多个因素影响,包括基因转染入靶组织的效率、新的遗传信息进入细胞的能力、转基因在靶

细胞的表达水平和时间等。目前临床用于治疗缺血性疾病的基因主要是 VEGF 或 FGF 家族成员。一些患者用 VEGF 治疗下肢缺血时会产生暂时的肢体水肿，可能是由于 VEGF 的血管渗漏作用。临床前期研究表明通过可控的释放装置（如生物性降解微球或腺病毒载体）将 VEGF 或 FGF 转入局部小动脉或毛细血管，在一段时期内获得稳定、成熟的新生血管，但最终会转化为不成熟的肿瘤样血管。这些研究清楚地表明，成熟的血管结构需要多种血管形成促进因子和抑制因子在时间顺序和空间关系上的精确调节。Ang Ⅰ、Ang Ⅱ 与 VEGF 协同作用影响血管的成熟和稳定，有报道将 Ang Ⅰ 和 VEGF 基因共转导可形成大血管。用于基因治疗的其他细胞因子还有 PDGFB、IGF-1 和 IGF-2 等。PDGFB 可促进外周细胞聚集于新生血管，从而促进微血管增生。IGF 在慢性缺血性的骨骼肌中上调，可促进肌细胞再生。

基因治疗的另一个策略是利用那些可诱导血管形成因子的基因（如各种信号转导蛋白和转录因子）。低氧时 HIF-1α 被激活，并上调 VEGF、VEGFR-2、IGF-2 和红细胞生成素。内源性 HIF-1α 在有氧条件下迅速降解，可通过两种方式表达稳定的 HIF-1α：编码 HIF-1α-VP16 融合蛋白的裸 DNA 质粒以及转基因表达缺乏氧降解结构域的 HIF-1α 突变形式。HIF-1α 可诱导血管形成并增加缺血后肢和心肌的血流灌注，增强小鼠皮肤新生血管的稳定性。

（侯芳霖）

第二节　心脏发生和发育的调节因素

心脏的发生与发育是一个极其复杂的过程，有多种因素参与其中。深入探索心脏发生的标志物及相关的调节因素，将成为研究心脏的新生和衰老改变的基础。

一、心脏特异性转录因子

在胚胎发生过程中心脏及血管的形成和发育是众多复杂过程演变的结果。在过去的几年里，随着分子生物学的发展，相继确定了一些与心脏发育相关的基因家族成员，包括收缩蛋白、离子通道蛋白的基因编码、表达组织特异性基因的转录因子的编码等。有些转录因子可启动多功能干细胞分化成为心肌细胞，研究人员通过克隆、超表达、基因突变等方法，确定了一些与心脏发生相关的转录因子的功能。心脏特异性转录因子是指那些主要在心肌细胞中表达的关键的转录活化因子，以及调控那些编码心肌细胞结构蛋白或调节蛋白的心脏基因的表达。如果一个转录因子直接参与了心脏发育，它必定在发育中的心脏组织中表达，并且在心脏发育过程中产生影响。

二、血管内皮生长因子及其受体的表达

血管内皮生长因子（VEGF）家族及其受体在心血管形成发育过程中发挥着重要作用。VEGF-A 可诱导血管内皮细胞的增生，还能诱导毛细血管管腔形成，增加血管的通透性。Carmeliet 等通过基因敲除使 VEGF 缺失一个等位基因，发现动物心血管系统发育不良，以致胚胎在出生前就死亡。Choi 等研究证明表达 Flk-1 的细胞可分化形成造血干细胞和内皮祖细胞，说明 Flk-1 参与了内皮细胞分化的过程。Shalaby 等证明 Flk-1 基因突变可导致造血和内皮细胞

发育异常,基因敲除 Flk-1 的胚胎干细胞不能产生造血和内皮细胞系。Fong 等发现 Flk-1 激活后调节内皮细胞之间的相互作用,以及内皮细胞与基膜间的相互作用。Flk-1 激活后引起内皮细胞分裂、增生和迁移。VEGF-C 主要作用于淋巴管。Oh 等在鸟绒毛尿囊膜局部应用 VEGF-C,发现其强烈诱导淋巴内皮细胞趋化、增生和新的淋巴管生长。Jeltsch 等通过将人 VEGF-C 基因转至鼠上表达,发现 VEGF-C 与 VEGFR-3 结合可促进淋巴管内皮细胞增殖和淋巴管增生。Dumont 等通过基因敲除小鼠 VEGFR-3,发现它们的脉管系统发育不全而显得苍白,从而认为 VEGFR-3 对早期心血管系统发育起重要作用。Joukov 等发现突变型 VEGF-C 只能与 VEGFR-3 结合,不能结合 VEGFR-2,结果发现突变型 VEGF-C 无血管通透性,不能诱导毛细血管内皮细胞的迁移。这间接说明了 VEGF-C 对血管的作用是通过结合并激活 VEGFR-2 而实现的。

Lazafous 等于 1996 年在实验室中直接将 VEGF 重组蛋白持续注入兔左心房 28 天后,发现冠脉侧支血流有明显改善,这为 VEGF 的临床治疗应用提供了理论基础和经验指导。从 VEGF 及基因治疗在心血管疾病方面的研究现状看,在人体内的观察试验发现,急性心肌梗死(心肌梗死)后早期血浆 VEGF 水平开始上升,心肌梗死后 1~2 周上升至高峰值,能够达到促使内皮细胞增殖的水平。这意味着 VEGF 可能是各种动脉粥样硬化性疾病的最为关键的生血管因子。应用 VEGF 治疗心血管疾病,尤其不适宜应用 PTCA、CABG 的进行传统血运重建的冠状动脉粥样硬化患者。

治疗途径一般有两种:①直接将 VEGF 重组蛋白注射入血管或心肌内。②将携带 VEGF 基因的表达载体直接注射入心肌内,将 VEGF 的基因转入宿主细胞,促使 VEGF 高表达,而发挥 VEGF 的促血管生成作用。研究表明,VEGF 基因多转染至宿主平滑肌细胞内。携带 VEGF 基因的表达载体主要有质粒脂质体、反转录病毒载体、腺病毒基因表达载体。由于腺病毒载体具有较好的可控性、较高的转染率及较易制备的优点,而多为国内外研究者尝试采用。但是腺病毒偶可引起免疫炎症反应,应当被人们重视。

随着研究的深入,对腺病毒载体进行重组改造,有望降低其免疫原性,提高其转染率及安全性。除了将携带 VEGF 基因的表达载体直接注射入心肌内,还可以将其通过冠脉注射、心外膜注入、心包腔内注射、心房或心室内注射等方法导入宿主体内,各种方法疗效不一。

国外报道,应用携带 VEGF 基因的缺陷型腺病毒载体治疗兔、狗的缺血模型安全有效,许多毒理学研究证实了 VEGF 基因治疗安全耐受。

1998 年,Lsner 等人首先在严重的冠心病患者中进行了微创开胸心肌内注射 phVEGF165 质粒的临床试验,90 名患者参与试验,多数患者在治疗后 1~3 个月的观察证实,心肌灌注及心功能有明显的改善。但 Henry 等人于 1999 年将重组 VEGF 蛋白通过冠脉注射及静脉注射入心绞痛患者的体内,并未发现心绞痛症状和患者体征有所改善。这可能与 VEGF 的血浆半衰期较短及冠脉注射 VEGF 的剂量和次数等方面有关。1999 年,Rosengart 等人在动物实验的基础上进行了 I 期临床试验,31 例患者接受微创开胸心肌内注射 AdGvVEGF-121,其中 16 例还接受了 CABG 手术,接受治疗后,多数患者的心绞痛症状有所缓解,心绞痛分级降低,运动平板试验时间及心肌灌注均有所改善,并且均未见心肌炎症及其他药物毒副作用的发生。Koransky 等人于 2002 年应用 VEGF 基因治疗缺血性心血管病,结果证明这种方法安全有效。而国内有关临床试验未见报道。

综合多个研究结果可以看出,VEGF 基因治疗心血管疾病是很有发展潜力的新疗法。但是目前还存在以下问题亟待解决:①如何改建出一种安全、有效、可靠、更具可控性的基因表达载体,此问题已有人报道。至于在缺氧缺血时可以激活的休眠载体,还有待进一步的深入研究。②如何确定一个更为行之有效的基因转移途径,以及基因的转移次数和拷贝数。③目前应用干细胞移植治疗 CVD 也被证实安全有效,如何将细胞/基因联合治疗应用于临床已成为研究的新热点。目前已有国外研究者将 VEGF 基因转染骨骼肌干细胞及内皮前体细胞,然后注射入缺血动物模型,初步证明比单一应用细胞或基因治疗有效。MSCs 由于其低免疫原性和多向分化潜能的优点,并易为外源基因植入,可能成为新型基因治疗的靶细胞。若将其与 VEGF 基因治疗相结合,将成为热点中的热点。

三、转录因子 GATA-4 与心脏发育

GATA-4 是 GATA 锌指转录因子家族中的一员,具有结合核酸共同序列 GATA 的特性,是目前研究最多且与心脏发育密切相关的转录调控因子之一。GATA 转录因子有六种亚型,分别是 GATA-1/2/3 和 GATA-4/5/6。GATA-1/2/3 在造血系统发育中起重要作用,而 GATA-4/5/6 在心脏发育中表达。

和其他转录因子一样,GATA-4 因子含有 DNA 结合区和转录激活区。GATA-4 因子的 DNA 结合区由两个锌指结构和 C 末端核定位序列共同组成。锌指结构的形式为 Cys-X2-Cys-X17-Cys-X2-Cys。在成年小鼠的心脏、性腺、肺、肝脏和小肠中均可检测到 GATA-4 的 mRNA。虽然 GATA-4 因子表达广泛,但它对于心脏发育却是必需的,是心脏前体细胞的最早期标志之一。GATA-4 因子首先在心前期中胚层中表达,随后在心内膜和心肌中表达。GATA-4 因子调节心肌细胞的发生、分化以及心肌前体细胞形成线状心管。

在心脏发育过程中,GATA-4 因子对许多心脏结构基因的表达有调控作用,如 α 肌球蛋白重链(αMHC)、心肌肌钙蛋白 C(cTnC)、心房利钠因子(AIV)、脑利钠肽(BIVP)、Na^+/Ca^{2+} 通道、心脏限制性重复锚蛋白、腺苷受体 I、M_2 毒菌碱受体、1/3 肌球蛋白轻链(MLC)等。在对心脏基因的转录调控过程中,GATA-4 因子与其他心脏特异性的转录因子相互作用组成复合物发挥作用,有两种可能机制:①GATA-4 因子的 C 末端锌指与同源盒转录因子 Nkx2.5、活化 T 细胞核因子(NFAT)、肌细胞增强因子-2(MEF-2)、血清反应因子(SRF)及 cAMP 反应元件结合蛋白的结合蛋白(CBP)发生直接作用,而 N 末端锌指与 FOG-2(friend of GATA-2)发生直接作用。②GATA-4 因子通过 CBP 与 Nkx2.5、MEF-2、NFAT、碱性螺旋-环-螺旋转录因子(dHAND)发生间接作用。

由 GATA-4 因子为中心可以绘制出一份复杂的心脏发育转录调控网络。例如,GATA-4 因子与 Nkx2.5 因子的协同作用体现在对心钠素(ANF)、心脏肌动蛋白(CA)基因启动子的转录激活上。MEF-2 也是 MADS 超基因转录因子家族成员,对心肌细胞分化、心肌成熟、心脏环化及右心室的发育有重要作用。推测 MEF-2 通过 GATA-4、Nkx2.5 或其他调控因子的作用间接调控 ANF、α-CA 的表达。GATA-4-MEF-2 复合物中,GATA-4 因子与目标 DNA 序列结合,MEF-2 因子能激发 GATA-4 因子的转录活性,两者互相促进调控心脏基因表达。此外,GATA-4-MEF-2 的相互作用可能克服一些抑制因子的作用。

这些机制不仅可以增进我们对心脏发育分子调控机制的认识,还可以增进对缺血性心脏病等发病机制的认识,使心脏疾病的早期干预和基因治疗成为可能,为根治心脏疾病提供了一条切实有效的途径。

(侯芳霖)

第三章

心电图检查

第一节　心电图检查基础知识

对每帧心电图应仔细、系统地阅读,认真分析以下特征:①心率;②P 波;③PR 间期及 PR 段;④QRS 波群;⑤J 点、J 波、Epsilon 波(ε 波)、Brugada 波及 Lambda 波(λ 波);⑥ST 段;⑦T 波;⑧U 波;⑨QT 间期。

心电图的诊断一定要结合病史,根据上述波形特征,提出如下问题:①是否为窦性心律;②是否存在心律失常和/或传导障碍;③是否存在心脏扩大和/或肥大;④是否存在缺血、损伤和/或梗死;⑤是否与某些临床病症相关。

一、心率

心率的判断方法,标准走纸速度 25 mm/s,定标电压 10 mm/mV。

(一)节律规则

1.方法 1

心率＝60/相邻 P-P 间期(或 R-R 间期)＝60/0.72＝83 次/分。

2.方法 2

心率＝300/相邻 R-R 中格数＝300/3～4＝100～75 次/分。

3.方法 3

心率＝1 500/相邻 R-R 小格数＝1 500/18＝83 次/分

4.方法 4

R-R 间期×18 小格＝0.04 秒×18＝0.72 秒,对照附表 1、附表 2,心率为 83 次/分。

方法 1 费时,方法 2 适用于临床快速估算心率,方法 3 相对省时且精确,方法 4 方便、准确。

注:正常窦性心律,P-P 间期或 R-R 间期相等,可用其中一个代表心率,但三度房室传导阻滞时心房与心室各自按照自己的频率跳动,应分开计算心房率和心室率。

(二)节律不规则

(1)粗略估计数出 6 大格(即 6 秒)内 QRS 波个数×10。

(2)心率＝60/数个 R-R 间期的平均值。

(3)房扑时心房率＝60/F-F间期。

(4)房颤时心房率＝60/几个f-f间期的平均值。

二、P波

P波代表心房肌除极时产生的电位变化,其前半部分对应右心房除极,后半部分对应左心房除极。

(一)正常窦性P波的特点

1.形态

aVR导联倒置,Ⅰ、Ⅱ、aVF、$V_4 \sim V_6$导联直立,其余导联呈双向、倒置或低平均可,可有小切迹。

2.时限

各导联P波时限<0.11秒,若有切迹,两峰间距<0.04秒。

3.振幅

肢体导联<0.25 mV,胸导联<0.2 mV,V_1导联的正向波<0.15 mV,负向波<0.1 mV。

4.电轴

$0° \sim +75°$。

(二)无P波

1.P波存在但隐藏

(1)异位心房节律或房性期前收缩(P波隐藏于前一T波之中)。

(2)交界性心律或室上性心动过速(P波隐藏于QRS波之中)。

(3)室上性心律伴显著的一度房室传导阻滞(P波隐藏于前一T波之中)。

2.P波不存在

(1)心房颤动或心房扑动。

(2)高钾血症引起的窦室传导。

(3)窦房传导阻滞伴交界性或室性心律。

(4)窦性停搏或静止。

(三)P波倒置

(1)右位心或左右手电极反接。

(2)交界性逸搏、加速性交界性自主心律。

(四)P波形态多变

1.窦房结内游走性心律

窦性起搏点在窦房结头、体、尾等部位"游走"。心电图表现为:同一导联中窦性P波的大小、形态略有差异,但P波的方向不变,PR间期>0.12秒,可有轻微差异。

2.紊乱性房性心动过速

又称多源性房性心动过速。同一导联上有三种以上不同形态的P波,心率150～180次/分。

(五)二尖瓣型P波

因该P波常见于风湿性心脏病二尖瓣狭窄患者,故称之为"二尖瓣型P波"。

1.时限

增宽,≥0.12秒。

2.形态

呈双峰切迹,两峰距≥0.04秒,第2峰≥第1峰,多出现在Ⅰ、Ⅱ、aVL、V₄～V₆等导联;PtfV₁值≥|-0.04|mm·s。

3.振幅

正常。

4.临床意义

(1)常见于左心房负荷过重:如早期风湿性心脏病二尖瓣狭窄、左心房黏液瘤、急性左心衰竭等。

(2)左心房肥大:主要见于风湿性心脏病二尖瓣狭窄,也见于扩张型心肌病、高血压性心脏病等。

(3)完全性左心房内传导阻滞或房间束(Bachmann束)传导阻滞。

(六)肺型P波

因该P波常见于慢性肺源性心脏病患者,故称之为"肺型P波"。

1.时限

多正常。

2.形态与振幅

P波形态高尖,Ⅱ、Ⅲ、aVF导联振幅≥0.25 mV,V₁、V₂导联振幅≥0.15 mV。或低电压时,P波振幅≥同导联R波振幅的1/2。

3.临床意义

右心房负荷过重:见于急性右心衰竭、早期肺动脉高压、甲状腺功能亢进、急性支气管炎、肺部炎症及长期吸烟者等。右心房肥大:主要见于肺心病、先天性心脏病(如法洛四联症、房间隔缺损等)等。不完全性右心房内传导阻滞:主要见于冠心病、心肌梗死、心肌炎等。

三、PR间期及PR段

(一)PR间期

代表心房开始除极至心室开始除极的时间,从P波起点至QRS波起点。

1.正常PR间期

0.12～0.20秒。

2.PR间期延长

＞0.20秒。

3.PR间期缩短

＜0.12秒。

PR间期时限与年龄、心率有关。

(二)PR段

代表心房除极结束至心室开始除极的时间,从P波终点至QRS波起点。

1.正常PR段

以TP段的延长线作为基线,通常呈等电位,亦可轻度偏移,抬高通常＜0.05 mV,压低通常＜0.08 mV。

2.PR 段抬高

通常≥0.05 mV。

3.PR 段压低

通常≥0.08 mV。

四、QRS 波群

QRS 波代表心室肌除极时产生的电位变化。

（一）正常 QRS 波的特点

1.命名

第一个向下的波称为 Q(q)波,最初一个向上的波称为 R(r)波,R(r)波之后向下的波称为 S(s)波,有时 S 波之后又出现一向上的波,则称之为 R'(r')波,之后再出现向下的波,称 S'(s')波;若只有向下的波,而没有向上的波,称为 QS 波。当波幅≥0.5 mV 时,用 R、S 表示,当波幅 <0.5 mV 时,用 r、s 表示。

正向波:先 R(r),后 R'(r');负向波:先 Q(q),后 S(s),单一 QS;波形大(>0.5 mV),大写;波形小(<0.5 mV),小写。

2.时限

正常成年人 QRS 波时限 <0.12 秒,多数在 0.06～0.10 秒。QRS 波时限≥0.12 秒,则 QRS 时限延长。

3.形态和振幅

（1）Q(q)波:时限 <0.04 秒,振幅 <R/4。除 aVR 导联外,若时限≥0.04 秒和/或振幅≥R/4,则称异常 Q 波。

（2）QRS 波。①肢体导联:所有肢体导联 R+S>0.5 mV;aVR 导联的主波向下,可呈 QS、rS、rSr'或 Qr 型,Q/R>1,R<0.5 mV;I、II 导联的主波向上,$R_I + S_{III} < 2.5$ mV,R_I <1.5 mV,R_{aVL} <1.2 mV。②胸前导联:R 波递增,S 波递减,各导联 R+S>1 mV;V_1、V_2 多呈 rS 型,R_{V1} <1.0 mV;V_5、V_6 可呈 qR、qRs、Rs 或 R 型,R_{V5} <2.5 mV,且 $R_{V5} + S_{V1}$ <3.5（女）或 4.0 mV（男）。

（二）室壁激动时间（ventricular activation time,VAT）

VAT 指从 QRS 波群起点到 R 波顶峰垂线之间的时距,代表从心室开始除极至激动到该电极下心室外壁所需的时间。一般只测量 V_1（或 V_2）及 V_5（或 V_6）,两者分别反映右心室壁激动时间（RVAT,正常值:0.01～0.03 秒）和左心室壁激动时间（LVAT,正常值:0.02～0.05 秒）。

（三）心电轴

心室除极的主向量。

1.测定方法

（1）目测法:目测法简单实用,但是误差较大,只能大概估计出电轴偏移的度数,或者说只能看出电轴左偏、右偏或者不偏。

（2）测量法。

2.电轴左偏

常见于左前分支阻滞、左心室肥大、下壁心肌梗死、预激综合征、横位心等。

3.电轴右偏

常见于左后分支阻滞、右心室肥大、急性或慢性肺性疾病、正常年轻人或瘦长体型者等。

(四)电压

1.低电压

$R+S$ 在所有肢体导联 <0.5 mV 和/或所有胸前导联 <1 mV。

2.高电压

左室高电压:①$R_I+S_{III}>2.5$ mV,$R_{aVL}>1.2$ mV。②$R_{II}>2.5$ mV,R_{III}、aVF>2.0 mV。③男性 $R_{V_5}+S_{V_1}>4.0$ mV、女性 $R_{V_5}+S_{V_1}>3.5$ mV。④男性 R_{V_5}、$V_6>2.8$ mV、女性 $R_{V_5,V_6}>2.5$ mV。⑤男性$R_aVL+S_{V_3}>2.8$ mV、女性 $R_{aVL}+S_{V_3}>2.0$ mV(Cornell 诊断标准)。

右心室高电压:①$R_{V_1}>1.0$ mV,V_1 导联 R/S$\geqslant$1。②$R_{V_1}+S_{V_5}>1.2$ mV。③aVR 导联 R/S 或 R/q$\geqslant$1,$R_{aVR}>0.5$ mV。

(五)胸导联 R 波递增

1.正常 R 波递增

R 波振幅由 $V_1\sim V_4$ 或 V_5 逐渐增高,移行导联(呈 RS 型)常位于 V_3 或 V_4 导联。

2.R 波递增不良

胸前导联 R 波振幅逐渐增高的趋势不明显。

3.R 波逆递增

胸前导联 R 波振幅逐渐降低。

五、J 点、J 波、Epsilon 波、Brugada 波及 Lambda 波

(一)J 点

QRS 波群终点与 ST 段起点的结合点。

1.正常 J 点

J 点一般多在等电位线上,上下偏移 <0.1 mV,可随 ST 段偏移而移位。

2.J 点抬高

早期复极综合征时,以 R 波为主导联 J 点抬高 $0.1\sim0.4$ mV,与迷走神经张力过高有关。

(二)J 波

当心电图 J 点从基线抬高 $\geqslant0.2$ mV、时程 $\geqslant20$ ms 的圆顶状或驼峰状波称之为 J 波,为心室提前发生的复极波,又称 Osborn 波。

J 波可见于迷走神经张力增高,亦可见于低温($\leqslant34$ ℃)、高钙血症、颅脑疾病、心肺复苏过程中,易诱发恶性室性心律失常。

(三)Epsilon 波(ε 波)

位于 QRS 波之后、ST 段起始处,呈高频、低振幅的小棘波或震荡波,持续几十毫秒不等,多见于 $V_1\sim V_3$ 导联。

Epsilon 波是致心律失常性右心室心肌病较为特异的一个指标,但并非其特有,临床上引起右心室心肌除极延迟的病理过程都可出现 Epsilon 波。

(四)Brugada 波

$V_1\sim V_3$ 导联出现类似右束支传导阻滞、J 波振幅 $\geqslant2$ mV、ST 段呈穹隆(下斜)型抬高伴 T 波倒置,称为 1 型 Brugada 波。

根据 Brugada 波的 J 波幅度、ST 段抬高形态及幅度、T 波的形态临床分为三型,只有 1 型 Brugada 波具有诊断意义,是 Brugada 综合征诊断标准之一。

(五)Lambda 波(λ 波)

下壁(Ⅱ、Ⅲ、aVF)导联出现 ST 段下斜型抬高,伴缓慢下降与倒置 T 波组成,近似希腊字母 λ,称之为 Lambda(λ)波。

Lambda(λ)波是最近提出的一个心室除极与复极均有异常的心电图波。

J 波、Epsilon 波、Brugada 波、Lambda(λ)波,均可引起室速和室颤等恶性心律失常,与心源性猝死密切相关。

六、ST 段

ST 段是指 QRS 波终点至 T 波开始的间期,多呈等电位线。代表心室除极结束(QRS 波)至心室复极开始(T 波)之间无电位变化时段。ST 段时间为 0.05～0.15 秒。

(一)ST 段偏移正常值

测量 ST 段应从 J 点后 0.04～0.08 秒处做一水平线,再将 T-P 段(T 波终点至 P 波起点)的延长线或相邻心搏 QRS 波群起点的连线作为基线,水平线与基线的净差值即为 ST 段偏移振幅。大部分正常者 ST 段呈等电位线,少部分 ST 段可轻度偏移,表现为以 R 波为主导联 ST 段压低应≤0.05 mV,抬高应≤0.1 mV,V_1～V_3 导联抬高可达 0.3 mV。

(二)ST 段偏移的形态及临床意义

1.ST 段呈上斜型(斜直型)抬高

见于正常人、迷走神经张力过高者、变异型心绞痛及心肌梗死超急性期等。

2.ST 段呈凹面向上型抬高

多伴有 T 波直立,见于急性心肌梗死早期、急性心包炎、早期复极综合征、电击复律后、颅内出血、高钾血症及左室舒张期负荷过重等。

3.ST 段呈弓背向上型、单向曲线型、水平型、墓碑型抬高

多见于急性心肌梗死的急性期、变异型心绞痛、室壁瘤形成及重症心肌炎等。

4.ST 段呈"穹隆型"或"马鞍型"抬高

多见于 Brugada 综合征患者。

5.ST 段呈"巨 R 型"抬高

多见于心肌梗死超急性期、急性而严重的心肌缺血、急性心肌损伤。

6.ST 段呈上斜型压低

多无临床价值。

7.ST 段呈近水平型压低

需结合 ST 段压低程度,若＞0.1 mV 者,可能是异常表现。

8.ST 段呈水平型、下斜型压低

多见于心肌缺血、心肌劳损、低钾血症等。若 ST 段显著压低(≥0.3 mV),且伴 T 波倒置时,应警惕急性心内膜下心肌梗死的可能。若伴 R 波振幅明显增高(RV_3～V_5),多提示心尖部肥厚型心肌病可能。

9.ST 段鱼钩样压低

多见于洋地黄类药物影响。

七、T 波

T 波代表心室复极时产生的电位变化。

(一)正常 T 波的特点

1.形态

前肢上升缓慢,后肢下降较快,波顶呈圆钝状。

2.方向与振幅

多与 QRS 波主波方向一致,振幅≥1/10R;$V_1 \sim V_4$ 导联 T 波振幅逐渐增高,而倒置者应逐渐变浅。

3.时限

一般<0.25 秒。

(二)T-P 段

指心电图上前一 T 波结束到下一个心动周期 P 波开始间的一段,代表心室完全复极完毕。心电图上的等电位线通常以 T-P 段为准。

(三)T 波峰-末(Tp-e)间期

指 T 波顶峰至终末的间期,是反映心室跨壁复极离散度的量化指标。QT 间期或 Tp-e 间期延长,对室性心律失常的发生有预测意义。

(四)T 波异常改变的类型及临床意义

1.T 波高耸

若常规心电图中有 3 个以上导联出现,T 波振幅≥1.0 mV 或以 R 波为主导联 T 波振幅大于同导联R 波的振幅,均称为高耸 T 波。常见于超急性期心肌梗死、变异型心绞痛、早期复极综合征、左心室舒张期负荷过重、部分脑血管意外等。

2.T 波高尖

T 波高耸呈箭头状,两肢对称,基底部狭窄,以胸前导联最为显著,常伴 QT 间期缩短。T 波高、尖、窄、对称呈帐篷样,是高钾血症心电图征象。

3.T 波低平

振幅<1/10R,称 T 波低平。

4.T 波双向

呈正负或负正双向时的形态。

5.T 波双峰

T 波呈双峰改变。

6.T 波倒置

一般 T 波倒置的深度多在 0.25~0.6 mV。若常规心电图中有 3 个以上导联倒置 T 波的深度≥1.0 mV,则称为巨大倒置 T 波,见于冠心病、肥厚型心肌病、脑血管意外及嗜铬细胞瘤等疾病。

(1)冠状 T 波:又称缺血性 T 波倒置。其倒置的 T 波双肢对称、基底部狭窄、波谷尖锐。可见于透壁性心肌缺血、慢性或亚急性期心肌梗死、慢性冠状动脉供血不足、肥厚型心肌病等。若心电图无左心室肥大表现,持续性冠状 T 波对冠心病尤其是冠心病合并心肌病变有独特的预测价值。

(2)Niagara(尼加拉)瀑布样 T 波:亦称为交感神经介导性巨倒 T 波。脑血管意外、阿-斯综合征发作后及有交感神经兴奋性异常增高的急腹症等患者出现的一种特殊形态的巨倒 T 波,酷似美国与加拿大交界的 Niagara 瀑布,故被命名为尼亚加拉瀑布样 T 波。

(3)劳损型 T 波倒置:以 R 波为主导联 T 波倒置,两肢不对称、前肢下降较缓慢、后肢上升较快,基底部较窄,多伴 ST 段下垂型、水平型、弓背向上型压低及 R 波电压明显增高,为左心室肥大伴劳损或心尖肥厚型心肌病的特征性心电图改变。见于左心室收缩期负荷过重的疾病,如高血压性心脏病、梗阻性肥厚型心肌病及心尖肥厚型心肌病等。

(4)功能性 T 波倒置:分为孤立性负向 T 波综合征(心尖现象)和持续性童稚型 T 波(幼年型 T 波),前者倒置的 T 波多发生在 V_4 导联,偶见于 V_4、V_5 导联;右侧卧位时,可使倒置的 T 波恢复直立。多见于瘦长型的健康青年,属正常变异,但易误诊为心肌炎、心尖肥厚型心肌病。后者常见于婴幼儿,其心电图特点:①倒置的 T 波仅见于 V_1～V_4 导联,且以 V_2、V_3 导致倒置最深。②倒置的深度多<0.5 mV,肢体导联及 V_5、V_6 导联 T 波正常。少数人 V_1～V_4 导联 T 波倒置可一直持续到成人,故称为持续性童稚型 T 波,可能与无肺组织覆盖"心切迹"区有关,属正常变异。年轻者易误诊为心肌炎、心尖肥厚型心肌病;年长者易误诊为前间壁心肌梗死。

7.T 波电交替

T 波形态、振幅甚至极性发生交替性改变,通常每隔 1 次心搏出现 1 次,应排除呼吸、体位、胸腔或心包积液等心外因素。多与电解质紊乱(低钙、低镁、低钾血症)、心肌缺血缺氧、支配心脏的自主神经失衡等因素有关。显著的 T 波、QT 间期电交替,是心室复极不一致、心电活动不稳定的表现,易发生严重的室性心律失常而猝死。多见于长 QT 间期综合征、心肌缺血、心功能不全及电解质紊乱等患者。目前认为 T 波电交替是预测恶性室性心律失常的独立指标之一。

八、U 波

U 波是浦肯野纤维或心室壁中层 M 细胞延迟复极波,还是机械电耦联引起的后电位,目前其发生的电生理机制尚存争议。

(一)正常 U 波的特点

1.形态

U 波是紧随 T 波之后(0.02～0.04 秒)出现的圆钝状的低平波。心率增快时,部分 U 波可重叠于 T 波上。

2.时限

0.16～0.25 秒。

3.方向与振幅

与 T 波方向一致,在 V_2～V_4 导联最为明显。振幅一般≤0.15 mV,不超过同导联 1/2T 波。

(二)U 波异常改变的类型及临床意义

1.U 波增高

当 U 波振幅大于同导联 T 波或≥0.2 mV 时,称 U 波增高。多见于低钾血症、抗心律失常药物影响(如胺碘酮等)、迷走神经张力过高、脑血管意外及三度房室传导阻滞等。若服用可引起 QT 间期延长的药物后,U 波增高的病理意义超过 QT 间期延长,是出现室性期前收缩,甚至是尖端扭转型室性心动过速的先兆。

2.U 波倒置

在以 R 波为主导联,U 波不应该倒置。若出现 U 波倒置,则提示心肌梗死、左心室劳损及心肌缺血等,尤其是左前降支动脉病变所引起的心肌缺血。若运动试验后出现 U 波倒置,则是心肌缺血的佐证,为运动试验阳性标准之一。

九、QT 间期

QT 间期是指从 QRS 波起点至 T 波终点之间的时限,代表从心室肌除极到复极所需的时间。

1.QT 间期

正常 QT 间期与心率成反比关系,且女性略长于男性,随着年龄增加而延长,通常采用心率校正的 QT 间期。

2.Q-Tc

心率校正后 QT 间期称为 Q-Tc(Bazett 公式),Q-Tc＝QT/RR,正常值为男性 0.40 秒±0.04 秒,女性0.42 秒±0.04 秒。

估算方法:以 0.40 秒±0.04 秒作为心率 70 次/分的正常 QT 间期范围。在 70 次/分的基础上心率每增加(或减少)10 次/分,则 QT 间期减去(或加上)0.02。例如,心率 100 次/分,算得的正常 QT 间期范围应是＝0.40 秒－(3×0.02 秒)±0.04 秒＝0.34±0.04 秒。

在心率 60～100 次/分情况下,QT 间期小于其前 R-R 间期的 1/2。

3.QT 间期异常

(1)QT 间期延长:QT 间期超过正常测量值范围或 Q-Tc≥0.47 秒(男性)/0.48 秒(女性),多伴 T 波改变(T 波宽大、双峰切迹或低平)或 ST-T 改变(ST 段平直或斜型延长伴 T 波高尖)。QT 间期延长易导致恶性室性心律失常,尤其是尖端扭转型室性心动过速。

(2)QT 间期缩短:QT 间期≤0.29 秒或≤Q-Tp 的 88%[Q-Tp,即 QT 间期预测值,计算公式:Q-Tp(ms)＝656/(1＋心率/100)],Q-Tc≤0.30 秒。多伴 ST 段缩短甚至消失,胸前导联多见高尖的、对称或不对称的 T 波。常并发阵发性心房颤动、室性心动过速甚至心室颤动。

(赵桂华)

第二节　伪　　差

一、伪差产生原因

伪差是指发生于心脏电活动以外的心电图改变。多因操作失误、心电图仪或导联线的缺陷及患者体质、病情等引起。

二、常见的伪差

导联线接错(如左右手反接),肌肉抖动、颤动甚至痉挛,导联线或电极接触不良、松动甚至脱落,交流电、通信电信号干扰,心电图仪走纸速度不稳等。

三、如何有效避免伪差

心电图伪差可能使心电图难以诊断或诊断错误。在常规心电图操作中,除了性能良好的心电图机、正确的操作方法以外,还需要安静舒适的环境、受检者的配合,并注意以下事项。

(1)仔细检查吸球及导联线,确保吸球无松动、脱落等接触不良,使导联线处于自然伸直状态并有序排列,可减少外源性信号干扰。

(2)检查吸球电极放置位置,尽量避免胸导联吸球电极放置在心尖搏动最强处,因为心脏冲撞胸壁,可使吸球电极松动并使其极化电位发生变化而出现无法解释的异常 T 或 U 波。

(3)嘱咐受检者描记心电图时要放松肢体,保持平静呼吸。

(4)尽量不要将接左、右下肢的电极都放在同侧下肢,因为目前的心电图机都装有"右下肢反驱动"电路,它能有效地抑制交流电干扰,上述做法等于取消了此项功能。

在动态心电图操作中,除了定期维护仪器设备,选择合适的电极片,仔细清洁皮肤外,还应叮嘱受检者控制运动强度及上身活动幅度,不穿易产生静电的化纤纺织物,不进入高频电场和强磁场环境,如电热毯、电磁灶、微波炉,MRI 检查等;此外,可用胶布固定导联线,避免牵拉导联线而导致其脱落。

四、伪差的识别

伪差是导致心电图误诊的重要原因之一,因此一定要识别伪差,去伪存真,应掌握以下几点原则。

(1)多导联同步描记心电图,若部分导联出现可疑改变,部分导联无异常改变,高度提示出现可疑改变图形为伪差所致。

(2)同一导联除极波(QRS)一致时,复极波(ST-T)应一致,同理,复极波一致,推断除极波也应一致。

(3)伪差不符合心脏电生理学原则,如根据"QRS 波"或"P 波"落于相应的有效不应期,"QRS 波"频率过快等,可判断所见"QRS 波"或"P 波"并非真正心电图波形,而是伪差所致。

(4)心电图改变与临床病情明显不符,如导联线或电极的松脱引起的长时间假性心脏停搏,基线不稳引起假性心梗样 ST 段改变,肌肉震颤引起的尖端扭转型室速、室颤样图形等。

最重要的是,在判读心电图时,应着眼大局,把握整体,避免"一叶障目",被伪差所蒙蔽,而做出错误诊断。

(赵桂华)

第三节 常规心电图

心肌在机械收缩之前所产生的心肌电活动,可通过身体各部组织传至体表,使其发生电位变化,在体表放置电极,将每个心动周期的电位变化按时间顺序记录下来,形成的一系列曲线叫心电图。心电图是检查心律失常必需的、最重要的方法,它方便、经济、无创伤、可反复进行,是其他方法所不可取代的。目前推荐使用12通道同步心电图记录。

心电图产生机制:通常用"电偶"学说说明心肌细胞除极和复极机制。静息心肌细胞为极化状态,细胞膜外带正电荷,膜内带负电荷,两侧保持平衡,不产生电位变化。当心肌细胞一端的细胞膜受到阈刺激时,细胞内外正、负离子的分布发生逆转,膜外带负电荷而膜内带正电荷,产生动作电位,与处于静止状态的临近细胞膜构成一对电偶,其电穴在后,电源在前。此电偶向另一端推移,产生动作电流,直至整个细胞完成除极化。此时若将检测电极置于体表一定位置,便可测得一定的电位变化。于对向细胞除极方向的电极处测得正电位描出向上的波,背离细胞除极方向的电极处测得负电位描出向下的波(图3-1)。心肌细胞完成除极后,细胞膜又逐渐恢复为静止状态为复极化。由此而产生的电偶,电穴在前,电源在后。就单个心肌细胞而言,出现与除极数量相等而方向相反的电位变化,但由于整个心脏复极方向与除极方向相反,故记录的是与除极时产生的主波方向相同的复极波。可以认为,体表所采集的心电变化,是全部参与电活动的心肌细胞的电位变化按"心电综合向量"所综合的结果。

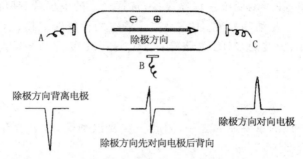

图 3-1　心肌细胞受刺激后的除极以及所产生电位与检测电极位置的关系

一、心电图导联体系

(一)肢体导联

包括双极肢体导联Ⅰ、Ⅱ、Ⅲ及加压肢体导联 aVR、aVL、aVF。其电极主要安放于3个部位:右臂(R)、左臂(L)、左腿(F),连接此3点即成为 Einthoven 三角,用来描述综合心电向量上下、左右的活动及幅度(图3-2)。

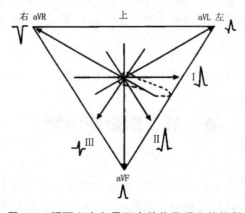

图 3-2　额面心电向量环在肢体导联上的投影

(二)胸前导联

探查的正电极应安放于胸前固定的部位(图3-3),另将肢体导联的3个电极连接起来,构成"中心电站"或"无干电极"。其电极的具体安放部位及其主要作用见下表(表3-1),用来描述综合心电向量前后、左右的活动及幅度(图3-4)。

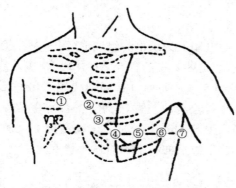

图 3-3 胸前导联正极安放位置

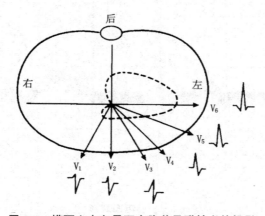

图 3-4 横面心电向量环在胸前导联轴上的投影

表 3-1 常规胸导联及选用导联电极的位置与作用

项目	导联	正极位置	负极位置	主要作用
常规导联	V_1	胸骨右缘第 4 肋间	无干电极	反映右心室壁改变
	V_2	胸骨左缘第 4 肋间	无干电极	反映右心室壁改变
	V_3	V_2 与 V_4 连接线的中点	无干电极	反映左心室移形改变
	V_4	左锁骨中线与第 5 肋间相交处	无干电极	反映左右心室移形改变
	V_5	左腋前线 V_4 水平处	无干电极	反映左心室壁改变
	V_6	左腋中线 V_4 水平处	无干电极	反映左心室壁改变
选用导联	V_7	左腋后线 V_4 水平处	无干电极	诊断后壁心肌梗死
	V_8	左肩胛骨线 V_4 水平处	无干电极	诊断后壁心肌梗死
	V_9	左脊柱旁线 V_4 水平处	无干电极	诊断后壁心肌梗死
	$V_3R \sim V_6R$	右胸部与 $V_3 \sim V_6$ 对称处	无干电极	诊断右心病变
	VE	胸骨剑突处	无干电极	诊断下壁心肌梗死
	S_5	胸骨右缘第 5 肋间	无干电极	诊断下壁心肌梗死
	A	剑突下	胸骨柄	双极导联,重点显示 P 波

注:无干电极=R+L+F,即右臂、左臂、左腿各加电阻后相连接。

二、心电图波形简介

每一次心脏搏动前都先在心电图上记录出一组波形(图3-5)。①P波:为首先出现的一个振幅不高、圆钝的波形,代表左、右心房的除极过程。②P-R段:代表心房的复极过程及房室结和房室束的电活动,P波与P-R段合计为PR间期,PR间期代表心房开始除极至心室开始除极的时间。③QRS波群:一个狭窄但振幅较高的波群,代表左、右心室的除极过程。④ST-T:继QRS波群之后位于基线上的一个平段为ST段,其后是一个较圆钝宽大的向上的波,称为T波,代表左、右心室的复极过程。⑤U波:T波后的一个不明显的朝上的小波。

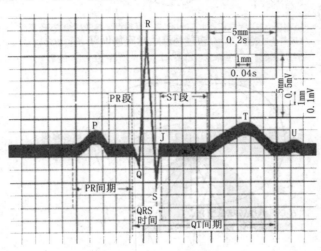

图 3-5　心电图波形

一组正常的心电图是由P、QRS、T(有无U波不定)组成的,一般描计在特定的方格纸上,横向代表时间,每小格1 mm代表0.04秒(按走纸速度25 mm/s计算),纵向代表电压,每小格1 mm代表0.1 mV。

三、心电图各波段异常

(一)P波异常

P波代表心房除极波。分析P波对心律失常的诊断与鉴别诊断具有重要意义。

1.P波性质

(1)窦性P波:P波源于窦房结。①P波Ⅰ、Ⅱ、aVF、V_3~V_6导联直立,aVR导联倒置。②P-R间期≥0.12秒。见图3-6。

P波频率在60~100次/分,为正常窦性心律;高于100次/分为窦性心动过速;低于60次/分为窦性心动过缓;P-P间距差别>120 ms为窦性心律不齐。

(2)房性P波:房性P波源于心房的P′波(用P′表示之)。①P′形态与窦性P波不同。②P′-R间期>120 ms。P′波起源于右房上部,与窦性P波大同小异。P′波若起自右房下部,则Ⅰ、aVL、V_1~V_2导联P′波直立,Ⅱ、Ⅲ、aVF导联P′波倒置。P′波若起源于左房,则Ⅰ、aVL、V_5、V_6导联P′波倒置。P′波起源于房间隔,其时间比窦性P波窄。延迟发生的P′波为房性逸搏或过缓的房性逸搏。P′波频率低于60次/分,为房性逸搏心律。P′波频率为60~100次/分,为加速的房性逸搏心律。

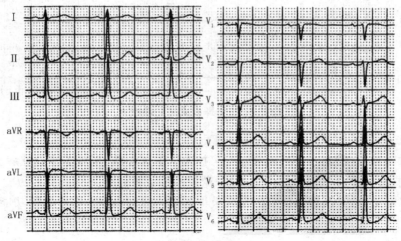

图 3-6　窦性心律

提早发生的 P′波为房性期前收缩；P′波频率为 100～250 次/分，称为房性心动过速。见图 3-7。

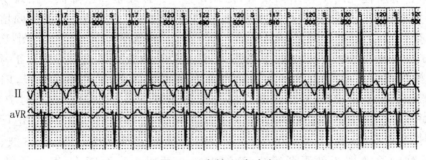

图 3-7　房性心动过速

(3)交界性 P′波：P′波起源于房室交界区：①Ⅱ、Ⅲ、aVF 导联 P′波倒置，Ⅰ、aVL 导联 P′波直立。②P′波位于 QRS 之前，P′-R 间期＜120 ms。③交界性 P′波位于 QRS 之中。④交界性 P′波出现于 QRS 之后。见图 3-8。

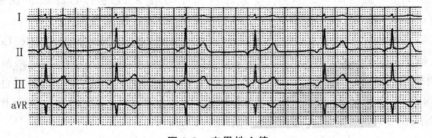

图 3-8　交界性心律

(4)室性 P′波：室性激动逆行心房传导产生室性 P′波。逆传方式有两种：①沿正常传导系统逆传心房，R-P′间期较长，希氏束电图显示 V-H-A 顺序。②沿旁道逆传心房，R-P′间期较短，希氏束电图显示 V-A-H 顺序。扩张型心肌病 P 波增大见图 3-9。

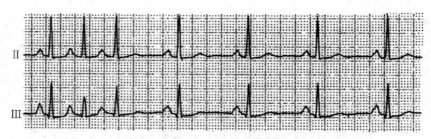

图 3-9　扩张型心肌病 P 波增大

2.P 波时限改变

(1)P 波时限延长:①左心房扩大或双心房扩大见于风心病、高血压性心脏病、扩张型心肌病等。②不完全性心房内传导阻滞见于冠心病、糖尿病性心脏病等。

(2)P 波时限变窄:①高钾血症。②房性节律起自心房间隔部。③甲状腺功能减退。④房性融合波。

3.P 波振幅改变

(1)P 波振幅增大:①右心房扩大见于先心病、肺心病等。②时相性心房内差异传导窦性心律时 P 波振幅正常,发生房性期前收缩、房性心动过速时 P′波异常高尖。③心房内压力增高 P 波高尖。④心房肌梗死时 P 波增高增宽,出现切迹。P-R 段抬高或降低。出现房性快速心律失常,常有心房肌梗死。⑤电解质紊乱:低钾血症,P 波增高、T 波低平、U 波振幅增大。⑥甲状腺功能亢进:窦性心动过速,P 波振幅增高、ST 段下降、T 波低平。⑦立位心电图:P 波振幅可达0.30 mV 左右。⑧运动心电图:运动时 P 波高尖,终止运动试验后 P 波振幅降至正常。

(2)P 波振幅减小:①激动起源于窦房结尾部 P 波振幅减小,窦性频率减慢,PR 间期变短。②房性节律激动起自心房中部,P′向量相互综合抵消,P′波减小。③过度肥胖时 P 波、QRS 波、T 波振幅同时减小。④甲状腺功能减退时 P 波振幅减小,心率减慢,QRS 波低电压,T 波低平。⑤全身水肿时 P 波、QRS 波、T 波低电压。⑥气胸,大量心包积液时 P 波、QRS 波、T 波振幅降低。⑦高钾血症随着血钾浓度逐渐增高,P 波振幅逐渐减小直至消失,T 波异常高耸,呈"帐篷"状。

(二)QRS 波群异常

1.异常 Q 波

异常 Q 波,指 Q 波时间>0.04 秒,Q 波深度大于后继 R 波的 1/4,Q 波出现粗钝与挫折,$V_1 \sim V_3$ 出现 q 波及 QS 波。临床将 Q 波分为梗死性 Q 波与非梗死性 Q 波。

梗死性 Q 波特征:①原无 Q 波的导联上出现了 q 波或 Q 波,呈 qrS、QR、Qr 或 QS 型。②q 波增宽、加深,由 qR 型变为 QR 型、Qr 型。③出现增高的 R 波。④R 波振幅减小。⑤Q 波消失,见于对侧部位发生了急性心肌梗死,或被束支传导阻滞等所掩盖。⑥有特征性的急性心肌梗死的 ST 段和 T 波的演变规律。⑦有典型症状。⑧心肌损伤标志物增高。⑨冠状动脉造影阳性,梗死部位的血管狭窄、闭塞或有新的血栓形成。

非梗死性 Q 波见于心肌病、先心病、心室肥大、预激综合征、肺气肿等,心电图特征:①Q 波深而窄。②Q 波无顿挫或切迹。③无 ST 段急剧抬高或下降。④无 T 波的演变规律。结合超声、冠状动脉造影等检查,可明确 Q 波或 QS 波的病因诊断。

(1)Ⅰ、aVL 导联出现 Q 波或 QS 波意义如下。

急性广泛前壁心肌梗死：①Ⅰ、aVL、$V_1 \sim V_6$ 出现坏死型 q 波或 Q 波呈 qR、QR 或 QS 型。②出现特有的 ST-T 演变规律。③冠状动脉显影相关血管闭塞或几乎闭塞。

高侧壁心肌梗死：①Ⅰ、aVL 出现坏死型 Q 或 Qs 波。②出现急性心肌梗死的 ST-T 演变规律。

预激综合征：①预激向量指向下方，Ⅰ、aVL 导联预激波向下，呈 Qs 型或 QR 型。②PR 间期缩短。③QRS 时间延长。④继发性 ST-T 改变。⑤电生理检查可以确定旁道的部位，并进行射频消融术。

右心室肥大：Ⅰ、aVL 可呈 QS 型，V_1、V_2 导联 R 波异常增高，V_5、V_6 导联 S 波加深，临床有右室肥大的病因和证据。

左前分支传导阻滞：①Ⅰ、aVL 导联可呈 qR 型。②显著电轴左偏$-45° \sim -90°$。

右位心：①Ⅰ、aVL 呈 QS 型或 Qr 型。②有右位心的其他证据。

心脏挫裂伤：Ⅰ、aVL 导联出现 Q 波。

扩张型心肌病：Ⅰ、aVL 导联出现 Q 波或 QS 波（图 3-10）。

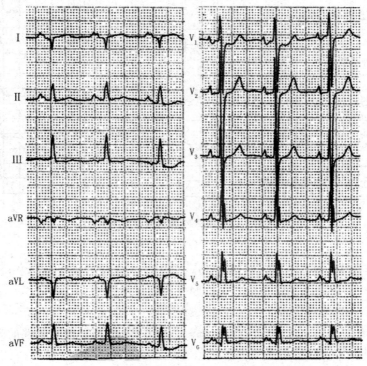

图 3-10 扩张型心肌病Ⅰ、aVL 导联出现 QS 波

患者男性，48 岁。扩张型心肌病，窦性心律，心率 82 次/分，P 波时限 0.12 秒，左心房扩大，Ⅰ、aVL 导联呈 QS 型，V_5、V_6 导联 R 波顿挫

（2）Ⅱ、Ⅲ、aVF 导联出现 Q 波或 QS 波意义如下。

急性下壁心肌梗死：①Ⅱ、Ⅲ、aVF 导联原无 q 波，以后出现了 Q 波或 q 波。②$Q_{\text{Ⅲ}} \geq 40$ ms，qaVF>20 ms，Ⅱ导联有肯定的 q 波。③伴有后壁或右室梗死。④出现急性下壁心肌梗死所具有的特征性 ST-T 演变规律。⑤合并一过性房室传导阻滞的发生率较高。⑥冠状动脉造影多为右冠状动脉病变。

急性肺栓塞：①S Ⅰ、Q Ⅲ、T Ⅲ综合征，即 Ⅰ 导联出现了 s 波，Ⅲ 导联出现深的 Q 波及 T 波倒置。②Ⅱ、aVF 导联 q 波不明显。③右胸壁导联 ST 段抬高及 T 波倒置。④心电图变化迅速，数天后可恢复正常。

左束支传导阻滞合并显著电轴左偏：①QRS 时间≥120 ms。②Ⅰ、aVL、V$_5$、V$_6$ 呈单向R 波。③Ⅱ、Ⅲ、aVF 呈 QS 型，QS Ⅲ＞QS Ⅱ。④显著电轴左偏。⑤Ⅱ、Ⅲ、aVF 导联 ST 段抬高，ST-T 无动态演变。

左后分支传导阻滞：①Ⅱ、Ⅲ、aVF 导联呈 qR 型，未能达到异常 Q 波的标准。②电轴右偏≥＋110°。

预激综合征：①预激向量指向左上方，Ⅱ、Ⅲ、aVF 导联预激波向下，呈 QS 波或 QR 波。②PR 间期缩短120 ms。③QRS 波时间延长。④电生理标测旁道多位于左心室后壁（图 3-11）。

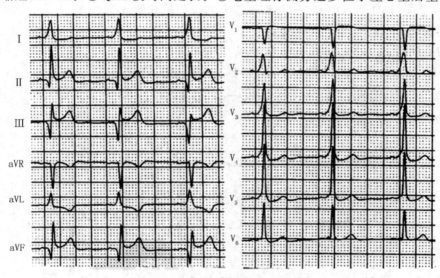

图 3-11 预激向量指向右后下方
Ⅱ、Ⅲ、aVL、V$_1$ 出现异常 Q 波或 QS 波

二尖瓣脱垂：①Ⅱ、Ⅲ、aVF 导联可呈 Qs 型。②Ⅱ、Ⅲ、aVF 导联 ST 段下降，T 波倒置。③听诊有喀喇音。④超声心动图显示二尖瓣脱垂的特征性改变。

（3）右胸壁导联出现 q、Q 波及 QS 波意义如下。

前间壁心肌梗死：①V$_1$、V$_2$ 或 V$_3$ 出现 qrS 波形或 QS 波形。②有急性前间壁心肌梗死特征性ST-T 演变规律。③心肌损伤标志物增高。

左心室肥大：①V$_5$、V$_6$ 导联 R 波增大。②V$_1$、V$_2$ 导联可出现 QS 波。③V$_1$～V$_2$ 导联 ST 段抬高伴 T 波直立，V$_5$～V$_6$ 导联 ST 段下降伴 T 波低平、双向或倒置。④有左心室肥大的病因及其他症状。

左束支传导阻滞：①QRS 波时间延长。②Ⅰ、aVL、V$_5$、V$_6$ 呈 R 型，V$_1$、V$_2$ 可呈 QS 型。③V$_1$～V$_3$ 导联 ST 段抬高伴 T 波直立。V$_5$、V$_6$ 导联 ST 段下降伴 T 波倒置（图 3-12）。

左前分支传导阻滞：少数左前分支传导阻滞，QRS 起始向量向后，可在 V$_1$、V$_2$ 导联出现qrS 波。

右侧旁路：①PR 间期＜120 ms。②V$_1$、V$_2$ 导联预激波向下，呈 QS 型或 QR 型。③QRS 波

时间增宽。④有继发性 ST-T 改变。

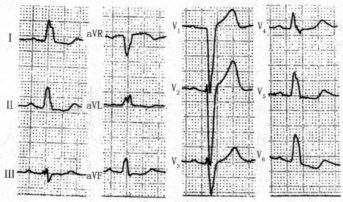

图 3-12 完全性左束支传导阻滞
V_1 呈 QS 型

慢性肺部疾病:慢性支气管炎、肺气肿、肺心病,可有下列心电图改变。①$V_1 \sim V_3$ 导联呈 QS 波。②$V_4 \sim V_6$ 导联出现 rS 波或 RS 波。③肢体导联 P 波增高,QRS 波电压降低。

右室肥大:①V_1、V_2 呈 qR 型。②V_5、V_6 呈 rS 型。③额面 QRS 波电轴显著右偏。

扩张型心肌病:部分扩张型心肌病患者,右胸导联出现异常 Q 波或 QS 波,常伴有束支传导阻滞、不定型室内传导阻滞或室性心律失常。

(4)左胸导联出现 Q 波或 QS 波意义如下。

急性前侧壁心肌梗死:①$V_4 \sim V_6$ 出现梗死性 Q 波或 QS 波。②梗死区的导联上有特征性 ST-T 改变。

肥厚梗阻型心肌病:①V_1、V_2 导联 R 波增高。②$V_4 \sim V_6$ 导联 Q 波加深。Q 波时间不超过 40 ms。③$V_4 \sim V_6$ 导联 T 波直立。

左心室肥大(舒张期负荷增重型):①$V_4 \sim V_6$ 导联 Q 波增深。②Ⅰ、aVL、Ⅱ、aVF、$V_4 \sim V_6$ 导联R 波增高。③$V_4 \sim V_6$ 导联 ST 段轻度抬高伴 T 波直立。超声心动图显示主动脉瓣关闭不全等。

左前旁路:①预激向量指向右前方,V_5、V_6 导联负向预激波,呈 rS 波或 QS 波。②PR 间期缩短。③QRS 波时间增宽。

右心室肥大:①有时 $V_1 \sim V_6$ 均呈 QS 型。②QRS 波电轴右偏。③QRS 波振幅减小。

迷走神经张力增高:①$V_4 \sim V_6$ 出现 Q 波,其宽度<40 ms。②$V_4 \sim V_6$ 导联 ST 段轻度抬高及 T 波直立。③常伴有窦性心动过缓。④见于健康人,特别是运动员。

2.QRS 波振幅异常

(1)QRS 波低电压:QRS 波低电压指标准导联和加压单极肢体导联中,R 波+S 波振幅的算术和<0.5 mV,或胸壁导联最大的 R 波+S 波振幅的算术和<1.0 mV 者,称为 QRS 波低电压。标准导联低电压时,加压肢体单极导联必定也是低电压。低电压仅见于肢体导联或胸壁导联,也可见于全部导联上。引起低电压的原因如下。①过度肥胖心脏表面与胸壁之间的距离拉大,QRS 波振幅降低,出现低电压。②大面积心肌梗死,QRS 波低电压,预示预后不良。病死率较 QRS 正常者高。③心包积液及胸腔积液造成电流短路,致使 QRS 波振幅减小。④肺气肿 QRS 波振幅减小,顺钟向转位。⑤甲状腺功能减退QRS 波振幅减小,T 波低平,窦性心动过缓。⑥扩

张型心肌病晚期出现 QRS 波时间延长,低电压。⑦最大 QRS 波向量垂直于肢体导联,QRS 波振幅减小,但胸壁导联 QRS 波振幅无明显降低。

(2)QRS 波振幅增大。

右室肥大:①aVR、V_1、V_2、V_{3R} 导联 R 波增大。②V_5、V_6 导联呈 Rs 波或 rS 波。③QRS 波电轴右偏(图 3-13)。

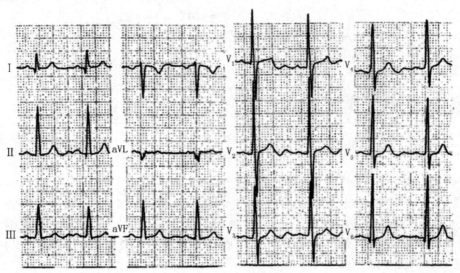

图 3-13 右室电压高

患者女性,56 岁。先心病,房间隔缺损,V_1 导联 R=2.10 mV

右束支传导阻滞:①V_1 导联出现终末 R' 波,呈 rsR′型。②QRS 终末部分宽钝。③QRS 波时间延长。

中隔支传导阻滞:①V_1、V_2 导联 R 波增高,呈 RS 型或 Rs 型。②V_5、V_6 导联无 q 波。③V_1、V_2 导联 R 波＞V_5、V_6 导联R 波。

后壁心肌梗死:①V_1、V_2 或 V_3 导联 R 波增高,呈 RS 型或 Rs 型。②V_7~V_9 呈 QR、Qr 或 Qs 型。③V_1~V_3 的 ST 段下降伴 T 波直立;V_7~V_9 导联 ST 段抬高伴 T 波倒置。

逆钟向转位:①V_1~V_3 呈 Rs 型或 RS 型。②V_5、V_6 呈 qR 波或 R 波。

左室肥大:①Ⅰ、Ⅱ、Ⅲ、aVL、V_4~V_6 导联出现增高 R 波。②R 波电压增高的导联上 ST 段下降及 T 波低平或倒置。

不完全性左束支传导阻滞:①QRS 波时间延长。②Ⅰ、aVL、V_5、V_6 呈单向 R 波。③V_5、V_6 导联 R≥2.5 mV。④继发性 ST-T 改变。

胸壁较薄:心脏与胸壁电极之间的距离缩短,QRS 电压增高。

预激综合征:A 型预激综合征,V_1~V_6 导联出现高大 R 波。B 型预激综合征,V_4~V_6 导联出现高大 R 波。C 型预激综合征,V_1、V_2 导联出现高大 R 波。预激向量指向左上方,Ⅰ、aVL 导联 R 波增高。预激向量指向下方,Ⅱ、Ⅲ、aVF 导联 R 波增高。

3.QRS 波时间延长

(1)左束支传导阻滞。①不完全性左束支传导阻滞:QRS 波时间轻度延长;呈左束支传导阻滞图形。②完全性左束支传导阻滞:QRS 波时间≥120 ms;呈左束支传导阻滞图形。

（2）右束支传导阻滞。①不完全性右束传导阻滞：QRS 波时间轻度延长；呈右束支传导阻滞图形。②完全性右束支传导阻滞：QRS 波时间≥120 ms；呈右束支传导阻滞图形。

（3）左室肥大：QRS 波时间轻度延长、左室面导联 QRS 波振幅增大，继发性 ST-T 改变。

（4）右室肥大：QRS 波电轴右偏，QRS 波时间轻度延长，右胸壁导联 QRS 波振幅增大。

（5）心室预激波：PR 间期缩短，QRS 波时间延长，出现预激波。

（6）心肌梗死超急性损伤期：①ST 段显著抬高，T 波高耸。②R 波振幅增高。③QRS 波时间延长。④常发展成为急性心肌梗死。

（7）梗死周围传导阻滞：有心肌梗死的 Q 波或增宽 R 波，QRS 波时间延长。QRS 波电轴偏移。

（8）不定型室内阻滞：QRS 波时间增宽，QRS 波形既不像左束支传导阻滞，也不像右束支传导阻滞图形。见于扩张型心肌病、缺血性心肌病（图 3-14）。

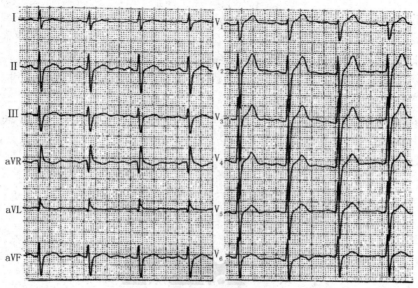

图 3-14 不定型心室内阻滞

患者男性，42 岁。扩张型心肌病，窦性心律，心率：70 次/分。P 波时限 0.13 秒，左房扩大，QRS 波时限 0.196 秒，心室内传导阻滞

（三）ST 段改变

ST 段改变包括 ST 段抬高、ST 段下降、ST 段缩短和 ST 段延长 4 种类型。ST 段改变可以独立存在，也可与 T 波及 QRS 波群改变并存。

1.ST 段抬高

诊断标准：标肢导联 J 点后 60～80 ms 处 ST 段抬高≥0.10 mV，右胸导联≥0.25 mV，左胸导联＞0.10 mV 为异常。

对于一过性 ST 段抬高的患者应动态观察记录 18 导联心电图。注意 ST 段抬高的程度、形态、持续时间与症状关系。胸痛伴有 ST 段急剧抬高为冠脉阻塞或其他病因引起的心肌损害。

损伤型 ST 段抬高是穿壁性心肌缺血的反映。患者往往有持续严重的胸痛及心肌缺血的其他临床表现和体征，如肌钙量的升高度。见于心肌梗死超急性损伤期，急性心肌梗死。

（1）心肌梗死超急性损伤期：急性冠状动脉阻塞，可立即引起超急性损伤期图形改变，持续时

间短暂,血管再通以后,心电图可恢复原状。心电图特征(图 3-15)。①缺血区的导联上 T 波高耸。②ST 段斜形抬高。③急性损伤型阻滞,QRS 波时相延长,室壁激动时间延长。④伴有 ST-T电交替。⑤出现冠状动脉闭塞性心律失常。⑥此期出现于梗死型 Q 波之前。

(2)急性心肌梗死:冠状动脉阻塞,心肌由缺血发展到梗死。心电图特点如下。①出现急性梗死性Q波。②损伤区导联上 ST 段显著抬高。③梗死区导联上 T 波振幅开始降低,一旦出现倒置 T 波,标志着心肌梗死进入充分发展期。④能定位诊断如前壁或下壁心肌梗死(图 3-16)。

(3)变异型心绞痛:变异型心绞痛发作时,冠状动脉造影显示病变部位的血管处发生痉挛性狭窄或闭塞。相关的局部心肌供血显著减少或中断,导致急性心肌缺血损伤。严重者发展成为急性心肌梗死。

变异型心绞痛发作时,心电图上出现下列一种或几种改变,症状缓解以后,ST-T 迅速恢复正常或原状。

损伤区的导联上 ST 段立即抬高 0.20 mV 以上,约有半数患者对应导联 ST 段下降。

ST 段抬高的导联 T 波高耸,两支对称,波顶变尖,呈急性心内膜下心肌缺血的动态特征。①QRS 波时间延长至 0.11 秒。②QRS 波振幅增大。③QT/Q-Tc 正常或缩短。④出现缺血性 QRS 波、ST、T 或 Q-T 电交替。⑤出现一过性室性期前收缩、室性心动过速,严重者发展成为心室颤动。⑥严重者发展成为急性心肌梗死。

(4)Brugada 波与 Brugada 综合征:Brugada 波的特征为右胸导联 V₁ 或 V₂ 呈 rsR′型,类似右束支传导阻滞图形,R′波宽大,ST 段上斜型、马鞍型或混合型抬高,T 波倒置。伴有室性心动过速或发生心室颤动者,称为 Brugada 综合征。

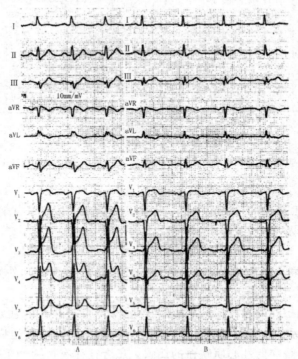

图 3-15 心绞痛发作时前壁导联 ST 段抬高
A.记录于胸痛发作时,QRS 波时限 0.12 秒,V₃、V₄ 导联 ST 段抬高;B.记录于症状缓解后,QRS 波时限 0.09 秒,ST 段回落,T_{V₃、V₄} 降低,V₅、V₆ 导联 T 波低平

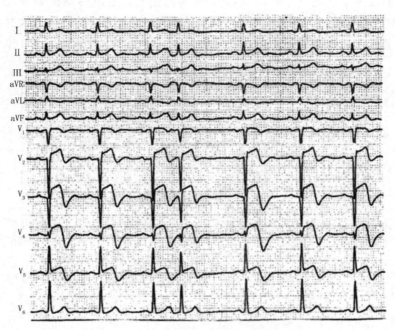

图 3-16　急性前间壁及前壁心肌梗死过程

患者男性,66 岁。急性前间壁及前壁心肌梗死演变期,V_1～V_3 导联呈 QS 型,V_4 导联
r 波递增不良,V_2～V_4 导联 T 波正负双向。冠脉造影显示左前降支闭塞,房性期前收缩

(5)急性心包炎:心包炎及心包积液常有异常心电图改变,具体如下。①炎症波及窦房结,引起窦性心动过速,晚期可发生心房颤动或束支传导阻滞。②心外膜下心肌受损,除 aVR、V_1 导联外,ST 段普遍抬高,抬高的程度不如急性心肌梗死严重,不出现病理性 Q 波。③出现心包积液时,QRS 波振幅减小或 QRS 波低电压。④T 波普遍低平或倒置(图 3-17)。

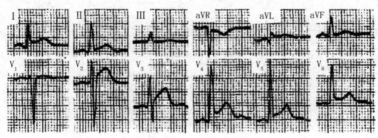

图 3-17　急性心包炎

Ⅰ、Ⅱ、aVL、aVF、V_2～V_6 导联 ST 段抬高,aVR 导联 ST 段下降

(6)早期复极综合征:心室除极尚未结束,部分心室肌开始复极化,心电图特征如下。①QRS波终末部出现 J 波,在 V_3～V_5 导联较明显,出现在 V_1、V_2 导联呈 rSR′型,类似右束支传导阻滞图形。②ST 段自 J 点处抬高 0.20 mV 左右,最高可达 1.0 mV 以上。持续多年形态不变。③T 波高大。ST-T 改变在 Ⅱ、aVF、V_2～V_5 导联较明显。心率加快后 ST-T 恢复正常,心率减慢以后又恢复原状。

(7)左束支传导阻滞:左束支传导延缓或阻滞性传导中断,室上性激动沿右束支下传心室,心室传导径路为右心室→室间隔→左心室,心室除极时间延长。心电图特征如下:①Ⅰ、aVL、V₅、V₆呈 R 型,V₁、V₂呈 rS 型或 QS 型。②V₁~V₃导联 ST 段显著抬高,S 波或 QS 波越深,ST 段抬高的程度越显著。③T 波高耸,ST-T 改变持续存在。④QRS 波时相延长≥120 ms(图 3-18)。

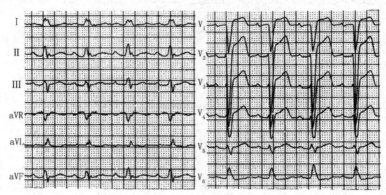

图 3-18　完全性左束支传导阻滞,V₁~V₃导联 ST 段抬高

患者男性,85 岁。冠心病。窦性心律,心率 85 次/分,PR 间期 0.20 秒,QRS 波时间 0.12 秒,完全性左束支传导阻滞,V₁~V₄导联 ST 段上斜型抬高 0.25~0.50 mV

2.ST 段下降

J 点后 60~80 ms 处 ST 段下降≥0.05 mV,为 ST 段异常。ST 段下降的形态可以多种多样。

(1)典型心绞痛:心绞痛发作时出现一过性缺血性 ST-T 改变。症状缓解以后,ST 段立即恢复原状。①出现缺血性 ST 段下降,下降的 ST 段呈水平型、下斜型及低垂型。②T 波低平、双向或倒置。③U 波改变。④出现一过性心律失常(图 3-19)。

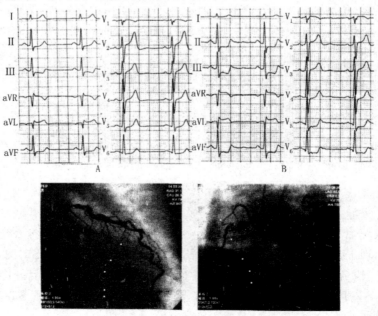

图 3-19　心肌缺血发作时下侧壁导联 ST 段下降

患者男性,77 岁。冠心病。A.对照动态心电图,Ⅱ、Ⅲ、aVF 导联 ST 段下降

0.05～0.10 mV；B.记录于心绞痛发作时，Ⅱ、Ⅲ、aVF、V_5、V_6 导联 ST 下降 0.15～0.25 mV；冠状动脉造影显示前降支近段狭窄 90%，右冠状动脉近段狭窄 95%。

（2）无症状性心肌缺血：①ST 段下降时无症状。②ST 段下降持续 1 分钟以上，ST 段下降 ≥0.1 mV，两次缺血间隔 1 分钟以上。原有 ST 段下降，在原有下降基础上 ST 段再下降≥0.10 mV。

（3）心肌病心电图表现如下。①肥厚性心肌病：ST 段下降，特别是心尖部肥厚性心肌病，V_2～V_6 导联 ST 段下降可达0.50 mV左右，ST 段改变持续存在；T 波倒置呈冠状 T 波。②扩张性心肌病：ST 段下降；T 波低平；QRS 波时相延长；室性期前收缩，心房颤动发生率高。

（4）左心室肥大：①QRS 波电压高大。②ST 段下降。③T 波负正双向或倒置。

（5）右心室肥大：①右胸壁导联 QRS 波振幅增大。②V_1～V_3 导联的 ST 段下降伴 T 波倒置。③QRS 波电轴右偏。

（6）右束支传导阻滞：①QRS-T 呈右束支传导阻滞特征。②V_1、V_2 导联 ST 段下降不明显。

（7）左束支传导阻滞：①继发性 ST 段下降见于 Ⅰ、aVL、V_4～V_6 导联。②QRS-T 波群呈左束支传导阻滞特征。

（8）洋地黄中毒：①ST 段呈鱼钩状下降。②T 波负正双向或倒置。③QT 间期缩短。

（9）心肌炎：①ST 段下降。②T 波低平或倒置。③常有窦性心动过速、PR 间期延长、期前收缩等（图 3-20）。

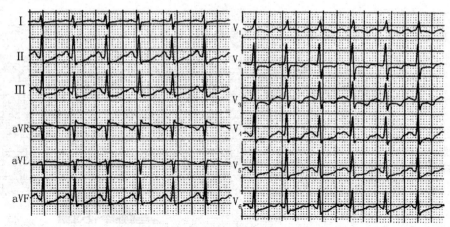

图 3-20　急性心肌炎

患者女性，23 岁。急性心肌炎。窦性心动过速，心率 122 次/分，
Ⅱ、Ⅲ、aVF、V_2～V_6 导联 ST 段下降 0.10 mV 左右，T 波低平及倒置

（10）X 综合征：有心绞痛、心肌缺血的证据，心电图上可有 ST-T 改变。冠脉造影阴性

（11）电张调整性 ST-T 改变：起搏器植入前 ST-T 正常。起搏心律持续一段时间后，夺获心搏 ST 段下降，T 波倒置。此种情况还可见于阵发性束支传导阻滞、预激综合征等。

（12）自主神经功能紊乱：自主神经功能紊乱多见于青年女性，ST 段下降 0.05 mV 左右，T 波多为低平。运动试验阴性。

3.ST 段延长

（1）低钙血症心电图表现：①ST 段平坦延长。②QT 间期延长。③血清钙浓度降低。

（2）长 QT 间期。

（3）房室传导阻滞伴缓慢心律失常者，ST 段下降，QT 间期延长，U 波明显。

（4）冠心病急性心肌梗死演变期（图 3-21）。

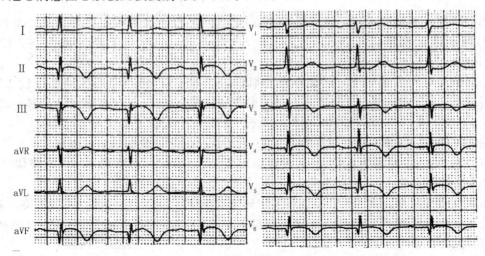

图 3-21　急性下侧壁心肌梗死演变期，ST 段及 QT 间期延长

患者女性，81 岁。急性心肌梗死第 8 天。窦性心律，心率 65 次/分，PR 间期 0.24 秒，
ST 段及 QT 间期延长。QT 间期 0.56 秒，Ⅱ、Ⅲ、aVF、V₅、V₆ 导联有异常 Q 波

4.ST 段缩短

（1）高钙血症：①ST 段缩短或消失。②QT 间期缩短。③血清钙浓度升高（图 3-22）。

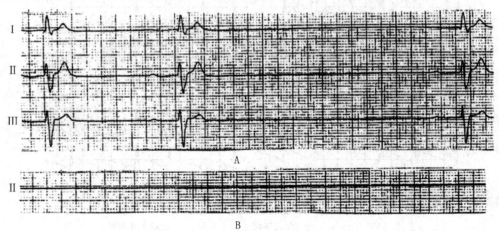

图 3-22　短 QT 间期

A.窦性心动过缓，窦性停搏，一度房室传导阻滞，左前分支传导阻滞，QT 间期 0.35 秒；B.全心停搏

（2）早期复极综合征。

（3）洋地黄影响：应用洋地黄治疗过程中，心电图出现 ST 段呈鱼钩状下降，QT 间期缩短。

（4）心电-机械分离：心脏已经停止机械性舒缩期活动。QRS 波时间延长，ST 段及 QT 间期缩短。

（四）T 波异常

T 波是心室复极过程中产生的电位变化，心室复极化过程较除极化过程缓慢，T 波时间比 QRS 波更长。T 波极性是有规律的，一般肢体导联以 R 波占优势者，T 波直立。胸壁导联 V₁、

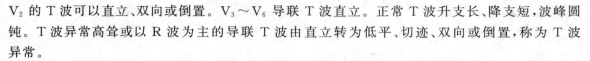

V_2 的 T 波可以直立、双向或倒置。$V_3 \sim V_6$ 导联 T 波直立。正常 T 波升支长、降支短,波峰圆钝。T 波异常高耸或以 R 波为主的导联 T 波由直立转为低平、切迹、双向或倒置,称为 T 波异常。

1.T 波高耸

T 波高耸指 T 波异常高尖,T 波振幅常达 1.5 mV 以上,见于急性冠状动脉疾病,高钾血症等。

(1)急性心内膜下心肌缺血:冠状动脉闭塞后的即刻至数十分钟,最早发生的是急性心内膜下心肌缺血,在缺血区导联上 T 波异常高耸变尖。即心肌梗死超急性损伤期,此期持续时间短暂,一般心电图上记录不到这一变化过程,就已经发展成为急性心肌梗死。冠脉再通,心电图恢复原状(图 3-23)。

(2)急性心肌梗死:急性心肌梗死(AMI)数小时内,在 AMI Q 波的导联上 T 波异常高大,持续一段时间之后,T 波振幅开始逐渐降低。

(3)早期复极综合征:早期复极综合征属于正常变异,心电图特征:①T 波高耸主要见于 $V_2 \sim V_5$ 导联,其次是 Ⅱ、Ⅲ、aVF 导联。②ST 段呈上斜型抬高。③出现明显 J 波(图 3-24)。

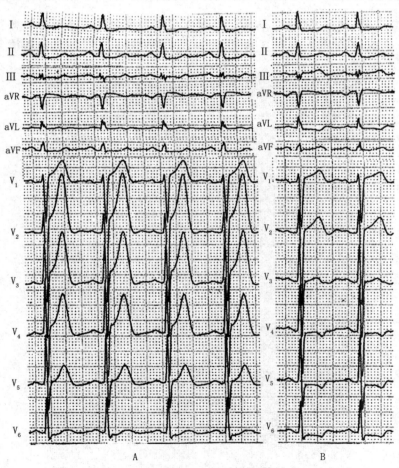

图 3-23　急性心内膜下心肌缺血

患者男性,47 岁。前降支病变。A.急性前壁心内膜下心肌缺血,$V_2 \sim V_4$ 导联 T 波高大。B.症状缓解时，$V_4 \sim V_6$ 导联 ST 段下降 $0.05 \sim 0.10$ mV，$V_1 \sim V_4$ 导联 T 波振幅降低，$V_4 \sim V_6$ 导联 T 波倒置

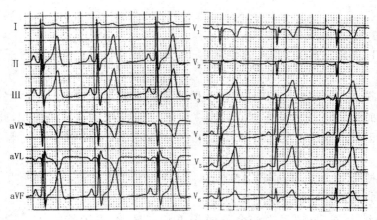

图 3-24　早期复极，T 波增高

患者男性，66 岁。窦性心律，Ⅱ、Ⅲ、aVF、V_4、V_5 导联 T 波增高，前支长后支短，符合早期复极心电图改变

（4）二尖瓣型 T 波：部分风心病二尖瓣狭窄及二尖瓣狭窄合并关闭不全的患者，$V_2 \sim V_5$ 导联出现异常高尖 T 波，酷似高钾血症心电图改变。T 波高耸持续数年，可随病情变化而发生改变（图 3-25）。

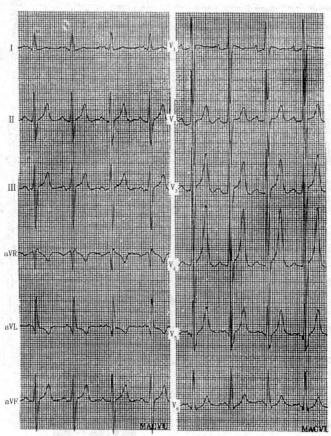

图 3-25 风心病,二尖瓣型 T 波

患者男性,26 岁。风心病,二尖瓣型 T 波

(5)高钾血症:临床上有引起高钾血症的病因,心电图上 P 波低平或消失,QRS 波时间延长呈室内传导阻滞图形(图 3-26),T 波高尖呈"帐篷"状,血液透析以后心电图迅速恢复原状。

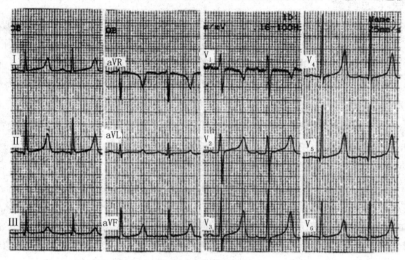

图 3-26 高钾血症

T 波高尖呈"帐篷"状,ST 段延长,提示高钾血症

(6)迷走神经张力增高:迷走神经活动占据优势时,心电图表现为心率缓慢,ST 段斜型抬高 $0.10\sim0.30$ mV,T 波宽大,QT 间期在正常高限。

2.T 波倒置

(1)冠心病:冠心病缺血性 T 波变化特征:①T 波呈箭头样(冠状 T 波),两肢对称,波峰变尖。②有动态变化。③能定位诊断。

心肌缺血性 T 波的类型:①伴有胸痛出现的 T 波改变,称为有症状心肌缺血。②无症状时发生的 T 波改变,称为无症状心肌缺血。③急性期心肌梗死的 T 波演变规律是开始为 T 波高耸,出现梗死 Q 波以后,T 波幅度降低,几小时或几天后 T 波转为正负双向或倒置。T 波倒置由浅入深。持续几天至 3 个月,T 波倒置的程度逐渐减轻,直至恢复梗死前的心电图改变(图 3-27)。

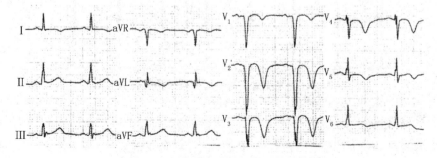

图 3-27 急性前间壁心肌梗死演变过程

(2)高心病:严重高心病常有 T 波低平,双向或倒置。左心室面导联 QRS 波振幅增高,P 波

增宽。

(3)心肌病:各型肥厚性心肌病,特别是心尖部肥厚性心肌病,常有 T 波倒置,可酷似急性心内膜下心肌梗死演变期心电图,T 波倒置深,但无动态变化,冠脉造影正常。

(4)心室肥大:①右心室收缩期负荷增重,右心室面导联 T 波倒置。②左心室收缩期负荷增重,左心室面导联 T 波倒置。

(5)左束支传导阻滞:左束支传导阻滞,Ⅰ、aVL、V₄~V₆ 导联 T 波双向或倒置。

(6)预激综合征:预激综合征 T 波方向与预激波相反。预激波向上的导联 T 波倒置,预激波振幅越大,QRS 波时间越宽,T 波倒置越深。预激波消失,T 波逐渐转为直立。

(7)心脏手术:先心病、风心病、冠心病术后,引起心肌损害者,心电图上 T 波倒置。

(8)慢性缩窄性心包炎:心电图改变有右心房扩大,QRS 波振幅减低,T 波普遍低平或倒置。

(9)心肌炎:急性心肌炎典型心电图改变,房室传导阻滞,ST 段抬高或下降,T 波倒置。窦性心动过速及各种类型的心律失常。超声心动图检查显示心脏扩大,收缩无力。

(10)电解质紊乱:严重低钾血症心电图 P 波高尖,ST 段下降,T 波低平或倒置,U 波增高,常见于临床上存在可能引起低钾血症的病因的患者。

(11)药物影响:许多药物可使 T 波发生改变。洋地黄类药物有加速心室肌复极的作用,而使 ST 段呈鱼钩样下降,T 波负正双向,QT 间期缩短,停用洋地黄以后,ST-T 逐渐恢复原状。氨茶碱可使心率加快,T 波转为低平或倒置。应用胺碘酮可使 T 波增宽切迹。奎尼丁可使 T 波低平切迹,QT 间期延长。冠状动脉内注射罂粟碱可出现一过性巨大倒置 T 波,伴一过性 QT 间期延长(图 3-28)。

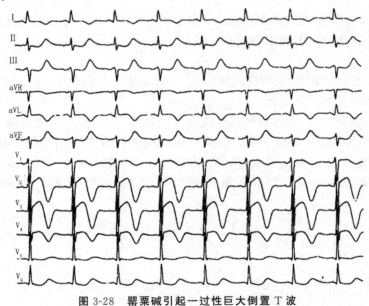

图 3-28 罂粟碱引起一过性巨大倒置 T 波

患者男性,67 岁。Ⅱ、Ⅲ、aVF 导联 P 波倒置,心率 74 次/分。心电图记录于左冠状动脉前降支内注射罂粟碱后即刻,V₂~V₄ 导联出现一过性巨大倒置 T 波,QT 间期延长,但患者无明显症状

(12)二尖瓣脱垂综合征:心电图改变有 T 波低平,双向或倒置,心律失常。

(13)脑血管意外:脑血管意外可引起巨大 T 波,有的 T 波倒置,有的 T 波直立,QT 间期延长。部分病例有异常 Q 波。

（14）完全性房室传导阻滞：先天性及后天性完全性房室传导阻滞，伴过缓的交界性逸搏心律或室性逸搏心律，T 波宽大切迹，T 波倒置，两肢不对称，QT 间期延长，易发生室性心律失常。

（15）电张调整性 T 波改变：植入起搏器以后，夺获心律的 T 波由直立转为倒置；或者转为窦性心律以后，T 波倒置持续一个阶段，才转为直立。这种现象称为电张调整性 T 波改变。

（16）自主神经功能紊乱：心电图上仅有 T 波低平、双向或倒置变化，无其他器质性心脏病证据。活动平板运动试验阴性，T 波倒置转为直立、低平或双向，或运动后 T 波倒置减浅。多见于青年女性。口服普萘洛尔（心得安）可使 T 波转为直立。

（五）U 波改变

U 波是体表心电图 T 波后低平的小波，于心室舒张早期出现，在体表导联中以 V_3 最清晰。多年来，对 U 波产生的机制一直有争论，概括起来有以下几种解释：①U 波与浦肯野动作电位 4 相对应，为浦肯野纤维复极波。②动作电位的后电位。③舒张早期快速充盈期心室舒张的后电位，且 U 波异常与心室舒张功能异常有关。④U 波产生于动脉圆锥部，它可能是动脉圆锥部某些组织激动时的复极波。

正常人 U 波振幅 0.02～0.10 mV，U 波时限（20±2）毫秒，U 波上升支较快，下降支较缓慢。

U 波变化，可增大、降低或倒置，或发生 U 波电交替，多数原因是心肌缺血、肥厚，心动周期长短改变，药物和电解质的影响，少数可能由其他病理因素所致。

1.U 波增大

当 U 波振幅＞0.20 mV，或同一导联 U 波≥T 波，或者 T-U 融合认为 U 波振幅增大。长心动间歇后第一个窦性心搏的 U 波振幅增大是正常现象（心室容量越大 U 波振幅越高）。应用某些药物，如洋地黄、奎尼丁、胺碘酮、钙剂、肾上腺素、罂粟碱等，低钾血症、高钙血症、低温、用力呼吸、抬高下肢、运动后均可出现 U 波振幅增大。

2.U 波电交替

U 波电交替可能与心肌收缩强弱和脉压交替变化有关，可能与心肌损害或极慢的心室率有关。用抗心律失常药物后可出现 U 波电交替。

3.U 波倒置

U 波倒置见于高血压性心脏病、冠心病、心绞痛、心肌梗死、左右心室肥大、瓣膜病、先心病、心肌病、充血性心力衰竭、甲亢及某些药物的影响，如异丙肾上腺素、麻黄碱、奎尼丁等，以及引起心室负荷增重的各种疾病（图 3-29，图 3-30）。

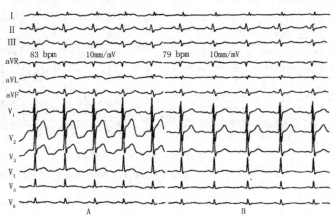

图 3-29　缺血性 U 波倒置

患者男性,54 岁。冠心病、不稳定型心绞痛、前降支病变。A.记录于心肌缺血时,$V_2 \sim V_4$ 导联
ST 段弓背状抬高,$V_3 \sim V_5$ 导联 U 波倒置。B.缺血缓解以后,ST 段复位,U 波消失

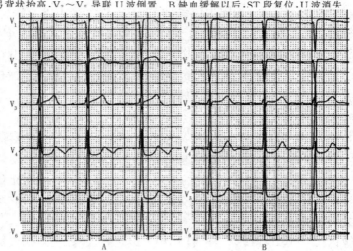

图 3-30　一过性 U 波倒置

患者男性,80 岁。高血压,冠心病。心绞痛时,V_4、V_5 导联 ST 段下降 0.20 mV,U 波倒置

(六)J 波的现状

J 点是指心电图 QRS 波与 ST 段的交点或称结合点,是心室除极的 QRS 波终末突然转化为 ST 段的转折点,标志着心室除极结束,复极开始。PJ 间期是从 P 波开始到 J 点,代表心房开始除极到心室除极结束之间的时间,正常 PJ<270 ms,在发生室内和束支传导阻滞时 PJ 间期延长。

当心电图 J 点从基线明显偏移后,形成一定的幅度,持续一定的时间,并呈圆顶状或驼峰形态时,称为 J 波或 Osborn 波。J 波的振幅,持续时限仍无明确的规定和标准。

特异性心室颤动患者的心电图可以出现明显的 J 波,当无引起 J 波的其他原因存在时,称为自发性 J 波。特发性 J 波与一般性 J 波形态始终无差异,当伴发室性心动过速,心室颤动时可出现特发性 J 波,其原因不明(图 3-31)。

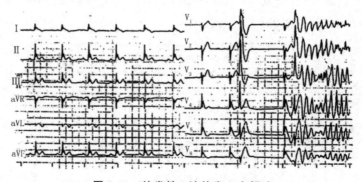

图 3-31　特发性 J 波伴发心室颤动

窦性心律,Ⅰ、Ⅱ、Ⅲ、aVR、aVF、$V_3 \sim V_6$ 导联有明显 J 波,胸导提早的 QRS 波群、室性期前收缩、心室颤动

1.产生机制

J 波的产生机制至今尚未完全阐明,有以下不同的解释。

(1)M 细胞对 J 波产生的作用:在低温和高钙时,心外膜细胞和 M 细胞动作电位的尖峰圆顶形和 1、2 相之间的切迹变得更明显,与心电图 J 点上升和出现明显的 J 波相一致,而心内膜细胞的动作电位仅有轻度改变。提示不同心肌细胞在复极早期产生的心室电位活动可能对 J 波的出现起一定的作用。

(2)心室肌除极程序异常、心室除极程序改变,形成额外的除极波。

(3)室间隔基底部最后除极:室间隔基底部对温度变化极为敏感,温度下降可使之传导延缓而导致心室最后除极形成 J 波。

(4)肺动脉圆锥部除极波:肺动脉圆锥部浦肯野细胞分布稀疏,该部除极最晚而产生 J 波。试验研究显示切除肺动脉圆锥部 J 波消失。

(5)除极过程与复极过程的重叠波:由于除极过程延缓,心室肌除极尚未结束,部分心室肌已经开始复极,致使除极波与复极波重叠在一起形成 J 波。

2.心电图特征

J 波的心电图特征具体如下。

(1)J 波常起始于 QRS 波的 R 波降支部分,其前面的 R 波与其特有的顶部圆钝的波形成尖峰-圆顶状。

(2)J 波形态呈多样化,不同的机制可产生不同的 J 波形态。

(3)J 波呈频率依赖性,心率慢时 J 波明显,心率快时,J 波可以消失。

(4)J 波幅度变异较大,高时可达数毫伏。

(5)J 波以 II 或 V_6 导联最常见(占 85%),然而在低温时以 V_3 或 V_4 导联最明显。我们观察到心电图上的 J 波以前壁导联最明显,其次是下壁导联。QRS 波振幅较小的导联最为少见。

(6)V_1、aVR 导联 J 波多为负向,其余导联多呈正向波。V_1 导联为正向 J 波时,又像局限性右束支传导阻滞图形。

(7)低温情况下,J 波发生率高,体温在 30 ℃ 以上 J 波较小,体温在 30 ℃ 以下 J 波明显增大。

(8)心电图呈顺钟向转位时 J 波不明显。

3.J 波的临床病症

J 波最早是在严重冻伤的低温患者的心电图上发现的。随着体温逐渐降低,J 波发生率逐渐增高,J 波增大。低温性 J 波的发生原理可能和钙离子流有关。低温引起钙泵活性降低,而胞质内钙增高,并使胞质内钙重吸引至胞质网内,恢复胞质钙水平的速度降低,钙内流受抑制,并影响钠-钾泵的功能,使心室肌细胞除极化和复极化的图形改变。在心内膜下及心外膜下深肌层中可以记录出驼峰状的波形,并与 J 波相对应。

高钙血症心电图表现为 PR 间期延长,QRS 波时间延长,ST 段缩短或消失,T 波低平,QT 间期缩短,出现 J 波的原因可能是心内膜下心肌动作电位 2 相时程较心外膜下心肌显著缩短所致。高血钙引起的 J 波一般无圆顶状图形,而呈尖峰状或驼峰状,这是与低温性 J 波的不同之处。

中枢神经及外周神经系统病变可引起 J 波。交感神经系统功能障碍是引起神经源性 J 波的原因。

原因不明的 J 波,称为特发性 J 波。但有人认为可能与遗传因素或自主神经系统异常有关。

(赵桂华)

第四节　动态心电图

一、动态心电图（AECG）

又称 Holter 系统，是指连续记录 24 小时或更长时间的心电图。该项检查首先由美国学者 Holter 于20 世纪 60 年代初期应用于临床，故又称之为 Holter 监测。动态心电图是用随身携带的记录器连续记录人体 24 小时、48 小时或更长时间的心电变化，经计算机处理分析及回放打印的心电图。它可以显示监测时间内的心搏总数、最快与最慢心率、平均心率。并能自动测出室上性或室性期前收缩及室上性或室性心动过速。可记录心搏停跳情况及 PR 间期、QRS 波群、ST 段及 T 波的变化，可检出房室传导阻滞、心房颤动、窦房传导阻滞、预激综合征等。动态心电图不仅用于定性、定量心律失常，而且广泛用以检测心肌缺血，筛选高危患者心肌梗死后可能发生的心脏事件，评定药物疗效和随诊起搏器功能等。近年动态心电图仪增加了心率变异性测定及晚电位分析等功能，使其功能更加完善，已成为临床不可缺少的重要的非创伤性检查。随着电子学和计算机科学的进展，迄今不仅可以记录动态心电图，还可记录动态血压、动态呼吸、动态脑电图等，且记录时间可按需相应延长，由于长时间监测，能发现常规心电图不易发现的心律失常和一过性心肌缺血，弥补了体表心电图的局限性，从而进一步提高了心电图诊断的准确率。

与常规心电图相比，记录的信息量大且可记录患者不同状况下的心电图。为临床提供许多有价值的资料。现已成为临床上广泛使用的无创性心血管病诊断手段之一。但因导联体系不同，以及容易受体位、活动等因素影响，在分析结果时要慎重。

二、组成及应用

（一）动态心电图仪主要由记录系统和回放分析系统组成

1.记录系统

包括导联线和记录器。导联线一端与固定在受检者身上的电极相连，另一端与记录器连接。记录器有磁带式和固态式两种类型。记录器佩戴在受检者身上，并能精确地连续记录和储存 24 小时或更长时间的 3 通道或 12 通道心电信号。

2.回放分析系统

主要由计算机系统和心电分析软件组成。回放系统能自动对磁带或固态记录器记录到的 24 小时心电信号进行分析。分析人员通过人机对话对计算机分析的心电图资料进行检查、判定、修改和编辑，打印出异常心电图图例以及有关的数据和图表，做出诊断报告。

（二）导联选择

目前多采用双极导联，电极一般均固定在躯体胸部。导联的选择应根据不同的检测目的而定，常用导联及电极放置部位如下。

1.CM5 导联

正极置于左腋前线、平第 5 肋间处（即 V_5 位置），负极置于右锁骨下窝中 1/3 处。该导联对检出缺血性 ST 段下移最为敏感，且记录到的 QRS 波振幅最高，是常规使用的导联。

2.CM1 导联

正极置于胸骨右缘第 4 肋间(即 V_1 位置)或胸骨上,负极置于左锁骨下窝中 1/3 处。该导联可清楚地显示 P 波,分析心律失常时常用此导联。

3.M_{aVF} 导联

正极置于左腋前线肋缘,负极置于左锁骨下窝内 1/3 处。该导联主要用于检测左心室下壁的心肌缺血改变。

4.CM_2 或 CM_3 导联

正极置于 V_2 或 V_3 的位置,负极置于右锁骨下窝中 1/3 处。怀疑患者有变异性心绞痛(冠状动脉痉挛)时,宜联合选用 CM_3 和 M_{aVF} 导联。无关电极可置胸部的任何部位,一般置于右胸第 5 肋间腋前线或胸骨下段中部。

5.12 导联同步

Holter 是近年来发展起来的无创性心电新技术,共 10 个电极,可连续不间断地记录 24 小时 12 导联同步动态心电图,12 导联同步 Holter 比 3 导联 Holter 在心肌缺血、心肌梗死、心律失常(室性期前收缩、室性心动过速、预激综合征等)定位诊断方面具有明显优势,有取代 3 导联 Holter 的趋势。

(三)临床应用

动态心电图可以获得受检者日常生活状态下连续 24 小时甚至更长时间的心电图资料,因此常可检测到常规心电图检查不易发现的一过性异常心电图改变。还可以结合分析受检者的生活日志,了解患者的症状,活动状态及服用药物等与心电图变化之间的关系。其临床应用范围如下。

(1)心悸、气促、头晕、晕厥、胸痛等症状性质的判断。

(2)对心律失常进行定性和定量诊断。

(3)12 导联同步 Holter 对判定心肌缺血有一定的意义,尤其是发现无症状心肌缺血的重要手段,且能够进行定位诊断,参考标准是"三个一";ST 段呈水平型或下斜型下降≥1 mm;持续 1 分钟或以上;2 次发作间隔时间至少 1 分钟。

(4)心肌缺血及心律失常药物的疗效评价。

(5)心脏病患者预后的评价,通过观察复杂心律失常等指标,判断心肌梗死后患者及其他心脏病患者的预后。

(6)选择安装起搏器的适应证,评定起搏器的功能,检测与起搏器有关的心律失常。

(7)医学科学研究和流行病学调查,如正常人心率的生理变动范围,宇航员、潜水员、驾驶员心脏功能的研究等。

(四)动态心电图分析注意事项

应要求患者在佩戴记录器检测过程中做好日志,按时间记录其活动状态和有关症状。患者不能填写者,应由医务人员或家属代写。不论有无症状都应认真填写记录。一份完整的生活日志对于正确分析动态心电图资料具有重要参考价值。动态心电图常受监测过程中患者体位、活动、情绪、睡眠等因素的影响,有时在生理与病理之间难以划出明确的分界线。因此,对动态心电图检测到的某些结果,尤其是ST-T 改变,还应结合病史、症状及其他临床资料综合分析以做出正确的诊断。需要指出:动态心电图属回顾性分析,并不能了解患者即刻的心电变化。由于导联的限制,尚不能反映某些异常心电改变的全貌。对于心脏房室大小的判断、束支传导阻滞、预激综合征的识别,以及心肌梗死的诊断和定位等,仍需要依靠常规 12 导联心电图检查。

(赵桂华)

第四章

高 血 压

第一节 原发性高血压

原发性高血压是以体循环动脉血压升高为主要临床表现,引起心、脑、肾、血管等器官结构、功能异常并导致心脑血管事件或死亡的心血管综合征,占高血压的绝大多数,通常简称为"高血压"。

一、流行病学

高血压是最常见的慢性病,就全球范围来看,高血压患病率和发病率在不同国家、地区或种族之间有差别;发达国家较发展中国家高;无论男女,随着年龄增长,高血压患病率日益上升;男女之间患病率差别不大,青年期男性稍高于女性,中年后女性稍高于男性。

根据 2002 年调查数据,我国 18 岁以上成人高血压患病率为 18.8%,估计目前我国约有 2 亿多高血压患者,每年新增高血压患者约 1 000 万人。高血压患病率北方高于南方,华北及东北属于高发地区;沿海高于内地;城市高于农村;高原少数民族地区患病率较高。近年来,经过全社会的共同努力,高血压知晓率、治疗率及控制率有所提高,但仍很低。

二、病因

(一)遗传因素

60%的高血压患者有阳性家族史,患病率在具有亲缘关系的个体中较非亲缘关系的个体高,同卵双生子较异卵双生子高,而在同一家庭环境下具有血缘关系的兄妹较无血缘关系的兄妹高;大部分研究提示,遗传因素占高血压发病机制 35%～50%;已有研究报告过多种罕见的单基因型高血压。可能存在主要基因显性遗传和多基因关联遗传两种方式;高血压多数是多基因功能异常,其中每个基因对血压都有一小部分作用(微效基因),这些微效基因的综合作用最终导致了血压的升高。动物实验研究已成功地建立了遗传性高血压大鼠模型,繁殖几代后几乎 100%发生高血压。不同个体的血压在高盐膳食和低盐膳食中也表现出一定的差异性,这也提示可能有遗传因素的影响。

(二)非遗传因素

近年来,非遗传因素的作用越来越受到重视,在大多数原发性高血压患者中,很容易发现环境(行为)对血压的影响。重要的非遗传因素如下。

1.膳食因素

日常饮食习惯明显影响高血压患病风险。高钠、低钾膳食是大多数高血压患者发病最主要的危险因素。人群中,钠盐摄入量与血压水平和高血压患病率呈正相关,而钾盐摄入量与血压水平呈负相关。我国人群研究表明,膳食钠盐摄入量平均每天增加 2 g,收缩压和舒张压分别增高 0.3 kPa(2 mmHg)和 0.2 kPa(1.2 mmHg)。进食较少新鲜蔬菜水果会增加高血压患病风险,可能与钾盐及柠檬酸的低摄入量有关。重度饮酒人群中高血压风险升高;咖啡因可引起瞬时血压升高。

2.超重和肥胖

体重指数(body mass index,BMI)及腰围是反映超重及肥胖的常用临床指标。人群中体重指数与血压水平呈正相关:体重指数每增加 3 kg/m²,高血压风险在男性增加 50%,女性增加 57%。身体脂肪的分布与高血压发生也相关:腰围男性≥90 cm 或女性≥85 cm,发生高血压的风险是腰围正常者的 4 倍以上。目前认为超过 50%的高血压患者可能是肥胖所致。

3.其他

长期精神过度紧张、缺乏体育运动、睡眠呼吸暂停及服用避孕药物等也是高血压发病的重要危险因素。

三、发病机制

遗传因素与非遗传因素通过什么途径和环节升高血压,尚不完全清楚。已知影响动脉血压形成的因素包括心脏射血功能、循环系统内的血液充盈及外周动脉血管阻力。目前主要从以下几个方面阐述高血压的机制。

(一)交感神经系统活性亢进

各种因素使大脑皮质下神经中枢功能发生变化,各种神经递质浓度异常,最终导致交感神经系统活性亢进,血浆儿茶酚胺浓度升高。交感神经系统活性亢进可能通过多种途径升高血压,如儿茶酚胺单独的作用与儿茶酚胺对肾素释放刺激的协同作用,最终导致心排血量增加或改变正常的肾脏压力-容积关系。另外,交感神经系统分布异常在高血压发病机制方面也有重要作用,这些现象在年轻患者中更明显,越来越多的证据表明,交感神经系统亢进与心脑血管病发病率和病死率呈正相关。它可能导致了高血压患者在晨间的血压增高,引起了晨间心血管病事件的升高。

(二)肾素-血管紧张素-醛固酮系统

肾素-血管紧张素-醛固酮系统(rennin-angiotensin-aldosterone system,RAAS)在调节血管张力、水电解质平衡和心血管重塑等方面都起着重要的作用。经典的 RAAS:肾小球入球动脉的球旁细胞分泌肾素,激活从肝脏产生的血管紧张素原,生成血管紧张 I(angiotensin I,Ang I),然后经过血管紧张素转换酶(angiotensin converting enzyme,ACE)生成血管紧张素 II(angiotensin II,Ang II)。Ang II 是 RAAS 的主要效应物质,可以作用于血管紧张素 II 受体,使小动脉收缩;并可刺激醛固酮的分泌,而醛固酮分泌增加可导致水钠潴留;另外,还可以通过交感神经末梢突触前膜的正反馈使去甲肾上腺素分泌增加。这些作用均可导致血压升高,从而参与了高血压的发病及维持。目前,针对该系统研制的降压药在高血压的治疗中发挥着重要作用。此外,该系统除上述作用外,还可能与动脉粥样硬化、心肌肥厚、血管中层硬化、细胞凋亡及心力衰竭等密切相关。

(三)肾脏钠潴留

相当多的详细证据支持钠盐在高血压发生中的作用。目前研究表明,血压随年龄升高直接与钠盐摄入水平的增加有关。给某些人短期内大量钠负荷,血管阻力和血压会上升,而限钠至 100 mmol/d,多数人血压会下降,而利尿剂的降压作用需要一个初始的排钠过程。在大多数高血压患者中,血管组织和血细胞内钠浓度升高;对有遗传倾向的动物给予钠负荷,会出现高血压。

过多的钠盐必须在肾脏被重吸收后才能引起高血压,因此肾脏在调节钠盐方面起着重要作用,研究表明老年高血压患者中盐敏感性增加,推测可能与肾小球滤钠作用下降及肾小管重吸收钠异常增高有关。另外,其他一些原因也可干扰肾单位对过多钠盐的代偿能力,进而可导致血压升高,如:获得性钠泵抑制剂或其他影响钠盐转运物质的失调;一部分人群由于各种原因导致入球小动脉收缩或腔内固有狭窄而导致肾单位缺血,这些肾单位分泌的肾素明显增多,增多的肾素干扰了正常肾单位对过多钠盐的代偿能力,从而扰乱了整个血压的自身稳定性。

(四)高胰岛素血症和/或胰岛素抵抗

高血压与高胰岛素血症之间的关系已被认识了很多年,高血压患者中约有一半存在不同程度的胰岛素抵抗(insulin resistance,IR),尤其是伴有肥胖者。近年来的一些观点认为胰岛素抵抗是 2 型糖尿病和高血压发生的共同病理生理基础。大多观点认为血压的升高继发于高胰岛素血症。高胰岛素血症导致的升压效应机制:一方面导致交感神经活性的增加、血管壁增厚和肾脏钠盐重吸收增加等;另一方面高胰岛素血症也可导致一氧化氮扩血管作用的缺陷,从而升高血压。

(五)其他可能的机制

(1)内皮细胞功能失调:血管内皮细胞可以产生多种调节血管收缩舒张的介质,如一氧化氮、前列环素、内皮素-1 及内皮依赖性收缩因子等。当这些介质分泌失调时,可能导致血管的收缩舒张功能异常,如:高血压患者对不同刺激引起的一氧化氮释放减少而导致的舒血管反应减弱;内皮素-1,可引起强烈而持久的血管收缩,阻滞其受体后则引起血管舒张,但内皮素在高血压中的作用仍然需要更多研究。

(2)细胞间离子转运失调及多种血管降压激素缺陷等也可能影响血压。

四、病理

高血压的主要病理改变是小动脉的病变和靶器官损害。长期高血压引起全身小动脉病变,主要表现为小动脉中层平滑肌细胞增生和纤维化,管壁增厚和管腔狭窄,导致心、脑、肾等重要靶器官缺血以及相关的结构和功能改变。长期高血压可促进大、中动脉粥样硬化的发生和发展。

(一)心脏

左心室肥厚是高血压所致心脏特征性的改变。长期压力超负荷和神经内分泌异常,可导致心肌细胞肥大、心肌结构异常、间质增生、左心室体积和重量增加。早期左心室以向心性肥厚为主,长期病变时心肌出现退行性改变,心肌细胞萎缩伴间质纤维化,心室壁可由厚变薄,左心室腔扩大。左心室肥厚将引起一系列功能失调,包括冠状动脉血管舒张储备功能降低、左心室壁机械力减弱及左心室舒张充盈方式异常等;随着血流动力学变化,早期可出现舒张功能变化,晚期可演变为舒张或收缩功能障碍,发展为不同类型的充血性心力衰竭。高血压在导致心脏肥厚或扩大的同时,常可合并冠状动脉粥样硬化和微血管病变,最终可导致心力衰竭或严重心律失常,甚至猝死。

(二)肾

长期持续性高血压可导致肾动脉硬化以及肾小球囊内压升高,造成肾实质缺血、肾小球纤维化及肾小管萎缩,并有间质纤维化;相对正常的肾单位可代偿性肥大。早期患者肾脏外观无改变,病变进展到一定程度时肾表面呈颗粒状,肾体积可随病情的发展逐渐萎缩变小,最终导致肾衰竭。

(三)脑

高血压可造成脑血管从痉挛到硬化的一系列改变,但脑血管结构较薄弱,发生硬化后更为脆弱,加之长期高血压时脑小动脉易形成微动脉瘤,易在血管痉挛、血管腔内压力波动时破裂出血;高血压易促使脑动脉粥样硬化、粥样斑块破裂可并发脑血栓形成。高血压的脑血管病变特别容易发生在大脑中动脉的豆纹动脉、基底动脉的旁正中动脉和小脑齿状核动脉,这些血管直接来自压力较高的大动脉,血管细长而且垂直穿透,容易形成微动脉瘤或闭塞性病变。此外,颅内外动脉粥样硬化的粥样斑块脱落可造成脑栓塞。

(四)视网膜

视网膜小动脉在本病初期发生痉挛,以后逐渐出现硬化,严重时发生视网膜出血和渗出以及视神经盘水肿。高血压视网膜病变分为4期(图4-1):Ⅰ期和Ⅱ期是视网膜病变早期,Ⅲ和Ⅳ期是严重高血压视网膜病变,对心血管病死率有很高的预测价值。

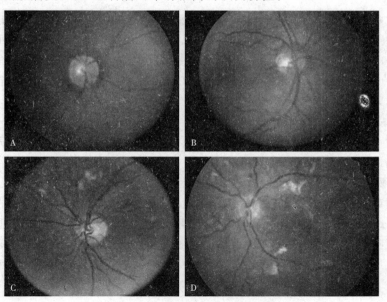

图 4-1 高血压视网膜病变分期

A.Ⅰ期(小动脉局灶性或普遍性狭窄);B.Ⅱ期(动静脉缩窄);

C.Ⅲ期(出血、严重渗出);D.Ⅳ期(视神经盘水肿)

五、临床表现

(一)症状

高血压被称作沉默杀手,大多数高血压患者起病隐匿、缓慢,缺乏特殊的临床表现。有的仅在健康体检或因其他疾病就医或在发生明显的心、脑、肾等靶器官损害时才被发现。临床常见症状有头痛、头昏、头胀、失眠、健忘、注意力不集中、易怒及颈项僵直等,症状与血压升高程度可不一致,上述症状在血压控制后可减轻或消失。疾病后期,患者出现高血压相关靶器官损害或并发症时,可出现相应的症状,如胸闷、气短、口渴、多尿、视野缺损、短暂性脑缺血发作等。

(二)体征

高血压体征较少,除血压升高外,体格检查听诊可有主动脉瓣区第二心音亢进、收缩期杂音或收缩早期喀喇音等。有些体征常提示继发性高血压可能:若触诊肾脏增大,同时有家族史,提示多囊肾可能;腹部听诊收缩性杂音,向腹两侧传导,提示肾动脉狭窄;心律失常、严重低钾及肌无力的患者,常考虑原发性醛固酮增多症。

(三)并发症

1.心力衰竭

长期持续性高血压使左心室超负荷,发生左心室肥厚。早期心功能改变是舒张功能降低,压力负荷增大,可演变为收缩和/或舒张功能障碍,出现不同类型的心力衰竭。同时高血压可加速动脉粥样硬化的发展,增大了心肌缺血的可能性,使高血压患者心肌梗死、猝死及心律失常发生率较高。

2.脑血管疾病

脑血管并发症是我国高血压患者最常见的并发症,也是最主要死因;主要包括短暂性脑缺血发作(transient ischemic attack,TIA)、脑血栓形成、高血压脑病、脑出血及脑梗死等。高血压占脑卒中病因的 50% 以上,是导致脑卒中和痴呆的主要危险因素。在中老年高血压患者中,磁共振成像(nuclear magnetic resonance imaging,MRI)上无症状脑白质病变(白质高密度)提示脑萎缩和血管性痴呆。

3.大血管疾病

高血压患者可合并主动脉夹层(远端多于近端)、腹主动脉瘤和外周血管疾病等;其中,大多数腹主动脉瘤起源肾动脉分支以下。

4.慢性肾脏疾病

高血压可引起肾功能下降和/或尿清蛋白排泄增加。血清肌酐浓度升高或估算的肾小球滤过率(estimated glomerular filtration rate,eGFR)降低表明肾脏功能减退;尿清蛋白和尿清蛋白排泄率增加则意味着肾小球滤过屏障的紊乱。高血压合并肾脏损害大大增加了心血管事件的风险。大多数高血压相关性慢性肾脏病患者在肾脏功能全面恶化需要透析前,常死于心脏病发作或者脑卒中。

六、诊断与鉴别诊断

高血压患者的诊断:①确定高血压的诊断;②排除继发性高血压的原因;③根据患者心血管危险因素、靶器官损害和伴随的临床情况评估患者的心血管风险。需要正确测量血压、仔细询问病史(包括家族史)及体格检查,安排必要的实验室检查。

目前高血压的定义：在未使用降压药物的情况下，非同日 3 次测量血压，收缩压（systolic blood pressure，SBP）≥18.7 kPa（140 mmHg）和/或舒张压（diastolic blood pressure，DBP）≥12.0 kPa（90 mmHg）[SBP≥140 mmHg 和 DBP<12.0 kPa（90 mmHg）为单纯性收缩期高血压]；患者既往有高血压，目前正在使用降压药物，血压虽然低于 18.7/12.0 kPa（140/90 mmHg），也应诊断为高血压。根据血压升高水平，又进一步将高血压分为 1 级、2 级和 3 级（表 4-1）。

表 4-1　血压水平分类和分级

分类	收缩压（mmHg）	舒张压（mmHg）
正常血压	<120	<80
正常高值血压	120～139	80～89
高血压	≥140	≥90
1 级高血压	140～159	90～99
2 级高血压	160～179	100～109
3 级高血压	≥180	≥110
单纯收缩期高血压	≥140	<90

注：当收缩压和舒张压分属于不同级别时，以较高的分级为准

心血管疾病风险分层的指标：血压水平、心血管疾病危险因素、靶器官损害、临床并发症和糖尿病，根据这些指标，可以将患者进一步分为低危、中危、高危和很高危 4 个层次，它有助于确定启动降压治疗的时机，确立合适的血压控制目标，采用适宜的降压治疗方案，实施危险因素的综合管理等。表 4-2 为高血压患者心血管疾病风险分层标准。

表 4-2　高血压患者心血管疾病风险分层

其他危险因素和病史	高血压		
	1 级	2 级	3 级
无	低危	中危	高危
1～2 个其他危险因素	中危	中危	很高危
≥3 个其他危险因素，或靶器官损伤	高危	高危	很高危
临床并发症或合并糖尿病	很高危	很高危	很高危

七、实验室检查

（一）血压测量

1.诊室血压测量

诊室血压是指由医护人员在标准状态下测量得到的血压，是目前诊断、治疗、评估高血压常用的标准方法，准确性好。正确的诊室血压测量规范如下：测定前患者应坐位休息 3～5 分钟；至少测定 2 次，间隔 1～2 分钟，如果 2 次测量数值相差很大，应增加测量次数；合并心律失常，尤其是心房颤动的患者，应重复测量以改善精确度；使用标准气囊（宽 12～13 cm，长 35 cm），上臂围>32 cm 应使用大号袖带，上臂较瘦的应使用小号的袖带；无论患者体位如何，袖带应与心脏同水平；采用听诊法时，使用柯氏第Ⅰ音和第Ⅴ音（消失音）分别作为收缩压和舒张压。第 1 次应

测量双侧上臂血压以发现不同,以后测量血压较高一侧;在老年人、合并糖尿病或其他可能易发生直立性低血压者第 1 次测量血压时,应测定站立后 1 分钟和 3 分钟的血压。

2.诊室外血压测量

诊室外血压通常指动态血压监测或家庭自测血压。诊室外血压是传统诊室血压的重要补充,最大的优势在于提供大量医疗环境以外的血压值,较诊室血压代表更真实的血压。

(1)家庭自测血压:可监测常态下白天血压,获得短期和长期血压信息,用于评估血压变化和降压疗效。适用于老年人、妊娠妇女、糖尿病、可疑白大衣性高血压、隐蔽性高血压和难治性高血压等;有助于提高患者治疗的依从性。

测量方法:目前推荐国际标准认证的上臂式电子血压计,一般不推荐指式、手腕式电子血压计,肥胖患者或寒冷地区可用手腕式电子血压计。测量方法为每天早晨和晚上检测血压,测量后马上将结果记录在标准的日记上,至少连续 3～4 天,最好连续监测 7 天,在医师的指导下,剔除第 1 天监测的血压值后,取其他读数的平均值解读结果。

(2)24 小时动态血压:可监测日常生活状态下全天血压,获得多个血压参数,不仅可用于评估血压升高程度、血压晨峰、短时血压变异和昼夜节律,还有助于评估降压疗效鉴别白大衣性高血压和隐蔽性高血压,识别真性或假性顽固性高血压等。患者可通过佩戴动态血压计进行动态血压监测,通常佩戴在非优势臂上,持续 24～25 小时,以获得白天活动时和夜间睡眠时的血压值。医师指导患者动态血压测量方法及注意事项,设置定时测量,日间一般每 15～30 分钟测1 次,夜间睡眠时 30～60 分钟测 1 次。袖带充气时,患者尽量保持安静,尤其佩带袖带的上肢。嘱咐患者提供日常活动的日记,除了服药时间,还包括饮食以及夜间睡眠的时间和质量。表 4-3为不同血压测量方法对于高血压的参考定义。

表 4-3　不同血压测量方法对于高血压的定义

分类	收缩压(mmHg)	舒张压(mmHg)
诊室血压	≥140	≥90
动态血压		
白昼血压	≥135	≥85
夜间血压	≥120	≥70
全天血压	≥130	≥80
家测血压	≥135	≥85

(二)心电图(ECG)

可诊断高血压患者是否合并左心室肥厚、左心房负荷过重以及心律失常等。心电图诊断左心室肥厚的敏感性不如超声心动图,但对评估预后有帮助。心电图提示有左心室肥厚的患者病死率较对照组增高 2 倍以上;左心室肥厚并伴有复极异常图形者心血管病死率和病残率更高。心电图上出现左心房负荷过重亦提示左心受累,还可作为左心室舒张顺应性降低的间接证据。

(三)X 线胸片

心胸比率>0.5 提示心脏受累,多由于左心室肥厚和扩大,胸片上可显示为靴型心。主动脉夹层、胸主动脉以及腹主动脉缩窄亦可从 X 线胸片中找到线索。

(四)超声心动图

超声心动图(ultrasound cardiogram,UCG)能评估左右房室结构及心脏收缩舒张功能。更为可靠地诊断左心室肥厚,其敏感性较心电图高。测定计算所得的左心室质量指数(left ventricular mass index,LVMI),是一项反映左心室肥厚及其程度的较为准确的指标,与病理解剖的符合率和相关性好。如疑有颈动脉、股动脉、其他外周动脉和主动脉病变,应做血管超声检查;疑有肾脏疾病者,应做肾脏超声。

(五)脉搏波传导速度

大动脉变硬以及波反射现象已被确认为是单纯收缩性高血压和老龄化脉压增加的最重要病理生理影响因素。颈动脉-股动脉脉搏波传导速度(pulse wave velocity,PWV)是检查主动脉僵硬度的"金标准",主动脉僵硬对高血压患者中的致死性和非致死性心血管事件具有独立预测价值。

(六)踝肱指数

踝肱指数(ankle brachial index,ABI)可采用自动化设备或连续波多普勒超声和血压测量计测量。踝肱指数低(即≤0.9)可提示外周动脉疾病,是影响高血压患者心血管预后的重要因素。

八、治疗

(一)治疗目的

大量的临床研究证据表明,抗高血压治疗可降低高血压患者心脑血管事件,尤其在高危患者中获益更大。高血压患者发生心脑血管并发症往往与血压严重程度有密切关系,因此降压治疗应该确立控制的血压目标值,同时高血压患者合并的多种危险因素也需要给予综合干预措施降低心血管风险。高血压治疗的最终目的是降低高血压患者心、脑血管事件的发生率和病死率。

(二)治疗原则

(1)治疗前应全面评估患者的总体心血管风险,并在风险分层的基础上做出治疗决策。①低危患者:对患者进行数月的治疗性生活方式改变观察,测量血压不能达标者,决定是否开始药物治疗。②中危患者:进行数周治疗性生活方式的改变观察,然后决定是否开始药物治疗。③高危、很高危患者:立即开始对高血压及并存的危险因素和临床情况进行药物治疗。

(2)降压治疗应该确立控制的血压目标值,通常在<60岁的一般人群中,包括糖尿病或慢性肾脏病合并高血压患者,血压控制目标值<18.7/12.0 kPa(140/90 mmHg);≥60岁人群中血压控制目标水平<20.0/12.0 kPa(150/90 mmHg),80岁以下老年人如果能够耐受血压可进一步降至18.7/12.0 kPa(140/90 mmHg)以下。

(3)大多数患者需长期、甚至终生坚持治疗。所有的高血压患者都需要非药物治疗,在非药物治疗基础上若血压未达标可进一步药物治疗,大多数患者需要药物治疗才能达标。

(三)高血压治疗方法

1.非药物治疗

非药物治疗主要指治疗性生活方式干预,即去除不利于身体和心理健康的行为和习惯。它不仅可以预防或延迟高血压的发生,而且还可以降低血压,提高降压药物的疗效及患者依从性,从而降低心血管风险。

(1)限盐:钠盐可显著升高血压以及高血压的发病风险,所有高血压患者应尽可能减少钠盐的摄入量,建议摄盐<6 g/d。主要措施:尽可能减少烹调用盐;减少味精、酱油等含钠盐的调味品用量;少食或不食含钠盐量较高的各类加工食品。

(2)增加钙和钾盐的摄入:多食用蔬菜、低乳制品和可溶性纤维、全谷类剂植物源性蛋白(减少饱和脂肪酸和胆固醇),同时也推荐摄入水果,因为其中含有大量钙及钾盐。

(3)控制体重:超重和肥胖是导致血压升高的重要原因之一。最有效的减重措施是控制能量摄入和增加体力活动:在饮食方面要遵循平衡膳食的原则,控制高热量食物的摄入,适当控制主食用量;在运动方面,规律的、中等强度的有氧运动是控制体重的有效方法。

(4)戒烟:吸烟可引起血压和心率的骤升,血浆儿茶酚胺和血压同步改变,以及压力感受器受损都与吸烟有关。长期吸烟还可导致血管内皮损害,显著增加高血压患者发生动脉粥样硬化性疾病的风险。因此,除了对血压值的影响外,吸烟还是一个动脉粥样硬化性心血管疾病重要危险因素,戒烟是预防心脑血管疾病(包括卒中、心肌梗死和外周血管疾病)有效措施;戒烟的益处十分肯定,而且任何年龄戒烟均能获益。

(5)限制饮酒:饮酒、血压水平和高血压患病率之间呈线性相关。长期大量饮酒可导致血压升高,限制饮酒量则可显著降低高血压的发病风险。每天酒精摄入量男性不应超过 25 g;女性不应超过 15 g。不提倡高血压患者饮酒,饮酒则应少量:白酒、葡萄酒(或米酒)与啤酒的量分别少于 50、100、300 mL。

(6)体育锻炼:定期的体育锻炼可产生重要的治疗作用,可降低血压及改善糖代谢等。因此,建议进行规律的体育锻炼,即每周多于 4 天且每天至少 30 分钟的中等强度有氧锻炼,如步行、慢跑、骑车、游泳、做健美操、跳舞和非比赛性划船等。

2.药物治疗

(1)常用降压药物的种类和作用特点:常用降压药物包括钙通道阻滞剂(calcium channel blocker,CCB)、血管紧张素转换酶抑制剂(angiotensin converting enzyme inhibitor,ACEI)、血管紧张素 Ⅱ 受体阻滞剂(angiotensin Ⅱ receptor blocker,ARB)、β 受体阻滞剂及利尿剂 5 类,以及由上述药物组成的固定配比复方制剂。5 类降压药物及其固定复方制剂均可作为降压治疗的初始用药或长期维持用药。

钙通道阻滞剂(CCB):主要包括二氢吡啶类及非二氢吡啶类,临床上常用于降压的 CCB 主要是二氢吡啶类。二氢吡啶类钙通道阻滞剂有明显的周围血管舒张作用,而对心脏自律性、传导或收缩性几乎没有影响。根据药物作用持续时间,该类药物又可分为短效和长效。长效包括长半衰期药物,例如氨氯地平、左旋氨氯地平;脂溶性膜控型药物,例如拉西地平和乐卡地平;缓释或控释制剂,例如非洛地平缓释片、硝苯地平控释片。已发现该类药物对老年高血压患者卒中的预防特别有效,在延缓颈动脉动脉粥样硬化和降低左心室肥厚方面优于 β 受体阻滞剂,但心动过速与心力衰竭患者应慎用。常见不良反应包括血管扩张导致头疼、面部潮红及脚踝部水肿等。

非二氢吡啶类钙通道阻滞剂主要有维拉帕米和地尔硫䓬,主要影响心肌收缩和传导功能,不宜在心力衰竭、窦房结传导功能低下或心脏传导阻滞患者中使用,同样是有效的抗高血压药物,它们很少引起与血管扩张有关的不良反应,如潮红和踝部水肿。

血管紧张素转化酶抑制剂(ACEI):作用机制是抑制血管紧张素转化酶从而阻断肾素血管紧张素系统发挥降压作用。尤其适用于伴慢性心力衰竭、冠状动脉缺血、糖尿病或非糖尿病肾病、蛋白尿或微量清蛋白尿患者。干咳是其中一个主要不良反应,可在中断 ACEI 数周后仍存在,可用 ARB 取代;皮疹、味觉异常和白细胞减少等罕见。肾功能不全或服用钾或保钾制剂的患者有可能发生高钾血症。禁忌证为双侧肾动脉狭窄、高钾血症及妊娠妇女等。

血管紧张素 Ⅱ 受体抑制剂(ARB):作用机制是阻断血管紧张素 Ⅱ(1 型)受体与血管紧张素受体(T_1)结合,发挥降压作用。尤其适用于应该接受 ACEI,但通常因为干咳不能耐受的患者。

禁忌证同 ACEI。

β受体阻滞剂：该类药物可抑制过度激活的交感活性，尤其适用于伴快速性心律失常、冠心病（尤其是心肌梗死后）、慢性心力衰竭、交感神经活性增高以及高动力状态的高血压患者。常见的不良反应是疲乏，可能增加糖尿病发病率并常伴有脂代谢紊乱。β受体阻滞剂预防卒中的效果略差，可能归因于其降低中心收缩压和脉压能力较小。老年、慢性阻塞型肺疾病、运动员、周围血管病或糖耐量异常者慎用；高度心脏传导阻滞、哮喘为禁忌证，长期应用者突然停药可发生反跳现象。β_1受体阻滞剂具有高心脏选择性，且脂类和糖类代谢紊乱较小及患者治疗依从性较好。

利尿剂：主要有噻嗪类利尿剂、祥利尿剂和保钾利尿剂等。起始降压均通过增加尿钠的排泄，并通过降低血浆容量、细胞外液容量和心排血量而发挥降压作用。低剂量的噻嗪类利尿剂对于大多数高血压患者应是药物治疗的初始选择之一。噻嗪类利尿剂常和保钾利尿剂联用，保钾利尿剂中醛固酮受体拮抗剂是比较理想的选择，后者主要用于原发性醛固酮增多症、难治性高血压。祥利尿剂用于肾功能不全或难治性高血压患者，其不良反应与剂量密切相关，故通常应采用小剂量。此外，噻嗪类利尿剂可引起尿酸升高，痛风及高尿酸血症患者慎用。

其他类型降压药物：包括交感神经抑制剂，例如利血平、可乐定；直接血管扩张剂，例如肼屈嗪；α_1受体阻滞剂，例如哌唑嗪、特拉唑嗪；中药制剂等。这些药物一般情况下不作为降压治疗的首选，但在某些复方制剂或特殊情况下可以使用。

（2）降压药物选择：应根据药物作用机制及适应证，并结合患者具体情况选药。推荐参照以下原则对降压药物进行优先考虑。

一般人群（包括糖尿病患者）：初始降压治疗可选择噻嗪类利尿剂、CCB、ACEI 或 ARB。

一般黑人（包括糖尿病患者）：初始降压治疗包括噻嗪类利尿剂或 CCB。

≥18 岁的慢性肾脏疾病患者：（无论其人种以及是否伴糖尿病），初始（或增加）降压治疗应包括 ACEI 或 ARB，以改善肾脏预后。

高血压合并稳定型心绞痛患者：首选β受体阻滞剂，也可选用长效 CCB；急性冠脉综合征的患者，应优先使用β受体阻滞剂和 ACEI；陈旧性心肌梗死患者，推荐使用 ACEI、β受体阻滞剂和醛固酮拮抗剂。

无症状但有心功能不全的患者：建议使用 ACEI 和β受体阻滞剂。

（3）药物滴定方法及联合用药推荐：药物滴定方法。以下 3 种药物治疗策略均可考虑：①在初始治疗高血压时，先选用一种降压药物，逐渐增加至最大剂量，如果血压仍不能达标则加用第二种药物。②在初始治疗高血压时，先选用一种降压药物，血压不达标时不增加该种降压药物的剂量，而是联合应用第 2 种降压药物。③若基线血压≥21.3 kPa/13.3 kPa（160/100 mmHg），或患者血压超过目标 2.7/1.3 kPa（20/10 mmHg），可直接启用两种药物联合治疗（自由处方联合或单片固定剂量复方制剂）。

若经上述治疗血压未能达标，应指导患者继续强化生活方式改善，同时视患者情况尝试增加药物剂量或种类（仅限于噻嗪类利尿剂、ACEI、ARB 和 CCB 4 种药物，但不建议 ACEI 与 ARB 联合应用）。经上述调整血压仍不达标时，可考虑增加其他药物（如β受体阻滞剂、醛固酮受体拮抗剂等）。

联合用药的意义：采用单一药物的明显优点是能够将疗效和不良反应都归因于那种药物。但任何两类高血压药物的联用可增加血压的降低幅度，并远大于增加一种药物剂量所降压的幅度。初始联合疗法的优点是，对血压值较高的患者实现目标血压的可能性更大，以及因多种治疗改变而影响患者依从性的可能性较低,其他优点包括,不同种类的药物间具有生理学和药理学的协同作用,不仅有较大的血压降幅,还可能不良反应更少,并且可能提供大于单一药物所提供的益处。

利尿剂加 ACEI 或 ARB:长期使用利尿剂会可能导致交感神经系统及 RAAS 激活,联合使用 ACEI 或 ARB 后可抵消这种不良反应,增强降压效果。此外,ACEI 和 ARB 由于可使血钾水平稍上升,从而能防止利尿剂长期应用所致的电解质紊乱,尤其低血钾等不良反应。

CCB 加 ACEI 或 ARB:前者具有直接扩张动脉的作用,后者通过阻断 RAAS 和降低交感活性,既扩张动脉,又扩张静脉,故两药在扩张血管上有协调降压作用;二氢吡啶类 CCB 常见产生的踝部水肿可被 ACEI 或 ARB 消除;两药在心肾和血管保护,在抗增殖和减少蛋白尿上亦有协同作用;此外,ACEI 或 ARB 可阻断 CCB 所致反射性交感神经张力增加和心率加快的不良反应。

CCB 加 β 受体阻滞剂:前者具有扩张血管和轻度增加心排血量作用,正好抵消 β 受体阻滞剂的缩血管及降低心排血量作用;两药对心率的相反作用可使患者心率不受影响。不推荐两种 RAAS 拮抗剂的联合使用。

(刘　芳)

第二节　继发性高血压

继发性高血压是病因明确的高血压,当查出病因并有效去除或控制病因后,作为继发症状的高血压可被治愈或明显缓解。其在高血压人群中占 5%～10%。临床常见病因为肾性、内分泌性、主动脉缩窄、阻塞性睡眠呼吸暂停低通气综合征及药物性等,由于精神心理问题而引发的高血压也时常可以见到。提高对继发性高血压的认识,及时明确病因并积极针对病因治疗将会大大降低因高血压及并发症造成的高致死及致残率。

一、肾性高血压

(一)肾实质性

肾实质性疾病是继发性高血压常见的病因,占 2%～5%。由于慢性肾小球肾炎已不太常见,高血压性肾硬化和糖尿病肾病已成为慢性肾病中最常见的原因。病因为原发或继发性肾脏实质病变,是最常见的继发性高血压之一。常见的肾脏实质性疾病包括急慢性肾小球肾炎、多囊肾、慢性肾小管间质病变、痛风性肾病、糖尿病肾病及狼疮性肾炎等;也少见于遗传性肾脏疾病(Liddle 综合征)、肾脏肿瘤等。

临床有时鉴别肾实质性高血压与高血压引起的肾脏损害较为困难。一般情况下,前者肾脏病变的发生常先于高血压或与其同时出现,血压水平较高且较难控制,易进展为恶性高血压,蛋白尿/血尿发生早、程度重、肾脏功能受损明显。常用的实验室检查:血尿常规、血电解质、肌酐、尿酸、血糖、血脂的测定,24 小时尿蛋白定量或尿清蛋白/肌酐比值,12 小时尿沉渣检查,肾脏 B 超:了解肾脏大小、形态及有无肿瘤,如发现肾脏体积及形态异常,或发现肿物,则需进一步做肾脏计算机断层/磁共振以确诊并查病因;必要时应在有条件的医院行肾脏穿刺及病理学检查,这是诊断肾实质性疾病的"金标准"。

肾实质性高血压应低盐饮食(<6 g/d);大量蛋白尿及肾功能不全者,宜选择摄入高生物效价蛋白;在针对原发病进行有效的治疗同时,积极控制血压在<18.7/12.0 kPa(140/90 mmHg),有蛋白尿的患者应首选 ACEI 或 ARB 作为降压药物,必要时联合其他药物。透析及肾移植用于终末期肾病。

(二)肾血管性

肾血管性高血压是继发性高血压最常见的病因。引起肾动脉狭窄的主要原因包括动脉粥样硬化(90%),主要是出现了其他系统性动脉硬化相关临床症状的老年患者;肌纤维发育不良(不到10%)(图 4-2),主要是健康状况较好的年轻女性,常有吸烟史;还有比较少见的多发性大动脉炎。单侧肾动脉狭窄时,患侧肾分泌肾素,激活 RAAS,导致水钠潴留。另外,健侧肾高灌注,产生压力性利尿,进一步导致 RAAS 激活,形成肾素依赖性高血压的恶性循环。双侧肾动脉狭窄时,同样存在 RAAS 激活,但无压力性利尿,因而血容量扩张使得肾素分泌抑制,因此产生容量依赖性高血压。当血容量减少时,容量依赖性高血压可再转变为肾素依赖性高血压,比如使用利尿剂治疗后容量减少,肾素再次分泌增多,可导致利尿剂抵抗性高血压。

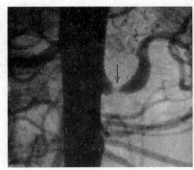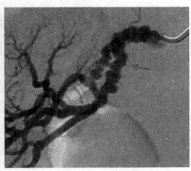

图 4-2 肾血管狭窄

左侧为动脉粥样硬化(箭头所示);右侧为肌纤维发育不良(箭头所示)

以下临床证据有助于肾血管性高血压的诊断:所有需要住院治疗的急性高血压;反复发作的"瞬时"肺水肿;腹部或肋脊角处闻及血管杂音;血压长期控制良好的高血压患者病情在近期加重;年轻患者或 50 岁以后出现的恶性高血压;不明原因低钾血症;使用 ACEI 或 ARB 类药物后产生的急进性肾衰竭;左右肾脏大小不等;全身性动脉粥样硬化疾病。

彩色多普勒超声检查是一种无创检查,为诊断肾动脉狭窄的首选方法。造影剂增强性计算机断层 X 线照相术(contrast-enhanced computed tomography,CTA)以及磁共振血管造影(magnetic resonance angiography,MRA)亦常用于肾动脉狭窄的检查。肌纤维发育异常产生的肾动脉狭窄往往会在肾动脉中部形成一个"串珠样"改变;而动脉硬化导致的肾动脉狭窄其病变一般在动脉近端,且不连续。侵入性肾血管造影是肾动脉狭窄诊断的金标准。

治疗方法包括药物治疗、介入治疗和手术治疗,应根据病因来选择。肌纤维发育不良性肾动脉狭窄常选用球囊血管成形术(PTCA),总体来说预后较好。对于动脉硬化性肾动脉狭窄来说,控制血压及相关动脉硬化危险因素是首选治疗手段,推荐 AECI/ARB 作为首选,但双侧肾动脉狭窄,肾功能已受损或非狭窄侧肾功能较差者禁用,此外 CCB、β 受体阻滞剂以及噻嗪类利尿剂等也能用于治疗。目前,进行球囊血管成形术的指征仅包括真性药物抵抗性高血压以及进行性肾衰竭(缺血性肾病)。大多数动脉硬化造成的肾血管损伤并不会导致高血压或进行性肾衰竭,而肾脏血运重建(球囊血管成形术或支架术)对于多数患者来说并无益处,反而存在一些潜在的并发症风险。

二、内分泌性高血压

内分泌组织增生或肿瘤所致的多种内分泌疾病,由于其相应激素如醛固酮、儿茶酚胺及皮质醇等分泌过度增多,导致机体血流动力学改变而使血压升高。这种由内分泌激素分泌增多而致的高血压称为内分泌性高血压,也是较常见的继发性高血压,如能切除肿瘤,去除病因,高血压可被治愈或缓解。临床常见继发性高血压如下(表4-4)。

表 4-4 常见内分泌性高血压鉴别

病因	病史	查体	实验室检查	筛查	确诊试验
皮质醇增多症	快速的体重增加,多尿、多饮、心理障碍	典型的身体特征:向心性肥胖、满月脸、水牛背、多毛症、紫纹	高胆固醇血症、高血糖	24 小时尿游离皮质醇	小剂量地塞米松抑制试验
嗜铬细胞瘤	阵发性高血压或持续性高血压,头痛、出汗、心悸和面色苍白,嗜铬细胞瘤的阳性家族史	多发性纤维瘤可出现皮肤红斑	偶然发现肾上腺肿块	尿分离测量肾上腺素类物质或血浆游离肾上腺类物质	腹、盆部 CT、MRI、[123] I 标记的间碘苄胍,突变基因筛查
原发性醛固酮增多症	肌无力,有早发性高血压和早发脑血管事件(<40 岁)的家族史	心律失常(严重低钾血症时发生)	低钾血症(自发或利尿剂引起),偶然发现的肾上腺肿块	醛固酮/肾素比(纠正低钾血症、停用影像 RAA 系统的药物)	定性实验(盐负荷实验、地塞米松抑制试验)肾上腺 CT,肾上腺静脉取血

(一)原发性醛固酮增多症

原发性醛固酮增多症(primary hyperaldosteronism,PHA),通常简称原醛症,是由于肾上腺自主分泌过多醛固酮,而导致水钠潴留、高血压、低血钾和血浆肾素活性受抑制的临床综合征,常见原因是肾上腺腺瘤、单侧或双侧肾上腺增生,少见原因为腺癌和糖皮质激素可调节性醛固酮增多症。近年的报告显示该病在高血压中占 5%～15%,在难治性高血压中接近 20%。

诊断原发性醛固酮增多症的步骤分 3 步:筛查、盐负荷试验及肾上腺静脉取血(图4-3)。筛查包括测量血浆肾素和醛固酮水平。尽管用醛固酮/肾素比率测定法来筛选所有高血压患者的前景乐观,但这种方法的应用还是有很多局限性,比率升高完全可能仅由低肾素引起。阳性结果应该基于血浆醛固酮水平升高(>15 ng/dL)和被抑制的低肾素水平。因此,筛查仅被推荐用于以下高度可能患有原发性醛固酮增多症的高血压患者:①没有原因的难以解释的低血钾;②由利尿剂引发的严重的低钾血症,但对保钾药有抵抗;③有原发性醛固酮增多症的家族史;④对合适的治疗有抵抗,而这种抵抗又难以解释;⑤高血压患者中偶然发现的肾上腺腺瘤。

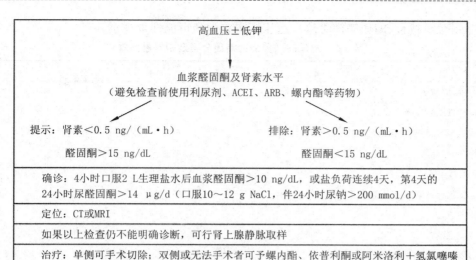

图 4-3　原发性醛固酮增多症患者的诊断及治疗流程

如果需检测血浆醛固酮和肾素水平的话,无论是口服还是静脉都应进行盐抑制试验以明确自主性醛固酮增多症。如果存在,则应行肾上腺静脉取样,区分单侧性的腺瘤和双侧增生,并确定需经腹腔镜手术切除的腺体。CT 或 MRI 影像学可以帮助鉴别肾上腺腺瘤和双侧肾上腺增生症(图 4-4)。

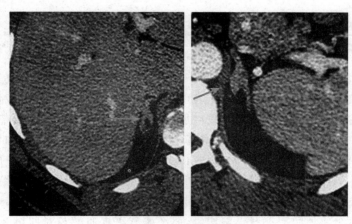

图 4-4　CT 提示的肾上腺肿块

CT 显示的左肾上腺肿块(右侧图片黑色箭头处)与右侧肾上腺对比(左侧图片黑色箭头处)

一旦诊断原发性醛固酮增多症并确立病理类型,治疗方法的选择就相当明确:单发腺瘤应通过腹腔镜行肿瘤切除术;双侧肾上腺增生的患者可予以醛固酮受体拮抗剂治疗,螺内酯或依普利酮,必要时还可给予噻嗪类利尿剂和其他降压药。腺瘤切除后,约有半数患者血压会恢复正常,而另一些尽管有所改善但仍是高血压状态,这可能与原来就存在的原发性高血压或长期继发性高血压损害引起的肾脏有关。

(二)皮质醇增多症

皮质醇增多症是由于多种病因引起肾上腺皮质长期分泌过量皮质醇所产生的一组综合征(表 4-5)。80%的皮质醇增多症患者均有高血压,如不治疗,可引起左心室肥厚和充血性心力衰竭等,其存在时间越长,即使病因去除后血压恢复正常的可能性也越小。

表 4-5　皮质醇增多症的病因分类及相对患病率

病因分类	患病率
一、内源性皮质醇增多症	
1.ACTH 依赖性皮质醇增多症	
垂体性皮质醇增多症(库欣病)	60%～70%
异位 ACTH 综合征	15%～20%
异位 CRH 综合征	罕见
2.ACTH 非依赖性皮质醇增多症	
肾上腺皮质腺瘤	10%～20%
肾上腺皮质腺癌	2%～3%
ACTH 非依赖性大结节增生	2%～3%
原发性色素结节性肾上腺病	罕见
二、外源性皮质醇增多症	
1.假皮质醇增多症	
大量饮酒	
抑郁症	
肥胖症	
2.药物源性皮质醇增多症	

ACTH:促肾上腺皮质激素;CRH:促皮质素释放激素

推荐对以下人群进行皮质醇增多症的筛查:①年轻患者出现骨质疏松、高血压等与年龄不相称的临床表现;②具有皮质醇增多症的临床表现,且进行性加重,特别是有典型的症状如肌病、多血质、紫纹、瘀斑和皮肤变薄的患者;③体重增加而身高百分位下降,生长停滞的肥胖儿童;④肾上腺意外瘤患者。如果临床特点符合,则通过测定 24 小时尿游离皮质醇或血清皮质醇昼夜节律检测进行筛查。当初步检测结果异常时,则应行小剂量地塞米松抑制试验进行确诊。当存在有异常筛查结果时,多数学者建议行另一项额外的大剂量地塞米松抑制试验,即每 6 小时口服 2 mg地塞米松共服 2 天,然后测定尿液中游离皮质醇和血浆皮质醇水平。如果皮质醇增多症是由垂体 ACTH 过度分泌所致双侧肾上腺增生,那么尿游离皮质醇与对照组 2.0 mg 剂量相对比将被抑制到 50%以下,而异位 ACTH 综合征对此负反馈机制不敏感。血浆 ACTH 测定有助于区分 ACTH 依赖性和 ACTH 非依赖性皮质醇增多症。肾上腺影像学包括 B 超、CT、MRI 检查。推荐首选双侧肾上腺 CT 薄层(2～3 mm)增强扫描。对促皮质激素释放激素的反应以及下颚骨岩下窦取样可用来确定皮质醇增多症的垂体病因。治疗主要采用手术、放疗及药物方法治疗基础疾病,降压治疗可采用利尿剂或与其他降压药物联用。

(三)嗜铬细胞瘤

嗜铬细胞瘤是一种少见的由肾上腺嗜铬细胞组成的分泌儿茶酚胺的肿瘤,副神经节瘤是更加罕见的发生于交感神经和迷走神经神经节细胞的一种肾上腺外肿瘤。在临床上,嗜铬细胞瘤泛指分泌儿茶酚胺的肿瘤,包括了肾上腺嗜铬细胞瘤和功能性的肾上腺外的副神经节瘤。嗜铬细胞瘤大部分是良性肿瘤。嗜铬细胞瘤可发生在所有年龄段,主要沿交感神经链分布,较少发生在迷走区域。约 15％的嗜铬细胞瘤是肾上腺外的,即副神经节瘤。

剧烈的血压波动以及发作性的临床症状,常提示嗜铬细胞瘤的可能。然而在 50％的患者中,高血压可能是持续性的。高血压可能合并头痛、出汗、心悸等症状。在以分泌肾上腺素为主的嗜铬细胞瘤患者中,由于血容量的下降和交感反射减弱易发生直立性低血压。如果在弯腰、运动、腹部触诊、吸烟或深吸气时引起血压反复骤升并在数分钟内骤降,应高度怀疑嗜铬细胞瘤。在发作期间可测定血或尿儿茶酚胺或血、尿间羟肾上腺素类似物,主要包括血浆甲氧基肾上腺素、血浆甲氧基去甲肾上腺素和尿甲氧基肾上腺素、尿甲氧基去甲肾上腺素。应用 CT 或 MRI 进行肿瘤定位。

嗜铬细胞瘤多数为良性肿瘤,约 10％的嗜铬细胞瘤为恶性。手术切除效果较好,手术前应使用 α 受体拮抗剂,手术后血压多能恢复正常。手术前或恶性病变已多处转移无法手术者,可选用 α 和 β 受体拮抗剂联合治疗。

三、主动脉缩窄

主动脉缩窄多数为先天性,少数由多发性大动脉炎所致。先天性主动脉缩窄可发生在胸主动脉或腹主动脉,常起源于左锁骨下动脉起始段远端或动脉导管韧带的远端。主动脉缩窄的典型特征有上臂高血压、股动脉搏动微弱或消失、背部有响亮杂音。二维超声可检测到病变,诊断需依靠主动脉造影(图 4-5)。治疗主要为介入扩张支架置入或血管手术。病变纠正后患者可能仍然有高血压,应该仔细监测并治疗。

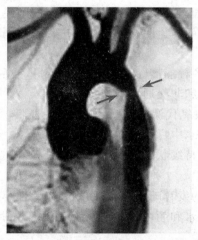

图 4-5　主动脉造影提示降主动脉缩窄
降主动脉缩窄(箭头示)

四、妊娠期高血压

妊娠合并高血压的患病率占孕妇的 5％～10％,妊娠合并高血压分为慢性高血压、妊娠期高血压和先兆子痫/子痫 3 类。慢性高血压指的是妊娠前即证实存在或在妊娠的前 20 周即出现的高血压;妊娠期高血压为妊娠 20 周以后发生的高血压,不伴有明显蛋白尿,妊娠结束后血压可以恢复正常;先兆子痫定义为发生在妊娠 20 周后首次出现高血压和蛋白尿,常伴有水肿与高尿酸血症,可分为轻、重度,如出现抽搐可诊断为子痫。对于妊娠高血压,非药物措施(限盐、富钾饮食、适当活动、情绪放松)是安全有效的,应作为药物治疗的基础。由于所有降压药物对胎儿的安全性均缺乏严格的临床验证,而且动物试验中发现一些药物具有致畸作用,因此,药物选择和应用受到限制。妊娠期间的降压用药不宜过于积极,治疗的主要目的是保证母子安全和妊娠的顺利进行。必要时谨慎使用降压药,常用的静脉降压药物有甲基多巴、拉贝洛尔和硫酸镁等;口服药物包括β受体阻滞剂或钙通道阻滞剂。妊娠期间禁用 ACEI 或 ARB。

五、神经源性高血压

神经系统与血压调控密切相关。多种中枢和周围神经系统病变可以导致高血压。其机制主要与颅内压增高使血管舒缩中心的交感神经系统冲动增加及自主神经功能障碍有关。当今世界,社会压力大,精神心理疾病患病率大大提高,而精神心理异常可通过多种渠道导致血压升高,成为双心医学探讨的主要内容。

(一)颅内压增高与高血压

正常成人颅腔是由颅底骨和颅盖骨组成的腔体,有容纳和保护其内容物的作用。除了出入颅腔的血管系统(特别是颈静脉)及颅底孔(特别是枕骨大孔)与颅外相通外,可以把颅腔看作一个完全密闭的容器,而且由于组成颅腔的颅骨坚硬而不能扩张,所以每个人的颅腔容积是恒定的。

1.病因

(1)脑血管疾病:包括脑出血、蛛网膜下腔出血、大面积脑血栓形成、脑栓塞和颅内静脉窦血栓形成等。

(2)颅内感染性疾病:如病毒、细菌、结核、真菌等引起的脑膜炎、脑炎、脑脓肿等。

(3)颅脑损伤:如脑挫裂伤、颅内血肿、手术创伤、广泛性颅骨骨折、颅脑火器伤、外伤性蛛网膜下腔出血等。

(4)颅内占位性病变:包括各种癌瘤、脓肿、血肿、肉芽肿、囊肿、脑寄生虫等。

(5)各种原因引起的交通性和非交通性脑积水。

(6)各种原因引起的缺血缺氧代谢性脑病:如呼吸道梗阻、窒息、心搏骤停、肝性脑病、酸中毒、一氧化碳中毒、铅中毒、急性水中毒和低血糖等。

(7)未得到有效控制的癫痫持续状态。

(8)良性颅内压增高。

(9)先天性异常:如导水管的发育畸形、颅底凹陷和先天性小脑扁桃体下疝畸形等,可以造成脑脊液回流受阻,从而继发脑积水和颅内压增高狭颅症,由于颅腔狭小,限制了脑的正常发育,也常发生颅内压增高。

2.临床表现

(1)头痛:是因为颅内有痛觉的组织(如脑膜、血管和神经)受到压力的牵张所引起。颅内压增高引起的头痛的特点:头痛常是持续性的,伴有阵发性的加剧,常因咳嗽或打喷嚏等用力动作而加重。头痛的部位以额、颞、枕部明显;头痛的性质呈胀痛或搏动性疼痛;急性颅内压增高的患者,头痛常非常剧烈,伴烦躁不安,并常进入昏迷状态。儿童及老年人的头痛相对较成年人为少。

(2)呕吐:呕吐是头痛的伴发症状,典型表现为喷射性呕吐,一般与饮食无关,但较易发生于进食后,因此患者常常拒食,可导致失水和体重锐减。也可见非喷射性呕吐。恶心、呕吐可因肿瘤直接压迫迷走神经核或第四脑室底部而引起。有人认为是因为迷走神经核团或其神经根受到刺激所引起。脑干肿瘤起源于迷走神经核团附近者,呕吐有时是其早期唯一的症状,可造成诊断上的困难,有时可误诊为"功能性呕吐"。

(3)视盘水肿:视盘水肿是颅内压增高的特征性体征之一。它是因颅内压增高使眼底静脉回流受阻所致。与颅内压增高发生发展的时间、速度和程度有关。颅内压增高早期或急性颅内压增高时,视盘水肿可不明显,对视力影响不大。而慢性颅内压增高的患者,70%以上均有视盘水肿,如视盘边界模糊,生理凹陷不清,静脉充盈、迂曲,视盘周围火焰状出血等。此时,视力减退。随着视盘水肿的加重,可继发视神经萎缩,常伴不可逆视力减退甚至失明。

(4)意识障碍:意识障碍的病理解剖学基础是颅内压增高导致的全脑严重缺血缺氧和脑干网状结构功能受累。患者可呈谵妄、呆木、昏沉甚至昏迷。

(5)库欣反应:是指在严重颅内压增高时出现的血压上升、心率缓慢和呼吸减慢等现象。其结果是确保一定的脑灌注压,使肺泡 O_2 和 CO_2 充分交换,增加脑供氧,是机体总动员和积极代偿的表现。

(6)复视:因展神经在颅底走行较长,极易受到颅内压增高的损伤,出现单侧或双侧展神经麻痹,早期表现为复视。颅内压增高持续较久的病例,眼球外展受限,甚至使眼球完全内斜。

(7)抽搐及去大脑强直:抽搐及去大脑强直多系脑干受压所致,表现为突然意识丧失、四肢强直、颈和背部后屈,呈角弓反张状。

(8)视野缺损:系后颅窝病变引起的脑室积水,第三脑室扩大压迫视交叉后部并引起蝶鞍的扩大所致。常可误诊为垂体瘤。

(9)脑疝的表现:颅内压升高到一定程度,部分脑组织发生移位,挤入硬脑膜的裂隙或枕骨大孔,压迫附近的神经、血管和脑干,产生一系列症状和体征。幕上的脑组织(颞叶的海马回、钩回)通过小脑幕切迹被挤向幕下,称为小脑幕切迹疝或颞叶钩回疝或海马沟回疝。幕下的小脑扁桃体及延髓经枕骨大孔被挤向椎管内,称为枕骨大孔疝或小脑扁桃体疝。一侧大脑半球的扣带回经镰下孔被挤入对侧分腔,称为大脑镰下疝或扣带回疝。

小脑幕切迹疝(颞叶钩回疝):同侧动眼神经麻痹,表现为眼睑下垂,瞳孔扩大,对光反射迟钝或消失,不同程度的意识障碍,生命体征变化,对侧肢体瘫痪和出现病理反射。小脑幕切迹疝的临床表现如下。①颅内压增高:表现为头痛加重,呕吐频繁,躁动不安,提示病情加重。②意识障碍:患者逐渐出现意识障碍,由嗜睡、朦胧到浅昏迷、昏迷,对外界的刺激反应迟钝或消失,系脑干网状结构上行激活系统受累的结果。③瞳孔变化:最初可有时间短暂的患侧瞳孔缩小,但多不易被发现。以后该侧瞳孔逐渐散大,对光发射迟钝、消失,说明动眼神经背侧部的副交感神经纤维已受损。晚期则双侧瞳孔散大,对光反射消失,眼球固定不动。④锥体束征:由于患侧大脑脚受压,出现对侧肢体力弱或瘫痪,肌张力增高,腱反射亢进,病理反射阳性。有时由于脑干被推向对侧,使对侧大脑脚与小脑幕游离缘相挤,造成脑疝同侧的锥体束征,需注意分析,以免导致病变定侧的错误。⑤生命体征改变:表现为血压升高,脉缓有力,呼吸深慢,体温上升。到晚期,生命中枢逐渐衰竭,出现潮式或叹息样呼吸,脉频弱,血压和体温下降;最后呼吸停止,继而心跳亦停止。

枕骨大孔疝(小脑扁桃体疝):①枕下疼痛、项强或强迫头位,疝出组织压迫颈上部神经根,或因枕骨大孔区脑膜或血管壁的敏感神经末梢受牵拉,可引起枕下疼痛。为避免延髓受压加重,机体发生保护性或反射性颈肌痉挛,患者头部维持在适当位置。②颅内压增高,表现为头痛剧烈,呕吐频繁,慢性脑疝患者多有视神经盘水肿。③后组脑神经受累,由于脑干下移,后组脑神经受牵拉,或因脑干受压,出现眩晕、听力减退等症状。④生命体征改变,慢性疝出者生命体征变化不明显;急性疝出者生命体征改变显著,迅速发生呼吸和循环障碍,先呼吸减慢,脉搏细速,血压下降,很快出现潮式呼吸和呼吸停止,如不采取措施,不久心跳也停止。与小脑幕切迹疝相比枕骨大孔疝的特点:生命体征变化出现较早,瞳孔改变和意识障碍出现较晚。

大脑镰下疝:引起病侧大脑半球内侧面受压部的脑组织软化坏死,出现对侧下肢轻瘫、排尿障碍等症状。一般活体不易诊断。

(10)与颅内原发病变相关的症状体征:主要是与病变部位相关的神经功能刺激症状或局灶体征,如癫痫、失语、智能障碍、运动障碍、感觉障碍和自主神经功能障碍等。

(11)心血管舒缩中枢障碍症状体征:可表现为血压忽高忽低,最高可达 29.3/18.7 kPa(220/140 mmHg)以上,最低达 12.0/8.0 kPa(90/60 mmHg)以下;伴心动过速、心动过缓或心律不齐。心率或心律、血压具有波动幅度大、不稳定及对药物干预敏感等特点。

(12)与血压增高相关的症状体征:头痛、头晕、心悸、气短、耳鸣、乏力等,甚至出现高血压所致的心、脑、肾、眼等靶器官损害的表现。

3.治疗

颅内原发疾病的治疗是解除颅内压增高所致高血压的根本,而降低颅压治疗是降低血压的直接手段,如手术清除颅内血肿、脓肿、肉芽肿、肿瘤等颅内占位病变;脑室穿刺引流或脑脊液分流,改善脑脊液循环;脑静脉血栓局部溶栓,促进脑静脉回流等。多数情况下,随着颅内压的下降,血压恢复或接近正常。所以对血压的调控应持谨慎的态度,不能盲目地予以降压药物干预。降颅内压治疗应当是一个平衡的、逐步的过程。从简单的措施开始,降颅内压治疗需同步监测颅内压和血压,以维持脑灌注压>9.3 kPa(70 mmHg)。具体措施如下。

(1)抬高头位:床头抬高 30°,可减少脑血流容积,增加颈静脉回流,降低脑静脉压和颅内压,且安全有效。理想的头位角度应依据患者 ICP 监测的个体反应而定,枕部过高或颈部过紧可导致 ICP 增加,应予以避免。

(2)止痛和镇静:当颅内压顺应性降低时,躁动、对抗束缚、行气管插管或其他侵入性操作等均可使胸腔内压和颈静脉压增高,颅内压增高;另焦虑或恐惧使交感神经系统功能亢进,导致心动过速,血压增高,脑代谢率增高,脑血流增加,颅内压增高。因此,积极进行镇静治疗尤为重要。胃肠外镇静剂有呼吸抑制和血压降低的危险,所以必须先行气管插管和动脉血压监测,然后再用药。异丙酚是一种理想的静脉注射镇静药,其半衰期很短,且不影响患者的神经系统临床评估,还有抗癫痫及清除自由基作用,通常剂量为 0.3～4 mg/(kg·h)。应避免使用麻痹性神经肌肉阻滞剂,因其影响神经系统功能的正确评估。

(3)补液:颅内压增高患者只能输注等渗液如 0.9%生理盐水,禁用低渗液如 5%右旋糖酐或 0.45%盐水。应积极纠正机体低渗状态(<280 mOsm/L),轻度高渗状态(>300 mOsm/L)对病情是有利的。CPP 降低可使 ICP 反射性增加,可输注等渗液纠正低血容量。不应使用 5%或 10%葡萄糖溶液,禁忌使用 50%高渗葡萄糖溶液。因为会增加脑组织内乳酸堆积,加重脑水肿和神经元损害。当然,临床医师应根据患者血糖和血浆电解质含量动态监测及时调整补液种类和补液量。

(4)降颅压。①渗透性利尿剂:如甘露醇、甘油、高渗盐水等;②人血清蛋白:应用人血清蛋白可明显地增加血浆胶体渗透压,使组织间水分向血管中转移,从而减轻脑水肿,降低颅内压,尤其适用于血容量不足、低蛋白血症的颅内高压、脑水肿患者;③髓袢利尿剂:主要为呋塞米,作用于髓袢升支髓质部腔面的细胞膜,抑制 Na^+ 和 Cl^- 重吸收;④糖皮质激素:主要是利用糖皮质激素具有稳定膜结构的作用减少了因自由基引发的脂质过氧化反应,从而降低脑血管通透性、恢复血管屏障功能、增加损伤区血流量及改善 Na^+-K^+-ATP 酶的功能,使脑水肿得到改善。

(5)巴比妥类药物:巴比妥类药物具有收缩脑血管、降低脑代谢率、抑制脑脊液分泌、减低脑耗氧量和脑血流量及抑制自由基介导的脂质过氧化作用。大剂量巴比妥可使颅内压降低。临床试验证实,输入戊巴比妥负荷剂量 5~20 mg/kg,维持量 1~4 mg/(kg·h),可改善难治性颅内压增高。美国和欧洲脑卒中治疗指南推荐可用大剂量巴比妥类药物治疗顽固性高颅压,但心血管疾病患者不宜使用。

(6)过度通气:过度换气可使肺泡和血中的二氧化碳分压降低,导致低碳酸血症,低碳酸血症使阻力血管收缩和脑血流减少,从而缩小脑容积和降低颅内压。也有认为是增加呼吸的负压使中心静脉压下降,脑静脉血易于回流至心脏。因而使脑血容量减少。但当 $PaCO_2$ 低于 4.0 kPa(30 mmHg)时,会引起脑血管痉挛,导致脑缺血缺氧,加重颅内高压。以往认为采用短时程(<24 小时)轻度过度通气($PaCO_2$ 4.0~4.7 kPa(30~35 mmHg),这样不但可以降低颅内压,而且不会导致和加重脑缺血。近年来随着脑组织氧含量直接测定技术的问世,研究发现短时程轻度过度通气亦不能提高脑组织氧含量,相反会降低脑组织氧含量。所以,国内外学者已不主张采用任何形式过度通气治疗颅内高压,而采用正常辅助呼吸,维持动脉血 $PaCO_2$ 在正常范围为宜。

(7)亚低温治疗:动物实验证实,温度升高使脑的氧代谢率增加,脑血流量增加,颅内压增高,尤其是缺血缺氧性损伤恶化。通常每降低 1 ℃,脑耗氧量与血流量即下降 6.7%,有资料表明当体温降至 30 ℃时,脑耗氧量为正常时的 50%~55%,脑脊液压力较降温前低 56%。因此,首先应对体温增高的患者进行降温治疗(应用对乙酰氨基酚、降温毯、吲哚美辛等)。近年来,随着现代重症监护技术的发展,亚低温降颅压治疗的研究发展很快。无论是一般性颅内压增高还是难治性颅内压增高,亚低温治疗都是有效的,且全身降温比孤立的头部降温更有效。降温深度依病情而定,以 32~34 ℃为宜,过高达不到降温目的,过低有发生心室纤颤的危险。降温过程中切忌发生寒战、冻伤及水电解质失调,一般持续 3~5 天即可停止物理降温,使患者自然复温,逐渐减少用药乃至停药。在欧洲、美国、日本等国家已推广使用。但由于亚低温治疗需要使用肌松剂和持续使用呼吸机,目前国内中小医院尚难以开展此项技术。

(8)减少脑脊液:以迅速降低颅内压,缓解病情。也是常用的颅脑手术前的辅助性抢救措施之一。①脑脊液外引流:是抢救脑疝危象患者的重要措施。控制性持续性闭式脑室引流,既可使脑脊液缓慢流出以将颅内压控制在正常范围,从而避免突然压力下降而导致脑室塌陷、小脑上疝、脑充血、脑水肿加重或颅内压动力学平衡的紊乱,而且有利于保持引流的通畅。关闭式引流有利于预防感染。②脑脊液分流术:不论何种原因引起的阻塞性或交通性脑积水,凡不能除去病因者均可行脑脊液分流术。根据阻塞的不同部位,可使脑脊液绕过阻塞处到达大脑表面,再经过蛛网膜颗粒吸收,以达到降低颅内压的目的。或将脑脊液引流到右心房或腹腔等部位而被吸收。若分流术成功,效果是比较肯定的。常用的脑脊液分流方法有侧脑室-枕大池分流术、侧脑室-右心房分流术、侧脑室-腹腔引流术、腰椎蛛网膜下腔-腹腔分流术。目前临床最常用的是侧脑室-腹腔引流术。③乙酰唑胺:一种碳酸酐酶抑制剂,它能使脑脊液产生减少 50%,从而降低颅内压。常用剂量是每次 0.25 g,每天 3 次。

(9)颅内占位病变:如肿瘤、脑脓肿等颅内占位性病变应手术切除,若不能切除可考虑脑室引流或行颅骨切开去骨瓣减压,可迅速降低颅内压。有学者认为,通过各种降颅压措施,如脱水、过度换气、巴比妥昏迷、亚低温等治疗不能控制的颅内高压,应考虑标准大骨瓣开颅术。

(10)去大骨瓣减压术：能使脑组织向减压窗方向膨出，以减轻颅内高压对重要脑结构的压迫，尤其是脑干和下丘脑，以挽救患者生命。但越来越多的临床实践证明去大骨瓣减压术不但没有降低重型颅脑伤患者死残率，而且可能会增加重型颅脑伤患者残死率。原因：①去大骨瓣减压术会导致膨出的脑组织在减压窗处嵌顿、嵌出的脑组织静脉回流受阻、脑组织缺血水肿坏死，久之形成脑穿通畸形；②去大骨瓣减压术不缝合硬脑膜会增加术后癫痫发作；③去大骨瓣减压术会导致脑室脑脊液向减压窗方向流动，形成间质性脑水肿；④去骨瓣减压术不缝合硬脑膜，使手术创面渗血进入脑池和脑室系统，容易引起脑积水；⑤去大骨瓣减压术不缝合硬脑膜会导致脑在颅腔内不稳定，会引起再损伤；⑥去大骨瓣减压术不缝合硬脑膜会增加颅内感染、切口裂开机会等。

(11)预防性抗癫痫治疗：越来越多的临床研究表明使用预防性抗癫痫药不但不会降低颅脑损伤后癫痫发生率，而且会加重脑损害和引起严重毒副作用。严重脑挫裂伤脑内血肿清除术后是否常规服用预防性抗癫痫治疗仍有争议，也无任何大规模临床研究证据。国外学者不提倡预防性抗癫痫治疗。但若颅脑损伤患者一旦发生癫痫，则应该正规使用抗癫痫药。

(12)高压氧治疗：当动脉二氧化碳分压正常而氧分压增高时，也可使脑血管收缩，脑体积缩小，从而达到降颅内压的目的。在两个大气压下吸氧，可使动脉氧分压增加到 133.3 kPa（1 000 mmHg）以上，使增高的颅内压下降 30%，然而这种治疗作用只是在氧分压维持时才存在。如血管已处于麻痹状态，高压氧则不能起作用。有文献报道高压氧吸入后因肺泡与肺静脉氧分压差的增大，血氧弥散量可增加近 20 倍，从而大大提高组织氧含量，可中断因为脑缺血缺氧导致的脑水肿，可促进昏迷患者的觉醒，减少住院天数，能显著改善脑损伤患者的认知功能障碍，有利于机体功能的恢复，对抢救生命和提高生存质量有较好的疗效。绝对禁忌证：未经处理的气胸、纵隔气肿，肺大疱，活动性内出血及出血性疾病，结核性空洞形成并咯血，心脏二度以上房室传导阻滞。相对禁忌证：重症上呼吸道感染，重症肺气肿，支气管扩张症，重度鼻窦炎，血压高于 21.3/13.3 kPa（160/100 mmHg），心动过缓<50 次/分，未做处理的恶性肿瘤，视网膜脱离，早期妊娠（3 个月内）。

(13)调控血压：调控血压时应考虑系统动脉血压与颅内压和脑灌注压的关系。尤其是脑卒中急性期的血压管理，脑卒中急性期降压治疗目前仍无定论。由于病灶周边脑组织的充分血液供应对挽救缺血半暗带区濒危脑细胞至关重要，而这时 CBF 自我调节机制受损，CPP 严重依赖MAP，但血压过高也会引起血-脑屏障破坏及其他相关脏器功能损伤。大量研究结果表明，75%以上的脑卒中患者急性期血压升高，尤其是那些既往有高血压病史的患者。在脑卒中发生后的1 周内，血压有自行下降的趋势，有些患者数小时内即可看到血压明显降低。因此，对脑卒中急性期的血压，要持慎重的态度，而非简单的降低血压。

(二)自主神经功能障碍与高血压

自主神经主要分布于内脏、心血管和腺体。由于内脏反射通常是不能随意控制，故名自主神经。自主神经系统的功能在于调节心肌、平滑肌和腺体的活动，交感和副交感神经对内脏的调节具有对立统一作用。血管运动中枢位于脑干，它通过胸腰段交感神经元及第Ⅸ、Ⅹ对脑神经（副交感神经）对主动脉弓、窦房结、颈动脉压力感受器的控制，调节和维持交感神经和副交感神经的相对平衡，保持心血管系统的稳定性。因此，凡累及自主神经系统的病变大多可引起血压的变化。

1.脊髓损伤后自主神经反射不良

自主神经反射不良（autonomic dysreflexia，AD）或称自主神经反射亢进，是指脊髓 T_6 或以

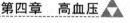

上平面的脊髓损伤（spinal cord injury,SCI）而引发的以血压阵发性骤然升高为特征的一组临床综合征。常见的 SCI 的病因有外伤、肿痛、感染等。

2.致死性家族性失眠症

致死性家族性失眠症（fatal familial insomnia,FFI）是罕见的家族性人类朊蛋白（prion protein,PrP）疾病,是常染色体显性遗传性疾病,也是近年来备受关注的人类可传播性海绵样脑病（transmissible spongiform encephalopathy,TSH）之一。1986 年,意大利 Bologna 大学医学院 Lugaresi 等首先报道并详细描述了本病的第一个病例,以进行性睡眠障碍和自主神经失调为主要表现,尸检证实丘脑神经细胞大量脱失,命名为致死性家族性失眠症。随着基因监测技术的发展和对朊蛋白疾病认识的深入,全世界 FFI 散发病例及家系报道逐渐增多。因 FFI 是罕见病,目前为止尚无流行病学资料。FFI 由于自主神经失调可表现出高血压征象;同时可因严重睡眠障碍导致血压昼夜节律异常。

3.吉兰-巴雷综合征与高血压

吉兰-巴雷综合征（guillain-barre syndrome,GBS）是一类免疫介导的急性炎性周围神经病。临床特征为急性起病,症状多在 2 周左右达到高峰,主要表现为多发神经根及周围神经损害,常有脑脊液蛋白-细胞分离现象,多呈单时相自限性病程,静脉注射免疫球蛋白和血浆置换治疗有效。该病还包括急性炎性脱髓鞘性多发神经根神经病（acute inflammatory demyelinating poly-neuropathies,AIDP）、急性运动轴索性神经病（acute motor axonal neuropathy,AMAN）、急性运动感觉轴索性神经病（acute motor-sensory axonal neuropathy,AMSAN）、Miller Fisher 综合征（Miller Fisher syndrome,MFS）、急性泛自主神经病（acute sensory neuropathy,ASN）等亚型。其中 AIDP 和 ASN 常损害自主神经,引起包括血压波动在内的诸多自主神经功能障碍的症状体征。国外报道 GBS 自主神经损害发生率 65%,国内杨清成报道 54%,鹿寒冰等报道 39.4%,略低于国外。因自主神经的损害与 GBS 预后直接相关,临床上应引起足够的重视。

4.自主神经性癫痫

自主神经性癫痫又称间脑癫痫、内脏性癫痫等。间脑位于中脑之上,尾状核和内囊的内侧,可分为五个部分,即丘脑、丘脑上部、丘脑底部、丘脑后部、丘脑下部,后者是自主神经中枢。间脑癫痫是指这个部位病变引起的发作性症状,实际上病变并非累及整个间脑。但由于这一名称应用已久,所以至今仍被临床上沿用。1925 年 Heko 报道首例间脑癫痫,至 1929 年 Penfield 提出间脑性癫痫的概念。这是一种不同病因引起的下丘脑病变导致的周期性发作性自主神经功能紊乱综合征。同其他自主神经病变一样,此类癫痫可致阵发性血压的升高,临床表现复杂多样,且缺乏特异性,易误诊。

（刘 芳）

第五章

心 律 失 常

第一节 窦性心动过速

正常窦房结发放冲动的频率易受自主神经的影响，且取决于交感神经与迷走神经的相互作用。此外，还受其他许多因素的影响，包括缺氧、酸中毒、温度、机械张力和激素（如三碘甲状腺原氨酸）等。

心率一般在 60～100 次/分，成人的心率超过 100 次/分即为窦性心动过速，包括生理性窦性心动过速和不适当窦性心动过速。

生理性窦性心动过速是一种人体对适当的生理刺激或病理刺激的正常反应，是常见的窦性心动过速。

不适当窦性心动过速是指静息状态下心率持续增快，或心率的增快与生理、情绪、病理状态或药物作用水平无关或不相一致，是少见的一种非阵发性窦性心动过速。

一、原因

生理性窦性心动过速与生理、情绪、病理状态或药物作用有关。健康人运动、情绪紧张和激动、体力活动、吸烟、饮酒、喝茶和咖啡，及感染、发热、贫血、失血、低血压、血容量不足、休克、缺氧、甲状腺功能亢进、呼吸功能不全、心力衰竭、心肌炎和心肌缺血等均可引起窦性心动过速。药物的应用如儿茶酚胺类药物、阿托品、氨茶碱和甲状腺素制剂等也是引起窦性心动过速的原因。其发生机制通常认为是由于窦房结细胞舒张期 4 相除极加速引起了窦性心动过速。窦房结内起搏细胞的位置上移也可使发放冲动的频率增加。

不适当窦性心动过速见于健康人。其发生机制可能是窦房结本身的自律性增高，或者是自主神经对窦房结的调节失衡，表现为交感神经兴奋性增高，迷走神经张力减低。也见于导管射频消融治疗房室结折返性心动过速术后。

二、临床表现

生理性窦性心动过速时，频率通常逐渐加快，再逐渐减慢至正常，心率一般在 100～180 次/分，有时可高达 200 次/分。刺激迷走神经的操作如按摩颈动脉窦、Valsalva 动作等均可使窦性心动过速逐渐减慢,当增高的迷走神经张力减弱或消失时,心率可恢复到以前的水平。患者大多感觉心悸不适,其他症状取决于原发疾病。

不适当窦性心动过速患者绝大多数为女性,约占 90%。主要症状为心悸,也可有头晕、眩晕、先兆晕厥、胸痛、气短等不适表现。轻者可无症状,只是在体格检查时发现;重者活动能力受限制。

三、心电图与电生理检查

(一)生理性窦性心动过速

表现为窦性 P 波,频率>100 次/分,P-P 间期可有轻度变化,P 波形态正常,但振幅可变大或高尖。P-R 间期一般固定。心率较快时,有时 P 波可重叠在前一心搏的 T 波上。

(二)不适当窦性心动过速

诊断有赖于有创性和无创性的检查。

(1)心动过速及其症状呈非阵发性。

(2)动态心电图提示患者出现持续性窦性心动过速,心率超过 100 次/分。

(3)P 波的形态和心内激动顺序与窦性心律时完全相同。

(4)排除继发性窦性心动过速的原因,如甲状腺功能亢进等。

四、治疗

(一)生理性窦性心动过速

生理性窦性心动过速的治疗主要在于积极查找并去除诱因,治疗原发疾病,如戒烟、避免饮酒、勿饮用浓茶和咖啡;感染者应予以控制,发热者应退热,贫血者应纠治,血容量不足者应补液等。少数患者可短期服用镇静剂,必要时选用 β 受体阻滞剂、非二氢吡啶类钙通道阻滞剂等以减慢心率。

(二)不适当窦性心动过速

是否需要治疗主要取决于症状。药物治疗首选 β 受体阻滞剂,非二氢吡啶类钙通道阻滞剂也能奏效。对于症状明显、药物疗效不佳的顽固性不适当窦性心动过速患者,有报道采用导管射频消融改善窦房结功能取得了较好的效果。利用外科手术切除窦房结或闭塞窦房结动脉的方法进行治疗也有成功的个案报道。

（孙　虎）

第二节　窦性心动过缓

由窦房结控制的心率,成人每分钟小于 60 次者,称为窦性心动过缓。

一、病因

窦性心动过缓常因为迷走神经张力亢进或交感神经张力减弱及窦房结器质性疾病引起。常见原因如下。

（1）正常情况：健康青年人不少见，尤其是运动员或经常锻炼的人，也见于部分老年人。正常人在睡眠时心率可降至 35 次/分，尤以青年人多见，并可伴有窦性心律不齐，有时可以出现 2 秒或更长的停搏。颈动脉窦受刺激也可引起窦性心动过缓。

（2）病理状态：颅内压增高（脑膜炎、颅内肿瘤等）、黄疸、急性感染性疾病恢复期、眼科手术、冠状动脉造影、黏液性水肿、低盐、Chagas 病、纤维退行性病变、精神抑郁症等。窦性心动过缓也可发生于呕吐或血管神经性晕厥。

（3）各种原因引起的窦房结及窦房结周围病变。

（4）药物影响：迷走神经兴奋药物、锂剂、胺碘酮、β 受体阻滞剂、可乐定、洋地黄和钙通道阻滞剂等。

二、临床表现

一般无症状。心动过缓显著或伴有器质性心脏病者，可有头晕、乏力，甚至晕厥，可诱发心绞痛甚至心力衰竭。心率一般在 50 次/分左右，偶有低于 40 次/分者。急性心肌梗死时约 10%～15%可发生窦性心动过缓，若不伴有血流动力学失代偿或其他心律失常，心肌梗死后的窦性心动过缓比窦性心动过速可能更为有益，常为一过性并多见于下壁或右心室心肌梗死。窦性心动过缓也是溶栓治疗后常见的再灌注性心律失常，但心脏停搏复苏后的窦性心动过缓常提示预后不良。

三、心电图表现

（1）P 波在 QRS 波前，形态正常，为窦性。

（2）P-P 间期（或 R-R 间期）＞1 秒；无房室传导阻滞时 P-R 间期固定且＞0.12 秒，为 0.12～0.20 秒，常伴有窦性心律不齐（图 5-1）。

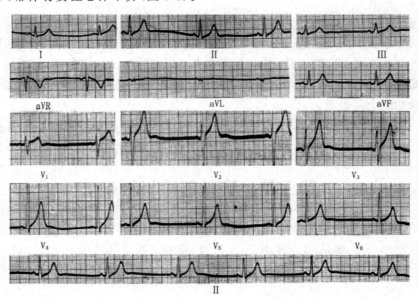

图 5-1　窦性心动过缓

四、治疗

无症状者可以不治疗,有症状者针对病因治疗。窦性心动过缓出现头晕、乏力等症状者,可对症治疗,常用阿托品 0.3~0.6 mg,每天 3 次,或沙丁胺醇 2.4 mg,每天 3 次口服。长期窦性心动过缓引起充血性心力衰竭或心排血量降低的患者则需要电起搏治疗。心房起搏保持房室顺序收缩比心室起搏效果更佳。对于持续性窦性心动过缓,起搏治疗比药物治疗更为优越,因为没有一种增快心率的药物长期应用能够安全有效而无明显不良反应。

(孙　虎)

第三节　窦 性 停 搏

窦房结在某个时间内兴奋性低下,不能产生激动而使心脏暂时停止活动,称为窦性停搏。

一、病因

迷走神经张力增高、颈动脉窦过敏、高血钾;洋地黄、奎尼丁、乙酰胆碱等药物;也见于各种器质性心脏病、窦房结变性、纤维化导致窦房结功能障碍。

二、临床表现

临床症状轻重不一,轻者无症状或偶尔出现心搏暂停,严重者窦房结活动长时间停顿,心脏活动依靠下级起搏点维持。如果下级起搏点功能低下,则长时间心脏停搏,可出现头晕,近乎晕厥,短暂晕厥甚至阿-斯综合征。

三、心电图表现

(1)在正常的窦性心律中,突然出现较长时间的间歇,长间歇中无 P 波出现。

(2)间歇长短不等,前后 PP 距离与正常的 PP 距离不呈倍数关系。

(3)长间歇中往往出现交界性或室性逸搏心律,发作间歇心电图可无异常(图 5-2)。

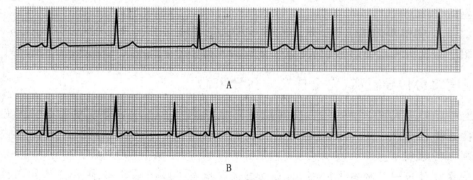

图 5-2　窦性停搏伴交界区逸搏

73

四、治疗

窦性停搏可以自然恢复正常或在活动后转为正常,也可引起猝死。有症状的窦性停搏,针对病因治疗,如停用有关药物,纠正高血钾。频繁出现时可用阿托品、麻黄碱或异丙肾上腺素治疗。有晕厥发作者或慢性窦房结病变者常需永久起搏器治疗。

(孙 虎)

第四节 窦房传导阻滞

窦房传导阻滞是窦房结与心房之间发生的阻滞,属于传导障碍,是窦房结内形成的激动不能使心房除极或使心房除极延迟,属较为少见的心律失常。由于窦房结的激动受阻没有下传至心房,心房和心室都不能激动,使心电图上消失一个或数个心动周期,P波、QRS波及 T 波都不能看到。急性窦房传导阻滞的病因为急性心肌梗死、急性心肌炎、洋地黄或奎尼丁类药物作用和迷走神经张力过高。慢性窦房传导阻滞常见于冠心病、原发性心肌病、迷走神经张力过高或原因不明的窦房结综合征。按阻滞的程度不同,窦房传导阻滞分为 3 度。

一、一度窦房传导阻滞

一度窦房传导阻滞为激动自窦房结发出后,延迟传至心房,即窦房传导的延迟现象。由于常规体表心电图上看不见窦房结激动,故一度窦房传导阻滞在心电图上无法诊断。

二、二度窦房传导阻滞

二度窦房传导阻滞是窦房结激动有部分被阻滞,而未能全部下传至心房,心电图上消失一个或数个 P 波,又可以分为两型。

(一)二度窦房传导阻滞Ⅰ型(即莫氏或 MobitzⅠ型)

心电图表现:①PP 间距较长的间歇之前的 PP 间距逐渐缩短,以脱漏前的 PP 间距最短;②较长间距的 PP 间距短于其前的 PP 间距的 2 倍;③窦房激动脱漏后的 P-P 间距长于脱漏前的 P-P 间距,P-R 间期正常且固定。此型应与窦性心律不齐相鉴别,后者无以上规律并且往往随呼吸而有相应的变化。

(二)二度窦房传导阻滞Ⅱ型(即莫氏或 MobitzⅡ型)

心电图上表现为窦性 P 波脱漏,间歇长度约为正常 P-P 间距的 2 倍或数倍(图 5-3)。

三、三度窦房传导阻滞(完全性窦房传导阻滞)

此型心电图上无窦性 P 波。若无窦房结电图难以确定诊断。此型在体表心电图上无法和房室交界性心律(P 波与 QRS 波相重叠)或窦性静止相区别。但如果用阿托品后出现二度窦房传导阻滞则可考虑该型。

治疗主要针对病因。轻者无须治疗,心动过缓严重者可以用麻黄碱、阿托品或异丙肾上腺素等治疗。顽固而持久并伴有晕厥或阿-斯综合征的患者应安装起搏器。

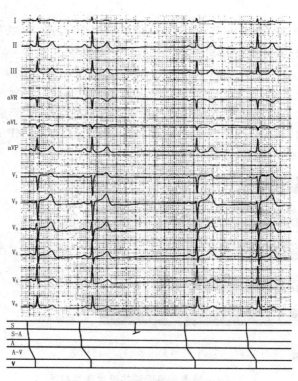

图 5-3　二度Ⅱ型窦房传导阻滞

（孙　虎）

第五节　房室传导阻滞

一、概述

房室传导阻滞是心脏传导阻滞中最常见的一种,意指房室传导系统某个部位(或多个部位)由于不应期异常延长,使激动自心房向心室传导过程中出现传导延缓或中断的现象。房室传导阻滞可以呈一过性、间歇性或持久性存在。其中,持久性房室传导阻滞一般是器质性病变或损伤的结果;而一过性与间歇性房室传导阻滞除器质性病变外,尚可因心内、心外一过性因素或迷走神经张力增高引起。

(一)房室传导阻滞的分类与机制

1.传统心电图分类

临床心电图学,通常依据 P 波与 QRS 波群的传导关系,把房室传导阻滞分为三度。

(1)一度房室传导阻滞:房室传导时间延长,但每个心房激动都能下传心室。

(2)二度房室传导阻滞:部分 P 波不能下传心室。依下传的 PR 间期分为二度Ⅰ型(PR 间期逐次延长)和Ⅱ型(PR 间期固定);按房室传导比例将≥3∶1 的二度房室传导阻滞称为高度房室传导阻滞。

(3)三度房室传导阻滞：所有来自心房的激动都不能下传心室,亦称为完全性房室传导阻滞。前两者(一度、二度)统称为不完全性房室传导阻滞。

2.房室传导阻滞的发生机制

从心肌的兴奋特点来说,一个心动周期是由应激期和不应期两部分组成;后者从临床心电学角度又进一步分为有效不应期和相对不应期。各期的传导特点是：处于应激期传导完全正常;处于相对不应期传导延缓,越早期传导延迟的程度越重(表现为 PR 与 RP 呈反比例关系);处于有效不应期则传导中断(图 5-4)。

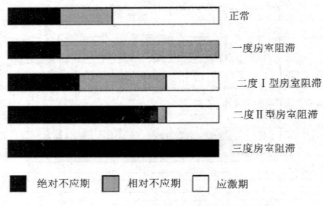

图 5-4　房室传导阻滞的电生理机制图

(1)一度房室传导阻滞：房室传导系统某部位相对不应期延长,当相对不应期＞PP 间期时,使 P 波遇相对不应期而使下传的 PR 间期延长。

(2)二度Ⅰ型房室传导阻滞：相对不应期和有效不应期均延长,但以相对不应期延长为主,使 P 波逐次因遇相对不应期的更早期,引起下传的 PR 间期逐渐延长,当遇有效不应期时即产生传导中断。

(3)二度Ⅱ型房室传导阻滞：主要是有效不应期显著延长,只留下很短的相对不应期,使心动周期晚期抵达的冲动,只能以"全或无"的方式传导,使其能下传的 PR 间期固定。

(4)三度房室传导阻滞：有效不应期极度延长,大于逸搏周期,使所有的心房激动均不能传入心室。

(二)传统分类方法的局限性

1.不能确定阻滞部位

房室传导阻滞的预后和治疗,不仅取决于阻滞程度,更重要的是发生阻滞的部位。临床理想的分类方法是应当根据传导阻滞发生的部位和程度进行分类,阻滞部位的准确确定尚依赖于希氏束电图。

2.阻滞的"度"不一定与不应期延长的严重程度完全相符

因为房室传导阻滞的分度诊断,实质是建立在 PP 间期与房室传导系统不应期及有效不应期与逸搏间期关系的基础上,没有考虑 PP 间期和逸搏变化对判定结果的影响;以及交界区不应期生理变化的影响,在分析中应加以注意：①不应期已有明显病理性延长,但如仍小于 PP 间期,此时不能做出诊断。②逸搏周期干扰可造成阻滞程度加重的假象,例如实为 2∶1 阻滞,但当逸

76

搏间期小于 2 倍 PP 间期时可出现房室分离,酷似高度或几乎完全性房室传导阻滞。③动态心电图检查时如患者在夜间睡眠中,心率 40～50 次/分时出现二度Ⅰ型房室传导阻滞,而白天活动时心率达 140 次/分以上时房室传导功能却正常。这样的房室传导阻滞显然没有病理意义。

(三)房室传导阻滞中常见的心电现象

1.干扰现象

在房室传导阻滞的心电图分析中易将干扰(生理性传导阻滞)误认为病理性传导阻滞,因而在诊断中应注意识别。干扰是指激动因遇生理不应期而引起的传导延迟或中断现象。常见原因:①心房率过快(心房周期<交界区生理不应期),常见于心房颤动、扑动、房性心动过速及房性期前收缩等。②心室率加快(快于心房率):使心房激动遇到心室激动隐匿除极交界区产生的生理不应期,如室性或交界性心动过速、加速性逸搏、期前收缩(或隐匿性期前收缩)。③窦性心律过缓:低于逸搏心律时,窦性 P 波将遇逸搏产生交界区生理不应期而被阻滞。

2.假性房室传导阻滞

隐匿性传导、房室结双径路中的蝉联现象及隐匿性折返均可引起"假性房室传导阻滞",或阻滞程度加重的假象。

3.意外传导(包括裂隙现象、韦金斯基现象和超常传导)

常可使阻滞程度意外改善。

4.单向阻滞

部分三度房室传导阻滞的患者心室起搏却能逆传心房,示仅有前向阻滞。

这些心电现象会增加房室传导阻滞心电图的复杂性,分析中均应加以注意。

二、一度房室传导阻滞

(一)一度房室传导阻滞的心电图表现

一度房室传导阻滞(亦称房室传导延迟)意指房室传导时间延长,但每个心房激动均能传入心室。心电图表现 PR 间期超过正常上限(图 5-5),即:①成人≥0.21 秒。②老年人>0.22 秒。③小儿>该年龄、该心率的正常上限。④个体化标准:心率没有明显改变,PR 间期增加≥0.04 秒。

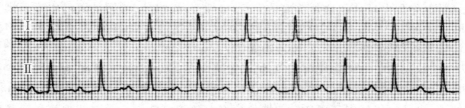

图 5-5　一度房室传导阻滞的心电图

(二)阻滞发生的部位和希氏束电图表现

按 PR 间期延长发生的部位,通过希氏束电图(图 5-6)可进一步分为:心房、房室结、希氏束和希氏束下(双侧束支)的一度传导阻滞。最常见的部位是房室结内传导延迟(Narula 报道占 83％),希氏束图示 AH 间期延长>130 毫秒(图 5-7);房内传导延迟希氏束图示 PA 间期延长>45 毫秒;希氏束内阻滞示 H 波延长(分裂)>30 毫秒(图 5-6B);希氏束下(双侧束支)传导阻滞示 HV 间期延长>55 毫秒。

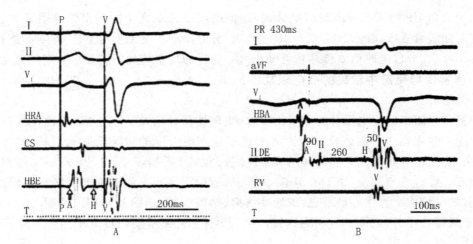

图 5-6　希氏束电图

A.正常希氏束电图;B.希氏束一度传导阻滞(H-H′:260 毫秒)

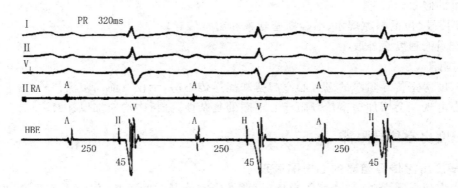

图 5-7　房室结一度传导阻滞希氏束电图(AH 250 毫秒)

(三)诊断中应注意的问题

1.PR 间期延长的鉴别诊断

(1)干扰性(生理性)PR 间期延长常见于:①房性心动过速。②间位期前收缩后第一个窦性搏动的 PR 间期延长。③发生较早(T 波结束前)的房性期前收缩,其 P′R 间期延长。④隐匿性交界区期前收缩引起的"伪一度房室传导阻滞"。

(2)房室结双径路中的蝉联现象:房室结双径路(在正常人中并不少见)是房室结功能性纵行分离为传导速度和不应期不同的两条径路(快径和慢径),快径路传导速度快(PR 间期正常),但有效不应期长;慢径路传导速度慢(PR 间期长),但有效不应期短。心率的临界变化或期前收缩因遇快径路有效不应期,而经慢径路下传表现为 PR 间期延长,又由于快径路连续被慢径路下传激动逆行隐匿除极(蝉联现象),可表现 PR 间期在一段时间显著延长(图 5-8)。

2.PR 间期延长的程度

一度房室传导阻滞时,PR 间期多在 0.21～0.35 秒间,但可以更长,偶有达 1.0 秒。PR 间期明显延长>0.40 秒,多见于房室结内阻滞。

(1)PR 间期明显延长 P 波重叠在 T 波或 ST 段上。当发现 QRS 波群之前没有 P 波时,应仔细分析是否有 P 波重叠在 T 波或 ST 段上。

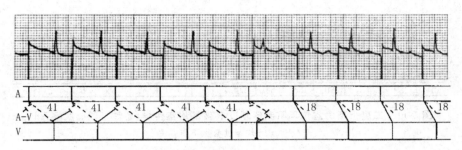

图 5-8　房室结双径路的蝉联现象

前 5 组快径路连续被慢径路逆行隐匿除极,激动持续经慢径路下传,
表现 PR 间期延长,室性期前收缩(R6)后 PR 间期恢复正常

(2)越过 R 波的房室传导 PR 间期进一步延长,甚至有可能重叠在 QRS 波群中或 QRS 波群前,形成 PR 间期>RR 间期即越过 R 波的房室传导现象。即在 PR 间期明显延长时相当于 QRS-T 后移,如 PR 间期延长大于交界区有效不应期(R 波后移到有效不应期之外),在 R 波前存有可激动间期,此时 P 波可越过 R 波下传心室(图 5-9~图 5-11)。临床易误认为 P 波不能下传心室,而误诊为交界性心搏。

3.PR 间期正常的一度房室传导阻滞

(1)阻滞部位影响:希氏束内传导时间延长一倍(20 毫秒×2=40 毫秒),只要房室传导系统近端(心房和房室结)的传导时间在正常范围内,PR 间期通常不超过 0.20 秒。PA 时间(房内)、HV 时间(希氏束下)轻度延长(一度传导阻滞)时,PR 间期均可正常。

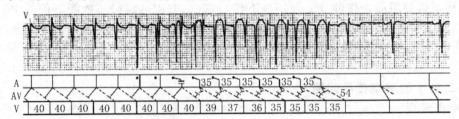

图 5-9　越过 R 波的房室传导

图示房室结折返性心动过速(RR 间期为 400 毫秒),用 S1S1 间期 350 毫秒的刺激频率行心房起搏,
呈 1:1 下传心室,S1R 间期 540 毫秒(>RR 间期 350 毫秒),示越过 R 波的房室传导现象

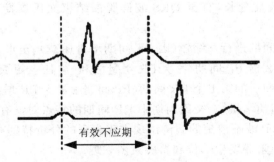

图 5-10　越过 R 波房室传导机制

PR 间期延长→QRS-T 后移。PR 间期延长>交界区有效不应期时,R 波后移到有效不应期之外,在 R 波前存在可激动间期,此期出现的 P 波可越过 R 波下传心室

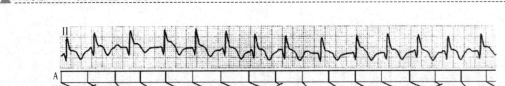

图 5-11　二度Ⅰ型房室传导阻滞伴越过 R 波的房室传导(急性下壁心肌梗死)

P7、P8、P14 均越过 R 波下传心室

(2)个体差异影响:即使一度房室传导阻滞其 PR 间期已延长≥0.04 秒,但因 PR 间期正常范围较大(120~200 毫秒),PR 间期仍可<0.20 秒。如某人原 PR 间期 0.13 秒,当一度房室传导阻滞 PR 间期延长 0.05 秒,此时 PR 间期仅为 0.18 秒。因此不能仅根据 PR 间期正常完全排除房室传导阻滞的可能。

4.一度房室传导阻滞中 QRS 波群的时限

一度房室传导阻滞多伴窄 QRS 波群,但亦可为宽 QRS 波群。

(1)一度房室传导阻滞伴窄 QRS 波群:常见于心房、房室结、希氏束内传导延迟,但亦见于希氏束下(双侧束支)传导延迟程度相等时。

(2)一度房室传导阻滞伴宽 QRS 波群:常见于希氏束下(双侧束支传导延迟程度不等),呈传导延迟较重侧束支传导阻滞型;但亦可为近端一度传导阻滞伴室内(束支)阻滞。

三、二度房室传导阻滞

二度房室传导阻滞是指部分 P 波不能下传心室(无 QRS 波群)。依能下传的 PR 间期特点分为两型:二度Ⅰ型和二度Ⅱ型。在二度房室传导阻滞中,阻滞程度通常用房室传导比例(即 P 波与其下传的 QRS 波群数目之比)表示,如 3:1 阻滞示每 3 个 P 波只有一个下传心室,两个不能下传。

(一)二度Ⅰ型房室传导阻滞

1.心电图表现

PR 间期呈进行性延长,直到 QRS 波群脱漏;脱漏后 PR 间期恢复,以后又逐渐延长重复出现,这种现象称为文氏现象(图 5-12)。房室传导比例常为 3:2、4:3 或 5:4 等。

典型的文氏现象的心电图特点(图 5-13)如下所示。

(1)PR 间期:①进行性延长,直至 QRS 波群脱漏结束文氏周期。②PR 间期的增量逐次减小。

(2)RR 间期:①RR 间期进行性缩短(因 PR 间期增量递减),至形成一个长 RR 间期结束文氏周期。②长 RR 间期(2 倍 PP 间期-各次 PR 增量之和)<任一短 RR 间期(PP 间期+PR 增量)的 2 倍。③长 RR 间期后的第 1 个 RR 间期(PP 间期+最大 PR 增量)≥其前的第 1 个 RR 间期(PP 间期+最小 PR 间期增量)。文氏周期中 RR 间期的特点对没有 P 波(如交界性或室性心动过速合并外出阻滞)或 P 波不清楚的病例出现文氏现象的分析特别有用。

2.二度Ⅰ型房室传导阻滞发生部位和希氏束图表现

(1)阻滞部位:二度Ⅰ型房室传导阻滞多发生在房室结,也可发生在希氏束-浦肯野系统内(Narula 报道,房室结占 70%,希氏束占 7%,双侧束支水平占 21%)。后两者 PR 间期的递增量和总增加量均较前者小得多,这与房室结与希氏束-浦肯野系统的基本电生理特性有关(递减传导是房室结的电生理特性,而希普系统中仅在疾病状态才发生)。阻滞区在房室结或希氏束内时QRS 波群多正常(少数因伴束支传导阻滞而 QRS 波群增宽);而阻滞区在双侧束支水平时,几乎QRS 波群均增宽(呈束支传导阻滞)。

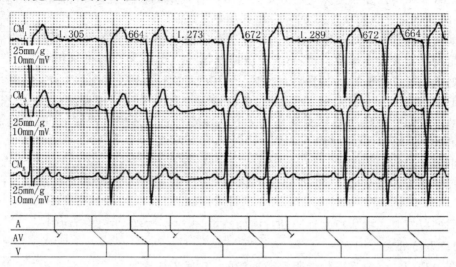

图 5-12　二度Ⅰ型房室传导阻滞

A		70		70		70		70		70		70	
Λ–V	12		18		22		24				12		18
V		76(70+6)		74(70+4)		72(70+2)		128=70×2-(6+4+2)				76(70+6)	

图 5-13　二度Ⅰ型房室传导阻滞梯形图
(典型文氏周期 PR 间期与 RR 间期关系示意图)

(2)希氏束图表现:①阻滞部位在房室结,表现为 AH 间期进行性延长→A 后 HV 脱漏(HV 间期正常,图 5-14)。②阻滞部位在希氏束内表现为 HH′进行性延长→H 后 H′V 脱漏(H′V 正常)。③希氏束下远端阻滞表现为 HV 间期进行性延长→H 后 V 脱漏。

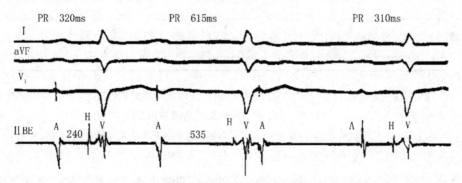

图 5-14　房室结水平二度Ⅰ型传导阻滞希氏束电图

3.诊断中应注意的问题

文氏现象多表现不典型;有时出现交替下传的文氏周期;可伴其他心电现象,需在诊断中加以注意。

(1)非典型文氏现象。

据 Pablo 等观察自发的文氏周期中大部分不符合典型的文氏现象,特别是当房室传导比例超过 6∶5 时。常见非典型文氏现象的心电图表现。

心室漏搏前的 PR 间期意外地延长:①可能由于前一个激动在交界区内发生隐匿性折返。②亦可能是房室结双径路中快、慢径路的文氏现象(最后一次通过慢径路下传)。

心室连续出现二次漏搏,或漏搏后的第一个 PR 间期不恢复反而延长:多与隐匿传导有关,即文氏周期最后的一个 P 波虽未下传心室,但已进入房室交界区一定深度(隐匿传导),使交界区产生新的不应期。如随后的 P 波遇其有效不应期即可出现连续二次漏搏;遇其相对不应期,即可产生 PR 间期反而延长现象。

RR 间期不呈进行性缩短(PR 间期增量不呈进行性减小):PR 间期无规律变化多与交感神经和迷走神经张力变化有关,多见于窦性心律不齐,特别是在房室传导比例超过 6∶5 时容易出现。

文氏周期以反复心搏或反复性心动过速而结束:常见房室结双径路的病例。

(2)交替下传的文氏周期。

心电图表现:在 2∶1 房室传导阻滞中下传的 PR 间期逐次延长,以连续 2～3 个 P 波不能下传而结束文氏周期。

发生机制:大多数交替下传的文氏周期是由于房室传导系统中存在着两个不同水平、不同程度的阻滞区:①如近端阻滞区为 2∶1 阻滞,远端阻滞区为文氏型时,则以三个 P 波连续受阻结束文氏周期(图 5-15A)。②如近端阻滞区为文氏型,远端阻滞区为 2∶1,则以两个 P 波连续受阻结束文氏周期(图 5-15B)。

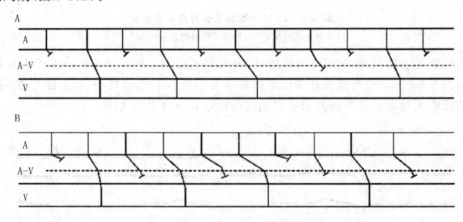

图 5-15　交替下传的文氏周期梯形图

A.近端 2∶1,远端文氏,以连续 3 个 P 波受阻结束文氏周期;

B.近端文氏,远端 2∶1,以连续 2 个 P 波受阻结束文氏周期

临床意义:与心房频率有关:①窦性心律:在窦性心律时出现的交替下传的文氏周期,示房室传导径路存在两个阻滞区,致阻滞程度超过 2∶1 的更高程度房室传导阻滞。②房性心动过速:在应用洋地黄中出现,提示洋地黄过量。③心房扑动:心房扑动中交替下传的文氏周期较常见,无特殊临床意义。

（3）文氏型房室传导阻滞常伴发的心电现象。

伴室内差异传导：文氏周期中第二个心搏易发生室内差异传导而呈现 QRS 波群畸形（因该心搏出现在长周期之后，符合长-短周期条件）。

伴逸搏-夺获形成二联律：3∶2 文氏周期伴逸搏干扰，可形成逸搏夺获二联律（图 5-16）。

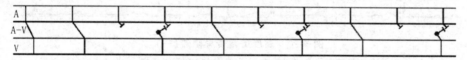

图 5-16　3∶2 二度 I 型房室传导阻滞伴逸搏干扰形成逸搏夺获二联律

伴隐匿传导（顿挫型 3∶2 二度 I 型房室传导阻滞）：在 3∶2 文氏周期中，当预期下传的第 2 个 P 波在交界区发生隐匿性传导时可表现为 3∶1 房室传导阻滞（图 5-17）。

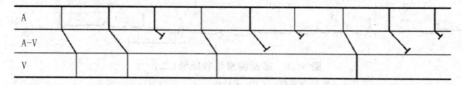

图 5-17　3∶2 二度 I 型房室传导阻滞伴隐匿性传导表现为 3∶1 房室传导阻滞

（二）二度 II 型房室传导阻滞

1.心电图表现

QRS 波群有规律或不定时的漏搏，但所有能下传的 PR 间期恒定（多正常，少数可延长）。后者是 II 型房室传导阻滞的特征，也是区别于二度 I 型房室传导阻滞的标志（图 5-18）。

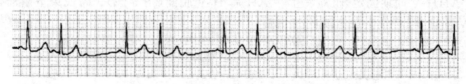

图 5-18　二度 II 型房室传导阻滞

阻滞程度不同，房室传导比例不同。常见的房室传导比例为 2∶1 和 3∶1，轻者可呈 3∶2、4∶3 等。常将房室传导比例在 3∶1 以上（含 3∶1）称为高度房室传导阻滞。

（1）2∶1 房室传导阻滞：2∶1 房室传导阻滞虽多见于 II 型，但亦可为 I 型，本身不能确定哪型，如记录到 1 次 3∶2 传导（PR 间期是否相同）或发现 PR 间期不等均有助鉴别。2∶1 阻滞部位可能发生在房室结（占 33％），也可能发生在希普系统（占 67％）。在诊断中应注意：①2∶1 房室传导阻滞时，受阻的 P 波常重叠在 T 波中易误认为窦性心动过缓，此时 T 波变形（特别是 V_1 导联）有助于明确诊断。②2∶1 房室传导阻滞时，当逸搏间期＜2 倍 PP 间期，可能合并干扰引起不完全性房室分离，酷似高度（几乎完全性）房室传导阻滞，此时应仔细分析 PP 间期与逸搏间期的关系，结合此前有 2∶1 阻滞的心电图，多不难识别（图 5-19）。

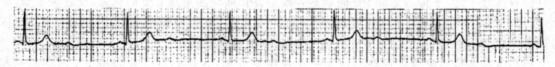

图 5-19　2∶1 房室传导阻滞

(2)高度房室传导阻滞:高度房室传导阻滞多为Ⅱ型,但亦可为Ⅰ型。常出现逸搏,形成不完全性房室分离,此时注意心室夺获的 PR 间期是否固定不变有助两型鉴别(图 5-20,图 5-21)。

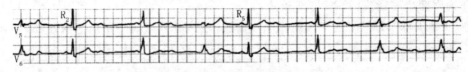

图 5-20　高度房室传导阻滞(一)

R2 和 R5 为窦性夺获下传心搏,RP 间期不同,下传的 PR 间期固定,示Ⅱ型房室传导阻滞

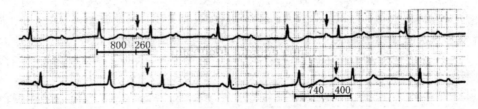

图 5-21　高度房室传导阻滞(二)

下传的 PR 间期不等(与 RP 成反比),示Ⅰ型房室传导阻滞

2.阻滞部位和希氏束电图表现

(1)阻滞部位:二度Ⅱ型房室传导阻滞的阻滞区几乎完全位于希普系统(Narula 报道位希氏束中、下段占 35%,双束支水平占 65%),下传者约 1/3 为窄 QRS 波群,其余为宽 QRS 波群。

(2)希氏束电图表现:希氏束内二度Ⅱ型传导阻滞的特点是近端(H)与远端(H′)间歇性传导,下传的 AHH′V 间期固定,阻滞发生在 AH 后 H′V 脱漏(图 5-22)。希氏束下阻滞,则下传的 A-H~V 固定,阻滞发生在 AH 后 V 脱漏。

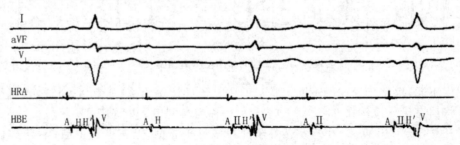

图 5-22　希氏束二度Ⅱ型传导阻滞的希氏束电图

3.二度Ⅰ型与二度Ⅱ型房室传导阻滞的鉴别诊断

二度Ⅰ型房室传导阻滞与Ⅱ型房室传导阻滞的临床意义不同,前者阻滞部位多在房室结,预后较好。而后者阻滞部位几乎均在希氏束-浦肯野系统内,易发展为完全性房室传导阻滞,伴晕厥发作,需要心脏起搏治疗。两者鉴别要点。

(1)有连续下传:下传心搏的 PR 间期是否固定,PR 间期固定是Ⅱ型的标志,反之为Ⅰ型。

(2)2∶1 和 3∶1 阻滞:虽多见Ⅱ型,但亦可为Ⅰ型,只有在较长的描记中(或前、后心电图中)记录到3∶2阻滞,依下传的 PR 间期是否相等,有助两者鉴别。

(3)高度房室传导阻滞伴逸搏形成不完全性房室分离:观察心室夺获心搏 PR 间期是否相等。相等为Ⅱ型;不等(RP 间期与 PR 间期成反比关系)为Ⅰ型。

（4）静脉注射阿托品：可抵消迷走神经影响，使房室结传导阻滞有所改善；而使希普系统内的阻滞加重。

四、三度房室传导阻滞

三度房室传导阻滞是由于房室传导系统某部位的有效不应期极度延长（大于逸搏间期），所有的心房激动均不能下传心室而引起的完全性房室分离，亦称完全性房室传导阻滞。其阻滞部位可位于房室结、希氏束和双侧束支系统。

（一）三度房室传导阻滞的心电图表现

1.完全性房室分离

PP 间期和 RR 间期各有自己的规律，而 P 波与 QRS 波群无关，且心房率快于心室率。

2.心房激动

多为窦性心律，亦可分房性异位心律（心房颤动、扑动、房性心动过速等）。

3.心室激动

为缓慢匀齐的交界性或室性逸搏心律，逸搏心律的起源取决于阻滞部位。阻滞发生在房室结内，则为交界性逸搏，频率在 40～60 次/分，QRS 波群多正常（伴束支传导阻滞时宽大畸形）；阻滞发生在希氏束以下则为室性逸搏心律，频率 25～40 次/分，QRS 波群宽大畸形。阻滞部位越低，频率越慢、越畸形（图 5-23，图 5-24）。

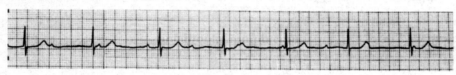

图 5-23　三度房室传导阻滞（交界区逸搏心律）

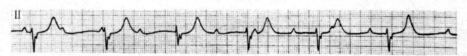

图 5-24　三度房室传导阻滞（室性逸搏心律）

（二）阻滞部位和希氏束电图表现

三度房室传导阻滞部位可位于房室结、希氏束内和希氏束下。

1.房室结内传导阻滞

较少见，多为先天性；亦见于急性下壁心肌梗死（多呈一过性）。希氏束电图示 A 与 HV 分离（HV 固定）。

2.希氏束内传导阻滞

希氏束电图示 AH（固定）与 H′V 分离（图 5-25）。

3.希氏束下传导阻滞

最常见，表现为 AH（固定）与 V 分离（图 5-26）。

（三）诊断中应注意的问题

房室分离是三度房室传导阻滞最基本的心电图表现，但房室分离不等同三度房室传导阻滞。房室分离包括：干扰性房室分离、干扰＋阻滞引起的房室分离和三度房室传导阻滞引起的房室分离，诊断中应注意鉴别。

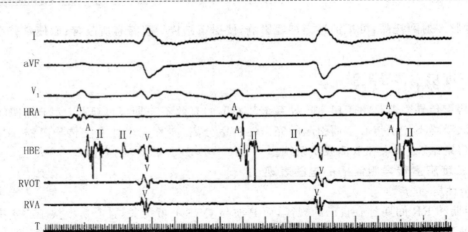

图 5-25　希氏束内三度房室传导阻滞 AH(固定)与 H′V(固定)分离

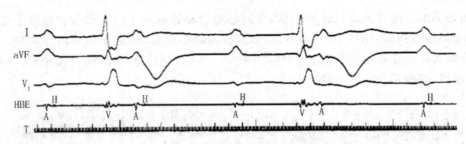

图 5-26　希氏束下三度房室传导阻滞 AH(固定)与 V 分离

1.干扰性房室分离

由于心室提早激动,使本能下传的 P 波因遇提早激动产生的生理不应期而不能下传。心电图特点:室率>房率的房室分离。

2.阻滞+干扰性房室分离

(1)室率>房率符合干扰性房室分离,但具有房室传导阻滞表现:T 波结束后的 P 波仍不能下传心室(图 5-27)或下传的 PR 间期延长。

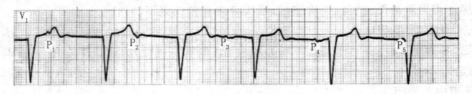

图 5-27　阻滞+干扰性房室分离

干扰合并阻滞引起的房室分离室率快于房率符合干扰,出现
在 T 波结束之后的 P 波(P3、P4)仍不能下传示存在阻滞

(2)室率<房率符合阻滞,但如逸搏间期<2 倍 PP 间期,需改变 PP 间期与逸搏间期关系,有助于排除干扰引起阻滞程度加重的伪像(图 5-28)。为排除上述情况,有学者进一步提出三度房室传导阻滞严格的条件:①逸搏心率需<45 次/分。②逸搏周期≥2 倍 PP 间期。③房率<135 次/分(排除生理不应期的影响)。

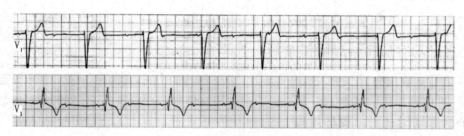

图 5-28　2：1 房室传导阻滞并干扰致房室分离

A 图示完全性房室分离,房率(73 次/分)＞室率(44 次/分),心室为室性逸搏心
律,酷似三度房室传导阻滞,但逸搏周期＜2PP 间期;B 图为同日描记示 2：1 房
室传导阻滞,证实 A 图为 2：1 房室传导阻滞伴干扰致完全性房室分离

五、阻滞部位的心电图初步分析

房室传导阻滞的预后和治疗,不仅取决于阻滞程度,更取决于阻滞部位(后者更重要),阻滞区的准确定位需借助希氏束电图,体表心电图只能依 QRS 波群形状和阻滞的类型加上某些病理因素和药物反应做出初步估计。

(一)一度房室传导阻滞

1.一度房室传导阻滞伴窄 QRS 波群

多见于房室结或希氏束内(尤其前者);但亦有例外,如双侧束支内同等程度的传导延迟。

2.一度房室传导阻滞伴宽 QRS 波群

多见于希氏束下传导阻滞;但亦可见于房室结一度传导阻滞伴束支传导阻滞(尤其 PR 间期延长比较明显＞0.40 秒时)。

(二)二度房室传导阻滞

1.二度 I 型房室传导阻滞

多为房室结内传导阻滞;但亦可发生在希氏束内和双束支水平(发生率较低),如 PR 间期增量幅度很小时,提示可能发生在希普系统内。

2.二度 II 型房室传导阻滞

定位意义较肯定,阻滞区在希普系统(大部分为双侧束支,少数发生在希氏束内)。

3.2：1 和 3：1 阻滞的房室传导阻滞

本身定位意义小。下传的 QRS 波群增宽,发生在双束支水平可能性大,但尚应结合临床、心电图变化和药物反应进一步分析。

(三)三度房室传导阻滞

1.逸搏心律 QRS 波群正常

示阻滞区在希氏束分叉以上包括房室结或希氏束。在希氏束水平阻滞:逸搏心率更慢(＜40 次/分);运动或用阿托品后逸搏心率加快不明显(≤5 次/分);以往心电图常有二度 II 型房室传导阻滞。

2.逸搏心律 QRS 波群增宽

大部分希氏束下阻滞;少数为三度房室结或希氏束阻滞伴束支传导阻滞。如发生三度阻滞前下传的 QRS 波群与逸搏相同是支持后者的有力证据;如宽大畸形的 QRS 波群不呈典型束支传导阻滞图形,或室率低于 35 次/分,或波形不稳定(伴同频率改变),或发生三度传导阻滞之前

现代心血管疾病诊断与治疗

呈有交替性束支传导阻滞等均是支持前者的证据。

六、心房颤动时房室传导阻滞分析

心房颤动时 P 波消失,代之以 350～600 次/分不规则的 f 波,无法用上述房室传导阻滞的诊断标准判断,目前尚无统一标准。但在心房颤动中房室传导阻滞较窦性心律更为常见。

(一)心房颤动时的房室传导阻滞

1.生理性二度房室传导阻滞

(1)房颤时心房周期小于房室结生理有效不应期,生理性二度房室传导阻滞是房室结避免心室过快反应的保护机制。

(2)同时常由于伴隐匿性传导(特别是隐匿性传导连续出现时)及迷走神经张力影响,可引起长 RR 间期,易误认为二度房室传导阻滞。

2.病理性二度房室传导阻滞

(1)在持续和永久性房颤中二度房室传导阻滞有较高的发生率,并随房颤病程的持续而增加。

(2)对房室传导功能正常的房颤(仅有生理性二度房室传导阻滞),为控制心室率,临床需用药物减慢房室传导,将休息时心室率控制在 60～80 次/分(日常中等体力活动在 90～115 次/分)(但目前认为控制在 100 次/分以下就可以),造成药物性二度房室传导阻滞。特别是最近公布的 AFFIRM 和 RACE 试验结果,使心室率控制更受重视(已列入一线干预对策),而心室率得到满意控制的房颤均已有二度房室传导阻滞。

3.高度和三度房室传导阻滞

无论是病理性还是药物所致的高度或三度房室传导阻滞,均可由于心室率过缓而产生临床症状,严重时可发生晕厥,需及时调整治疗药物或安置心脏起搏器。

(二)心房颤动时房室传导阻滞分析

在房颤中生理性二度房室传导阻滞是房室结避免过快心室反应的保护机制。控制心室率是治疗的需要,而将心室率控制至理想程度时,均已有二度房室传导阻滞,所以对房颤患者,从临床角度,无必要诊断临床治疗需要的二度房室传导阻滞;亦无须与生理性二度房室传导阻滞鉴别。关键是如何识别需要警惕和治疗的高度和三度房室传导阻滞,对此诊断尚无统一标准,下列几点可供诊断。

1.三度房室传导阻滞

全部为缓慢室性或交界性逸搏心律,可诊断三度房室传导阻滞。

2.高度房室传导阻滞

下列三点提示需警惕和治疗的高度房室传导阻滞:①缓慢的室性或交界性逸搏≥心搏总数 50%。②平均心室率≤50 次/分。③平均心室率<60 次/分,伴 1.5 秒长 RR 间期,或伴室性(或交界性)逸搏多次出现,或伴有过缓心律失常的临床症状(黑蒙、晕厥)者。

临床心电图出现上述表现,应警惕晕厥发生,及时调整治疗药物或安置心脏起搏器。

七、房室传导阻滞与临床

(一)病因

1.房室传导阻滞常见病因

急性心肌梗死、冠状动脉痉挛、病毒性心肌炎、心内膜炎、心肌病、急性风湿热、钙化性主动脉瓣狭窄、心脏肿瘤、先天性心血管病、原发性高血压、心脏手术、Lyme病（螺旋体感染致心肌炎）、Chagas病（原虫感染致心肌炎）、黏液性水肿等。Lev病（心脏纤维支架的钙化）与Lenegre病（传导系统本身的原发性硬化变性疾病）可能是成人孤立性慢性心脏传导阻滞最常见的原因。

2.迷走神经张力影响

可引起一度和二度Ⅰ型房室传导阻滞，常见于运动员或少数正常人，多发生在夜间或卧位。

（二）临床表现与治疗

1.临床表现

一度房室传导阻滞通常无症状。二度房室传导阻滞可引起心悸与心搏脱漏。三度房室传导阻滞的症状取决于室率和伴随病变，症状包括乏力、头晕、晕厥、心绞痛、心力衰竭等，严重者可致猝死。

2.治疗

主要是对病因进行治疗。对房室传导阻滞本身一度和二度Ⅰ型心室率不慢者，无须特殊治疗；二度Ⅱ型和三度房室传导阻滞如心室率显著缓慢伴有明显症状或血流动力学障碍应予起搏治疗。阿托品可提高房室传导阻滞的心率，适用于阻滞位于房室结者；异丙肾上腺素适用于任何部位的房室传导阻滞，但对急性心肌梗死者慎用（因可能导致严重的室性心律失常），上述药物仅适用于无心脏起搏条件的应急情况。

（孙　虎）

第六节　期前收缩

期前收缩也称早搏、期外收缩或额外收缩，是指起源于窦房结以外的异位起搏点提前发出的激动。期前收缩是临床上最常见的心律失常。

一、期前收缩的分类

期前收缩可起源于窦房结（包括窦房交界区）、心房、房室交界区和心室，分别称为窦性、房性、房室交界性和室性期前收缩。前3种起源于希氏束分叉以上，统称为室上性期前收缩。室性期前收缩起源于希氏束分叉以下部位。在各类期前收缩中，以室性期前收缩最为常见，房性和交界性期前收缩次之，而窦性期前收缩极为罕见，且根据心电图不易做出肯定的诊断。

（1）根据期前收缩发生的频度可分为偶发和频发期前收缩。一般将每分钟发作＜5次称为偶发期前收缩，每分钟发作≥5次称为频发期前收缩。

（2）根据期前收缩的形态可分为单形性和多形性期前收缩。

（3）依据发生部位分为单源性和多源性期前收缩，单源性期前收缩是指期前收缩的形态和配对间期均相同，而多源性期前收缩的形态和配对间期均不同。

期前收缩与主导心律心搏成组出现称为"联律"。"二联律""三联律"和"四联律"指主导心律搏动和期前收缩交替出现，每个主导心律搏动后出现一个期前收缩称为二联律；每两个主导心律搏动后出现一个期前收缩称为三联律；每3个主导心律搏动后出现一个期前收缩称为四联律。两个期前收缩连续出现称为成对的期前收缩，3～5次期前收缩连续出现称为成串或连发的期前收缩。一般将≥3次连续出现的期前收缩称为心动过速。

期前收缩按照发生机制可分为自律性增高、触发激动和折返激动。目前认为折返激动是期前收缩发生的主要原因,也是大部分心动过速发生的主要机制。

二、期前收缩的病因

期前收缩可发生于正常的人,但器质性心脏病患者更常见,也可以由心脏以外的因素诱发。期前收缩可以发生于任何年龄,在儿童相对少见,但随着年龄增长发病率升高,在老年人较多见。炎症、缺血、缺氧、麻醉、心导管检查、外科手术和左心室假腱索等均可使心肌受到机械、电、化学性刺激而发生期前收缩。期前收缩常见于冠心病、心肌病、风湿性心脏病、肺心病、高血压左心室肥厚、二尖瓣脱垂患者,尤其是在发生急性心肌梗死和心力衰竭时。洋地黄、酒石酸锑钾、普鲁卡因胺、奎尼丁、三环类抗抑郁药中毒等也可以引起期前收缩。电解质紊乱可诱发期前收缩,特别是低钾。期前收缩也可以因神经功能性因素引起,如激烈运动、精神紧张、长期失眠,过量摄入烟、酒、茶、咖啡等。

三、临床表现

期前收缩患者的主要症状是心悸,表现为短暂心搏停止的漏搏感。偶发期前收缩者可以无任何症状,或仅有心悸、“停跳”感。期前收缩次数过多者可以有头晕、乏力、胸闷甚至晕厥等症状。

心脏体检听诊时,发现节律不齐,有提前出现的心脏搏动,其后有较长的停搏间歇。期前收缩的第一心音可明显增强,也可减弱,主要与期前收缩时房室瓣的位置有关。第二心音大多减弱或消失。室性期前收缩因左、右心室收缩不同步而常引起第一心音、第二心音的分裂。期前收缩发生越早,心室的充盈量和搏出量越少,桡动脉搏动也相应地减弱,甚至完全不能扪及。

四、心电图检查

(一)窦性期前收缩

窦性期前收缩是窦房结起搏点提前发放激动或在窦房结内折返引起的期前收缩。

心电图特点:①在窦性心律的基础上提前出现P波,与窦性P波完全相同;②期前收缩的配对间期多相同;③等周期代偿间歇,即代偿间歇与基本窦性周期相同;④期前收缩下传的QRS波群多与基本窦性周期的QRS波群相同,少数也可伴室内差异性传导而呈宽大畸形。

(二)房性期前收缩

房性期前收缩是起源于心房并提前出现的期前收缩。

心电图特点:①提前出现的房波(P'波),P'波有时与窦性P波很相似,但是多数情况下二者有明显差别;当基础窦性节律不断变化时,房性期前收缩较难判断,但房波(P'波与窦性P波)之间形态的差异可提示诊断;发生很早的房性期前收缩的P'波可重叠在前一心搏的T波上而不易辨认造成漏诊,仔细比较T波形态的差别有助于识别P'波。②P'-R间期正常或延长。③房性期前收缩发生在舒张早期,如果适逢房室交界区仍处于前次激动过后的不应期,该期前收缩可产生传导的中断(称为未下传的房性期前收缩)或传导延迟(下传的P'-R间期延长,>120毫秒);前者表现为P'波后无QRS波群,P'波未能被识别时可误诊为窦性停搏或窦房传导阻滞。④房性期前收缩多数呈不完全代偿间歇,因P'波逆传使窦房结提前除极,包括房性期前收缩P'波在内的前后两个窦性下传 P 波的间距短于窦性 PP 间距的 2 倍,称为不完全代偿间歇;若房性期前收缩发生较晚或窦房结周围组织的不应期较长,P′波未能影响窦房结的节律,期前收缩前后两个窦性下传 P 波的间距等于窦性 PP 间距的 2 倍,称为完全代偿间歇。⑤房性期前收缩下传的 QRS 波群大多与基本窦性周期的 QRS 波群相同,也可伴室内差异性传导而呈宽大畸形(图 5-29)。

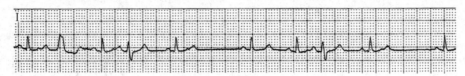

图 5-29　房性期前收缩

提前发生的 P′波,形态不同于窦性 P 波,落在其前的 QRS 波群的 ST 段
上,P′-R 间期延长,在 T 波后产生 QRS 波群,呈不同程度的心室内差异
性传导,有的未下传,无 QRS 波群,均有不完全代偿间歇

(三)房室交界性期前收缩

房室交界性期前收缩是起源于房室交界区并提前出现的期前收缩。提前的异位激动可前传激动心室和逆传激动心房(P′波)。

心电图特点:①提前出现的 QRS 波群,形态与窦性相同,部分可伴室内差异性传导而呈宽大畸形;②逆行 P′波可出现在 QRS 波群之前(P′-R 间期<0.12 秒)、之后(R-P′间期<0.20 秒),也可埋藏在QRS 波群之中;③完全代偿间歇,因房室交界性期前收缩起源点远离窦房结,逆行激动常与窦性激动在房室交界区或窦房交界区发生干扰,窦房结的节律不受影响,表现为包含房室交界性期前收缩在内的前后两个窦性 P 波的间距等于窦性节律 P-P 间距的 2 倍(图 5-30)。

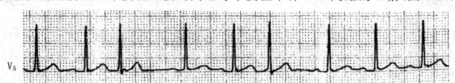

图 5-30　房室交界性期前收缩

第 3 个和第 6 个 QRS 波群提前发生,畸形不明显,前无相关 P 波,后无逆行的 P′波,完全代偿间歇

(四)室性期前收缩

室性期前收缩是由希氏束分叉以下的异位起搏点提前激动产生的期前收缩。

心电图特点:①提前发生的宽大畸形的 QRS 波群,时限通常≥0.12 秒,T 波方向多与 QRS 波群的主波方向相反;②提前的 QRS 波群前无 P 波或无相关的 P 波;③完全代偿间歇,因室性期前收缩很少能逆传侵入窦房结,故窦房结的节律不受室性期前收缩的影响,表现为包含室性期前收缩在内的前后 2 个窦性下传搏动的间距等于窦性节律 RR 间距的 2 倍(图 5-31)。

室性期前收缩可表现为多种类型:①插入性室性期前收缩:这种期前收缩发生在两个正常窦性搏动之间,无代偿间歇;②单源性室性期前收缩:起源于同一室性异位起搏点的期前收缩,形态和配对间期完全相同;③多源性室性期前收缩:同一导联出现两种或两种以上形态和配对间期不同的室性期前收缩;④多形性室性期前收缩:在同一导联上配对间期相同但形态不同的室性期前收缩;⑤室性期前收缩二联律:每一个室性期前收缩和一个窦性搏动交替发生,具有固定的配对间期;⑥室性期前收缩三联律:每两个窦性搏动后出现一个室性期前收缩;⑦成对的室性期前收缩:室性期前收缩成对出现;⑧R-on-T 型室性期前收缩:室性期前收缩落在前一个窦性心搏的

T 波上;⑨室性反复心搏:少数室性期前收缩的冲动可逆传至心房,产生逆行 P 波(P'波),后者可再次下传激动心室,形成反复心搏;⑩室性并行心律:室性期前收缩的异位起搏点以固定间期或固定间期的倍数规律的自动发放冲动,并能防止窦房结冲动的入侵,其心电图表现为室性期前收缩的配对间期不固定而 QRS 波群的形态一致,异位搏动的间距有固定的倍数关系,偶有室性融合波。

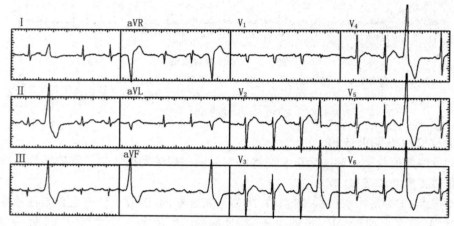

图 5-31　室性期前收缩

各导联均可见提前发生的宽大畸形 QRS 波群及 T 波倒置,前无 P 波,代偿间歇完全

五、诊断

患者的心悸等不适症状可提示期前收缩的诊断线索。体检时心脏听诊大多容易诊断期前收缩。频发的期前收缩有时不易与心房颤动等相鉴别,但后者心室律更为不整齐;运动后心率增快时部分期前收缩可减少或消失。心搏呈二联律者,大多数由期前收缩引起,此外也可以是房室传导阻滞 3∶2 房室传导。

心电图检查是明确期前收缩诊断的重要步骤,并能进一步确定期前收缩的类型。尤其是某些特殊类型的期前收缩,如未下传的房性期前收缩、插入性期前收缩、多源性期前收缩等,更需要心电图确诊。

六、治疗

(一)窦性期前收缩

通常不需治疗,应针对原发病处理。

(二)房性期前收缩

一般不需治疗,频繁发作伴有明显症状或引发心动过速者,应适当治疗。主要包括去除诱因、消除症状和控制发作。患者应避免劳累、精神过度紧张和情绪激动,戒烟戒酒,不要饮用浓茶和咖啡。有心力衰竭时应适当给予洋地黄制剂。治疗的药物可酌情选用 β 受体阻滞剂、钙通道阻滞剂、普罗帕酮及胺碘酮等。

(三)房室交界性期前收缩

通常不需治疗。由心力衰竭引起的房室交界性期前收缩,适当给予洋地黄制剂即可控制。

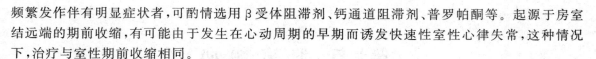

频繁发作伴有明显症状者,可酌情选用β受体阻滞剂、钙通道阻滞剂、普罗帕酮等。起源于房室结远端的期前收缩,有可能由于发生在心动周期的早期而诱发快速性室性心律失常,这种情况下,治疗与室性期前收缩相同。

(四)室性期前收缩

首先应积极消除引起室性期前收缩的诱因、治疗基础疾病。室性期前收缩本身是否需要治疗取决于室性期前收缩的临床意义。

(1)临床上大多数室性期前收缩患者无器质性心脏病,室性期前收缩不增加这类患者心源性猝死的危险,可视为良性室性期前收缩,如果无明显症状则不需要药物治疗。对于这些患者,不应过分强调治疗室性期前收缩,以避免引起过度紧张焦虑。如果患者症状明显,则给予治疗,目的在于消除症状。患者应避免劳累、精神过度紧张和焦虑,戒烟戒酒,不饮用浓茶和咖啡等,鼓励适当的活动,如果无效则应给予药物治疗,包括镇静剂、抗心律失常药物等。β受体阻滞剂可首先选用,如果室性期前收缩随心率的增加而增多,β受体阻滞剂特别有效。无效时可改用的其他药物有美西律、普罗帕酮等。

患者无器质性心脏病客观依据,若室性期前收缩起源于右心室流出道,可首选β受体阻滞剂,也可选用普罗帕酮;若室性期前收缩起源于左心室间隔,首选维拉帕米。对于室性期前收缩频发、症状明显、药物治疗效果不佳的患者,可考虑射频导管消融治疗,大多数患者能取得良好的效果。

(2)发生于急性心肌梗死早期的室性期前收缩,尤其是频发、成对、多源、R-on-T型室性期前收缩,应首先静脉使用胺碘酮,也可选用利多卡因。如果急性心肌梗死患者早期出现窦性心动过速伴发室性期前收缩,则早期静脉使用β受体阻滞剂等能有效减少心室颤动的发生。室性期前收缩发生于某些暂时性心肌缺血的情况下,如变异型心绞痛、溶栓和冠状动脉介入治疗后的再灌注心律失常等,可静脉使用利多卡因。

器质性心脏病伴轻度心功能不全(EF 40%～50%)时发生的室性期前收缩,如果无症状,原则上积极治疗基础心脏病,并去除诱因,不必针对室性期前收缩采用药物治疗。如果症状明显,可选用β受体阻滞剂、美西律、普罗帕酮、莫雷西嗪、胺碘酮。

器质性心脏病合并中重度心力衰竭时发生的室性期前收缩,心源性猝死的危险性增加。β受体阻滞剂对于减少室性期前收缩的疗效虽不明显,但能降低心肌梗死后猝死的发生率。胺碘酮对于心肌梗死后心力衰竭伴有室性期前收缩的患者能有效抑制室性期前收缩,致心律失常作用发生率低,对心功能抑制轻微,可小剂量维持使用以减少不良反应的发生。CAST试验结果显示,某些Ic类抗心律失常药物用于治疗心肌梗死后室性期前收缩,尽管药物能有效控制室性期前收缩,但是总死亡率反而显著增加,原因是这些药物本身具有致心律失常作用。因此,心肌梗死后室性期前收缩应当避免使用Ⅰ类,特别是Ic类抗心律失常药物。

二尖瓣脱垂患者常见室性期前收缩,但很少出现预后不良,治疗可依照无器质性心脏病并发室性期前收缩的处理原则。如患者合并二尖瓣反流及心电图异常表现,发生室性期前收缩时有一定的危险,可首先选用β受体阻滞剂,无效时再改用Ⅰ类或Ⅲ类抗心律失常药物。

（孙　虎）

第七节 心 房 颤 动

心房颤动简称房颤,是指心房无序除极、电活动丧失,产生快速无序的颤动波,导致心房无有效收缩,是最严重的心房电活动紊乱。有学者研究表明,30 岁以上患者 20 年内发生心房颤动的总概率为 2%,60 岁以后发病率显著增加,平均每 10 年发病率增加 1 倍。目前国内房颤的流行病学资料较少,一项对 14 个自然人群房颤现状的大规模流行病学调查显示,房颤发生率为0.77%。在所有房颤患者中,房颤发生率按病因分类,非瓣膜性、瓣膜性和孤立性房颤所占比例分别为 65.2%、12.9%和21.9%。非瓣膜性房颤发生率明显高于瓣膜性房颤和孤立性房颤,其中1/3 为阵发性房颤,2/3 为持续或永久性房颤。

一、病因和发病机制

房颤的病因与房扑相似。阵发性房颤可见于无器质性心脏病患者,而持续性房颤则多伴有器质性心脏病,如高血压心脏病、风湿性心脏病、冠心病、心肌病等。其他病因尚有房间隔缺损、肺栓塞,二尖瓣、三尖瓣狭窄或关闭不全,慢性心功能不全使心房扩大,及涉及心脏的中毒性、代谢性疾病,如甲状腺功能亢进性心脏病、心包炎、乙醇中毒等。亦可见于胸腔手术后、胸部外伤,甚至子宫内的胎儿亦可发生。少数患者病因不明,称为特发性房颤。

房颤的发生机制主要涉及两个方面。其一是房颤的触发因素,包括交感神经和副交感神经刺激、心动过缓、房性期前收缩或心动过速、房室旁路和急性心房牵拉等。其二是房颤发生和维持的基质,这是房颤发作和维持的必要条件,以心房有效不应期的缩短和心房扩张为特征的电重构和解剖重构是房颤持续的基质,重构变化可能有利于形成多发折返子波。此外,还与心房某些电生理特性变化有关,包括有效不应期离散度增加、局部阻滞、传导减慢和心肌束的分隔等。

随着对局灶驱动机制、心肌袖、电重构的认识,及非药物治疗方法的不断深入,目前认为房颤是多种机制共同作用的结果。①折返机制:包括多发子波折返学说和自旋波折返假说。②触发机制:由于异位局灶自律性增强,通过触发和驱动机制发动和维持房颤,而绝大多数异位兴奋灶(90%以上)在肺静脉内,尤其是左、右上肺静脉。组织学上可看到肺静脉入口处的平滑肌细胞中有横纹肌成分,即心肌细胞呈袖套样延伸到肺静脉内,而且上肺静脉比下肺静脉的袖套样结构更宽、更完善,形成心肌袖。肺静脉内心肌袖是产生异位兴奋的解剖学基础。腔静脉和冠状静脉窦在胚胎发育过程中也可形成肌袖,并有可以诱发房颤的异位兴奋灶存在。异位兴奋灶也可以存在于心房的其他部位,包括界嵴、房室交界区、房间隔、Marshall 韧带和心房游离壁等。③自主神经机制:心房肌的电生理特性不同程度地受自主神经系统的调节,自主神经张力改变在房颤中起着重要作用。部分学者称其为神经源性房颤,并根据发生机制的不同将其分为迷走神经性房颤和交感神经性房颤两类。前者多发生在夜间或餐后,尤其多见于无器质性心脏病的男性患者;后者多见于白昼,多由运动、情绪激动和静脉滴注异丙肾上腺素等诱发。迷走神经性房颤与不应期缩短和不应期离散性增高有关;交感神经性房颤则主要是由于心房肌细胞兴奋性增高、触发激动和微折返环形成。而在器质性心脏病中,心脏生理性的迷走神经优势逐渐丧失,交感神经性房颤更为常见。

二、房颤的分类

临床上常根据病因、起病时间、心室率、自主神经作用、发生机制及部位等对房颤进行分类。然而,到目前为止仍没有一种分类方法能满足所有的要求。目前,临床上常将房颤分为初发房颤、阵发性房颤、持续性房颤、永久性房颤。

(一)初发房颤

首次发现,不论其有无症状和能否自行复律。

(二)阵发性房颤

持续时间<7 天,一般<48 小时,多为自限性。

(三)持续性房颤

持续时间>7 天,常不能自行复律,药物复律的成功率较低,常需电转复。

(四)永久性房颤

复律失败或复律后 24 小时内又复发的房颤,可以是房颤的首发表现或由反复发作的房颤发展而来,对于持续时间较长、不适合复律或患者不愿意复律的房颤也归于此类。有些房颤患者不能获得准确的房颤病史,尤其是无症状或症状轻微者,常采用新近发生的或新近发现的房颤来命名,新近发生的房颤也可指房颤持续时间<24 小时。房颤的一次发作事件是指发作持续时间>30 秒。

三、临床表现

房颤是临床上最为常见的心律失常之一。充血性心力衰竭、瓣膜性心脏病、卒中病史、左心房扩大、二尖瓣和主动脉瓣功能异常、经治疗的高血压及高龄是房颤发生的独立危险因素。阵发性房颤可见于器质性心脏病患者,尤其在情绪激动时,或急性乙醇中毒、运动、手术后,但更多见于器质性心脏病患者。持续性房颤患者多有心血管疾病,最常见于二尖瓣病变、高血压性心脏病、房间隔缺损、冠心病、肺心病等。新近发生的房颤则应考虑甲状腺功能亢进等代谢性疾病。

心房无序的颤动失去了有效的收缩与舒张,心房泵血功能恶化或丧失,加之房室结对快速心房激动的递减传导,引起心室极不规则的反应。因此,心室律(率)紊乱、心功能受损和心房附壁血栓形成是房颤患者的主要病理生理特点。房颤可有症状,也可无症状,即使对于同一患者也是如此。房颤引起的症状由多种因素决定,包括发作时的心室率、心功能、伴随的疾病、房颤持续时间及患者感知症状的敏感性等,其危害主要有三方面:①引起胸闷、心悸、体力下降等症状;②降低心泵功能;③导致系统栓塞等严重并发症。严重时可出现低血压、心绞痛、急性肺水肿、昏厥甚至猝死。

大多数患者有心悸、呼吸困难、胸痛、疲乏、头晕和黑蒙等症状,由于心房利钠肽的分泌增多还可引起多尿。部分房颤患者无任何症状,偶然的机会或者出现房颤的严重并发症如卒中、栓塞或心力衰竭时才被发现。有些患者有左心室功能不全的症状,可能继发于房颤时持续的快速心室率。晕厥并不多见,但却是一种严重的并发症,常提示存在窦房结功能障碍及房室传导功能异常、主动脉瓣狭窄、肥厚型心肌病、脑血管疾病或存在房室旁路等。

典型的房颤体征为心律绝对不规则、第一心音强弱不等、脉搏短绌。如果房颤患者心室率突然变得规整,应怀疑它可能转变成窦性心律、房性心动过速、下传比例固定的心房扑动或交界性、室性心动过速。

四、心电图诊断

房颤的心电图特点为：①P 波消失，仅见心房电活动呈振幅不等、形态不一的小的不规则的基线波动，称为 f 波，频率为 350～600 次/分；②QRS 波群形态和振幅略有差异，RR 间期绝对不等。其原因在于大量心房冲动由于波振面的冲突而相互抵消，或侵入房室结，使房室结对后来的冲动部分地不起反应，阻滞在房室交界区未下传到心室（即隐匿性传导，导致心室律不规则），此时决定心室反应速率的主要因素是房室结的不应期和最大起搏频率（图 5-32）。

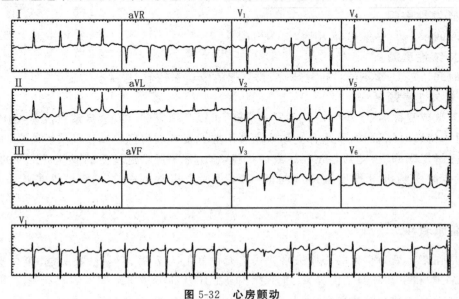

图 5-32 心房颤动

各导联 P 波消失，代之以不规则的 f 波，以 II、III、aVF 和 V₁ 导联为
明显，QRS 波群形态正常，RR 间期绝对不等

房颤时的心室率取决于房室结的电生理特性、迷走神经和交感神经的张力水平，及药物的影响等。在未经治疗的房室传导正常的患者，则伴有不规则的快速心室反应，心室率通常在 100～160 次/分。当患者伴有预激综合征时，房颤的心室反应有时超过 300 次/分，可导致心室颤动。如果房颤合并房室传导阻滞，由于房室传导系统发生不同程度的传导障碍，可以出现长 RR 间期。房颤持续过程中，心室节律若快且规则（超过 100 次/分），提示交界性或室性心动过速；若慢且规则（30～60 次/分），提示完全性房室传导阻滞。如出现 RR 间期不规则的宽 QRS 波群，常提示存在房室旁路前传或束支传导阻滞。当 f 波细微、快速而难以辨认时，经食管或心腔内电生理检查将有助诊断。

五、治疗

房颤患者的治疗目标是减少血栓栓塞和控制症状。后者主要是控制房颤时的心室率和/或恢复及维持窦性心律。其治疗主要包括以下 5 方面。

（一）复律治疗

对阵发性、持续性房颤和经选择的慢性房颤患者，转复为窦性心律是所希望的治疗终点。
初发 48 小时内的房颤多推荐应用药物复律，时间更长的则采用电复律。对于房颤伴较快心室率并且症状重、血流动力学不稳定的患者,包括伴有经房室旁路前传的房颤患者,则应尽早或紧急电复律。伴有潜在病因的患者,如甲亢、感染、电解质紊乱等,在病因未纠正前,一般不予复律。

1.药物复律

新近发生的房颤用药物转复为窦性心律的成功率可达70%以上,但持续时间较长的房颤复律成功率较低。静脉注射依布利特复律的速度最快,用2 mg可使房颤在30分钟内或以后的30~40分钟内转复为窦性心律,比静脉注射普鲁卡因胺或索他洛尔的疗效更好。依布利特的主要不良反应是尖端扭转型室性心动过速,对心动过缓、低钾血症、低镁血症、心室肥厚、心力衰竭者及女性患者应慎用。静脉应用普罗帕酮、普鲁卡因胺和胺碘酮也可复律。胺碘酮复律的速度较慢,虽然控制心室率的效果在给予300~400 mg时已达到,但静脉给药剂量≥1 g约需要24小时才能复律。对持续时间较短的房颤,Ⅰc类抗心律失常药物氟卡尼和普罗帕酮在2.5小时复律的效果优于胺碘酮,而氟卡尼和普罗帕酮的复律效果无差异。快速静脉应用艾司洛尔对复律房颤有效,而洋地黄制剂对复律无效。

目前最常用于复律的静脉药物有普罗帕酮、胺碘酮和依布利特。静脉应用抗心律失常药物时应行心电监护。如有心功能不良或器质性心脏病,首选胺碘酮;如心功能正常或无器质性心脏病,可首选普罗帕酮,也可用氟卡尼或索他洛尔。对于症状不明显的房颤患者也可口服抗心律失常药物进行复律。

对新近发生的房颤采用药物复律,需要仔细分析患者的临床情况,对拟用的抗心律失常药物的药理特性要有充分了解。无器质性心脏病的房颤患者静脉应用或口服普罗帕酮是有效和安全的,而对有缺血性心脏病、左心室射血分数降低、心力衰竭或严重传导障碍的患者,应该避免应用Ⅰc类药物。胺碘酮、索他洛尔和新Ⅲ类抗心律失常药物如依布利特和多菲利特,复律是有效的,但有少数患者(1%~4%)可能并发尖端扭转型室性心动过速,因此在住院期间进行复律较为妥当。对房颤电复律失败或早期复发的病例,在择期行电复律前应先应用胺碘酮、索他洛尔等药物以提高房颤复律的成功率。对房颤持续时间≥48小时或持续时间不明的患者,在复律前后均应常规应用华法林抗凝治疗。

2.直流电复律

(1)体外直流电复律:体外(经胸)直流电复律对房颤转复为窦性心律十分有效和简便,并且只要操作得当则相对安全。主要的适应证是药物复律失败的阵发性或持续性房颤且必须维持窦性心律者,对于心室率快、症状重且有血流动力学恶化倾向的房颤患者常作为一线治疗。起始能量以150~200 J为宜,如复律失败,可用更高的能量。电复律必须与R波同步。

房颤患者经适当的准备和抗凝治疗,电复律并发症很少,但也可发生包括体循环栓塞、室性期前收缩、非持续性或持续性室性心动过速、窦性心动过缓、低血压、肺水肿及暂时性ST段抬高等症状、体征。体外电复律对左心室功能严重损害的患者要十分谨慎,因为有发生肺水肿的可能。体外直流电复律的禁忌证包括洋地黄毒性反应、低钾血症、急性感染性或炎性疾病、未代偿的心力衰竭及未满意控制的甲状腺功能亢进等。恢复窦性心律后可进一步了解窦房结功能状况或房室传导情况。如果患者疑有房室传导阻滞或窦房结功能低下,电复律前应有预防性心室起搏的准备。

(2)心内直流电复律:自1993年以来,复律的低能量(<20 J)心内电击技术已用于临床。该技术采用两个表面积大的导管电极,分别置于右心房(负极)和冠状静脉窦(正极)。其中一根电

极导管也可置于左肺动脉作为正极,或者因冠状静脉窦插管失败作为替代(正极)。对房颤的各种亚组患者,包括体外直流电复律失败的房颤患者,复律的成功率可达 70%~89%。该技术也可用于对电生理检查或导管消融过程中发生的房颤进行复律,但放电必须与 R 波准确同步。

(3)电复律与药物联合应用:对于反复发作的持续性房颤,约 25% 的患者电复律不能成功,或虽复律成功,但窦性心律仅能维持数个心动周期或数分钟后又转为房颤,另 25% 的患者复律成功后 2 周内复发。若电复律失败,可在应用抗心律失常药物后再次体外电复律,必要时考虑心内电复律。与电复律前给予安慰剂或频率控制药物比较,胺碘酮可提高电复律的成功率,复律后房颤复发的比例也降低。给予地尔硫䓬、氟卡尼、普鲁卡因胺、普罗帕酮和维拉帕米并不提高复律的成功率,对电复律成功后预防房颤复发的作用也不明确。有研究提示,在电复律前 28 天给予胺碘酮或索他洛尔,两者对房颤自发复律和电复律的成功率效益相同($P=0.98$)。对房颤复律失败或早期复发的病例,推荐在择期复律前给予胺碘酮、索他洛尔。

(4)植入型心房除颤器:心内直流电复律的研究已近 20 年,为了便于重复多次尽早复律,20 世纪90 年代初已研制出一种类似植入型心律转复除颤器(implantable cardioverter defibrillator,ICD)的植入型心房除颤器(implantable atrial defibrillator,IAD)。IAD 发放低能量(<6 J)电击,以尽早有效地终止房颤,恢复窦性心律,尽可能减少患者的不适感觉。尽管动物实验和早期的临床经验表明,低能量心房内除颤对阵发性房颤、新近发生的房颤或慢性房颤患者都有较好的疗效(75%~80%),能减少房颤负荷和住院次数,但由于该技术为创伤性的治疗方法、费用昂贵,且不能预防复发,因此不推荐常规使用。

(二)维持窦性心律

无论是阵发性还是持续性房颤,大多数房颤在转复成功后都会复发,因此,通常需要应用抗心律失常药物预防房颤复发以维持窦性心律。常选用 Ⅰa、Ⅰc 及 Ⅲ类(胺碘酮、索他洛尔)抗心律失常药物及导管消融预防复发。

在使用抗心律失常药物前,应注意检查有无心血管疾病和其他相关因素。首次发现的房颤、偶发房颤或可以耐受的阵发性房颤,很少需要预防性用药。β 受体阻滞剂对仅在运动时发生的房颤比较有效。

在选择抗心律失常药物进行窦性心律的长期维持治疗时,首先要评估药物的有效性、安全性及耐受性。有研究提示,现有的抗心律失常药物在维持窦性心律中,虽可改善患者的症状,但有效性差,不良反应较多,且不降低总病死率。

在考虑疗效的同时,药物选择还需密切注意和妥善处理以下问题。

1.对脏器的毒性作用

普罗帕酮、氟卡尼、索他洛尔、多菲利特、丙吡胺对脏器的毒性作用相对较低,如患者应用胺碘酮治疗,则需注意并尽可能防止胺碘酮对脏器的毒性作用。

2.致心律失常作用

一般说来,在结构正常的心脏,Ⅰc 类抗心律失常药物很少诱发室性心律失常。在有器质性心脏病的患者,致心律失常作用的发生率较高,其发生率及类型与所用药物和本身心脏病的类型有关。Ⅰ类抗心律失常药物一般应当避免在心肌缺血、心力衰竭和显著心室肥厚的情况下使用。选择药物的原则如下。

(1)若无器质性心脏病,首选 Ⅰc 类抗心律失常药物;索他洛尔、多菲利特、丙吡胺和阿齐利特可作为第二选择。

（2）若伴高血压，药物的选择与第一条相同。若伴有左心室肥厚，有可能引起尖端扭转型室性心动过速，故胺碘酮可作为第二选择。但对有显著心室肥厚（室间隔厚度≥14 mm）的患者，Ⅰ类抗心律失常药物不适宜使用。

（3）若伴心肌缺血，避免使用Ⅰ类抗心律失常药物。可选择胺碘酮、索他洛尔，也可选择多菲利特与β受体阻滞剂合用。

（4）若伴心力衰竭，应慎用抗心律失常药物，必要时可考虑应用胺碘酮，或多菲利特，并适当加用β受体阻滞剂。

（5）若合并预激综合征（WPW综合征），应首选对房室旁路行射频消融治疗。

（6）对迷走神经性房颤，丙吡胺具有抗胆碱能活性，疗效肯定；不宜使用胺碘酮，因该药具有一定的β受体阻断作用，可加重该类房颤的发作。对交感神经性房颤，β受体阻滞剂可作为一线治疗药物，此外还可选用索他洛尔和胺碘酮。

（7）对孤立性房颤可先试用β受体阻滞剂；普罗帕酮、索他洛尔和氟卡尼的疗效肯定；胺碘酮和多菲利特仅作为替代治疗。

在药物治疗过程中，如出现明显不良反应或患者要求停药，则应该停药；如药物治疗无效或效果不肯定，应及时停药。

鉴于目前已有的抗心律失常药物的局限性和现有导管消融研究的结果，在维持窦性心律方面经导管消融优于药物治疗。

（三）控制过快的心室率

药物维持窦性心律和控制心室率的研究显示，没有发现控制心室率在死亡率和生活质量方面逊于维持窦性心律的治疗。主要原因可能是复律并维持窦性心律治疗过程中的风险，尤其是抗心律失常药物的不良反应，抵消了维持窦性心律所带来的益处，故在降低房颤复发率的同时并没有改善患者的预后。因此，长期用药时应评价抗心律失常药物的益处和风险。对于部分房颤患者而言，心室率控制后可显著减轻或消除症状，改善心功能，提高生活质量。控制心室率在以下情况下可作为一线治疗：①无转复窦性心律指征的持续性房颤；②房颤已持续数年，在没有其他方法干预的情况下（如经导管消融治疗），即使转复为窦性心律也很难维持；③抗心律失常药物复律和维持窦性心律的风险大于房颤本身；④心脏器质性疾病，如左心房内径大于55 mm、二尖瓣狭窄等，如未纠正，很难长期保持窦性节律。

控制房颤患者过快心室率，使患者静息时心室率维持在60～80次/分，运动时维持在90～115次/分，可采用洋地黄制剂、钙通道阻滞剂（地尔硫䓬、维拉帕米）及β受体阻滞剂单独应用或联合应用、某些抗心律失常药物。β受体阻滞剂是房颤时控制心室率的一线药物，钙通道阻滞剂如维拉帕米和地尔硫䓬也是常用的一线药物，对控制运动时快速心室率的效果比地高辛好，β受体阻滞剂和地高辛合用控制心室率的效果优于单独使用。洋地黄制剂（例如地高辛）对控制静息时的心室率有效，但对控制运动时的心室率无效，仅用于伴有慢性心力衰竭的房颤患者，对其他房颤患者不单独作为一线药物。对伴有房室旁路前传的房颤患者，禁用钙通道阻滞剂、洋地黄制剂和β受体阻滞剂，因房颤时心房激动经房室结前传受到抑制后可使其经房室旁路前传加快，致心室率明显加快，产生严重血流动力学障碍，甚或诱发室性心动过速和/或心室颤动。对伴有房室旁路前传且血流动力学不稳定的房颤患者，首选直流电复律；血流动力学异常不明显者，静脉注射普罗帕酮、胺碘酮或普鲁卡因胺。为了迅速地控制心室率，可经静脉应用β受体阻滞剂或维拉帕米、地尔硫䓬。

对于发作频繁、药物不能控制的快速心室率患者或不能耐受药物治疗且症状严重的患者,可考虑导管消融改良房室结以减慢心室率、消融房室结阻断房室传导后植入永久性人工心脏起搏器治疗。

(四)抗凝治疗

房颤是卒中的独立危险因素,房颤患者发生卒中的危险是窦性心律者的 5～6 倍。在有血栓栓塞危险因素的房颤患者中,应用华法林进行抗凝治疗是目前唯一可明确改善患者预后的药物治疗手段。任何有血栓栓塞危险因素的房颤患者如无抗凝治疗禁忌证均应给予长期口服华法林治疗,并使其国际标准化比率(INR)维持在 2.0～3.0,而最佳值为 2.5 左右,75 岁以上患者的 INR 宜维持在 2.0～2.5。INR<1.5 不可能有抗凝效果;INR>3.0 出血风险明显增加。对年龄<65 岁无其他危险因素的房颤患者可不予以抗凝剂,65～75 岁无危险因素的持续性房颤患者可给予阿司匹林 300～325 mg/d 预防治疗。

对阵发性或持续性房颤,如行复律治疗,当房颤持续时间在 48 小时以内,复律前不需要抗凝。当房颤持续时间不明或≥48 小时,临床可有两种抗凝方案。一种是先开始华法林抗凝治疗,使 INR 达到 2.0～3.0 三个星期后复律。在 3 周有效抗凝治疗之前,不应开始抗心律失常药物治疗。另一种是行经食管超声心动图检查,且静脉注射肝素,如果没有发现心房血栓,可进行复律。复律后肝素和华法林合用,直到 INR≥2.0 停用肝素,继续应用华法林。在转复为窦性心律后几周,患者仍然有全身性血栓栓塞的可能,不论房颤是自行转复为窦性心律或是经药物或直流电复律,均需再行抗凝治疗至少 4 周,复律后在短时间内心房的收缩功能尚未完全恢复。

华法林抗凝治疗可显著降低缺血性脑卒中的发生率,但应注意其出血性事件的危险,对每例患者应当评估风险/效益比。华法林初始剂量 2.5～3 mg/d,2～4 天起效,5～7 天达治疗高峰。因此,在开始治疗时应隔天监测 INR,直到 INR 连续 2 次在目标范围内,然后每周监测 2 次,共 1～2 周。稳定后,每月复查 2 次。华法林剂量根据 INR 调整,如果 INR 低于 1.5,则增加华法林的剂量,如高于 3.0,则减少华法林的剂量。华法林剂量每次增减的幅度一般在 0.625 mg/d 以内,剂量调整后需重新监测 INR。由于华法林的药代动力学受多种食物、药物、乙醇等的影响,因此,华法林的治疗需长期监测和随访,将 INR 控制在治疗范围内。

阿司匹林有预防血栓栓塞事件的作用,但其效果远比华法林差,仅应用于对华法林有禁忌证或者脑卒中的低危患者。因阿司匹林与华法林联合应用的抗凝作用并不优于单独应用华法林,而出血的危险却明显增加,因此不建议两者联用。氯吡格雷也可用于预防血栓形成,临床多用 75 mg 顿服,其优点是不需要监测 INR,出血危险性低,但预防脑卒中的效益远不如华法林,即使氯吡格雷与阿司匹林合用,其预防卒中的作用也不如华法林。

(五)非药物治疗

对一部分反复发作、症状较重而药物治疗效果不理想的患者,可选择进行非药物治疗,包括心房起搏、导管消融及心房除颤器等。

(孙 虎)

第八节　心房扑动

心房扑动简称房扑，是一种大折返的房性心律失常，因其折返环通常占据了心房的大部分区域，故房扑又称为大折返性房速。依其折返环解剖结构及心电图表现不同分为典型房扑（一型）及非典型房扑（二型）。典型房扑围绕三尖瓣环、终末嵴和欧氏嵴呈逆钟向或顺钟向折返；其他已知的确定的房扑类型还包括围绕心房手术切开瘢痕的、心房特发性纤维化区域的、心房内其他解剖结构或功能性传导屏障的大折返，由于引起这些房扑的屏障多变，因此称为非典型房扑。

一、病因

临床所见房扑较房颤为少。阵发性房扑可见于无器质性心脏病患者，而持续性房扑则多伴有器质性心脏病，如风湿性心脏病、冠心病、心肌病等。其他病因尚有房间隔缺损、肺栓塞，二尖瓣、三尖瓣狭窄或关闭不全，慢性心功能不全使心房扩大，及涉及心脏的中毒性、代谢性疾病，如甲状腺功能亢进性心脏病、心包炎、乙醇中毒等，也可见于胸腔手术后、胸部外伤，甚至子宫内的胎儿亦可发生。少数患者病因不明。儿童持续发作心房扑动增加猝死的可能性。

二、临床表现

临床表现为心悸、胸闷、乏力等症状。有些房扑患者症状较为隐匿，仅表现为活动时乏力。房扑可加重或诱发心力衰竭。

房扑可被看作是一种过渡性异常心电活动，常自行转复为窦性心律或进展为房颤，持续数月乃至数年的房扑十分罕见。房扑引发的系统栓塞少于房颤。颈动脉窦按摩一般可使房扑时心室率逐步成倍数减慢，但难以转复为窦性心律。一旦停止按摩，心室率即以相反的方式恢复如初。体力活动、增强交感神经张力或减弱副交感神经张力可成倍加快心室率。

体格检查：在颈静脉波中可见快速扑动波，如果扑动波与下传的 QRS 波群关系不变，则第一心音强度亦恒定不变。有时听诊可闻及心房收缩音。

三、心电图表现

典型房扑的心房率通常在 $250\sim350$ 次/分，基本心电图特征表现为：①完全相同的规则的锯齿形扑动波（F 波）及持续的电活动（扑动波之间无等电位线）；②心室律可规则或不规则；③QRS 波群形态多正常，当出现室内差异性传导或原先合并有束支传导阻滞时，QRS 波群增宽，形态异常。扑动波在 Ⅱ、Ⅲ、aVF 导联或 V₁ 导联中较清楚，按摩颈动脉窦或使用腺苷可暂时减慢心室反应，有助于看清扑动波。逆钟向折返的 F 波心电图特征为 Ⅱ、Ⅲ、aVF 导联呈负向，V₁ 导联呈正向，V₆ 导联呈负向（图 5-33）；顺钟向折返的 F 波心电图特征则相反，表现为 Ⅱ、Ⅲ、aVF 导联呈正向，V₁ 导联呈负向，V₆ 导联呈正向。

典型房扑的心室率可以呈以下几种情况。在未经治疗的患者，2∶1 房室传导多见，心室率快而规则，此时心室率为心房率的一半；F 波和 QRS 波群有固定时间关系，通常以 4∶1、6∶1 较为多见，3∶1、5∶1 少见，心室率慢而规则；若房扑持续时心室率明显缓慢（除外药物影响），F 波和 QRS 波群无固定时间关系,心室率慢而规则,表明有完全性房室传导阻滞的存在;F 波和 QRS 波群无固定时间关系,通常以(2~7):1传导,心室率不规则。儿童、预激综合征患者,偶见于甲亢患者,心房扑动可以呈 1:1 的形式下传心室,造成 300 次/分的心室率,从而产生严重症状。由于隐匿性传导的存在,RR 间期可出现长短交替。不纯房扑(或称扑动-颤动)心房率常快于单纯房扑,其 F 波形态及时限亦变化多样。在某些情况下,此种心电图特点提示心房电活动的不一致。例如,一侧心房为颤动样激动,同时另一侧心房可能被相对缓慢且规整的扑动样激动所控制。现已证实,房内传导时间延长是房扑发生的危险因素之一。

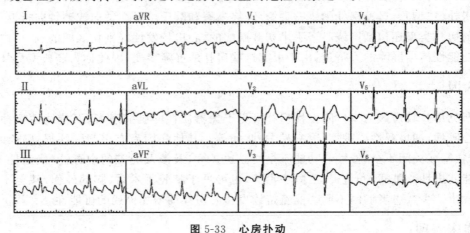

图 5-33　心房扑动

各导联 P 波消失,代之以规则的 F 波,以 Ⅱ、Ⅲ、aVF 和 V1 导联最为
明显,QRS 波群形态正常,F 波与 QRS 波群的比为(2~4):1

如上所述,由于非典型房扑的折返环(不依赖下腔静脉至三尖瓣环之间的峡部)变异性很大,因此非典型房扑的大折返心电图特征存在很大差异,心房率或 F 波形态各不相同。然而,非典型房扑的 F 波频率通常与典型房扑相同,即 250~350 次/分。

四、治疗

(一)直流电复律

如果房扑患者有严重的血流动力学障碍或心力衰竭,应立即给予同步直流电复律,所需能量相对较低(50 J)。若电休克引起房颤,可用较高的能量再次进行电休克以求恢复窦性心律,或根据临床情况不予处理。少数患者在恢复窦性心律即刻有发生血栓栓塞的可能。

(二)心房程序调搏

食管调搏或右心房导管快速心房起搏在大多数患者中可有效终止一型房扑或部分二型房扑,恢复窦性心律或转变为伴有较慢心室率的心房颤动,临床症状改善。

(三)药物治疗

可选用胺碘酮、洋地黄、钙通道阻滞剂或 β 受体阻滞剂减慢房扑时的心室率,若心房扑动持续存在,可试用 Ⅰa 和 Ⅰc 类抗心律失常药物以恢复窦性心律和预防复发。小剂量(200 mg/d)胺碘酮也可预防复发。除非心房扑动时的心室率已被洋地黄、钙通道阻滞剂或 β 受体阻滞剂减慢,否则不应使用 Ⅰ 类和 Ⅲ 类抗心律失常药物,因上述药物有抗胆碱作用,且 Ⅰ 类抗心律失常药物能减慢 F 波频率,使房室传导加快,引起 1:1 传导,使心室率加快。

(四)射频消融

通过导管射频消融阻断三尖瓣环和下腔静脉之间的峡部,造成双向阻滞,对于治疗典型房扑十分有效,长期成功率达 90%～100%,目前已成为典型房扑首选治疗方法。其他类型的房扑消融治疗也很有效,但成功率略低于典型房扑,且各类型房扑消融治疗的成功率不同。

(孙　虎)

第九节　心室扑动与心室颤动

一、心电图诊断

心室扑动简称室扑,心电图表现为连续出现的畸形 QRS 波群,呈正弦波曲线,时限在0.12 秒以上,无法分开 QRS 波与 T 波,也无法明确为负向波或为正向波。QRS 波频率常为180～250 次/分,有时可低到 150 次/分,或高达 300 次/分;P 波看不到,QRS 波之间无等电位线;室扑常为暂时性,大多数转为室颤,也有些转为室速,或恢复为窦性心律(图 5-34)。

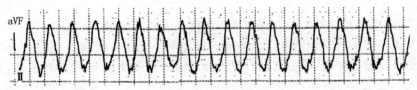

图 5-34　心室扑动

QRS波群宽大畸形,呈正弦波曲线,无法分开 QRS 波与 T 波,QRS 波之间无等电位线

心室颤动简称室颤,是 P 波及 QRS-T 波消失,代之以形态和振幅均不规则的颤动波,形态极不一致。颤动波的电压低(振幅<0.2 mV),往往是临终前的表现。颤动波之间无等电位线。颤动波的频率不等,多在 250～500 次/分,很慢的颤动波预示着心脏停搏即将发生(图 5-35)。

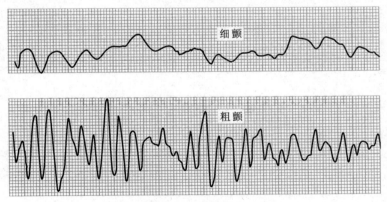

图 5-35　心室颤动

QRS-T 波消失,代之以形态和振幅均不规则的颤动波

室扑应与阵发性室性心动过速相鉴别。后者心室率也常在 180 次/分左右,但 QRS 波清楚,

波间有等电位线,QRS波与T波之间可以分清,且QRS波时限不如室扑长。室扑与室颤之间的区别也应注意,室扑波呈连续而规则的畸形波,而室颤波则为电压较小的完全不规则的频率快的波。

二、临床表现

发展为室扑及室颤者其典型表现为意识丧失或四肢抽搐后意识丧失。①抽搐:为全身性,持续时间长短不一,可达数分钟,多发生于室颤后10秒内;②心音消失:呼吸呈叹息样,以后呼吸停止,常发生在室颤后20~30秒内;③昏迷:常发生在室颤后30秒后;④瞳孔散大:多在室扑或室颤后30~60秒出现;⑤血压测不到。

室颤与室扑见于许多疾病的终末期,例如冠心病、心肌缺氧及药物中毒等。在发生室颤与室扑而被复苏的患者中,冠心病占75%,但透壁心肌梗死只占20%~30%。非梗死患者1年内又发生室颤者大约有22%,2年复发率为40%。而心肌梗死并发室颤者,1年中复发率为2%。R-on-T性室性期前收缩是诱发室颤的重要因素,窦性心律明显减慢或加快都可促进室颤发生。射血分数低、室壁运动异常、有充血性心力衰竭病史、有心肌梗死史(但不在急性期)、有室性心律失常者,室颤与室扑难以复苏,病死率高。

三、治疗

治疗室扑、室颤应遵循基本生命支持和进一步循环支持的原则。

对于室颤及神志丧失的室扑患者应该即刻进行非同步直流电除颤,一般不需麻醉。先做电除颤后再行其他心肺复苏措施,以免耽误时间。如果已恢复窦性心律,但循环衰竭,血压低,应继续胸外按压及人工通气,并连续心电检测以防心律失常复发。循环衰竭后马上会发生代谢性酸中毒。如果心律失常在30~60秒内终止,则酸中毒不显著。如时间较长,常需用碳酸氢钠纠正酸中毒,但其应用不应该延迟肾上腺素或电除颤的应用。

(孙　虎)

第六章

冠状动脉粥样硬化性心脏病

第一节　隐匿性冠心病

一、隐匿性冠心病的定义及类型

(一)定义

隐匿性冠心病即隐性心肌缺血或无症状性心肌缺血,是指病理解剖上已经有足以引起冠心病的冠状动脉粥样硬化病变,但临床上患者并无心肌缺血或其他心脏方面的症状,因而也没有被诊断过,是没有症状的隐性患者。1980年以前,经全国有关会议讨论,冠心病诊断标准中,隐匿性冠心病为其中的一个类型,即40岁以上的患者,休息时心电图有明显的缺血表现,或运动试验阳性的客观证据者,无其他原因(除外其他心脏病,显著贫血、自主神经功能失调等)可诊断为隐匿性冠心病,并载入教科书中。1980年以前,我国冠心病普查,基本是根据心电图来判定冠心病的,普查检出的冠心病,70%～80%为隐匿性冠心病。我们1972年在石家庄城乡进行的冠心病普查,隐匿性冠心病占检出患者的79.4%。

有的患者,过去从无冠心病的有关症状,心电图的确发现有陈旧性心肌梗死,称其为未被及时发现的心肌梗死,其意为在急性发病时未被及时诊断,后来在某些情况下发现而诊断为陈旧性心肌梗死,也叫隐性心肌梗死。我们认为此也应属于隐匿性冠心病的一个类型。也有的患者,从来没有冠心病的有关症状而发生猝死,生前没有做过心电图或相关检查,但死后尸检证明其死因为冠心病。在过去的尸检中,也常有死于其他疾病的人,生前没有冠心病症状,尸检发现有严重的足可以诊断为冠心病的冠状动脉粥样硬化性狭窄或心肌梗死。

自从1961年Holter动态心电图问世以后,发现在监测过程中,心绞痛的患者,除了在心绞痛发作时心电图有ST-T改变的缺血型表现外,在没有心绞痛症状时也常有心肌缺血的ST-T的缺血型心电图表现,并将其称作无痛性心肌缺血或无症状性心肌缺血。我们认为这种无痛性心肌缺血或无症状性心肌缺血的心电图表现亦即隐匿性冠心病的表现之一。大量报告表明,冠心病有心绞痛的患者,无痛性心肌缺血的ST-T心电图改变占60%～80%,心绞痛发作时的ST-T心电图改变仅占总ST-T心电图改变的20%～40%。

我国1980年在全国第一届内科学术会议上,心血管病学组建议我国采用世界卫生组织

1979 年的冠心病诊断标准,该标准中没有隐匿性冠心病的诊断。其后,在国际联合的大型研究或国内的流行学调查研究中,多采用"急性冠心病事件"即急性心肌梗死和冠心病猝死事件作为金标准。

学者认为在临床上隐匿性冠心病的诊断还是十分必要的。因为这一类患者随访期间急性心肌梗死率或猝死的发生率都很高。虽然单独依靠心电图诊断 ST-T 改变存在一定的假阳性或假阴性,但当前心电图或动态心电图仍是临床上最常用的诊断工具,无创、价廉、操作简便,能及时看出检查结果。在对隐匿性冠心病的长期随访观察中,他们大多数是死于冠心病。加之在尸检中,发现生前没有冠心病症状的严重冠状动脉狭窄或陈旧性心肌梗死也并非少见,我们认为临床上仍应将隐匿性冠心病列为一个重要的类型并加强防治。随着核医学、超声心动图学的发展及冠状动脉造影的广泛应用,为临床诊断隐匿性冠心病提供更多客观依据。临床上对单独依靠心电图诊断为隐匿性冠心病的患者如有疑问,可加做超声学或核医学检查,甚至做冠状动脉造影。

许多报告(包括尸检报告)显示,在猝死患者中,许多病例的死亡原因是冠心病。由于病例来源不同,这些冠心病猝死者在猝死总死亡病例中占 70%～95%,并且多数死者,死前没有冠心病病史。20 世纪 70 年代,我们调查的 106 例冠心病猝死的病例中,一半患者在猝死前没有冠心病病史或有关症状。猝死是其冠心病的首发症状,也是最后一个症状。这些从前没有冠心病症状而因冠心病猝死者,也属于隐匿性冠心病的一个类型。

(二)类型

1.完全无症状者的隐匿性冠心病

临床上从未出现过冠心病的有关症状,心电图或有关检查发现有心肌缺血或严重冠状动脉狭窄。

2.无痛性心肌缺血(混合型)

临床上有冠心病心绞痛症状,动态心电图监测,在心绞痛发作时,有心肌缺血的心电图表现;在非心绞痛发作的时间,也出现心肌缺血的心电图表现,这种非心绞痛发作时间出现的心肌缺血心电图表现为无痛性心肌缺血。

3.隐性心肌梗死(未被及时发现的心肌梗死)

临床上从无冠心病或心肌梗死的有关症状,心电图或有关检查发现有陈旧性心肌梗死。

二、隐匿性冠心病的患病率与发病率

(一)完全无症状者的隐匿性冠心病

1980 年以前,许多地区采用常规心电图或加运动试验调查冠心病的患病率。我国 40 岁以上人口中,冠心病的患病率在 5% 左右,其中 70%～90% 是完全无症状的隐匿性冠心病患者。1972 年我们对石家庄地区采用常规 12 导联心电图加双倍二阶梯运动试验对 40 岁以上 3474 例城乡人口进行普查,检出冠心病 233 例,患病率为 6.71%。在检出的冠心病患者中,79.4% 为无症状的隐性患者;休息心电图缺血占 33.9%;双倍二阶梯运动试验阳性占 45.4%。无症状的隐性心肌梗死患者尚未包括在内。在以后的每隔 2 年随访普查 1 次中,40 岁以上人口中,冠心病的发病率为 0.96%,这个数值比西方国家低得多,其中 80.0% 是无症状的隐性患者。1980 年以后,一般不采用该方法调查,但从住院急性心肌梗死的相对发病率和人群冠心病事件登记的流行学研究,均一致证明我国冠心病明显增加。我们估计,完全无症状的隐匿性冠心病的患病率和发病率必然也相应增加。

(二)无痛性心肌缺血(混合型)

自从 1961 年 Holter 将动态心电图监测应用于临床以来,发现冠心病心绞痛患者除了在发作心绞痛时有心肌缺血的心电图表现外,在非心绞痛发作时间也有心肌缺血的心电图表现,称无痛性心肌缺血。因这一类患者既有心绞痛时的心电图心肌缺血,又有非心绞痛发作时的心电图心肌缺血出现,称其为混合型。在同一个患者,无痛性心肌缺血的心电图出现的次数远超过心绞痛心肌缺血的次数。据报道,心绞痛患者无痛性心肌缺血心电图发生的次数,占总心肌缺血心电图发生次数的 60%～80%。我国 1991 年召开的心肌缺血研讨会的综合资料显示,对心绞痛患者进行动态心电图监测,无痛性心电图心肌缺血发生的次数占总心肌缺血心电图次数的 67.4%～79.0%。表明心肌缺血心电图总次数的 2/3 甚至更多次数是毫无症状。人们认识到冠心病心绞痛患者出现的心肌缺血心电图表现占比例较少,还有更多次的心肌缺血心电图表现是在非心绞痛发作出现的。同时也指出,对这类患者的治疗,单凭症状是不全面的,应当重视有症状心肌缺血和无症状心肌缺血总负荷概念。

(三)隐性心肌梗死(未被及时发现的心肌梗死)

隐性心肌梗死或被未被及时发现的心肌梗死,即是我们曾报道过的未被及时发现的心肌梗死。因为发现这些患者时,即已经将其诊断为心肌梗死了,但该患者在最初发生心肌梗死时没有症状,也没有被诊断过,后来被我们发现了,所以我们称其为"未被及时发现的心肌梗死"。在 1972 年我们普查 40 岁以上的 3474 人口中,检出陈旧性心肌梗死 8 例,患病率为 0.23%,共中 4 例为无症状的隐性心肌梗死,占总检出人数的 50.0%。我们分析 1972－1976 年河北省正定心血管病防治区,每两年 1 次心电图普查,经心电图证实为心肌梗死者共 62 例,其中 42 例曾被诊断过急性心肌梗死,20 例为无症状的隐性心肌梗死,隐性心肌梗死占总心肌梗死患者数的 32.3%。

美国弗来明汉(Framingham)地区在每两年 1 次心电图普查的研究中,18 年共发现 259 例,其中 60 例为隐性。每次普查,隐性心肌梗死占心肌梗死患病总数的 20.5%～23.6%。他们认为这较实际数字为低,因为部分隐性心肌梗死后,在心电图普查时可能已经恢复了正常,因而发生遗漏。冰岛对 9141 例 40 岁以上年龄人口随访 4～20 年,年发病率 300/10 万,1/3 为隐性心肌梗死,女性比男性多,70 岁以上老年人比 65 岁以下者患病率高,其预后和有症状者相似。Medalie 等对 10 059 例 40 岁以上人群随访 5 年,共发生心肌梗死 427 例,其中 170 例为未被临床发现的隐性心肌梗死,占总数的 40.0%。有人认为人群中每发生 1 例有临床症状的急性心肌梗死,很可能还有 1 例没有症状的隐性患者。这个估计似不为过,如 Master 收集了 3 组尸检证实为愈合性心肌梗死,该 3 组中隐性心肌梗死分别占 39%、50% 和 52%。

有学者曾对 364 例住院的冠心病进行分析,隐匿性冠心病仅占 5 例,这 5 例都是因为需要做手术,在手术前进行心电图检查时发现的。我们另外分析了 134 例住院心肌梗死患者的资料,92 例因急性心肌梗死发病住院,另有 42 例为陈旧性心肌梗死。其中 31 例过去未被诊断过心肌梗死。但仔细追问病史,多数过去有类似冠心病的症状,完全没有症状者仅有 5 例。按此计算,住院患者中完全没有冠心病症状的隐性心肌梗死患者,仅占住院心肌梗死总数的 3.73%。隐性心肌梗死都是因其他疾病住院被发现的,大量隐性心肌梗死因为没有症状,如不做心电图或有关检查则不会发现。所以,住院患病率并不能反映自然人群中的实际患病情况。

三、隐匿性冠心病的临床意义

当前,对隐匿性冠心病的研究比较少,因此对命名和认识还不完全一致。但许多研究资料表明,各类型的隐匿性冠心病的预后并不乐观,它与各类有症状的冠心病有同等重要的意义。

(一)无症状的隐匿性冠心病

无症状的隐匿性冠心病患者散布在自然人群中,数量很大,危害也最大。因为他们没症状,多数也没有被诊断过,自己认为是一个正常的健康人,缺少警报系统。平时没有防治措施,常可在某些特殊情况下,如过度劳累、旅游、爬山、情绪激动、饮食等情况下而诱发(或者说是促发)心脏事件。长期随访研究资料表明,其心肌梗死和冠心病猝死的发病率和病死率与症状者相似。有对 1 835 例 40 岁以上人群隐匿性冠心病随访 14.5 年的报告,其冠心病死亡率增加 4～5 倍。

我们对朱河防治点普查及 3 年随访资料表明,普查时诊断为冠心病的患者(80%是隐匿性冠心病),在随访期间 11.61%死于冠心病,平均每年死亡 3.8%;非冠心病者,随访期间死于冠心病者平均每年仅 0.29%,两者相差 10 倍以上。死于其他疾病者无明显差别(表 6-1)。

表 6-1　普查时诊断为冠心病者的死亡情况

普查时诊断	总例数	随访期间死亡原因及例数		
		冠心病心力衰竭	心肌梗死	其他疾病
冠心病	112	9	4	6
非冠心病	1882	3	8	87
显著性		$P<0.01$	$P<0.01$	$P>0.5$

从个体来说,确有一些隐匿性冠心病患者,在相当长时间继续从事原有工作并不产生症状;但就总体来说,隐匿性冠心病显然较非冠心病者危险性大。

Robb 等曾先后两次随访分析 1949－1970 年做过双倍二阶梯运动试验的病例共 3325 例,其中阳性 449 例,阴性 2876 例。随访期间,不仅运动试验阳性者冠心病死亡率高,而且死亡率和 ST 段压低的程度密切相关,即 ST 段压低越多,死亡比率越大:

$$死亡比率=\frac{运动试验阳性冠心病病死率}{运动试验阴性冠心病病死率}$$

他们将 ST 段压低分为以下 3 级:

Ⅰ级:0.1～0.9 mm,死亡比率为 2.0。

Ⅱ级:1.0～1.9 mm,死亡比率为 3.1。

Ⅲ级:≥2.0 mm,死亡比率为 10.3。

(二)无痛性心肌缺血(混合型)

完全无症状的隐匿性冠心病,因为没有临床症状,一般并不住院治疗。自从动态心电图监测发现在心绞痛患者除了心绞痛发作时有心肌缺血的心电图变化外,在不发作心绞痛时还有更多次心肌缺血的心电图出现,此后人们对此进行了许多研究。

心肌缺血是心肌得不到足够的血液供应,他可以是因冠状动脉狭窄供血不足,也可能是心肌需氧增加,或是两者兼有。心肌缺血先是引起心脏功能性改变,继而是心肌代谢异常和电生理异常;如果此时心肌仍得不到足够的血液供应,将发生可逆性心肌损伤;此阶段如果心肌缺血仍然持续,有可能发展为不可逆的心肌损伤,即心肌坏死,或叫心肌梗死。

球囊闭塞冠状动脉研究,观察其病理生理变化,其顺序是:冠状动脉堵塞→心脏舒张功能异常→收缩功能异常→血流动力学异常→心电图改变→心绞痛。该研究说明心肌缺血达到一定程度和足够时间后,才能引起心绞痛。但是,他不能解释隐性心肌梗死患者的情况,因为该患者已经达到并发生了心肌坏死,而仍没有疼痛的症状。

国内外有较多的研究,认为和个体血液中的镇痛物质水平不同有关。无痛性心肌缺血者血浆中内源性吗啡样物质水平高。国内吴林也曾报道运动前后隐匿性冠心病较相应的心绞痛者血浆内啡肽高,运动后又较运动前高。

其他,还有认为无痛性心肌缺血是因为个体的痛觉阈值高,或是识别痛觉的神经通道功能受损。

无论是怎样的解释,但都承认心肌缺血可以是没有疼痛的,或无痛性心肌缺血这个事实是存在的。无痛性心肌缺血和有心绞痛的心肌缺血应该同等对待。在临床治疗方面就不只是针对心绞痛,而是要治疗无痛性心肌缺血和有心绞痛的心肌缺血的总负荷。

(三)隐性心肌梗死

无症状的心肌梗死或隐性心肌梗死(未被及时发现的心肌梗死),我们过去称之为未被及时发现的心肌梗死。我们报道的无症状性心肌梗死病例都是生前在体检时做心电图时发现的陈旧性心肌梗死,在急性期未被及时发现。这类无症状的隐性心肌梗死在发现后,也是因为没有症状,也就没有警觉,一些患者在被发现后也不重视。这一类患者心血管病事件的发生率比同龄非冠心病的死亡率高16倍。它的预后和诊断过急性心肌梗死的患者相似(表6-2、表6-3)。

表6-2　隐性心肌梗死的随访

| 发病年代 | 例数 | 各年度死亡例数 | | | | | | | 2019年生存例数 |
		第1年	第2年	第3年	第4年	第5年	第6年	第7年	
2012	7	1*		1*	1***	1△			3
2013	0								—
2014	2	2**							0
2015	8	1*		1△					6
2016	3								3
共计	20	4		2	1	1			12

*:猝死;**:心力衰竭;***:再梗死;△:脑卒中

表6-3　急性心肌梗死的随访

| 发病年代 | 例数 | 各年度死亡例数 | | | | | | | 2019年生存例数 |
		第1年	第2年	第3年	第4年	第5年	第6年	第7年	
2012	5	1***				1*			2
						1△			
2013	9			3*	1△△				5
2014	7	2***			1**				4
2015	8		1*	1*					6
2016	13	1***							12
共计	42	4	1	4	2	2	0	0	29

*:猝死;**:心力衰竭;***:死于发病后28天以内的急性期;△:脑卒中;△△:糖尿病

四、隐匿性冠心病的防治

隐匿性冠心病占整个冠心病的 70%～90%，数量很大。上述资料多是社区人群普查得来的。由于隐匿性冠心病一般并不到医院门诊或住院治疗，所以对其防治已经超越医院的范围。鉴于它没有症状，不容易被发现，或发现了也不被重视，以致对本病失去警惕，在某种程度上来说，其预后可能更差。随着我国冠心病发病率的不断增多，隐性冠心患者的数量必将相应增加，所以对隐匿性冠心病的防治应该给予应有的重视。

（一）预防

预防隐匿性冠心病和预防其他类型的冠心病相同，主要是向群众宣传有关防治知识，尽可能地减少冠心病的易患因素，合理的膳食和生活制度，积极治疗和控制与冠心病相关的疾病，如高血压、血脂异常和糖尿病等。

（二）尽早发现和检出隐匿性冠心病

治疗的关键，首先是要检出和发现隐匿性冠心病的患者。在当前，简便易行的方法是每年（对 30 岁或 40 岁以上人口）定期做 1 次常规心电图检查，对疑似者可进一步做心电图负荷试验、24 小时动态心电图、超声学或放射性核素检查，必要时也可考虑做冠状动脉造影。将病情告诉患者，促使其知情并主动进行治疗。

（三）治疗原则

基于我们对隐匿性冠心病的上述认识，所以我们认为隐匿性冠心病的治疗原则上应和有症状的冠心病患者相同对待。对既有心绞痛，又有无痛性心肌缺血的患者，不能满足于单纯心绞痛的治疗，还要考虑无痛性心肌缺血心电图的总效益。

（姚桂芝）

第二节　稳定型心绞痛

一、概述

心绞痛是由于暂时性心肌缺血引起的以胸痛为主要特征的临床综合征，是冠状动脉粥样硬化性心脏病（冠心病）的最常见表现。通常见于冠状动脉至少一支主要分支管腔直径狭窄在 50% 以上的患者，当应激时，冠状动脉血流不能满足心肌代谢的需要，导致心肌缺血，而引起心绞痛发作，休息或含服硝酸甘油可缓解。

稳定型心绞痛（stable angina pectoris，SAP）是指心绞痛发作的程度、频度、性质及诱发因素在数周内无显著变化的患者。心绞痛也可发生在瓣膜病（尤其是主动脉瓣病变）、肥厚型心肌病和未控制的高血压及甲状腺功能亢进、严重贫血等患者。冠状动脉"正常"者也可由于冠状动脉痉挛或内皮功能障碍等原因发生心绞痛。某些非心脏性疾病如食道、胸壁或肺部疾病也可引起类似心绞痛的症状，临床上需注意鉴别。

二、流行病学

心绞痛是基于病史的主观诊断，因此它的发病率和患病率很难进行评估，而且评估结果也会因为依据的标准不同产生差异。

一项基于欧洲社区心绞痛患病率的调查研究显示：45～54 岁年龄段女性患病率为 0.1%～1%，男性为 2%～5%；而 65～74 岁年龄段女性高达 10%～15%，男性达 10%～20%。由此可见，每百万个欧洲人中有 2 万～4 万人罹患心绞痛。

最近的一项调查，其标准为静息或运动时胸痛发作伴有动脉造影、运动试验或心电图异常证据，研究结果证实了心绞痛的地域差异性，且其与已知的全球冠心病死亡率的分布平行。例如，心绞痛作为初始冠脉病变的发病率，贝尔法斯特是法国的 2 倍。

稳定型心绞痛患者有发生急性冠脉综合征的危险，如不稳定型心绞痛、非 ST 段抬高型心肌梗死或 ST 段抬高型心肌梗死。Framingham 研究结果显示，稳定型心绞痛的患者，两年内发生非致死性心肌梗死和充血性心脏病的概率，男性为 14.3% 和 5.5%，女性为 6.2% 和 3.8%。稳定型心绞痛的患者的预后取决于临床、功能和解剖因素，个体差别很大。

左室功能是慢性稳定性冠脉疾病存活率最有力的预测因子。其次是冠脉狭窄的部位和严重程度。左冠状动脉主干病变最为严重，据国外统计，年病死率可高达 30% 左右。此后依次为 3 支、2 支与 1 支病变。左前降支病变一般较其他两大支严重。

三、病因和发病机制

稳定型心绞痛是一种以胸、下颌、肩、背或臂的不适感为特征的临床综合征，其典型表现为劳累、情绪波动或应激后发作，休息或服用硝酸甘油后可缓解。有些不典型的稳定型心绞痛以上腹部不适感为临床表现。William Heberden 在 1772 年首次提出"心绞痛的概念"，并将之描述为与运动有关的胸区压抑感和焦虑，不过那时还不清楚它的病因和病理机制。现在我们知道它由心肌缺血引起。心肌缺血最常见的原因是粥样硬化性冠状动脉疾病，其他原因还包括肥厚型或扩张型心肌病、动脉硬化及其他较少见的心脏疾病。

心肌供氧和需氧的不平衡产生了心肌缺血。心肌氧供取决于动脉氧饱和度、心肌氧扩散度和冠脉血流，而冠脉血流又取决于冠脉管腔横断面积和冠脉微血管的调节。管腔横断面积和微血管都受到管壁内粥样硬化斑块的影响，从而因运动时心率增快、心肌收缩增强及管壁紧张度增加导致心肌需氧增加，最终引起氧的供需不平衡。心肌缺血激活交感神经，产生心肌耗氧增加、冠状动脉收缩等一系列效应从而进一步加重缺血。缺血持续加重，导致心脏代谢紊乱、血流重分配、区域性以至整体性舒张和收缩功能障碍，心电图改变，最终引起心绞痛。缺血心肌释放的腺苷能激活心脏神经末梢的 A_1 受体，是导致心绞痛（胸痛）的主要中介。

心肌缺血也可以无症状。无痛性心肌缺血可能因为缺血时间短或不甚严重，或因为心脏传入神经受损，或缺血性疼痛在脊的和脊上的部位受到抑制。患者显示出无痛性缺血表现、气短及心悸都提示心绞痛存在。

对大多数患者来说，稳定型心绞痛的病理因素是动脉粥样硬化、冠脉狭窄。正常血管床能自我调节，例如在运动时冠脉血流增加为平时的 5～6 倍。动脉粥样化斑块减少了血管腔横断面积，使得运动时冠脉血管床自我调节的能力下降，从而产生不同严重程度的缺血。若管腔径减少＞50%，当运动或应激时，冠脉血流不能满足心脏代谢需要从而导致心肌缺血。内皮功能受损也是心绞痛的病因之一。心肌桥是心绞痛的罕见病因。

用血管内超声（IVUS）观察稳定型心绞痛患者的冠状动脉斑块。发现 1/3 的患者至少有 1 个斑块破裂，6% 的患者有多个斑块破裂。合并糖尿病的患者更易发生斑块破裂。临床上应重视稳定型心绞痛患者的治疗，防止其发展为急性冠脉综合征（ACS）。

四、诊断

胸痛患者应根据年龄、性别、心血管危险因素、疼痛的特点来估计冠心病的可能性,并依据病史、体格检查、相关的无创检查及有创检查结果做出诊断及分层危险的评价。

(一)病史及体格检查

1.病史

详尽的病史是诊断心绞痛的基石。在大多数病例中,可以通过病史就能得出心绞痛的诊断。

(1)部位:典型的心绞痛部位是在胸骨后或左前胸,范围常不局限,可以放射到颈部、咽部、颌部、上腹部、肩背部、左臂及左手指侧,也可以放射至其他部位,心绞痛还可以发生在胸部以外如上腹部、咽部、颈部等。每次心绞痛发作部位往往是相似的。

(2)性质:常呈紧缩感、绞榨感、压迫感、烧灼感、胸憋、胸闷或有窒息感、沉重感,有的患者只述为胸部不适,主观感觉个体差异较大,但一般不会是针刺样疼痛,有的表现为乏力、气短。

(3)持续时间:呈阵发性发作,持续数分钟,一般不会超过 10 分钟,也不会转瞬即逝或持续数小时。

(4)诱发因素及缓解方式:慢性稳定型心绞痛的发作与劳力或情绪激动有关,如走快路、爬坡时诱发,停下休息即可缓解,多发生在劳力当时而不是之后。舌下含服硝酸甘油可在 2～5 分钟内迅速缓解症状。

非心绞痛的胸痛通常无上述特征,疼痛通常局限于左胸的某个部位,持续数个小时甚至数天;不能被硝酸甘油缓解甚至因触诊加重。胸痛的临床分类见表 6-4,加拿大心血管学会分级法见表 6-5 所示。

表 6-4　胸痛的临床分类

类型	临床特征
典型心绞痛	符合下述 3 个特征
	胸骨下疼痛伴特殊性质和持续时间
	运动及情绪激动诱发
	休息或含服硝酸甘油缓解
非典型心绞痛	符合上述两个特征
非心性胸痛	符合上述 1 个特征或完全不符合

表 6-5　加拿大心血管学会分级法

级别	症状程度
Ⅰ级	一般体力活动不引起心绞痛,例如行走和上楼,但紧张、快速或持续用力可引起心绞痛的发作
Ⅱ级	日常体力活动稍受限制,快步行走或上楼、登高、饭后行走或上楼、寒冷或风中行走、情绪激动可发作心绞痛或仅在睡醒后数小时内发作。在正常情况下以一般速度平地步行 200 m 以上或登一层以上的楼梯受限
Ⅲ级	日常体力活动明显受限,在正常情况下以一般速度平地步行 100～200 m 或登一层楼梯时可发作心绞痛
Ⅳ级	轻微活动或休息时即可出现心绞痛症状

2.体格检查

稳定型心绞痛体检常无明显异常,心绞痛发作时可有心率增快、血压升高、焦虑、出汗,有时可闻及第四心音、第三心音或奔马律,或出现心尖部收缩期杂音,第二心音逆分裂,偶闻双肺底啰音。体检尚能发现其他相关情况,如心脏瓣膜病、心肌病等非冠状动脉粥样硬化性疾病,也可发现高血压、脂质代谢障碍所致的黄色瘤等危险因素,颈动脉杂音或周围血管病变有助于动脉粥样硬化的诊断。体检尚需注意肥胖(体重指数及腰围),有助于了解有无代谢综合征。

(二)基本实验室检查

(1)了解冠心病危险因素,空腹血糖、血脂检查,包括血总胆固醇(TC)、高密度脂蛋白胆固醇(HDL-C)、低密度脂蛋白胆固醇(LDL-C)及甘油三酯(TG)。必要时做糖耐量试验。

(2)了解有无贫血(可能诱发心绞痛),检查血红蛋白是否减少。

(3)甲状腺,必要时检查甲状腺功能。

(4)行尿常规、肝肾功能、电解质、肝炎相关抗原、人类免疫缺陷病毒(HIV)检查及梅毒血清试验,需在冠状动脉造影前进行。

(5)胸痛较明显患者,需查血心肌肌钙蛋白(cTnT 或 cTnI)、肌酸激酶(CK)及同工酶(CK-MB),从而与急性冠状动脉综合征(acute coronary syndrome,ACS)相鉴别。

(三)胸部 X 线检查

胸部 X 线检查常用于可疑心脏病患者的检查,然而,对于稳定型心绞痛患者,该检查并不能提供有效特异的信息。

(四)心电图检查

1.静息心电图检查

所有可疑心绞痛患者均应常规行静息 12 导联心电图。怀疑血管痉挛的患者于疼痛发作时行心电图尤其有意义。心电图同时可以发现诸如左室肥厚、左束支传导阻滞、预激、心律失常及传导障碍等情况,这些信息可发现胸痛的可能机制,并能指导治疗措施。静息心电图对危险分层也有意义。但不主张重复此项检查除非当时胸痛发作或功能分级有改变。

2.心绞痛发作时心电图检查

在胸痛发作时争取心电图检查,缓解后立即复查。静息心电图正常不能排除冠心病心绞痛的诊断,但如果有 ST-T 改变符合心肌缺血时,特别是在疼痛发作时检出,则支持心绞痛的诊断。心电图显示陈旧性心肌梗死时,则心绞痛可能性增加。静息心电图有 ST 段压低或 T 波倒置但胸痛发作时呈"假性正常化",也有利于冠心病心绞痛的诊断。24 小时动态心电图表现如有与症状相一致 ST-T 变化,则对诊断有参考价值。

(五)核素心室造影

1.^{201}Tc 心肌显像

铊随冠脉血流被正常心肌细胞摄取,休息时铊显像所示主要见于心肌梗死后瘢痕部位。在冠状动脉供血不足部位的心肌,则明显的灌注缺损仅见于运动后缺血区。变异型心绞痛发作时心肌急性缺血区常显示特别明显的灌注缺损。

2.放射性核素心腔造影

红细胞被标记上放射性核素,得到心腔内血池显影,可测定左心室射血分数及显示室壁局部运动障碍。

3.正电子发射断层心肌显像(PET)

除可判断心肌血流灌注外,还可了解心肌代谢状况,准确评估心肌活力。

(六)负荷试验

1.心电图运动试验

(1)适应证:①有心绞痛症状怀疑冠心病,可进行运动,静息心电图无明显异常的患者,为达到诊断目的;②确定稳定性冠心病的患者心绞痛症状明显改变者;③确诊的稳定性冠心病患者用于危险分层。

(2)禁忌证:急性心肌梗死早期、未经治疗稳定的急性冠状动脉综合征、未控制的严重心律失常或高度房室传导阻滞、未控制的心力衰竭、急性肺动脉栓塞或肺梗死、主动脉夹层、已知左冠状动脉主干狭窄、重度主动脉瓣狭窄、肥厚型梗阻性心肌病、严重高血压、活动性心肌炎、心包炎、电解质异常等。

(3)方案(Burce方案):运动试验的阳性标准为运动中出现典型心绞痛,运动中或运动后出现 ST 段水平或下斜型下降≥1 mm(J 点后 60~80 毫秒),或运动中出现血压下降者。

(4)需终止运动试验的情况,包括:①出现明显症状(如胸痛、乏力、气短、跛行);症状伴有意义的ST 段变化。②ST 段明显压低(压低>2 mm 为终止运动相对指征;≥4 mm 为终止运动绝对指征)。③ST 段抬高≥1 mm。④出现有意义的心律失常;收缩压持续降低 1.3 kPa(10 mmHg)或血压明显升高[收缩压 > 33.3 kPa(250 mmHg)或舒张压 > 15.3 kPa(115 mmHg)]。⑤已达目标心率者。有上述情况一项者需终止运动试验。

2.核素负荷试验(心肌负荷显像)

(1)核素负荷试验的适应证:①静息心电图异常、LBBB、ST 段下降>1 mm、起搏心律、预激综合征等心电图运动试验难以精确评估者;②心电图运动试验不能下结论,而冠状动脉疾病可能性较大者。

(2)药物负荷试验:包括双嘧达莫、腺苷或多巴酚丁胺药物负荷试验,用于不能运动的患者。

(七)多层 CT 或电子束 CT 扫描

多层 CT 或电子束 CT 平扫可检出冠状动脉钙化并进行积分。人群研究显示钙化与冠状动脉病变的高危人群相联系,但钙化程度与冠状动脉狭窄程度却并不相关,因此,不推荐将钙化积分常规用于心绞痛患者的诊断评价。

CT 造影为显示冠状动脉病变及形态的无创检查方法。有较高阴性预测价值,若 CT 冠状动脉造影未见狭窄病变,一般可不进行有创检查。但 CT 冠状动脉造影对狭窄病变及程度的判断仍有一定限度,特别当钙化存在时会显著影响狭窄程度的判断,而钙化在冠心病患者中相当普遍,因此,仅能作为参考。

(八)有创性检查

1.冠状动脉造影

冠状动脉造影至今仍是临床上评价冠状动脉粥样硬化和相对较为少见的非冠状动脉粥样硬化性疾病所引起的心绞痛的最精确的检查方法。对糖尿病、年龄>65 岁老年患者、年龄>55 岁女性的胸痛患者冠状动脉造影更有价值。

(1)适应证:①严重稳定型心绞痛(CCS 分级 3 级或以上者),特别是药物治疗不能很好缓解症状者;②无创方法评价为高危的患者,不论心绞痛严重程度如何;③心脏停搏存活者;④患者有严重的室性心律失常;⑤血管重建(PCI,CABG)的患者有早期中等或严重的心绞痛复发;⑥伴有慢性心力衰竭或左室射血分数(LVEF)明显减低的心绞痛患者;⑦无创评价属中、高危的心绞痛患者需考虑大的非心脏手术,尤其是血管手术(如主动脉瘤修复、颈动脉内膜剥脱术、股动脉搭桥术等)。

(2)不推荐行冠状动脉造影:严重肾功能不全、造影剂过敏、精神异常不能合作者或合并其他严重疾病,血管造影的得益低于风险者。

2.冠状动脉内超声显像

血管内超声检查可较为精确地了解冠状动脉腔径、血管腔内及血管壁粥样硬化病变情况,指导介入治疗操作并评价介入治疗效果,但不是一线的检查方法,只在特殊的临床情况及为科研目的而进行。

五、治疗

(一)治疗目标

1.防止心肌梗死和死亡,改善预后

防止心肌梗死和死亡,主要是减少急性血栓形成的发生率,阻止心室功能障碍的发展。上述目标需通过生活方式的改善和药物干预来实现:①减少斑块形成;②稳定斑块,减轻炎症反应,保护内皮功能;③对于已有内皮功能受损和斑块破裂,需阻止血栓形成。

2.减轻或消除症状

改善生活方式、药物干预和血管再通术均是减轻和消除症状的手段,根据患者的个体情况选择合适的治疗方法。

(二)一般治疗

1.戒烟

大量数据表明对于许多患者而言,吸烟是冠心病起源的最重要的可逆性危险因子,因此,强调戒烟是非常必要的。

2.限制饮食和酒精摄入

对确诊的冠心病患者,限制饮食是有效的干预方式。推荐食用水果、蔬菜、谷类、谷物制品、脱脂奶制品、鱼、瘦肉等,也就是所谓的"地中海饮食"。具体食用量需根据患者总胆固醇及低密度脂蛋白胆固醇来制定。超重患者应减轻体重。

适量饮酒是有益的,但大量饮酒肯定有害,尤其对于有高血压和心力衰竭的患者。很难定义适量饮酒的酒精量,因此提倡限酒。稳定的冠心病患者可饮少量($<50\ g/d$)低度酒(如葡萄酒)。

3.ω-3 不饱和脂肪酸

鱼油中富含的 ω-3 不饱和脂肪酸能降低血中甘油三酯,被证实能降低近期心肌梗死患者的猝死率,同时它也有抗心律失常作用,能降低高危患者的死亡率和危险因素,可用作此类患者的二级预防。但该脂肪酸的治疗只用于高危人群,如近期心梗患者,对于稳定型心绞痛伴高危因素患者较少应用。目前只提倡患者每星期至少吃一次鱼以保证该脂肪酸的正常摄入。

4.维生素和抗氧化剂

目前尚无研究证实维生素的摄入能减少冠心病患者的心血管危险因素,同样,许多大型试验也没有发现抗氧化剂能给患者带来益处。

5.积极治疗高血压、糖尿病及其他疾病

稳定型心绞痛患者也应积极治疗高血压、糖尿病、代谢综合征等疾病,因这些疾病本身有促进冠状动脉疾病发展的危险性。

确诊冠心病的患者血压应降至 17.3/11.3 kPa(130/85 mmHg);如合并糖尿病或肾脏疾病，血压还应降至 17.3/10.7 kPa(130/80 mmHg)。糖尿病是心血管并发症的危险因子，需多方干预。研究显示，心血管病伴 2 型糖尿病患者在应用降糖药的基础上加用吡格列酮，其非致死性心肌梗死、脑卒中(中风)和病死率减少了 16%。

6.运动

鼓励患者在可耐受范围内进行运动，运动能提高患者运动耐量、减轻症状，对减轻体重、降低血脂和血压、增加糖耐量和胰岛素敏感性都有明显效益。

7.缓解精神压力

精神压力是心绞痛发作的重要促发因素，而心绞痛的诊断又给患者带来更大的精神压力。缓解紧张情绪，适当放松可以减少药物的摄入和手术的必要。

8.开车

稳定型心绞痛患者可以允许开车，但是要限定车载重和避免商业运输。高度紧张的开车是应该避免的。

(三)急性发作时治疗

发作时应立即休息，至少应迅速停止诱发心绞痛的活动。随即舌下含服硝酸甘油以缓解症状。对初次服用硝酸甘油的患者应嘱其坐下或平卧，以防发生低血压，还有诸如头晕、头胀痛、面红等不良反应。

应告知患者，若心绞痛发作>10～20 分钟，休息和舌下含服硝酸甘油不能缓解，应警惕发生心肌梗死并应及时就医。

(四)药物治疗

1.对症治疗，改善缺血

(1)短效硝酸酯制剂:硝酸酯类药为内皮依赖性血管扩张剂，能减少心肌需氧和改善心肌灌注，从而缓解心绞痛症状。快速起效的硝酸甘油能使发作的心绞痛迅速缓解。口服该药因肝脏首过效应，在肝内被有机硝酸酯还原酶降解，生物利用度极低。舌下给药吸收迅速完全，生物利用度高。硝酸甘油片剂暴露在空气中会变质，因而宜在开盖后 3 个月内使用。

硝酸甘油引起剂量依赖性血管舒张不良反应，如头痛、面红等。过大剂量会导致低血压和反射性交感神经兴奋引起心动过速。对硝酸甘油无效的心绞痛患者应怀疑心肌梗死的可能。

(2)长效硝酸酯制剂:长效硝酸酯制剂能降低心绞痛发作的频率和严重程度，并能增加运动耐量。长效制剂只是对症治疗，并无研究显示它能改善预后。血管舒张不良反应如头痛、面红与短效制剂类似。其代表药有硝酸异山梨酯、单硝酸异山梨酯醇。

当机体内硝酸酯类浓度达到并超过阈值，其对心绞痛的治疗作用减弱，缓解疼痛的作用大打折扣，即发生硝酸酯类耐药。因此，患者服用长效硝酸酯制剂时应有足够长的间歇期以保证治疗的高效。

(3)β受体阻滞剂:β受体阻滞剂能抑制心脏 β 肾上腺素能受体，从而减慢心率、减弱心肌收缩力、降低血压，以减少心肌耗氧量，可以减少心绞痛发作和增加运动耐量。用药后要求静息心率降至 55～60 次/分，严重心绞痛患者如无心动过缓症状，可降至 50 次/分。

只要无禁忌证，β受体阻滞剂应作为稳定型心绞痛的初始治疗药物。β受体阻滞剂能降低心肌梗死后稳定型心绞痛患者死亡和再梗死的风险。目前可用于治疗心绞痛的β受体阻滞剂有很多种,当给予足够剂量时,均能有效预防心绞痛发作。更倾向于使用选择性 β_1 受体阻滞剂,如美托洛尔、阿替洛尔及比索洛尔。同时具有 α 和 β 受体阻滞的药物,在慢性稳定型心绞痛的治疗中也有效。

在有严重心动过缓和高度房室传导阻滞、窦房结功能紊乱、明显的支气管痉挛或支气管哮喘的患者,禁用 β 受体阻滞剂。外周血管疾病及严重抑郁是应用 β 受体阻滞剂的相对禁忌证。慢性肺心病的患者可小心使用高度选择性 β_1 受体阻滞剂。没有固定狭窄的冠状动脉痉挛造成的缺血,如变异型心绞痛,不宜使用 β 受体阻滞剂,这时钙通道阻滞剂是首选药物。

推荐使用无内在拟交感活性的 β 受体阻滞剂。β 受体阻滞剂的使用剂量应个体化,从较小剂量开始。

(4)钙通道阻滞剂:钙通道阻滞剂通过改善冠状动脉血流和减少心肌耗氧起缓解心绞痛作用,对变异型心绞痛或以冠状动脉痉挛为主的心绞痛,钙通道阻滞剂是一线药物。地尔硫䓬和维拉帕米能减慢房室传导,常用于伴有心房颤动或心房扑动的心绞痛患者,而不应用于已有严重心动过缓、高度房室传导阻滞和病态窦房结综合征的患者。

长效钙通道阻滞剂能减少心绞痛的发作。ACTION 试验结果显示,硝苯地平控释片没有显著降低一级疗效终点(全因死亡、急性心肌梗死、顽固性心绞痛、新发心力衰竭、致残性脑卒中及外周血管成形术的联合终点)的相对危险,但对于一级疗效终点中的多个单项终点而言,硝苯地平控释片组降低达到统计学差异或有降低趋势。值得注意的是,亚组分析显示,占 52% 的合并高血压的冠心病患者中,一级终点相对危险下降 13%。CAMELOT 试验结果显示,氨氯地平组主要终点事件(心血管性死亡、非致死性心肌梗死、冠状血管重建、由于心绞痛而入院治疗、慢性心力衰竭入院、致死或非致死性卒中及新诊断的周围血管疾病)与安慰剂组比较相对危险降低达31%,差异有统计学意义。长期应用长效钙通道阻滞剂的安全性在ACTION及大规模降压试验 ALLHAT 及 ASCOT 中都得到了证实。

外周水肿、便秘、心悸、面部潮红是所有钙通道阻滞剂常见的不良反应,低血压也时有发生,其他不良反应还包括头痛、头晕、虚弱无力等。

当稳定型心绞痛合并心力衰竭而血压高且难于控制者必须应用长效钙通道阻滞剂时,可选择氨氯地平、硝苯地平控释片或非洛地平。

(5)钾通道开放剂:钾通道开放剂的代表药物为尼克地尔,除了抗心绞痛外,该药还有心脏保护作用。一项针对尼克地尔的试验证实稳定型心绞痛患者服用该药能显著减少主要冠状动脉事件的发生。但是,尚没有降低治疗后死亡率和非致死性心肌梗死发生率的研究,因此,该药的临床效益还有争议。

(6)联合用药:β 受体阻滞剂和长效钙通道阻滞剂联合用药比单用一种药物更有效。此外,两药联用时,β 受体阻滞剂还可减轻二氢吡啶类钙通道阻滞剂引起的反射性心动过速不良反应。非二氢吡啶类钙通道阻滞剂地尔硫䓬或维拉帕米可作为对 β 受体阻滞剂有禁忌的患者的替代治疗。但非二氢吡啶类钙通道阻滞剂和 β 受体阻滞剂的联合用药能使传导阻滞和心肌收缩力的减弱更明显,要特别警惕。老年人、已有心动过缓或左室功能不良的患者应尽量避免合用。

2.改善预后的药物治疗

与稳定型心绞痛并发的疾病如糖尿病和高血压应予以积极治疗,同时还应纠正高脂血症。HMG-CoA还原酶抑制剂(他汀类药物)和血管紧张素转换酶抑制剂(ACEI)除各自的降脂和降压作用外,还能改善患者预后。对缺血性心脏病患者,还需加用抗血小板药物。

阿司匹林通过抑制血小板内环氧化酶使血栓素 A_2 合成减少,达到抑制血小板聚集的作用。其应用剂量为每天 75~150 mg。CURE 研究发现每天阿司匹林剂量若>200 mg 或<100 mg 反而增加心血管事件发生的风险。

所有患者如无禁忌证(活动性胃肠道出血、阿司匹林过敏或既往有阿司匹林不耐受的病史),给予阿司匹林 75~100 mg/d。不能服用阿司匹林者,则可应用氯吡格雷作为替代。

所有冠心病患者应用他汀类药物。他汀类降脂治疗减少动脉粥样硬化性心脏病并发症,可同时应用于患者的一级和二级预防。他汀类除了降脂作用外,还有抗炎作用和防血栓形成,能降低心血管危险性。血脂控制目标为:总胆固醇(TC)<4.5 mmol/L,低密度脂蛋白胆固醇(LDL-C)至少应<2.59 mmol/L;建议逐步调整他汀类药物剂量以达到上述目标。

ACEI 可防止左心室重塑,减少心力衰竭发生的危险,降低病死率,如无禁忌可常规使用。在稳定型心绞痛患者中,合并糖尿病、心力衰竭或左心室收缩功能不全的高危患者应该使用 ACEI。所有冠心病患者均能从 ACEI 治疗中获益,但低危患者获益可能较小。

(五)非药物治疗(血运重建)

血运重建的主要指征:有冠状动脉造影指征及冠状动脉严重狭窄;药物治疗失败,不能满意控制症状;无创检查显示有大量的危险心肌;成功的可能性很大,死亡及并发症危险可接受;患者倾向于介入治疗,并且对这种疗法的危险充分知情。

1.冠状动脉旁路移植手术(CABG)

40 多年来,CABG 逐渐成了治疗冠心病的最普通的手术,CABG 对冠心病的治疗的价值已进行了较深入的研究。对于低危患者(年病死率<1%)CABG 并不比药物治疗给患者更多的预后获益。在比较 CABG 和药物治疗的临床试验的荟萃分析中,CABG 可改善中危至高危患者的预后。对观察性研究及随机对照试验数据的分析表明,某些特定的冠状动脉病变解剖类型手术预后优于药物治疗,这些情况包括:①左主干的明显狭窄;②3 支主要冠状动脉近段的明显狭窄;③2 支主要冠状动脉的明显狭窄,其中包括左前降支(LAD)近段的高度狭窄。

根据研究人群不同,CABG 总的手术死亡率在 1%~4%,目前已建立了很好的评估患者个体风险的危险分层工具。尽管左胸廓内动脉的远期通畅率很高,大隐静脉桥发生阻塞的概率仍较高。血栓阻塞可在术后早期发生,大约 10% 在术后 1 年发生,5 年以后静脉桥自身会发生粥样硬化改变。静脉桥10 年通畅率为 50%~60%。

CABG 指征:①心绞痛伴左主干病变(ⅠA);②心绞痛伴三支血管病变,大面积缺血或心室功能差(ⅠA);③心绞痛伴双支或三支血管病变,包括左前降支(LAD)近端严重病变(ⅠA);④CCSⅠ~Ⅳ,多支血管病变、糖尿病(症状治疗Ⅱa B)(改善预后ⅠB);⑤CCSⅠ~Ⅳ,多支血管病变、非糖尿病(ⅠA);⑥药物治疗后心绞痛分级 CCSⅠ~Ⅳ,单支血管病变,包括 LAD 近端严重病变(ⅠB);⑦心绞痛经药物治疗分级 CCSⅠ~Ⅳ,单支血管病变,不包括 LAD 近端严重病变(Ⅱa B);⑧心绞痛经药物治疗症状轻微(CCSⅠ),单支、双支、三支血管病变,但有大面积缺血的客观证据(Ⅱb C)。

2.经皮冠状动脉介入治疗(PCI)

30 多年来,PCI 日益普遍应用于临床,由于创伤小、恢复快、危险性相对较低,易于被医师和患者所接受。PCI 的方法包括单纯球囊扩张、冠状动脉支架术、冠状动脉旋磨术、冠状动脉定向旋切术等。随着经验的积累、器械的进步,特别是支架极为普遍的应用和辅助用药的发展,这一治疗技术的应用范围得到了极大的拓展。近年来,冠心病的药物治疗也获较大发展,对于稳定型心绞痛并且冠状动脉解剖适合行 PCI 患者的成功率提高,手术相关的死亡风险为 0.3%～1.0%。对于低危的稳定型心绞痛患者,包括强化降脂治疗在内的药物治疗在减少缺血事件方面与 PCI 一样有效。对于相对高危险患者及多支血管病变的稳定型心绞痛患者,PCI 缓解症状更为显著,生存率获益尚不明确。

经皮冠脉血运重建的指征:①药物治疗后心绞痛 CCS 分级Ⅰ～Ⅳ,单支血管病变(ⅠA);②药物治疗后心绞痛 CCS 分级Ⅰ～Ⅳ,多支血管病变,非糖尿病(ⅠA);③稳定型心绞痛,经药物治疗症状轻微(CCS 分级Ⅰ),为单支、双支或 3 支血管病变,但有大面积缺血的客观证据(ⅡbC)。

成功的 PCI 使狭窄的管腔狭窄程度减少至 20%～50%,血流达到 TIMI Ⅲ级,心绞痛消除或显著减轻,心电图变化改善;但半年后再狭窄率达 20%～30%。如不成功需急症行主动脉-冠状动脉旁路移植手术。

(姚桂芝)

第三节　ST 段抬高型心肌梗死

心肌梗死(MI)是在冠状动脉病变的基础上,发生冠状动脉血供急剧减少或中断,使相应的心肌严重而持久地急性缺血所致的部分心肌急性坏死。临床表现为胸痛,急性循环功能障碍,反映心肌急性缺血、损伤和坏死一系列特征性心电图演变及血清心肌酶和心肌结构蛋白的变化。MI 的原因常是在冠状动脉粥样硬化病变的基础上继发血栓形成所致,本节主要阐述 ST 段抬高型心肌梗死(STEMI)。其他非动脉粥样硬化的原因如冠状动脉栓塞、主动脉夹层累及冠状动脉开口、冠状动脉炎、冠状动脉先天性畸形等所导致的 MI 在此不做介绍。

一、发病情况

本病在欧美国家常见。WHO 报告 1986－1988 年 35 个国家每 10 万人口急性 MI 年死亡率以瑞典、爱尔兰、挪威、芬兰、英国最高,男性分别为 253.4、236.2、234.7、230.0、229.2,女性分别为 154.7、143.6、144.6、148.0、171.3。美国居中,男、女性分别为 118.3 和 90.7。我国和韩国居末 2 位,男性分别为 15.0 和 5.3,女性分别为 11.7 和 3.4。美国每年约有 110 万人发生心肌梗死,其中 45 万人为再梗死。本病在我国过去少见,近年逐渐增多,现患心肌梗死约 200 万人,每年新发 50 万人。其中城市多于农村,各地比较以华北地区尤其是北京、天津两市最多。北京地区 16 所大中型医院每年收住院的急性心肌梗死病例,1991 年(1492 例)病例数为 1972 年(604 例)的 2.47 倍。上海 10 所大医院 1989 年(300 例)病例数为 1970 年(78 例)的 3.84 倍。

近年来,虽然本病的急性期住院病死率有所下降,但对少数患者而言,此病仍然致命。

本病男性多于女性,国内资料比例在 1.9：1 至 5：1 之间。患病年龄在 40 岁以上者占 87%～96.5%。女性发病较男性晚 10 年,男性患病的高峰年龄为 51～60 岁,女性则为 61～70 岁,随年龄增长男女比例的差别逐渐缩小。60%～89% 的患者伴有或在发病前有高血压,近半数的患者以往有心绞痛。吸烟、肥胖、糖尿病和缺少体力活动者,较易患病。

二、病理解剖

若冠状动脉管腔急性完全闭塞,血供完全停止,导致所供区域心室壁心肌透壁性坏死,临床上表现为典型的 STEMI,即传统的 Q 波型 MI。在冠状动脉闭塞后 20～30 分钟,受其供血的心肌即有少数坏死,开始了 AMI 的病理过程。1～2 小时后绝大部分心肌呈凝固性坏死,心肌间质则充血、水肿,伴多量炎性细胞浸润。以后,坏死的心肌纤维逐渐溶解,形成肌溶灶,随后渐有肉芽组织形成。坏死组织 1～2 周后开始吸收,并逐渐纤维化,在 6～8 周后进入慢性期形成瘢痕而愈合,称为陈旧性或愈合性 MI。瘢痕大者可逐渐向外凸出而形成室壁膨胀瘤。梗死附近心肌的血供随侧支循环的建立而逐渐恢复。病变可波及心包出现反应性心包炎,波及心内膜引起附壁血栓形成。在心腔内压力的作用下,坏死的心壁可破裂(心脏破裂),破裂可发生在心室游离壁、乳头肌或心室间隔处。

病理学上,MI 可分为透壁性和非透壁性(或心内膜下)。前者坏死累及心室壁全层,多由冠状动脉持续闭塞所致;后者坏死仅累及心内膜下或心室壁内,未达心外膜,多是冠状动脉短暂闭塞而持续开通的结果。不规则片状非透壁 MI 多见于 STEMI 在未形成透壁 MI 前早期再灌注(溶栓或 PCI 治疗)成功的患者。

尸解资料表明,AMI 患者 75% 以上有一支以上的冠状动脉严重狭窄;1/3～1/2 所有 3 支冠状动脉均存在有临床意义的狭窄。STEMI 发生后数小时所做的冠状动脉造影显示,90% 以上的 MI 相关动脉发生完全闭塞。少数 AMI 患者冠状动脉正常,可能为血管腔内血栓的自溶、血小板一过性聚集造成闭塞或严重的持续性冠状动脉痉挛的发作使冠状动脉血流减少所致。左冠状动脉前降支闭塞最多见,可引起左心室前壁、心尖部、下侧壁、前间隔和前内乳头肌梗死;左冠状动脉回旋支闭塞可引起左心室高侧壁、膈面及左心房梗死,并可累及房室结;右冠状动脉闭塞可引起左心室膈面、后间隔及右心室梗死,并可累及窦房结和房室结。右心室及左、右心房梗死较少见。左冠状动脉主干闭塞则引起左心室广泛梗死。

MI 时冠状动脉内血栓既有白血栓(富含血小板),又有红血栓(富含纤维蛋白和红细胞)。STEMI 的闭塞性血栓是白、红血栓的混合物,从堵塞处向近端延伸部分为红血栓。

三、病理生理

ACS 具有共同的病理生理基础(详见前文"不稳定型心绞痛和非 ST 段抬高型心肌梗死"段)。STEMI 的病理生理特征是由心肌丧失收缩功能所产生的左心室收缩功能降低、血流动力学异常和左心室重构所致。

(一)左心室功能

冠状动脉急性闭塞时相关心肌依次发生 4 种异常收缩形式:①运动同步失调,即相邻心肌节段收缩时相不一致;②收缩减弱,即心肌缩短幅度减小;③无收缩;④反常收缩,即矛盾运动,收缩期膨出。于梗死部位发生功能异常同时,正常心肌在早期出现收缩增强。由于非梗死节段发生收缩加强,使梗死区产生矛盾运动。然而,非梗死节段出现代偿性收缩运动增强,对维持左室整体收缩功能的稳定有重要意义。若非梗死区有心肌缺血,即"远处缺血"存在,则收缩功能也可降低,主要见于非梗死区域冠状动脉早已闭塞,供血主要依靠此次 MI 相关冠状动脉者。同样,若 MI 区心肌在此次冠状动脉闭塞以前就已有冠状动脉侧支循环形成,则对于 MI 区乃至左室整体收缩功能的保护也有重要意义。

（二）心室重构

MI 致左室节段和整体收缩、舒张功能降低的同时,机体启动了交感神经系统兴奋、肾素-血管紧张素-醛固酮系统激活和 Frank-Starling 等代偿机制,一方面通过增强非梗死节段的收缩功能、增快心率、代偿性增加已降低的心搏量(SV)和心排血量(CO),并通过左室壁伸展和肥厚增加左室舒张末容积(LVEDV)进一步恢复 SV 和 CO,降低升高的左室舒张末期压(LVEDP);但另一方面,也同时开启了左心室重构的过程。

MI 发生后,左室腔大小、形态和厚度发生变化,总称为心室重构。重构过程反过来影响左室功能和患者的预后。重构是左室扩张和非梗死心肌肥厚等因素的综合结果,使心室变形(球形变)。除了梗死范围以外,另两个影响左室扩张的重要因素是左室负荷状态和梗死相关动脉的通畅程度。左室压力升高有导致室壁张力增加和梗死扩张的危险,而通畅的梗死区相关动脉可加快瘢痕形成,增加梗死区组织的修复,减少梗死的扩展和心室扩张的危险。

1.梗死扩展

梗死扩展是指梗死心肌节段随后发生的面积扩大,而无梗死心肌量的增加。导致梗死扩展的原因有:①肌束之间的滑动,致使单位容积内心肌细胞减少;②正常心肌细胞碎裂;③坏死区内组织丧失。梗死扩展的特征为梗死区不成比例的变薄和扩张。心尖部是心室最薄的部位,也是最容易受到梗死扩展损伤的区域。梗死扩展后,心力衰竭和室壁瘤等致命性并发症发生率增高,严重者可发生心室破裂。

2.心室扩大

心室心肌存活部分的扩大也与重构有重要关联。心室重构在梗死发生后立即开始,并持续数月甚至数年。在大面积梗死的情况下,为维持心搏量,有功能的心肌增加了额外负荷,可能会发生代偿性肥厚,这种适应性肥厚虽能代偿梗死所致的心功能障碍,但存活的心肌最终也受损,导致心室的进一步扩张,心脏整体功能障碍,最后发生心力衰竭。心室的扩张程度与梗死范围、梗死相关动脉的开放迟早和心室非梗死区的局部肾素-血管紧张素系统的激活程度有关。心室扩大及不同部位的心肌电生理特性的不一致,使患者有患致命性心律失常的危险。

四、临床表现

按临床过程和心电图的表现,本病可分为急性期、演变期和慢性期 3 期,但临床症状主要出现在急性期,部分患者还有一些先兆表现。

（一）诱发因素

本病在春、冬季发病较多,与气候寒冷、气温变化大有关,常在安静或睡眠时发病,以清晨6 时至午间 12 时发病最多。大约有 1/2 的患者能查明诱发因素,如剧烈运动、过重的体力劳动、创伤、情绪激动、精神紧张或饱餐、急性失血、出血性或感染性休克,主动脉瓣狭窄、发热、心动过速等引起的心肌耗氧增加、血供减少都可能是 MI 的诱因。在变异型心绞痛患者中,反复发作的冠状动脉痉挛也可发展为 AMI。

（二）先兆

半数以上患者在发病前数天有乏力、胸部不适,活动时心悸、气急、烦躁、心绞痛等前驱症状,其中以新发生心绞痛(初发型心绞痛)或原有心绞痛加重(恶化型心绞痛)最为突出。心绞痛发作较以往频繁、性质较剧、持续较久、硝酸甘油疗效差、诱发因素不明显;疼痛时伴有恶心、呕吐、大汗和心动过速,或伴有心功能不全、严重心律失常、血压大幅度波动等;同时心电图示 ST 段一过性明显抬高（变异型心绞痛）或压低，T 波倒置或增高（"假性正常化"），应警惕近期内发生 MI 的可能。发现先兆及时积极治疗，有可能使部分患者避免发生 MI。

（三）症状

随梗死的大小、部位、发展速度和原来心脏的功能情况等而轻重不同。

1.疼痛

疼痛是最先出现的症状，疼痛部位和性质与心绞痛相同，但常发生于安静或睡眠时，疼痛程度较重，范围较广，持续时间可长达数小时或数天，休息或含用硝酸甘油片多不能缓解，患者常烦躁不安、出汗、恐惧，有濒死之感。在我国，1/6～1/3 的患者疼痛的性质及部位不典型，如位于上腹部，常被误认为胃溃疡穿孔或急性胰腺炎等急腹症；位于下颌或颈部，常被误认为牙病或骨关节病。部分患者无疼痛，多为糖尿病患者或老年人，一开始即表现为休克或急性心力衰竭；少数患者在整个病程中都无疼痛或其他症状，而事后才发现患过 MI。

2.全身症状

主要是发热，伴有心动过速、白细胞计数增高和血细胞沉降率增快等，由坏死物质吸收所引起。一般在疼痛发生后 24～48 小时出现，程度与梗死范围常呈正相关，体温一般在 38 ℃上下，很少超过39 ℃，持续1 周左右。

3.胃肠道症状

约 1/3 有疼痛的患者，在发病早期伴有恶心、呕吐和上腹胀痛，与迷走神经受坏死心肌刺激和心排血量降低组织灌注不足等有关；肠胀气也不少见；重症者可发生呃逆（以下壁心肌梗死多见）。

4.心律失常

心律失常见于 75％～95％的患者，多发生于起病后 1～2 周内，尤以 24 小时内最多见。各种心律失常中以室性心律失常为最多，尤其是室性期前收缩，如室性期前收缩频发（每分钟 5 次以上），成对出现，心电图上表现为多源性或落在前一心搏的易损期时，常预示即将发生室性心动过速或心室颤动。冠状动脉再灌注后可能出现加速性室性自主心律与室性心动过速，多数历时短暂，自行消失。室上性心律失常则较少，阵发性心房颤动比心房扑动和室上性心动过速更多见，多发生在心力衰竭患者中。窦性心动过速的发生率为 30％～40％，发病初期出现的窦性心动过速多为暂时性，持续性窦性心动过速是梗死面积大、心排血量降低或左心功能不全的反应。各种程度的房室传导阻滞和束支传导阻滞也较多，严重者发生完全性房室传导阻滞。发生完全性左束支传导阻滞时 MI 的心电图表现可被掩盖。前壁 MI 易发生室性心律失常。下壁（膈面）MI 易发生房室传导阻滞，其阻滞部位多在房室束以上，预后较好。前壁 MI 而发生房室传导阻滞时，往往是多个束支同时发生传导阻滞的结果，其阻滞部位在房室束以下，且常伴有休克或心力衰竭，预后较差。

5.低血压和休克

疼痛期血压下降常见，可持续数周后再上升，但常不能恢复以往的水平，未必是休克。如疼痛缓解而收缩压低于 10.7 kPa（80 mmHg），患者烦躁不安、面色苍白、皮肤湿冷、脉细而快、大汗淋漓、尿量减少（＜20 mL/h）、神志迟钝，甚至昏厥者，则为休克的表现。休克多在起病后数小时至 1 周内发生，见于 20％的患者，主要是心源性，为心肌广泛（40％以上）坏死、心排血量急剧下降所致，神经反射引起的周围血管扩张为次要的因素，有些患者还有血容量不足的因素参与。严重的休克可在数小时内致死，一般持续数小时至数天，可反复出现。

6.心力衰竭

主要是急性左心衰竭,可在起病最初数天内发生或在疼痛、休克好转阶段出现,为梗死后心脏舒缩力显著减弱或不协调所致,发生率为 20%～48%。患者出现呼吸困难、咳嗽、发绀、烦躁等,严重者可发生肺水肿或进而发生右心衰竭的表现,出现颈静脉怒张、肝肿痛和水肿等。右心室 MI 者,一开始即可出现右心衰竭的表现。

发生于 AMI 时的心力衰竭称为泵衰竭,根据临床上有无心力衰竭及其程度,常按 Killip 分级法分级:第 I 级为左心衰竭代偿阶段,无心力衰竭征象,肺部无啰音,但肺楔压可升高;第 II 级为轻至中度左心衰竭,肺啰音的范围小于肺野的 50%,可出现第三心音奔马律、持续性窦性心动过速、有肺淤血的 X 线表现;第 III 级为重度心力衰竭,急性肺水肿,肺啰音的范围大于两肺野的 50%;第 IV 级为心源性休克,血压12.0 kPa(90 mmHg),少尿,皮肤湿冷、发绀,呼吸加速,脉搏快。

AMI 时,重度左心室衰竭或肺水肿与心源性休克同样是左心室排血功能障碍所引起。在血流动力学上,肺水肿是以左心室舒张末期压及左房压与肺楔压的增高为主,而在休克则心排血量和动脉压的降低更为突出,心排血指数比左心室衰竭时更低。因此,心源性休克较左心室衰竭更严重。此两者可以不同程度合并存在,是泵衰竭的最严重阶段。

(四)血流动力学分型

AMI 时心脏的泵血功能并不能通过一般的心电图、胸片等检查而完全反映出来,及时进行血流动力学监测,能为早期诊断和及时治疗提供很重要依据。Forrester 等根据血流动力学指标肺楔压(PCWP)和心脏指数(CI)评估有无肺淤血和周围灌注不足的表现,从而将 AMI 分为 4 个血流动力学亚型。

I 型:既无肺淤血又无周围组织灌注不足,心功能处于代偿状态。CI＞2.2 L/(min · m²),PCWP≤2.4 kPa(18 mmHg),病死率约为 3%。

II 型:有肺淤血,无周围组织灌注不足,为常见临床类型。CI＞2.2 L/(min · m²),PCWP＞2.4 kPa(18 mmHg),病死率约为 9%。

III 型:有周围组织灌注不足,无肺淤血,多见于右心室梗死或血容量不足者。CI≤2.2 L/(min · m²),PCWP≤2.4 kPa(18 mmHg),病死率约为 23%。

IV 型:兼有周围组织灌注不足与肺淤血,为最严重类型。CI≤2.2 L/(min · m²),PCWP＞2.4 kPa(18 mmHg),病死率约为 51%。

由于 AMI 时影响心脏泵血功能的因素较多,因此 Forrester 分型基本反映了血流动力学变化的状况,不能包括所有泵功能改变的特点。AMI 血流动力学紊乱的临床表现主要包括低血压状态、肺淤血、急性左心衰竭、心源性休克等状况。

(五)体征

AMI 时心脏体征可在正常范围内,体征异常者大多数无特征性:心脏可有轻至中度增大;心率增快或减慢;心尖区第一心音减弱,可出现第三或第四心音奔马律。前壁心肌梗死的早期,可能在心尖区和胸骨左缘之间扪及迟缓的收缩期膨出,是心室壁反常运动所致,常在几天至几周内消失。10%～20%的患者在发病后 2～3 天出现心包摩擦音,多在 1～2 天内消失,少数持续1周以上。发生二尖瓣乳头肌功能失调者,心尖区可出现粗糙的收缩期杂音;发生心室间隔穿孔者,胸骨左下缘出现响亮的收缩期杂音,常伴震颤。右室梗死较重者可出现颈静脉怒张,深吸气时更为明显。除发病极早期可出现一过性血压增高外,几乎所有患者在病程中都会有血压降低,起病前有高血压者,血压可降至正常;起病前无高血压者,血压可降至正常以下,且可能不再恢复到起病之前的水平。

五、并发症

并发症可分为机械性、缺血性、栓塞性和炎症性。

(一)机械性并发症

1.心室游离壁破裂

3%的 MI 患者可发生心室游离壁破裂,是心脏破裂最常见的一种,占 MI 患者死亡的 10%。心室游离壁破裂常在发病 1 周内出现,早高峰在 MI 后 24 小时内,晚高峰在 MI 后 3~5 天。早期破裂与胶原沉积前的梗死扩展有关,晚期破裂与梗死相关室壁的扩展有关。心脏破裂多发生在第 1 次 MI、前壁梗死、老年和女性患者中。其他危险因素包括 MI 急性期的高血压、既往无心绞痛和心肌梗死、缺乏侧支循环、心电图上有 Q 波、应用糖皮质激素或非甾类固醇消炎药、MI 症状出现后 14 小时以后的溶栓治疗。心室游离壁破裂的典型表现包括持续性心前区疼痛、心电图 ST-T 改变、迅速进展的血流动力学衰竭、急性心包填塞和电机械分离。心室游离壁破裂也可为亚急性,即心肌梗死区不完全或逐渐破裂,形成包裹性心包积液或假性室壁瘤,患者能存活数月。

2.室间隔穿孔

比心室游离壁破裂少见,有 0.5%~2%的 MI 患者会发生室间隔穿孔,常发生于 AMI 后 3~7 天。AMI 后,胸骨左缘突然出现粗糙的全收缩期杂音或可触及收缩期震颤,或伴有心源性休克和心力衰竭,应高度怀疑室间隔穿孔,此时应进一步做 Swan-Ganz 导管检查与超声心动图检查。

3.乳头肌功能失调或断裂

乳头肌功能失调总发生率可高达 50%,二尖瓣乳头肌因缺血、坏死等使收缩功能发生障碍,造成不同程度的二尖瓣脱垂或关闭不全,心尖区出现收缩中晚期喀喇音和吹风样收缩期杂音,第一心音可不减弱,可引起心力衰竭。轻症者可以恢复,其杂音可以消失。乳头肌断裂极少见,多发生在二尖瓣后内乳头肌,故在下壁 MI 中较为常见。后内乳头肌大多是部分断裂,可导致严重二尖瓣反流伴有明显的心力衰竭;少数完全断裂者则发生急性二尖瓣大量反流,造成严重的急性肺水肿,约 1/3 的患者迅速死亡。

4.室壁膨胀瘤

室壁膨胀瘤或称室壁瘤。绝大多数并发于 STEMI,多累及左心室心尖部,发生率为 5%~20%。为在心室腔内压力影响下,梗死部位的心室壁向外膨出而形成。见于 MI 范围较大的患者,常于起病数周后才被发现。发生较小室壁瘤的患者可无症状与体征;但发生较大室壁瘤的患者,可出现顽固性充血性心力衰竭及复发性、难治的致命性心律失常。体检可发现心浊音界扩大,心脏搏动范围较广泛或心尖抬举样搏动,可有收缩期杂音。心电图上除了有 MI 的异常 Q 波外,约 2/3 的患者同时伴有持续性 ST 段弓背向上抬高。X 线透视和摄片、超声心动图、放射性核素心脏血池显像、磁共振成像及左心室选择性造影可见局部心缘突出,搏动减弱或有反常搏动。室壁瘤按病程可分为急性和慢性室壁瘤。急性室壁瘤在 MI 后数天内形成,易发生心脏破裂和形成血栓。慢性室壁瘤多见于 MI 愈合期,由于其瘤壁为致密的纤维瘢痕所替代,所以一般不会引起破裂。

（二）缺血性并发症

1.梗死延展

梗死延展指同一梗死相关冠状动脉供血部位的 MI 范围的扩大,可表现为心内膜下 MI 转变为透壁性 MI 或 MI 范围扩大到邻近心肌,多有梗死后心绞痛和缺血范围的扩大。梗死延展多发生在 AMI 后的 2～3 周内,多数原梗死区相应导联的心电图有新的梗死性改变且 CK 或肌钙蛋白升高时间延长。

2.再梗死

再梗死指 AMI 4 周后再次发生的 MI,既可发生在原来梗死的部位,也可发生在任何其他心肌部位。如果再梗死发生在 AMI 后 4 周内,则其心肌坏死区一定受另一支有病变的冠状动脉所支配。通常再梗死发生在与原梗死区不同的部位,诊断多无困难;若再梗死发生在与原梗死区相同的部位,尤其是 NSTEMI 的再梗死、反复多次的灶性梗死,常无明显的或特征性的心电图改变,可使诊断发生困难,此时迅速上升且又迅速下降的酶学指标如 CK-MB 比肌钙蛋白更有价值。CK-MB 恢复正常后又升高或超过原先水平的 50% 对再梗死具有重要的诊断价值。

（三）栓塞性并发症

MI 并发血栓栓塞主要是指心室附壁血栓或下肢静脉血栓破碎脱落所致的体循环栓塞或肺动脉栓塞。左心室附壁血栓形成在 AMI 患者中较多见,尤其在急性大面积前壁 MI 累及心尖部时,其发生率可高达 60% 左右,而体循环栓塞并不常见,国外一般发生率在 10% 左右,我国一般在 2% 以下。附壁血栓的形成和血栓栓塞多发生在梗死后的第 1 周内。最常见的体循环栓塞为脑卒中,也可产生肾、脾或四肢等动脉栓塞;如栓子来自下肢深部静脉,则可产生肺动脉栓塞。

（四）炎症性并发症

1.早期心包炎

早期心包炎发生于 MI 后 1～4 天内,发生率约为 10%。早期心包炎常发生在透壁性 MI 患者中,系梗死区域心肌表面心包并发纤维素性炎症所致。临床上可出现一过性的心包摩擦音,伴有进行性加重的胸痛,疼痛随体位而改变。

2.后期心包炎（心肌梗死后综合征或 Dressier 综合征）

后期心包炎发病率为 1%～3%,于 MI 后数周至数月内出现,并可反复发生。其发病机制迄今尚不明确,推测为自身免疫反应所致;而 Dressler 认为它是一种变态反应,是机体对心肌坏死物质所形成的自身抗原的变态反应。临床上可表现为突然起病,发热,胸膜性胸痛,白细胞计数升高和血沉增快,心包或胸膜摩擦音可持续 2 周以上,超声心动图常可发现心包积液,少数患者可伴有少量胸腔积液或肺部浸润。

六、危险分层

STEMI 的患者具有以下任何 1 项者可被确定为高危患者。

(1)年龄＞70 岁。

(2)前壁 MI。

(3)多部位 MI(指 2 个部位以上)。

(4)伴有血流动力学不稳定如低血压、窦性心动过速、严重室性心律失常、快速心房颤动、肺水肿或心源性休克等。

(5)左、右束支传导阻滞源于 AMI。

(6)既往有 MI 病史。

（7）合并糖尿病和未控制的高血压。

七、辅助检查

(一)心电图检查

虽然一些因素限制了心电图对 MI 的诊断和定位的能力,如心肌损伤的范围、梗死的时间及其位置、传导阻滞的存在、陈旧性 MI 的存在、急性心包炎、电解质浓度的变化及服用对心电有影响的药物等。然而,标准 12 导联心电图的系列观察(必要时 18 导联),仍然是临床上对 STEMI 检出和定位的有用方法。

1.特征性改变

在面向透壁心肌坏死区的导联上出现以下特征性改变:①宽而深的 Q 波(病理性Q 波)。②ST 段抬高呈弓背向上型。③T 波倒置,往往宽而深,两支对称;在背向梗死区的导联上则出现相反的改变,即R 波增高,ST 段压低,T 波直立并增高。

2.动态性改变

(1)起病数小时内,可尚无异常,或出现异常高大、两支不对称的 T 波。

(2)数小时后,ST 段明显抬高,弓背向上,与直立的 T 波连接,形成单向曲线。数小时到2 天内出现病理性 Q 波(又称Q 波型 MI),同时 R 波减低,为急性期改变。Q 波在 3～4 天内稳定不变,以后70%～80%永久存在。

(3)如不进行治疗干预,ST 段抬高持续数天至 2 周左右,逐渐回到基线水平,T 波则变为平坦或倒置,是为亚急性期改变。

(4)数周至数月以后,T 波呈 V 形倒置,两支对称,波谷尖锐,为慢性期改变,T 波倒置可永久存在,也可在数月到数年内逐渐恢复(图 6-1、图 6-2)。合并束支传导阻滞尤其左束支传导阻滞或在原来部位再次发生 AMI 时,心电图表现多不典型,不一定能反映 AMI。

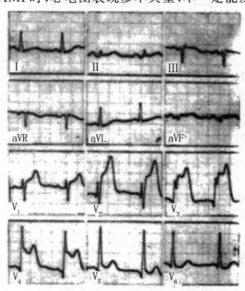

图 6-1　急性前壁心肌梗死的心电图

图示 V_3、V_4 导联 QRS 波呈 qR 型,ST 段明显抬高,V_2 导联呈 qRS 型,ST 段明显抬高,V_1 导联 ST 段亦抬高

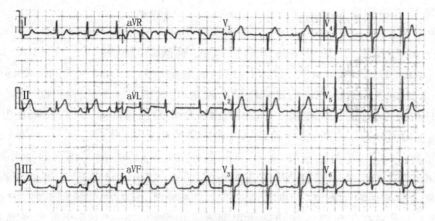

图 6-2　急性下壁心肌梗死的心电图

图示Ⅱ、Ⅲ、aVF 导联 ST 段抬高,Ⅲ导联 QRS 波呈 qR 型,Ⅰ、aVL 导联 ST 段压低

　　微型的和多发局灶型 MI,心电图中既不出现 Q 波也始终无 ST 段抬高,但有心肌坏死的血清标志物升高,属 NSTEMI 范畴。

3.定位和定范围

STEMI 的定位和定范围可根据出现特征性改变的导联数来判断(表 6-6)。

表 6-6　ST 段抬高型心肌梗死的心电图定位诊断

导联	前间隔	局限前壁	前侧壁	广泛前壁下壁*	下间壁	下侧壁	高侧壁**	正后壁***
V_1	+			+	+			
V_2	+			+	+			
V_3	+	+		+	+			
V_4		+						
V_5		+	+				+	
V_6			+				+	
V_7		+					+	+
V_8								+
aVR								
AVL	±	+	±	−	−	−		+
aVF	…	…	…		+	+		
Ⅰ	±	+	±					+
Ⅱ	…	…	…		+	+	+	
Ⅲ	…	…	…		+	+	+	−

　　注:①+:正面改变,表示典型 Q 波、ST 段抬高及 T 波倒置等变化;②−:反面改变,表示与+相反的变化;③±:可能有正面改变;④…:可能有反面改变

　　* 即膈面,右心室 MI 不易从心电图得到诊断,但此时 CR4R(或 V_{4R})导联的 ST 段抬高,可作为下壁 MI 扩展到右心室的参考指标

　　** 在 V_5、V_6、V_7 导联高 1~2 肋间处有正面改变

　　*** V_1、V_2、V_3 导联 R 波增高

（二）心脏标志物测定

1.血清酶学检查

以往用于临床诊断 MI 的血清酶学指标包括:肌酸磷酸激酶（CK 或 CPK）及其同工酶 CK-MB、天门冬酸氨基转移酶（AST,曾称 GOT）、乳酸脱氢酶（LDH）及其同工酶,但因 AST 和 LDH 分布于全身许多器官,对 MI 的诊断特异性较差,目前临床已不推荐应用。AMI 发病后,血清酶活性随时相而变化。CK 在起病 6 小时内增高,24 小时内达高峰,3～4 天恢复正常。

CK 的同工酶 CK-MB 诊断 AMI 的敏感性和特异性均极高,分别达到 100% 和 99%,在起病后 4 小时内增高,16～24 小时达高峰,3～4 天恢复正常。STEMI 静脉内溶栓治疗时,CK 及其同工酶 CK-MB 可作为阻塞的冠状动脉再通的指标之一。冠状动脉再通,心肌血流再灌注时,坏死心肌内积聚的酶被再灌注血流"冲刷",迅速进入血液循环,从而使酶峰距 STEMI 发病时间提早出现,酶峰活性水平高于阻塞冠状动脉未再通者。用血清 CK-MB 活性水平增高和峰值前移来判断 STEMI 静脉溶栓治疗后冠状动脉再通,约有 95% 的敏感性和 88% 的特异性。

2.心肌损伤标志物测定

在心肌坏死时,除了血清心肌酶活性的变化外,心肌内含有的一些蛋白质类物质也会从心肌组织内释放出来,并出现在外周循环血液中,因此可作为心肌损伤的判定指标。这些物质主要包括肌钙蛋白和肌红蛋白。

肌钙蛋白（Tn）是肌肉组织收缩的调节蛋白,心肌肌钙蛋白（cTn）与骨骼肌中的 Tn 在分子结构和免疫学上是不同的,因此它是心肌所独有,具有很高的特异性。cTn 共有 cTnT、cTnI、cTnC 3 个亚单位。

cTnT 在健康人血清中的浓度一般小于 0.06 ng/L。通常,在 AMI 后 3～4 小时开始升高,2～5 天达到峰值,持续 10～14 天;其动态变化过程与 MI 时间、梗死范围大小、溶栓治疗及再灌注情况有密切关系。由于血清 cTnT 的高度敏感性和良好重复性,它对早期和晚期 AMI 及 UA 患者的灶性心肌坏死均具有很高的诊断价值。

cTnI 也是一种对心肌损伤和坏死确具高度特异性的血清学指标,其正常值上限为 3.1 ng/L,在 AMI 后 4～6 小时或更早即可升高,24 小时后达到峰值,约 1 周后降至正常。

肌红蛋白在 AMI 发病后 2～3 小时内即已升高,12 小时内多达峰值,24～48 小时内恢复正常,由于其出现时间均较 cTn 和 CK-MB 早,故它是目前能用来最早诊断 AMI 的生化指标。但是肌红蛋白广泛存在于心肌和骨骼肌中,两者在免疫学上也是相同的,而且又主要经肾脏代谢清除,因而与血清酶学指标相似,也存在特异性较差的问题,如慢性肾功能不全、骨骼肌损伤时,肌红蛋白水平均会增高,此时应予以仔细鉴别。

3.其他检查

组织坏死和炎症反应的非特异性指标 AMI 发病 1 周内白细胞可增至 $10×10^9/L$～$20×10^9/L$,中性粒细胞多在 75%～90%,嗜酸性粒细胞减少或消失。血细胞沉降率增快,可持续 1～3 周,能较准确地反映坏死组织被吸收的过程。血清游离脂肪酸、C-反应蛋白在 AMI 后均增高。血清游离脂肪酸显著增高者易发生严重室性心律失常。此外,AMI 时,由于应激反应,血糖可升高,糖耐量可暂降低,2～3 周后恢复正常。STEMI 患者在发病 24～48 小时内血胆固醇保持或接近基线水平,但以后会急剧下降。因此所有 STEMI 患者应在发病 24～48 小时内测定血脂谱,超过 48 小时者,要在 AMI 发病 8 周后才能获得更准确的血脂结果。

(三)放射性核素心肌显影

利用坏死心肌细胞中的钙离子能结合放射性锝焦磷酸盐或坏死心肌细胞的肌凝蛋白可与其特异性抗体结合的特点,静脉注射 ^{99m}Tc-焦磷酸盐或 ^{111}In-抗肌凝蛋白单克隆抗体进行"热点"显像;利用坏死心肌血供断绝和瘢痕组织中无血管以至 ^{201}Tl 或 ^{99m}Tc-MIBI 不能进入细胞的特点,静脉注射这些放射性核素进行"冷点"显像;均可显示 MI 的部位和范围。前者主要用于急性期,后者用于慢性期。用门电路 γ 闪烁显像法进行放射性核素心腔造影(常用 ^{99m}Tc-标记的红细胞或清蛋白),可观察心室壁的运动和左心室的射血分数。有助于判断心室功能,判断梗死后造成的室壁运动失调和室壁瘤。目前多用单光子发射计算机断层显像(SPECT)来检查,新的方法正电子发射计算机断层扫描(PET)可观察心肌的代谢变化,判断心肌是否存活。如心脏标志物或心电图阳性,做诊断时不需要做心肌显像。出院前或出院后不久,症状提示 ACS 但心电图无诊断意义和心脏标志物正常的患者应接受负荷心肌显像检查(药物或运动负荷的放射性核素或超声心动图心肌显像)。显像异常的患者提示在以后的 3~6 个月内发生并发症的危险增加。

(四)超声心动图检查

根据超声心动图上所见的室壁运动异常可对心肌缺血区域做出判断。在评价有胸痛而无特征性心电图变化时,超声心动图有助于除外主动脉夹层。对 MI 患者,床旁超声心动图对发现机械性并发症很有价值,如评估心脏整体和局部功能、乳头肌功能不全、室壁瘤和室间隔穿孔等。多巴酚丁胺负荷超声心动图检查还可用于评价心肌存活性。

(五)选择性冠状动脉造影

需施行各种介入性治疗时,可先行选择性冠状动脉造影,明确病变情况,制订治疗方案。

八、诊断和鉴别诊断

WHO 的 AMI 诊断标准依据典型的临床表现、特征性的心电图改变、血清心肌坏死标志物水平动态改变,3 项中具备 2 项特别是后 2 项即可确诊,一般并不困难。无症状的患者,诊断较困难。凡年老患者突然发生休克、严重心律失常、心力衰竭、上腹胀痛或呕吐等表现而原因未明者,或原有高血压而血压突然降低且无原因可寻者,都应想到 AMI 的可能。此外有较重而持续较久的胸闷或胸痛者,即使心电图无特征性改变,也应考虑本病的可能,都宜先按 AMI 处理,并在短期内反复进行心电图观察和血清肌钙蛋白或心肌酶等测定,以确定诊断。当存在左束支传导阻滞图形时,MI 的心电图诊断较困难,因它与 STEMI 的心电图变化相类似,此时,与 QRS 波同向的 ST 段抬高和至少 2 个胸导联 ST 段抬高>5 mm,强烈提示 MI。一般来说,有疑似症状并新出现的左束支传导阻滞应按 STEMI 来治疗。无病理性 Q 波的心内膜下 MI 和小的透壁性或非透壁性或微型 MI,鉴别诊断参见前文"不稳定型心绞痛和非 ST 段抬高型心肌梗死"段。血清肌钙蛋白和心肌酶测定的诊断价值更大。

2007 年欧洲和美国心脏病学会对 MI 制定了新的定义,将 MI 分为急性进展性和陈旧性两类,把血清心肌坏死标志物水平动态改变列为诊断急性进展性 MI 的首要和必备的条件。

(一)急性进展性 MI 的定义

(1)心肌坏死生化标志物典型的升高和降低,至少伴有下述情况之一:①心肌缺血症状;②心电图病理性 Q 波形成;③心电图 ST 段改变提示心肌缺血;④做过冠状动脉介入治疗,如血管成形术。

(2)病理发现 AMI。

(二)陈旧性 MI 的定义

(1)系列心电图检查提示新出现的病理性 Q 波,患者可有或可不记得有任何症状,心肌坏死生化标志物已降至正常。

(2)病理发现已经或正在愈合的 MI,然后将 MI 再分为 5 种临床类型。Ⅰ型:自发性 MI,与原发的冠状动脉事件如斑块糜烂、破裂、夹层形成等而引起的心肌缺血相关;Ⅱ型:MI 继发于心肌的供氧和耗氧不平衡所导致的心肌缺血,如冠状动脉痉挛、冠状动脉栓塞、贫血、心律失常、高血压或低血压;Ⅲ型:心脏性猝死,有心肌缺血的症状和新出现的 ST 段抬高或新的左束支传导阻滞,造影或尸检证实冠状动脉内有新鲜血栓,但未及采集血样之前或血液中心肌坏死生化标志物升高之前患者就已死亡;Ⅳa 型:MI 与 PCI 相关;Ⅳb 型:MI 与支架内血栓有关,经造影或尸检证实;Ⅴ型:MI 与 CABG 相关。

此外,还需与变异型心绞痛相鉴别。本病由 Prinzmetal 于 1959 年首先描述,心绞痛几乎都在静息时发生,常呈周期性,多发生在午夜至上午 8 时之间,常无明显诱因,历时数十秒至 30 分钟。发作时心电图显示有关导联的 ST 段短时抬高、R 波增高,相对应导联的 ST 段压低,T 波可有高尖表现(图 6-3),常并发各种心律失常。本病是冠状动脉痉挛所引起,多发生在已有冠状动脉狭窄的基础上,但其临床表现与冠状动脉狭窄程度不成正比,少数患者冠状动脉造影可以正常。吸烟是本病的重要危险因素,麦角新碱或过度换气试验可诱发冠状动脉痉挛。药物治疗以钙通道阻滞剂和硝酸酯类最有效。病情稳定后根据冠状动脉造影结果再定是否需要血运重建治疗。

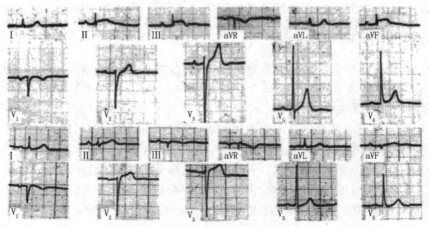

图 6-3 变异型心绞痛的心电图

上两行为心绞痛发作时,示Ⅱ、Ⅲ、aVF ST 段抬高,aVL ST 段稍压低,V₂、V₃、V₅、V₆ T 波增高。下两行心绞痛发作过后上述变化消失

九、预后

STEMI 的预后与梗死范围的大小、侧支循环产生的情况、有无其他疾病并存及治疗是否及时有关。总病死率约为 30%,住院死亡率约为 10%,发生严重心律失常、休克或心力衰竭者病死率尤高,其中休克患者病死率可高达 80%。死亡多在第 1 周内,尤其是在数小时内。出院前或出院 6 周内进行负荷心电图检查,运动耐量好不伴有心电图异常者预后良好,运动耐量差者预后不良。MI 长期预后的影响因素中主要为患者的心功能状况、梗死后心肌缺血及心律失常、梗死

的次数和部位及患者的年龄、是否合并高血压和糖尿病等。AMI 再灌注治疗后梗死相关冠状动脉再通与否是影响 MI 急性期良好预后和长期预后的重要独立因素。

十、防治

治疗原则是保护和维持心脏功能,挽救濒死的心肌,防止梗死面积扩大,缩小心肌缺血范围及时处理各种并发症,防止猝死,使患者不但能度过急性期,且康复后还能保持尽可能多的有功能的心肌。

(一)一般治疗

参见"不稳定型心绞痛和非 ST 段抬高型心肌梗死"段。

(二)再灌注治疗

及早再通闭塞的冠状动脉,使心肌得到再灌注,挽救濒死的心肌或缩小心肌梗死的范围,是一种关键的治疗措施。它还可极有效地解除疼痛。

1.溶栓治疗

纤维蛋白溶解(纤溶)药物被证明能减小冠状动脉内血栓,早期静脉应用溶栓药物能提高 STEAMI 患者的生存率,其临床疗效已被公认,故明确诊断后应尽早用药,来院至开始用药时间应<30 分钟。而对于非 ST 段抬高型 ACS,溶栓治疗不仅无益反而有增加 AMI 的倾向,因此标准溶栓治疗目前仅用于 STEAMI 患者。

(1)溶栓治疗的适应证:①持续性胸痛超过 30 分钟,含服硝酸甘油片症状不能缓解。②相邻 2 个或更多导联 ST 段抬高>0.2 mV。③发病 6 小时以内者。若发病 6~24 小时内,患者仍有胸痛,并且 ST 段抬高导联有 R 波者,也可考虑溶栓治疗。发病至溶栓药物给予的时间是影响溶栓治疗效果的最主要因素,最近有研究认为如果在发病 3 小时内给予溶栓药物,则溶栓治疗的效果和直接 PCI 治疗效果相当,但 3 小时后进行溶栓其效果不如直接 PCI 术,且出血等并发症增加。④年龄在 70 岁以下者。对于年龄>75 岁的 AMI 患者,溶栓治疗会增加脑出血的并发症,是否溶栓治疗需权衡利弊,如患者为广泛前壁 AMI,具有很高的心源性休克和死亡的发生率,在无条件行急诊介入治疗的情况下仍应进行溶栓治疗。反之,如患者为下壁 AMI,血流动力学稳定可不进行溶栓治疗。

(2)溶栓治疗的禁忌证:①近期(14 天内)有活动性出血(胃肠道溃疡出血、咯血、痔疮出血等),做过外科手术或活体组织检查,心肺复苏术后(体外心脏按压、心内注射、气管插管),不能实施压迫的血管穿刺及外伤史者;②高血压患者血压>24.0/14.7 kPa(180/110 mmHg),或不能排除主动脉夹层分离者;③有出血性脑血管意外史,或半年内有缺血性脑血管意外(包括 TIA)史者;④对扩容和升压药无反应的休克;⑤妊娠、感染性心内膜炎、二尖瓣病变合并心房颤动且高度怀疑左心房内有血栓者;⑥糖尿病合并视网膜病变者;⑦出血性疾病或有出血倾向者,严重的肝肾功能障碍及进展性疾病(如恶性肿瘤)者。

(3)治疗步骤:①溶栓前检查血常规、血小板计数、出凝血时间、APTT 及血型,配血备用;②即刻口服阿司匹林 300 mg,以后每天 100 mg,长期服用;③进行溶栓治疗。

(4)溶栓药物:①非特异性溶栓剂,对血栓部位或体循环中纤溶系统均有作用的尿激酶(UK 或 r-UK)和链激酶(SK 或 rSK);②选择性作用于血栓部位纤维蛋白的药物,有组织型纤维蛋白溶酶原激活剂(tPA),重组型组织纤维蛋白溶酶原激活剂(rt-PA);③单链尿激酶型纤溶酶原激活剂(SCUPA)、甲氧苯基化纤溶酶原链激酶激活剂复合物(APSAC);④新的溶栓剂还有

TNK-组织型纤溶酶原激活剂(TNK-tPA)、瑞替普酶(rPA)、拉诺普酶(nPA)、葡激酶(SAK)等。

(5)给药方案:①UK:30分钟内静脉滴注100万～150万U;或冠状动脉内注入4万U,继以每分钟0.6万～2.4万U的速度注入,血管再通后用量减半,继续注入30～60分钟,总量50万U左右。②SK:150万U静脉滴注,60分钟内滴完;冠状动脉内给药先给2万U,继以0.2万～0.4万U注入,共30分钟,总量25万～40万U。对链激酶过敏者,宜于治疗前半小时用异丙嗪(非那根)25 mg肌内注射,并与少量的地塞米松(2.5～5 mg)同时滴注,可防止其引起的寒战、发热不良反应。③rt-PA:100 mg在90分钟内静脉给予,先静脉注射15 mg,继而30分钟内静脉滴注50 mg,其后60分钟内再给予35 mg(国内有报道,用上述剂量的一半也能奏效)。冠状动脉内用药剂量减半。用rt-PA前,先用肝素5 000 U,静脉推注;然后,700～1 000 U/h,静脉滴注48小时;以后改为皮下注射7 500 U,每12小时1次,连用3～5天,用药前注意出血倾向。④TNK-tPA:40 mg静脉一次性注入,无须静脉滴注。溶栓药应用期间密切注意出血倾向,并需监测APTT或ACT。冠状动脉内注射药物需通过周围动脉置入导管达冠状动脉口处才能实现,因此比较费时,只宜用于介入性诊治过程中并发的冠状动脉内血栓栓塞;而静脉注射药物可以迅速实行,故目前多选静脉注射给药。

(6)溶栓治疗期间的辅助抗凝治疗:UK和SK为非选择性的溶栓剂,故在溶栓治疗后短时间内(6～12小时内)不存在再次血栓形成的可能,对于溶栓有效的AMI患者,可于溶栓治疗6～12小时后开始给予低分子量肝素皮下注射。对于溶栓治疗失败者,辅助抗凝治疗则无明显临床益处。rt-PA和葡激酶等为选择性的溶栓剂,故溶栓使血管再通后仍有再次血栓形成的可能,因此在溶栓治疗前后均应给予充分的肝素治疗。溶栓前先给予5 000 U肝素冲击量,然后以1 000 U/h的肝素持续静脉滴注24～48小时,以出血时间延长2倍为基准,调整肝素用量。也可选择低分子量肝素替代普通肝素治疗,其临床疗效相同,如依诺肝素,首先静脉推注30 mg,然后以1 mg/kg的剂量皮下注射,每12小时1次,用3～5天为宜。

(7)溶栓再通的判断指标如下。

直接指征:冠状动脉造影观察血管再通情况,冠状动脉造影所示血流情况通常采用TIMI分级。TIMI 0级:梗死相关冠状动脉完全闭塞,远端无造影剂通过。TIMI 1级:少量造影剂通过血管阻塞处,但远端冠状动脉不显影。TIMI 2级:梗死相关冠状动脉完全显影但与正常血管相比血流较缓慢。TIMI 3级:梗死相关冠状动脉完全显影且血流正常。根据TIMI分级达到2、3级者表明血管再通,但2级者通而不畅。

间接指征:①心电图抬高的ST段于2小时内回降＞50%;②胸痛于2小时内基本消失;③2小时内出现再灌注性心律失常(短暂的加速性室性自主节律,房室或束支传导阻滞突然消失,或下后壁心肌梗死的患者出现一过性窦性心动过缓、窦房传导阻滞)或低血压状态;④血清CK-MB峰值提前出现在发病14小时内。具备上述4项中2项或2项以上者,考虑再通;但②和③两项组合不能被判定为再通。

2.介入治疗

直接经皮冠状动脉介入术(PCI)是指AMI的患者未经溶栓治疗直接进行冠状动脉血管成形术,其中支架植入术的效果优于单纯球囊扩张术。近年试用冠状动脉内注射自体干细胞希望有助于心肌的修复。目前直接PCI已被公认为首选的最安全有效的恢复心肌再灌注的治疗手段,梗死相关血管的开通率高于药物溶栓治疗,尽早应用可恢复心肌再灌注,降低近期病死率,预防远期的心力衰竭发生,尤其对来院时发病时间已超过3小时或对溶栓治疗有禁忌的患者。一般要求患者到达医院至球囊扩张时间＜90 分钟。在适宜于做 PCI 的患者中,PCI 之前应给予抗血小板药和抗凝治疗。施行 PCI 的适应证还包括血流动力学不稳定、有溶栓禁忌证、恶性心律失常、需要安装经静脉临时起搏或需要反复电复律及年龄＞75 岁。溶栓治疗失败者,即胸痛或 ST 段抬高在溶栓开始后持续≥60 分钟或胸痛和 ST 段抬高复发,则应考虑做补救性 PCI,但是只有在复发起病后 90 分钟内即能开始 PCI 者获益较大,否则应重复应用溶栓药,不过重复给予溶栓药物会增加严重出血并发症。直接 PCI 后,尤其是放置支架后,可应用GPⅡb/Ⅲa受体拮抗剂辅助治疗,持续用 24～36 小时。直接 PCI 的开展需要有经验的介入心脏病医师、完善的心血管造影设备、抢救设施和人员配备。我国 2001 年制定的《急性心肌梗死诊断和治疗指南》提出具备施行 AMI 介入治疗条件的医院应:①能在患者来院 90 分钟内施行 PTCA;②其心导管室每年施行PTCA＞100 例并有心外科待命的条件;③施术者每年独立施行 PTCA＞30 例;④AMI 直接PTCA成功率在 90% 以上;⑤在所有送到心导管室的患者中,能完成 PTCA 者达 85% 以上。无条件施行介入治疗的医院宜迅速将患者送到测算能在患者起病 6 小时内施行介入治疗的医院治疗。如测算转送后患者无法在 6 小时内接受 PCI,则宜就地进行溶栓治疗或溶栓后转送。

发生 STEAMI 后再灌注策略的选择需要根据发病时间、施行直接 PCI 的能力(包括时间间隔)、患者的危险性(包括出血并发症)等综合考虑。优选溶栓的情况一般包括:就诊早,发病≤3 小时内,且不能及时进行 PCI;介入治疗不可行,如导管室被占用,动脉穿刺困难或不能转运到达有经验的导管室;介入治疗不能及时进行,如就诊至球囊扩张时间＞90 分钟。优选急诊介入治疗的情况包括:①就诊晚,发病＞3 小时;②有经验丰富的导管室,就诊至球囊扩张时间＜90 分钟,就诊至球囊扩张时间较就诊至溶栓时间延长＜60 分钟;③高危患者,如心源性休克,Killip 分级≥Ⅲ级;④有溶栓禁忌证,包括出血风险增加及颅内出血;⑤诊断有疑问。

3.冠状动脉旁路移植术(CABG)

下列患者可考虑进行急诊 CABG:①实行了溶栓治疗或 PCI 后仍有持续的或反复的胸痛;②冠状动脉造影显示高危冠状动脉病变(左冠状动脉主干病变);③有 MI 并发症如室间隔穿孔或乳头肌功能不全所引起的严重二尖瓣反流。

(三)其他药物治疗

1.抗血小板治疗

抗血小板治疗能减少 STEMI 患者的主要心血管事件(死亡、再发致死性或非致死性 MI 和卒中)的发生,因此除非有禁忌证,所有患者应给予本项治疗。其用法见前文"不稳定型心绞痛和非 ST 段抬高型心肌梗死"段。

2.抗凝治疗

除非有禁忌证,所有 STEMI 患者无论是否采用溶栓治疗,都应在抗血小板治疗的基础上常规接受抗凝治疗。抗凝治疗能建立和维持梗死相关动脉的通畅,并能预防深静脉血栓形成、肺动脉栓塞及心室内血栓形成。其用法见前文"不稳定型心绞痛和非 ST 段抬高型心肌梗死"段。

3.硝酸酯类药物

对于有持续性胸部不适、高血压、大面积前壁 MI、急性左心衰竭的患者,在最初24～48 小时的治疗中,静脉内应用硝酸甘油有利于控制心肌缺血发作,缩小梗死面积,降低短期甚至长期病死率。其用法见前文"不稳定型心绞痛和非 ST 段抬高型心肌梗死"段。有下壁 MI,可疑右室梗死或明显低血压的患者[收缩压低于 12.0 kPa(90 mmHg)],尤其合并明显心动过缓或心动过速时,硝酸酯类药物能降低心室充盈压,引起血压降低和反射性心动过速,应慎用或不用。无并发症的 MI 低危患者不必常规给予硝酸甘油。

4.镇痛剂

选择用药和用法见"不稳定型心绞痛和非 ST 段抬高型心肌梗死"段。

5.β 受体阻滞剂

MI 发生后最初数小时内静脉注射 β 受体阻滞剂可通过缩小梗死面积、降低再梗死率、降低室颤的发生率和病死率而改善预后。无禁忌证的 STEMI 患者应在 MI 发病的 12 小时内开始使用 β 受体阻滞剂治疗。其用法见"不稳定型心绞痛和非 ST 段抬高型心肌梗死"段。

6.血管紧张素转换酶抑制剂（ACEI）

近来大规模临床研究发现，ACEI 如卡托普利、雷米普利、群多普利等有助于改善恢复期心肌的重构，减少 AMI 的病死率，减少充血性心力衰竭的发生，特别是对前壁 MI、心力衰竭或心动过速的患者。因此，除非有禁忌证，所有 STEMI 患者都可选用 ACEI。给药时应从小剂量开始，逐渐增加至目标剂量。对于高危患者，ACEI 的最大益处在恢复期早期即可获得，故可在溶栓稳定后 24 小时以上使用，由于 ACEI 具有持续的临床益处，可长期应用。对于不能耐受 ACEI 的患者（如咳嗽反应），血管紧张素 Ⅱ 受体拮抗剂可能也是一种有效的选择，但目前不是 MI 后的一线治疗。

7.调脂治疗

见"不稳定型心绞痛和非 ST 段抬高型心肌梗死"段。

8.钙通道阻滞剂

非二氢吡啶类钙通道阻滞剂维拉帕米或地尔硫䓬用于急性期 STEMI，除了能控制室上性心律失常，对减少梗死范围或心血管事件并无益处。因此不建议对 STEMI 患者常规应用非二氢吡啶类钙通道阻滞剂。但非二氢吡啶类钙通道阻滞剂可用于硝酸酯和 β 受体阻滞剂之后仍有持续性心肌缺血或心房颤动伴心室率过快的患者。血流动力学表现在 Killip Ⅱ 级以上的 MI 患者应避免应用非二氢吡啶类钙通道阻滞剂。

9.葡萄糖-胰岛素-钾溶液（GIK）

应用 GIK 能降低血浆游离脂肪酸浓度和改善心脏做功，GIK 还给缺血心肌提供必要的代谢支持，对大面积 MI 和心源性休克患者尤为重要。氯化钾 1.5 g、普通胰岛素 8 U 加入 10% 的葡萄糖液 500 mL 中静脉滴注，每天 1～2 次，1～2 周为 1 个疗程。近年，还有建议在上述溶液中再加入硫酸镁 5 g，但不主张常规补镁治疗。

（四）抗心律失常治疗

1.室性心律失常

应寻找和纠正导致室性心律失常可纠治的原因。血清钾低者推荐用氯化钾，通常可静脉滴注 10 mmol/h 以保持血钾在 4.0 mmol/L 以上，但对于严重的低钾血症（K^+ < 2.5 mmol/L），可通过中心静脉滴注 20～40 mmol/h。在 MI 早期静脉注射 β 受体阻滞剂继以口服维持，可降低室性心律失常（包括心室颤动）的发生率和无心力衰竭或低血压患者的病死率。预防性应用其他药物（如利多卡因）会增加死亡危险，故不推荐应用。室性异位搏动在心肌梗死后较常见，不需做特殊处理。非持续性（< 30 秒）室性心动过速在最初 24～48 小时内常不需要治疗。多形性室速、持续性（≥3 秒）单形室速或任何伴有血流动力学不稳定（如心力衰竭、低血压、胸痛）症状的室速都应给予同步心脏电复律。血流动力学稳定的室速可给予静脉注射利多卡因、普鲁卡因胺或胺碘酮等药物治疗。

（1）利多卡因：50～100 mg 静脉注射（如无效，5～10 分钟后可重复），控制后静脉滴注，1～3 mg/min 维持（利多卡因 100 mg 加入 5% 葡萄糖液 100 mL 中滴注，1～3 mL/min）。情况稳定后可考虑改用口服美西律 150～200 mg，每 6～8 小时一次维持。

（2）胺碘酮：静脉注射，首剂 75～150 mg 稀释于 20 mL 生理盐水中，于 10 分钟内注入；如有效继以 1.0 mg/min 维持静脉滴注 6 小时后改为 0.5 mg/min，总量 <1 200 mg/d；静脉用药 2～3 天后改为口服，口服负荷量为 600～800 mg/d，7 天后酌情改为维持量 100～400 mg/d。

（3）索他洛尔：静脉注射，首剂用 1～1.5 mg/kg，用 5% 葡萄糖液 20 mL 稀释，于 15 分钟内注入，疗效不明显时可再注射一剂 1.5 mg/kg，后可改为口服，160～640 mg/d。

无论血清镁是否降低，也可用硫酸镁（5 分钟内静脉注射 2 g）来治疗复杂性室性心律失常。发生心室颤动时，应立即进行非同步直流电除颤，用最合适的能量（一般 300 J），争取一次除颤成功。在无电除颤条件时可立即做胸外心脏按压和口对口人工呼吸，心腔内注射利多卡因 100～200 mg，并施行其他心脏复苏处理。急性期过后，仍有复杂性室性心律失常或非持续性室速尤其是伴有显著左心室收缩功能不全者，死亡危险增加，应考虑安装 ICD，以预防猝死。在 ICD 治疗前，应行冠状动脉造影和其他检查以了解有无复发性心肌缺血，若有则需要行 PCI 或 CABG。加速的心室自主心律一般无须处理，但如由于心房输送血液入心室的作用未能发挥而引起血流动力学失调，则可用阿托品以加快窦性心律而控制心脏搏动，仅在偶然情况下需要用人工心脏起搏或抑制异位心律的药物来治疗。

2.缓慢的窦性心律失常

除非存在低血压或心率 <50 次/分，一般不需要治疗。对于伴有低血压的心动过缓（可能减少心肌灌注），可静脉注射硫酸阿托品 0.5～1 mg，如疗效不明显，几分钟后可重复注射。最好是多次小剂量注射，因大剂量阿托品会诱发心动过速。虽然静脉滴注异丙肾上腺素也有效，但由于它会增加心肌的氧需量和心律失常的危险，因此不推荐使用。药物无效或发生明显不良反应时也可考虑应用人工心脏起搏器。

3.房室传导阻滞

二度Ⅰ型和Ⅱ型房室传导阻滞 QRS 波不宽者及并发于下壁 MI 的三度房室传导阻滞，心率 >50 次/分且 QRS 波不宽者，无须处理，但应严密监护。下列情况是安置临时起搏器的指征：①二度Ⅱ型或三度房室传导阻滞 QRS 波增宽者；②二度或三度房室传导阻滞出现过心室停搏；③三度房室传导阻滞心率 <50 次/分，伴有明显低血压或心力衰竭，经药物治疗效果差；④二度或三度房室传导阻滞合并频发室性心律失常。AMI 后 2～3 周进展为三度房室传导阻滞或阻滞部位在希氏束以下者应安置永久起搏器。

4.室上性快速心律失常

如窦性心动过速、频发房性期前收缩、阵发性室上性心动过速、心房扑动和心房颤动等，可选用 β 受体阻滞剂、洋地黄类、维拉帕米、胺碘酮等药物治疗。对后三者治疗无效时可考虑应用同步直流电复律器或人工心脏起搏器复律，尽量缩短快速心律失常持续的时间。

5.心脏停搏

立即做胸外心脏按压和人工呼吸，注射肾上腺素、异丙肾上腺素、乳酸钠和阿托品等，并施行其他心脏复苏处理。

（五）抗低血压和心源性休克治疗

根据休克纯属心源性，抑或尚有周围血管舒缩障碍，或血容量不足等因素存在，而分别处理。

1.补充血容量

约 20％的患者由于呕吐、出汗、发热、使用利尿剂和不进饮食等原因而有血容量不足,需要补充血容量来治疗,但又要防止补充过多而引起心力衰竭。可根据血流动力学监测结果来决定输液量。如中心静脉压低,在 $0.49\sim0.98$ kPa($5\sim10$ cmH$_2$O)之间,肺楔压在 $0.8\sim1.6$ kPa($6\sim12$ mmHg)以下,心排血量低,提示血容量不足,可静脉滴注低分子右旋糖酐或 $5\%\sim10\%$ 葡萄糖液,输液后如中心静脉压上升 >1.76 kPa(18 cmH$_2$O),肺楔压 $>2.0\sim2.4$ kPa($15\sim18$ mmHg),则应停止。右心室梗死时,中心静脉压的升高则未必是补充血容量的禁忌。

2.应用升压药

补充血容量,血压仍不升,而肺楔压和心排血量正常时,提示周围血管张力不足,可选用血管收缩药。①多巴胺:$10\sim30$ mg 加入 5% 葡萄糖液 100 mL 中静脉滴注,也可和间羟胺同时滴注。②多巴酚丁胺:$20\sim25$ mg 溶于 5% 葡萄糖液 100 mL 中,以 $2.5\sim10$ μg/(kg·min)的剂量静脉滴注,作用与多巴胺相类似,但增加心排血量的作用较强,增快心率的作用较轻,无明显扩张肾血管的作用。③间羟胺:$10\sim30$ mg 加入 5% 葡萄糖液 100 mL 中静脉滴注,或 $5\sim10$ mg 肌内注射。但对长期服用胍乙啶或利血平的患者疗效不佳。④去甲肾上腺素:作用与间羟胺相同,但较快、较强而较短,对长期服用胍乙啶或利血平的人仍有效。$0.5\sim1$ mg($1\sim2$ mg 重酒石酸盐)加入 5% 葡萄糖液 100 mL 中静脉滴注。渗出管外易引起局部损伤及坏死,如同时加入 $2.5\sim5$ mg 酚妥拉明可减轻局部血管收缩的作用。

3.应用血管扩张剂

经上述处理,血压仍不升,而肺楔压增高,心排血量低,或周围血管显著收缩,以致四肢厥冷,并有发绀时,可用血管扩张药以减低周围循环阻力和心脏的后负荷,降低左心室射血阻力,增强收缩功能,从而增加心排血量,改善休克状态。血管扩张药要在血流动力学严密监测下谨慎应用,可选用硝酸甘油($50\sim100$ μg/min 静脉滴注)或单硝酸异山梨酯(每次 $2.5\sim10$ mg,舌下含服或 $30\sim100$ μg/min 静脉滴注)、硝普钠($15\sim400$ μg/min 静脉滴注)、酚妥拉明($0.25\sim1$ mg/min 静脉滴注)等。

4.治疗休克的其他措施

其他措施包括纠正酸中毒、纠正电解质紊乱、避免脑缺血、保护肾功能,必要时应用糖皮质激素和洋地黄制剂。

上述治疗无效时可用主动脉内球囊反搏术(IABP)以增高舒张期动脉压而不增加左心室收缩期负荷,并有助于增加冠状动脉灌流,使患者获得短期的循环支持。对持续性心肌缺血、顽固性室性心律失常、血流动力学不稳定或休克的患者如存在合适的冠状动脉解剖学病变,应尽早做选择性冠状动脉造影,随即施行 PCI 或 CABG,可挽救一些患者的生命。

5.中医中药治疗

中医学用于"回阳救逆"的四逆汤(熟附子、干姜、炙甘草)、独参汤或参附汤,对治疗本病伴血压降低或休克者有一定疗效。患者如兼有阴虚表现时可用生脉散(人参、五味子、麦冬)。这些方剂均已制成针剂,紧急使用也较方便。

(六)心力衰竭治疗

主要是治疗左心室衰竭。

治疗取决于病情的严重性。病情较轻者,给予袢利尿剂(如静脉注射呋塞米 $20\sim40$ mg,每天 1 次或 2 次),它可降低左心室充盈压,一般即可见效。病情严重者,可应用血管扩张剂(如静脉注射硝酸甘油)以降低心脏前负荷和后负荷。治疗期间,常通过带球囊的右心导管(Swan-Ganz 导管)监测肺动脉楔压。只要体动脉收缩压持续>13.3 kPa(100 mmHg),即可用 ACEI。开始治疗最好给予小剂量的短效 ACEI(如口服卡托普利 3.125~6.25 mg,每 4~6 小时 1 次;如能耐受,则逐渐增加剂量)。一旦达到最大剂量(卡托普利的最大剂量为 50 mg,每天 3 次),即用长效 ACEI(如福辛普利、赖诺普利、雷米普利)取代作为长期应用。如心力衰竭持续在 NYHA 心功能分级Ⅱ级或Ⅱ级以上,应加用醛固酮拮抗剂(如依普利酮、螺内酯)。严重心力衰竭者给予动脉内球囊反搏可提供短期的血流动力学支持。若血管重建或外科手术修复不可行时,应考虑心脏移植。永久性左心室或双心室植入式辅助装置可用作心脏移植前的过渡;如不可能做心脏移植,左心室辅助装置有时可作为一种永久性治疗。这种装置偶可使患者康复并可在 3~6 个月内去除。

(七)并发症治疗

对于有附壁血栓形成者,抗凝治疗可减少栓塞的危险,如无禁忌证,治疗开始即静脉应用足量肝素,随后给予华法林 3~6 个月,使 INR 维持在 2~3。当左心室扩张伴弥漫性收缩活动减弱、存在室壁膨胀瘤或慢性心房颤动时,应长期应用抗凝药和阿司匹林。室壁膨胀瘤形成伴左心室衰竭或心律失常时可行外科切除术。AMI 时 ACEI 的应用可减轻左心室重构和降低室壁膨胀瘤的发生率。并发心室间隔穿孔、急性二尖瓣关闭不全都可导致严重的血流动力改变或心律失常,宜积极采用手术治疗,但手术应延迟至 AMI 后 6 周以上,因此时梗死心肌可得到最大程度的愈合。如血流动力学不稳定持续存在,尽管手术死亡危险很高,也宜早期进行。急性的心室游离壁破裂外科手术的成功率极低,几乎都是致命的。假性室壁瘤是左心室游离壁的不完全破裂,可通过外科手术修补。心肌梗死后综合征严重病例必须用其他非类固醇抗炎药(NSAIDs)或皮质类固醇短程冲击治疗,但大剂量 NSAIDs 或皮质类固醇的应用不宜超过数天,因它们可能干扰 AMI 后心室肌的早期愈合。肩手综合征可用理疗或体疗。

(八)右室心肌梗死的处理

治疗措施与左心室 MI 略有不同,右室 MI 时常表现为下壁 MI 伴休克或低血压而无左心衰竭的表现,其血流动力学检查常显示中心静脉压、右心房和右心室充盈压增高,而肺楔压、左心室充盈压正常甚至下降。治疗宜补充血容量,从而增高心排血量和动脉压。在血流动力学监测下,静脉滴注输液,直到低血压得到纠治,但肺楔压如达 2.0 kPa(15 mmHg),即应停止。如此时低血压未能纠正,可用正性肌力药物。不能用硝酸酯类药和利尿剂,它们可降低前负荷(从而减少心排血量),引起严重的低血压。伴有房室传导阻滞时,可予以临时起搏。

(九)康复和出院后治疗

出院后最初 3~6 周体力活动应逐渐增加。鼓励患者恢复中等量的体力活动(步行、体操、太极拳等)。如 AMI 后 6 周仍能保持较好的心功能,则绝大多数患者都能恢复其所有正常的活动。与生活方式、年龄和心脏状况相适应的有规律的运动计划可降低缺血事件发生的风险,增强总体健康状况。对患者的生活方式提出建议,进一步控制危险因素,可改善患者的预后。

十一、出院前评估

(一)出院前的危险分层

出院前应对 MI 患者进行危险分层以决定是否需要进行介入性检查。对早期未行介入性检查而考虑进行血运重建治疗的患者,应及早评估左心室射血分数和进行负荷试验,根据负荷试验的结果发现心肌缺血者应进行心导管检查和血运重建治疗。仅有轻微或无缺血发作的患者只需给予药物治疗。

(二)左心室功能的评估

左心室功能状况是影响 ACS 预后最主要的因素之一,也是心血管事件最准确的预测因素之一。评估左心室功能包括患者症状(劳力性呼吸困难等)的评估、物理检查结果(如肺部啰音、颈静脉压升高、心脏扩大、第三心音奔马律等)及心室造影、放射性核素心室显像和超声心动图。MI 后左心室射血分数<40%是一项比较敏感的指标。无创性检查中以核素测值最为可靠,超声心动图的测值也可作为参考。

(三)心肌存活的评估

MI 后左室功能异常部分是由于坏死和瘢痕形成所致,部分是由存活但功能异常的心肌细胞即冬眠或顿抑心肌所致,后者通过血管重建治疗可明显改善左室功能。因此鉴别纤维化但功能异常的心肌细胞所导致的心室功能异常具有重要的预后和治疗意义。评价心肌存活力常用的无创性检查包括核素成像和多巴酚丁胺超声心动图负荷试验等,这些检查能准确评估节段性室壁运动异常的恢复。近几年正逐渐广泛应用的正电子发射体层摄影及造影剂增强 MRI 能更准确预测心肌局部功能的恢复。

(姚桂芝)

第四节 不稳定型心绞痛和非 ST 段抬高型心肌梗死

不稳定型心绞痛(UA)指介于稳定型心绞痛和急性心肌梗死之间的临床状态,包括了除稳定性劳力性心绞痛以外的初发型、恶化型劳力性心绞痛和各型自发性心绞痛。它是在粥样硬化病变的基础上,发生了冠状动脉内膜下出血、斑块破裂、破损处血小板与纤维蛋白凝集形成血栓、冠状动脉痉挛及远端小血管栓塞引起的急性或亚急性心肌供氧减少。它是 ACS 中的常见类型。若 UA 伴有血清心肌坏死标志物明显升高,此时可确立非 ST 段抬高型心肌梗死(NSTEMI)的诊断。

一、发病机制

ACS 有着共同的病理生理学基础,即在冠状动脉粥样硬化的基础上,粥样斑块松动、裂纹或破裂,使斑块内高度致血栓形成的物质暴露于血流中,引起血小板在受损表面黏附、活化、聚集,形成血栓,导致病变血管完全性或非完全性闭塞。冠状动脉病变的严重程度,主要取决于斑块的稳定性,与斑块的大小无直接关系。不稳定斑块具有如下特征:脂质核较大,纤维帽较薄,含大量的巨噬细胞和 T 细胞,血管平滑肌细胞含量较少。UA/NSTEMI 的特征是心肌供氧和需氧之间平衡失调,目前发现其最常见病因是心肌血流灌注减少,这是由粥样硬化斑块破裂发生的非阻塞性血栓引发冠状动脉狭窄所致。血小板聚集和破裂斑块碎片导致的微血管栓塞,使得许多患者的心肌标志物释放。其他原因包括动力性阻塞(冠状动脉痉挛或收缩)、进行性机械性阻塞、炎症和/或感染、继发性 UA 即心肌氧耗增加或氧输送障碍的情况(包括贫血、感染、甲状腺功能亢进、心律失常、血液高黏滞状态或低血压等),实际上这 5 种病因相互关联。

近年来的研究发现,导致粥样斑块破裂的机制如下。

(1)斑块内 T 细胞通过合成细胞因子 γ-干扰素(IFN-γ)能抑制平滑肌细胞分泌间质胶原使斑块纤维帽结构变薄弱。

(2)斑块内巨噬细胞、肥大细胞可分泌基质金属蛋白酶如胶原酶、凝胶酶、基质溶解酶等,加速纤维帽胶原的降解,使纤维帽变得更易受损。

(3)冠状动脉管腔内压力升高、冠状动脉血管张力增加或痉挛、心动过速时心室过度收缩和扩张所产生的剪切力及斑块滋养血管破裂均可诱发与正常管壁交界处的斑块破裂。由于收缩压、心率、血液黏滞度、内源性组织纤溶酶原激活剂(tPA)活性、血浆肾上腺素和皮质激素水平的昼夜节律性变化一致,使每天晨起后6时至 11 时最易诱发冠状动脉斑块破裂和血栓形成,由此产生了每天凌晨和上午 MI 高发的规律。

二、病理解剖

冠状动脉病变或粥样硬化斑块的慢性进展,即使可导致冠状动脉严重狭窄甚至完全闭塞,由于侧支循环的逐渐形成,通常不一定产生 MI。若冠状动脉管腔未完全闭塞,仍有血供,临床上表现为 NSTEMI 即非 Q 波型 MI 或 UA,心电图仅出现 ST 段持续压低或 T 波倒置。如果冠状动脉闭塞时间短,累计心肌缺血<20 分钟,组织学上无心肌坏死,也无心肌酶或其他标志物的释出,心电图呈一过性心肌缺血改变,临床上就表现为 UA;如果冠状动脉严重阻塞时间较长,累计心肌缺血>20 分钟,组织学上有心肌坏死,血清心肌坏死标志物也会异常升高,心电图上呈持续性心肌缺血改变而无 ST 段抬高和病理性 Q 波出现,临床上即可诊断为 NSTEMI 或非 Q 波型MI。NSTEMI虽然心肌坏死面积不大,但心肌缺血范围往往不小,临床上依然很高危;这可以是冠状动脉血栓性闭塞已有早期再通,或痉挛性闭塞反复发作,或严重狭窄的基础上急性闭塞后已有充分的侧支循环建立的结果。NSTEMI 时的冠状动脉内附壁血栓多为白血栓;也有可能是斑块成分或血小板血栓向远端栓塞所致;偶有由破裂斑块疝出而堵塞冠状动脉管腔者被称为斑块灾难。

三、临床表现

UA 的临床表现一般具有以下 3 个特征之一:①静息时或夜间发生心绞痛常持续 20 分钟以上;②新近发生的心绞痛(病程在 2 个月内)且程度严重;③近期心绞痛逐渐加重(包括发作的频度、持续时间、严重程度和疼痛放射到新的部位)。发作时可有出汗、皮肤苍白湿冷、恶心、呕吐、心动过速、呼吸困难、出现第三或第四心音等表现。而原来可以缓解心绞痛的措施此时变得无效或不完全有效。UA 患者中约 20% 发生 NSTEMI 需通过血肌钙蛋白和心肌酶检查来判定。UA 和 NSTEMI 中很少有严重的左心室功能不全所致的低血压(心源性休克)。

UA 或 NSTEMI 的 Braunwald 分级是根据 UA 发生的严重程度将之分为Ⅰ、Ⅱ、Ⅲ级,而根据其发生的临床环境将之分为 A、B、C 级。

Ⅰ级:初发的、严重或加剧性心绞痛。发生在就诊前 2 个月内,无静息时疼痛。每天发作 3 次或 3 次以上,或稳定型心绞痛患者心绞痛发作更频繁或更严重,持续时间更长,或诱发体力活动的阈值降低。

Ⅱ级:静息型亚急性心绞痛。在就诊前 1 个月内发生过 1 次或多次静息性心绞痛,但近 48 小时内无发作。

Ⅲ级：静息型急性心绞痛。在 48 小时内有 1 次或多次静息性心绞痛发作。

A 级：继发性 UA。在冠状动脉狭窄的基础上，同时伴有冠状动脉血管床以外的疾病引起心肌氧供和氧需之间平衡的不稳定，加剧心肌缺血。这些因素包括：贫血、感染、发热、低血压、快速性心律失常、甲状腺功能亢进、继发于呼吸衰竭的低氧血症。

B 级：原发性 UA。无可引起或加重心绞痛发作的心脏以外的因素，且患者 2 周内未发生过 MI。这是 UA 的常见类型。

C 级：MI 后 UA。在确诊 MI 后 2 周内发生的 UA。约占 MI 患者的 20%。

四、危险分层

由于不同的发病机制造成不同类型 ACS 的近、远期预后有较大的差别，因此正确识别 ACS 的高危人群并给予及时和有效的治疗可明显改善其预后，具有重要的临床意义。对于 ACS 的危险性评估遵循以下原则：首先是明确诊断，然后进行临床分类和危险分层，最终确定治疗方案。

（一）高危非 ST 段抬高型 ACS 患者的评判标准

美国心脏病学会/美国心脏病协会（ACC/AHA）将具有以下临床或心电图情况中的 1 条作为高危非 ST 段抬高型 ACS 患者的评判标准。

（1）缺血症状在 48 小时内恶化。

（2）长时间进行性静息性胸痛（>20 分钟）。

（3）低血压，新出现杂音或杂音突然变化、心力衰竭，心动过缓或心动过速，年龄>75 岁。

（4）心电图改变：静息性心绞痛伴一过性 ST 段改变（>0.05 mV），新出现的束支传导阻滞，持续性室性心动过速。

（5）心肌标志物（cTnI、cTnT）明显增高（>0.1 μg/L）。

（二）中度危险性 ACS 患者的评判标准

中度危险为无高度危险特征但具备下列中的 1 条。

（1）既往 MI、周围或脑血管疾病，或冠状动脉搭桥，既往使用阿司匹林。

（2）长时间（>20 分钟）静息性胸痛已缓解，或过去 2 周内新发 CCS 分级 Ⅲ 级或 Ⅳ 级心绞痛，但无长时间（>20 分钟）静息性胸痛，并有高度或中度冠状动脉疾病可能；夜间心绞痛。

（3）年龄>70 岁。

（4）心电图改变：T 波倒置>0.2 mV，病理性 Q 波或多个导联静息 ST 段压低<0.1 mV。

（5）TnI 或 TnT 轻度升高（即<0.1 μg/L，但>0.01 μg/L）。

（三）低度危险性 ACS 患者的评判标准

低度危险性为无上述高度、中度危险特征，但有下列特征。

（1）心绞痛的频率、程度和持续时间延长，诱发胸痛阈值降低，2 周至 2 个月内新发心绞痛。

（2）胸痛期间心电图正常或无变化。

（3）心脏标志物正常。近年来，在结合上述指标的基础上，将更为敏感和特异的心肌生化标志物用于危险分层，其中最具代表性的是心肌特异性肌钙蛋白、C-反应蛋白、高敏 C-反应蛋白、脑钠肽和纤维蛋白原。

五、辅助检查

(一)心电图检查

应在症状出现 10 分钟内进行。UA 发作时心电图有一过性 ST 段偏移和/或 T 波倒置；如心电图变化持续 12 小时以上，则提示发生 NSTEMI。NSTEMI 时不出现病理性 Q 波，但有持续性 ST 段压低≥0.1 mV(aVR 导联有时还有 V₁ 导联则 ST 段抬高)，或伴对称性 T 波倒置，相应导联的 R 波电压进行性降低，ST 段和 T 波的这种改变常持续存在(图 6-4)。

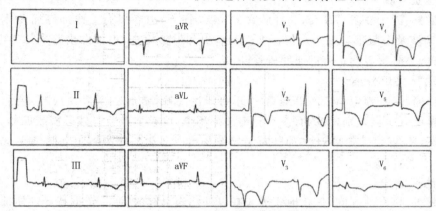

图 6-4 急性非 Q 波性心肌梗死的心电图
图示除 I 、aVL、aVR 外各导联 ST 段压低伴 T 波倒置

(二)心脏标志物检查

UA 时，心脏标志物一般无异常增高；NSTEMI 时，血 CK-MB 或肌钙蛋白常有明显升高。肌钙蛋白 T 或 I 及 C-反应蛋白升高是协助诊断和提示预后较差的指标。

(三)其他

需施行各种介入性治疗时，可先行选择性冠状动脉造影，必要时行血管内超声或血管镜检查，明确病变情况。

六、诊断

对年龄＞30 岁的男性和年龄＞40 岁的女性(糖尿病患者更年轻)主诉符合上述临床表现的心绞痛时应考虑 ACS，但须先与其他原因引起的疼痛相鉴别。随即进行一系列的心电图和心脏标志物的检测，以判别为 UA、NSTEMI 抑或是 STEMI。

七、鉴别诊断

(一)急性心包炎

急性心包炎，尤其是急性非特异性心包炎，可有较剧烈而持久的心前区疼痛，心电图有 ST 段和 T 波变化。但心包炎患者在疼痛的同时或以前已有发热和血白细胞计数增高，疼痛常于深呼吸和咳嗽时加重，坐位前倾时减轻。体检可发现心包摩擦音，心电图除 aVR 外，各导联均有 ST 段弓背向下的抬高，无异常 Q 波出现。

(二)急性肺动脉栓塞

肺动脉大块栓塞常可引起胸痛、咯血、气急和休克，但有右心负荷急剧增加的表现，如发绀、肺动脉瓣区第二心音亢进、三尖瓣区出现收缩期杂音、颈静脉充盈、肝大、下肢水肿等。发热和白细胞增多出现也较早,多在 24 小时内。心电图示电轴右偏,Ⅰ导联出现 S 波或原有的 S 波加深,Ⅲ导联出现 Q 波和 T 波倒置,aVR 导联出现高 R 波,胸导联过渡区向左移,右胸导联 T 波倒置等。血乳酸脱氢酶总值增高,但其同工酶和肌酸磷酸激酶不增高,D-二聚体可升高,其敏感性高但特异性差。肺部 X 线检查、放射性核素肺通气-灌注扫描、X 线 CT 和必要时选择性肺动脉造影有助于诊断。

(三)急腹症

急性胰腺炎、消化性溃疡穿孔、急性胆囊炎、胆石症等,患者可有上腹部疼痛及休克,可能与 ACS 患者疼痛波及上腹部者混淆。但仔细询问病史和体格检查,不难做出鉴别。心电图检查和血清肌钙蛋白、心肌酶等测定有助于明确诊断。

(四)主动脉夹层分离

以剧烈胸痛起病,颇似 ACS。但疼痛一开始即达高峰,常放射到背、肋、腹、腰和下肢,两上肢血压及脉搏可有明显差别,少数有主动脉瓣关闭不全,可有下肢暂时性瘫痪或偏瘫。X 线胸片示主动脉增宽,X 线、CT 或 MRI 主动脉断层显像及超声心动图探测到主动脉壁夹层内的液体,可确立诊断。

(五)其他疾病

急性胸膜炎、自发性气胸、带状疱疹等心脏以外疾病引起的胸痛,依据特异性体征、X 线胸片和心电图特征不难鉴别。

八、预后

约 30% 的 UA 患者在发病 3 个月内发生 MI,猝死较少见,其近期死亡率低于 NSTEMI 或 STEMI。但 UA 或 NSTEMI 的远期死亡率和非致死性事件的发生率高于 STEMI,这可能与其冠状动脉病变更严重有关。

九、治疗

ACS 是内科急症,治疗结局主要受是否迅速诊断和治疗的影响,因此应及早发现,及早住院,并加强住院前的就地处理。UA 或 NSTEMI 的治疗目标是稳定斑块、治疗残余心肌缺血、进行长期的二级预防。溶栓治疗不宜用于 UA 或 NSTEMI。

(一)一般治疗

UA 或 NSTEMI 患者应住入冠心病监护病室,卧床休息至少 12～24 小时,给予持续心电监护。病情稳定或血运重建后症状控制,应鼓励早期活动。下肢作被动运动可防止静脉血栓形成。活动量的增加应循序渐进。应尽量对患者进行必要的解释和鼓励,使其能积极配合治疗而又解除焦虑和紧张,可以应用小剂量的镇静剂和抗焦虑药物,使患者得到充分休息和减轻心脏负担。保持大便通畅,便时避免用力,如便秘可给予缓泻剂。有明确低氧血症(动脉血氧饱和度低于 92%)或存在左心室功能衰竭时才需补充氧气。在最初 2～3 天饮食应以流质为主,以后随着症状减轻而逐渐增加粥、面条等及其他容易消化的半流质,宜少量多餐,钠盐和液体的摄入量应根据汗量、尿量、呕吐量及有无心力衰竭而做适当调节。

(二)抗栓治疗

抗栓治疗可预防冠状动脉内进一步血栓形成、促进内源性纤溶活性溶解血栓和减少冠状动脉狭窄程度,从而可减少事件进展的风险和预防冠状动脉完全阻塞的进程。

1.抗血小板治疗

(1)环氧化酶抑制剂:阿司匹林可降低 ACS 患者的短期和长期病死率。若无禁忌证,ACS 患者入院时都应接受阿司匹林治疗,起始负荷剂量为 160～325 mg(非肠溶制剂),首剂应嚼碎,加快其吸收,以便迅速抑制血小板激活状态,以后改用小剂量维持治疗。除非对阿司匹林过敏或有其他禁忌证外,主张长期服用小剂量 75～100 mg/d 维持。

(2)二磷酸腺苷(ADP)受体拮抗剂:氯吡格雷和噻氯匹定能拮抗血小板 ADP 受体,从而抑制血小板聚集,可用于对阿司匹林不能耐受患者的长期口服治疗。氯吡格雷起始负荷剂量为 300 mg,以后 75 mg/d 维持;噻氯匹定起效较慢,不良反应较多,已少用。对于非 ST 段抬高型 ACS 患者不论是否行介入治疗,阿司匹林加氯吡格雷均为常规治疗,应联合应用 12 个月,对于放置药物支架的患者这种联合治疗时间应更长。

(3)血小板膜糖蛋白Ⅱb/Ⅲa(GPⅡb/Ⅲa)受体拮抗剂:激活的 GPⅡb/Ⅲa 受体与纤维蛋白原结合,形成在激活血小板之间的桥梁,导致血小板血栓形成。阿昔单抗是直接抑制 GPⅡb/Ⅲa 受体的单克隆抗体,在血小板激活起重要作用的情况下,特别是患者进行介入治疗时,该药多能有效地与血小板表面的GPⅡb/Ⅲa受体结合,从而抑制血小板的聚集;一般使用方法是先静脉注射冲击量 0.25 mg/kg,然后10 μg/(kg·h)静脉滴注 12～24 小时。合成的该类药物还包括替罗非班和依替巴肽。以上 3 种 GPⅡb/Ⅲa 受体拮抗剂静脉制剂均适用于 ACS 患者急诊 PCI(首选阿昔单抗,因目前其安全性证据最多),可明显降低急性和亚急性血栓形成的发生率,如果在 PCI 前6小时内开始应用该类药物,疗效更好。若未行 PCI,GPⅡb/Ⅲa 受体拮抗剂可用于高危患者,尤其是心脏标志物升高或尽管接受合适的药物治疗症状仍持续存在或两者兼而有之的患者。GPⅡb/Ⅲa 受体拮抗剂应持续应用 24～36 小时,静脉滴注结束之前进行血管造影。不推荐常规联合应用GPⅡb/Ⅲa受体拮抗剂和溶栓药。近年来还合成了多种 GPⅡb/Ⅲa 受体拮抗剂的口服制剂,如西拉非班、珍米洛非班、拉米非班等,但其在剂量、生物利用度和安全性方面均需进一步研究。

(4)环核苷酸磷酸二酯酶抑制剂:近年来一些研究显示西洛他唑加阿司匹林与噻氯匹定加阿司匹林在介入治疗中预防急性和亚急性血栓形成方面有同等的疗效,可作为噻氯匹定的替代药物。

2.抗凝治疗

除非有禁忌证(如活动性出血或已应用链激酶或复合纤溶酶链激酶),所有患者应在抗血小板治疗的基础上常规接受抗凝治疗,抗凝治疗药物的选择应根据治疗策略及缺血和出血事件的风险。常用有的抗凝药包括普通肝素、低分子肝素、磺达肝癸钠和比伐卢定。需紧急介入治疗者,应立即开始使用普通肝素或低分子肝素或比伐卢定。对选择保守治疗且出血风险高的患者,应优先选择磺达肝癸钠。

(1)肝素和低分子肝素:肝素的推荐剂量是先给予 80 U/kg 静脉注射,然后以 18 U/(kg·h)的速度静脉滴注维持,治疗过程中需注意开始用药或调整剂量后 6 小时测定部分激活凝血酶时间(APTT),根据 APTT 调整肝素用量,使 APTT 控制在 45～70 秒。但是,肝素对富含血小板的血栓作用较小,且肝素的作用可由于肝素结合血浆蛋白而受影响。未口服阿司匹林的患者停用肝素后可能使胸痛加重,与停用肝素后引起继发性凝血酶活性增高有关。因此,肝素以逐渐停用为宜。低分子肝素与普通肝素相比,具有更合理的抗Ⅹa因子及Ⅱa因子活性的作用,可以皮下应用,不需要实验室监测,临床观察表明,低分子肝素较普通肝素有疗效肯定、使用方便的优点。使用低分子肝素的参考剂量:依诺肝素 40 mg、那曲肝素 0.4 mL 或达肝素 5 000～7 500 U,皮下注射,每 12 小时一次,通常在急性期用 5～6 天。磺达肝癸钠是 Ⅹa 因子抑制剂,最近有研究表明在降低非 ST 段抬高型 ACS 的缺血事件方面效果和低分子肝素相当,但出血并发症明显减少,因此安全性较好,但不能单独用于介入治疗中。

(2)直接抗凝血酶的药物:在接受介入治疗的非 ST 段抬高型 ACS 人群中,用直接抗凝血酶药物比伐卢定较联合应用肝素/低分子肝素和 GPⅡb/Ⅲa 受体拮抗剂的出血并发症少,安全性更好,临床效益相当。但其远期效果尚缺乏随机双盲的对照研究。

(三)抗心肌缺血治疗

1.硝酸酯类药物

硝酸酯类药物可选择口服,舌下含服,经皮肤或经静脉给药。硝酸甘油为短效硝酸酯类,对有持续性胸部不适、高血压、急性左心衰竭的患者,在最初 24～48 小时的治疗中,静脉内应用有利于控制心肌缺血发作。先给予舌下含服 0.3～0.6 mg,继以静脉点滴,开始 5～10 μg/min,每 5～10 分钟增加 5～10 μg,直至症状缓解或平均压降低 10% 但收缩压不低于 12.0 kPa(90 mmHg)。目前推荐静脉应用硝酸甘油的患者症状消失 24 小时后,就改用口服制剂或应用皮肤贴剂。药物耐受现象可能在持续静脉应用硝酸甘油 24～48 小时内出现。由于在 NSTEMI 患者中未观察到硝酸酯类药物具有减少死亡率的临床益处,因此在长期治疗中此类药物应逐渐减量至停用。

2.镇痛剂

如硝酸酯类药物不能使疼痛迅速缓解,应立即给予吗啡,10 mg 稀释成 10 mL,每次 2～3 mL 静脉注射。哌替啶 50～100 mg 肌内注射,必要时 1～2 小时后再注射 1 次,以后每 4～6 小时可重复应用,注意呼吸功能的抑制。给予吗啡后如出现低血压,可仰卧或静脉滴注生理盐水来维持血压,很少需要用升压药。如出现呼吸抑制,应给予纳洛酮 0.4～0.8 mg。有使用吗啡禁忌证(低血压和既往过敏史)者,可选用哌替啶替代。疼痛较轻者可用罂粟碱,30～60 mg 肌内注射或口服。

3.β受体阻滞剂

β受体阻滞剂可用于所有无禁忌证(如心动过缓、心脏传导阻滞、低血压或哮喘)的 UA 和 NSTEMI 患者,可减少心肌缺血发作和心肌梗死的发展。使用 β受体阻滞剂的方案如下:①首先排除有心力衰竭、低血压[收缩压低于 12.0 kPa(90 mmHg)]、心动过缓(心率低于 60 次/分)或有房室传导阻滞(PR 间期>0.24 秒)的患者;②给予美托洛尔,静脉推注每次 5 mg,共 3 次;③每次推注后观察 2～5 分钟,如果心率低于 60 次/分或收缩压低于 13.3 kPa(100 mmHg),则停止给药,静脉注射美托洛尔的总量为 15 mg;④如血流动力学稳定,末次静脉注射后 15 分钟,开始改为口服给药,每 6 小时 50 mg,持续 2 天,以后渐增为 100 mg,2 次/日。作用极短的 β受体阻滞剂艾司洛尔静脉注射 50～250 μg/(kg·min),安全而有效,甚至可用于左心功能减退的患者,药物作用在停药后 20 分钟内消失,用于有 β受体阻滞剂相对禁忌证,而又希望减慢心率的患者。β受体阻滞剂的剂量应调整到患者安静时心率 50～60 次/分。

4.钙通道阻滞剂

钙通道阻滞剂与 β受体阻滞剂一样能有效地减轻症状。但所有的大规模临床试验表明,钙通道阻滞剂应用于 UA,不能预防 AMI 的发生或降低病死率,目前仅推荐用于全量硝酸酯和 β受体阻滞剂之后仍有持续性心肌缺血的患者或对 β 受体阻滞剂有禁忌的患者,应选用心率减慢型的非二氢吡啶类钙通道阻滞剂。对心功能不全的患者,应用 β 受体阻滞剂后再加用钙通道阻滞剂应特别谨慎。

5.血管紧张素转换酶抑制剂(ACEI)

近年来一些临床研究显示,对 UA 和 NSTEMI 患者,短期应用 ACEI 并不能获得更多的临床益处。但长期应用对预防再发缺血事件和死亡有益。因此除非有禁忌证(如低血压、肾衰竭、双侧肾动脉狭窄和已知的过敏),所有 UA 和 NSTEMI 患者都可选用 ACEI。

6.调脂治疗

所有 ACS 患者应在入院 24 小时之内评估空腹血脂谱。近年的研究表明,他汀类药物可以稳定斑块,改善内皮细胞功能,因此如无禁忌证,无论血基线 LDL-C 水平和饮食控制情况如何,均建议早期应用他汀类药物,使 LDL-C 水平降至<800 g/L。常用的他汀类药物有辛伐他汀 20～40 mg/d、普伐他汀10～40 mg/d、氟伐他汀 40～80 mg/d、阿托伐他汀 10～80 mg/d 或瑞舒伐他汀 10～20 mg/d。

(四)血运重建治疗

1.经皮冠状动脉介入术(PCI)

UA 和 NSTEMI 的高危患者,尤其是血流动力学不稳定、心脏标志物显著升高、顽固性或反复发作心绞痛伴有动态 ST 段改变、有心力衰竭或危及生命的心律失常者,应早期行血管造影术和 PCI(如可能,应在入院 72 小时内)。PCI 能改善预后,尤其是同时应用 GPⅡb/Ⅲa 受体拮抗剂时。对中危患者及有持续性心肌缺血证据的患者,也有早期行血管造影的指征,可以识别致病的病变、评估其他病变的范围和左心室功能。对中高危患者,PCI 或 CABG 具有明确的潜在益处。但对低危患者,不建议进行常规的介入性检查。

2.冠状动脉旁路移植术(CABG)

对经积极药物治疗而症状控制不满意及高危患者(包括持续ST 段压低、cTnT 升高等),应尽早(72 小时内)进行冠状动脉造影,根据下列情况选择治疗措施:①严重左冠状动脉主干病变(狭窄>50%),最危及生命,应及时外科手术治疗;②有多支血管病变,且有左心室功能不全(LVEF <50%)或伴有糖尿病者,应进行 CABG;③有 2 支血管病变合并左前降支近段严重狭窄和左心室功能不全(LVEF<50%)或无创性检查显示心肌缺血的患者,建议施行 CABG;④对 PCI 效果不佳或强化药物治疗后仍有缺血的患者,建议施行 CABG;⑤弥漫性冠状动脉远端病变的患者,不适合行 PCI 或 CABG。

(姚桂芝)

第七章

心脏瓣膜病

第一节 主动脉瓣狭窄

一、病理生理

正常主动脉瓣口面积超过 3.5 cm²，当瓣口面积减小 1.5 cm² 时，为轻度狭窄；1.0 cm² 时为中度狭窄；<1.0 cm² 时为重度狭窄。主动脉瓣狭窄引起的基本血流动力学改变是收缩期左心室血液流出受阻，进而左心室压力增高，严重时左心房压、肺动脉压、肺毛细血管楔嵌压及右心室压均可上升，心排血量减少，造成心力衰竭和心肌缺血。

(一)左心室壁增厚

主动脉瓣严重狭窄时收缩期左心室血液流出受阻，左心室压力负荷增加，左心室代偿性通过进行性室壁向心性肥厚以平衡左心室收缩压升高，维持正常收缩期室壁应力和左心室心排血量。

(二)左心房肥厚

左心室舒张末压进行性升高后，左心房后负荷增加，左心房代偿性肥厚，肥厚的左心房在舒张末期的强有力收缩有利于左心室的充盈，使左心室舒张末容量增加，达到左心室有效收缩时所需水平，以维持心搏量正常。左心房有力收缩也可使肺静脉和肺毛细血管内压力避免持续性增高。

(三)左心室功能衰竭

主动脉瓣狭窄晚期，左心室壁增厚失代偿，左心室舒张末容量增加，最终由于室壁应力增高，心肌缺血和纤维化等导致左心室功能衰竭。

(四)心肌缺血

严重主动脉瓣狭窄引起心肌缺血，机制为：①左心室壁增厚、心室收缩压升高和射血时间延长，增加心肌耗氧。②左心室肥厚，心肌毛细血管密度相对减少。③舒张期心腔内压力增高，压迫心内膜下冠状动脉。④左心室舒张末压升高致舒张期主动脉-左心室压差降低，减少冠状动脉灌注压。

二、临床表现

(一)症状

主动脉瓣狭窄症状出现晚,由于左心室代偿能力较强,相当长的时间内患者可无明显症状,直至瓣口面积小于 $1\ cm^2$ 才出现临床症状,主要表现为呼吸困难、心绞痛、晕厥三联症,有 15％～20％发生猝死。

1.呼吸困难

劳力性呼吸困难为晚期肺淤血引起的常见首发症状,见于 90％的有症状患者,主要由于左心室顺应性降低和左心室扩大,左心室舒张期末压力和左心房压力上升,引起肺毛细血管楔嵌压和肺动脉高压所致,以后随着病程发展,可发生夜间阵发性呼吸困难、端坐呼吸和急性肺水肿。

2.心绞痛

见于 60％有症状患者,常由运动诱发,休息后缓解,多为劳力性心绞痛。主要由于瓣口严重狭窄,心排血量下降,平均动脉压降低,使冠状动脉血流量减少,活动时不足以代偿增加的耗氧量,造成心肌缺血缺氧。极少数由瓣膜的钙质栓塞冠状动脉引起。

3.晕厥

轻者为黑蒙,可为首发症状。多发生于直立、运动中或运动后即刻,由于脑缺血引起。机制为:运动时周围血管扩张,而狭窄的主动脉瓣口限制心排血量的增加;运动致心肌缺血加重,使左心室收缩功能降低,心排血量减少;运动时左心室收缩压急剧上升,过度激活心室内压力感受器,通过迷走神经传入纤维兴奋血管减压反应,导致外周血管阻力降低;运动停止后回心血量减少,左心室充盈量及心排血量进一步减少;休息后由于心律失常导致心排血量骤减也可导致晕厥。

4.其他症状

主动脉瓣狭窄晚期可出现心排血量降低的各种表现,如明显的疲乏、虚弱、周围性发绀。血栓栓塞及胃肠道出血主要多见于老年退行性主动脉瓣钙化男性患者,妇女少见。

(二)体征

1.视诊

心尖冲动位置正常或在腋中线以内,为缓慢的抬举样心尖冲动,若心尖冲动很活跃,则提示同时合并有主动脉瓣或二尖瓣关闭不全。

2.触诊

心尖区可触及收缩期抬举样搏动,左侧卧位时可呈双重搏动,第 1 次为心房收缩以增加左心室充盈,第 2 次为心室收缩,持续而有力。心底部可触及收缩期震颤,在坐位、胸部前倾、深呼气后屏气时易触及,胸骨上窝、颈动脉和锁骨下动脉处也可触及。

脉搏较特殊,为细脉或迟脉,与强有力的心尖冲动不相称,脉率较低,在心力衰竭时可低于70 次/分。

3.叩诊

心浊音界正常,心力衰竭时向左扩大。

4.听诊

(1)胸骨右缘第 2 肋间可听到低调、粗糙、响亮的喷射性收缩期杂音,呈递增、递减型,第一心音后出现,收缩中期达到最响,以后逐渐减弱,主动脉瓣关闭前终止。胸骨右缘第 2 肋间或胸骨左缘第 3 肋间最响,杂音向颈动脉及锁骨下动脉传导,有时向胸骨下端或心尖区传导。通常杂音越长、越响,收缩高峰出现越迟,主动脉瓣狭窄越严重。合并心力衰竭时,通过瓣口的血流速度减慢,杂音变轻而短促。主动脉瓣狭窄杂音在吸入亚硝酸异戊酯或平卧时增强,在应用升压药或站立时减轻。

(2)瓣膜活动受限或钙化明显时,主动脉瓣第二心音减弱或消失,也可出现第二心音逆分裂。

(3)左心室扩大和左心衰竭时可闻及第三心音(舒张期奔马律)。

(4)左心室肥厚和舒张期末压力升高时,肥厚的左心房强有力收缩产生心尖区明显的第四心音。

三、辅助检查

(一)X线检查

左心缘圆隆,心影不大。升主动脉根部发生狭窄后扩张,透视下可见主动脉瓣钙化。晚期心力衰竭时左心室明显扩大,左心房扩大,肺动脉主干突出,肺静脉增宽及肺淤血的征象。

1.左心室增大

心尖部下移和/或左心室段圆隆是左心室增大的轻度早期征象。由于左心室增大,心脏向右呈顺钟向转位,心脏呈"主动脉"型。

2.升主动脉扩张

升主动脉根部因长期血流的急促喷射而发生狭窄后梭形扩张,使右上纵隔膨凸,侧位透视下可见主动脉钙化。

3.肺淤血征象

晚期心力衰竭可出现左心室明显扩大,左心房扩大,肺动脉主干突出,肺静脉增宽及肺淤血的征象,表现为肺纹理普遍增多、增粗,边缘模糊,以中下肺野明显;肺门影增大,上肺门影增宽明显;肺野透光度降低;肺内含铁血黄素沉着、钙化。

(二)心电图检查

大约85%患者有左心室肥厚的心电图表现,伴有继发性ST-T改变,左心房肥厚、房室传导阻滞、室内传导阻滞(左束支传导阻滞或左前分支传导阻滞)、心房颤动及室性心律失常。

多数患者左胸导联中T波倒置,并有轻度ST段压低,系左心室收缩期负荷过重的表现。左胸导联中的ST段压低超过0.3 mV,提示存在严重的左心室肥厚。左心房肥厚心电图表现为V_1导联P波的负性部分明显延迟(图7-1)。其他心电图表现如房室传导阻滞主要是钙化浸润范围从主动脉瓣扩大到传导系统,在男性主动脉瓣钙化中较多见。

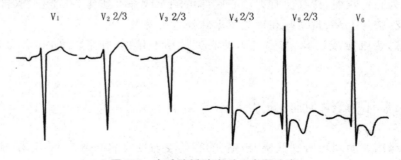

图7-1　主动脉瓣狭窄时心电图改变

$V_{4\sim6}$导联R波异常增大;ST段呈下斜型下降;T波倒置

（三）超声心动图检查

M 型超声诊断此病不敏感和缺乏特异性。二维超声心动图探测主动脉瓣异常敏感,有助于显示瓣叶数目、大小、增厚、钙化、瓣环大小、瓣口大小和形状等。彩色多普勒测定通过主动脉瓣的最大血流速度,可计算平均和跨膜压差及瓣口面积,对瓣膜狭窄程度进行评价。

1.M 型超声检查

可见主动脉瓣叶增厚、钙化、开放受限,瓣膜开放幅度＜15 mm,瓣叶回声增强提示瓣膜钙化。

2.二维超声检查

可观察左心室向心性肥厚,主动脉瓣收缩呈向心性穹形运动,并能明确先天性瓣膜畸形、鉴别瓣膜狭窄原因。

3.多普勒超声检查

多普勒超声可准确测定主动脉瓣口流速,计算跨瓣压力阶差,评价瓣膜狭窄程度。彩色多普勒超声可帮助区别二尖瓣反流和主动脉瓣狭窄的血流。连续多普勒超声提示主动脉瓣流速超过 2 m/s,又无过瓣血流增加(如主动脉瓣反流、动脉导管未闭等)时,是诊断主动脉瓣狭窄的根据之一。

（四）心导管检查

当超声心动图不能确定狭窄程度并考虑人工瓣膜置换时,应行心导管检查。将导管经股动脉置于主动脉根部及左心室,可探测左心室腔与主动脉收缩期压力阶差,并可推算出主动脉瓣口面积,从而明确狭窄程度。但对于重度主动脉瓣狭窄患者,应将导管经股静脉送入右心,经房间隔穿刺进入左心室,测左心室-主动脉收缩期峰压差。如怀疑合并冠状动脉病变,应同时行冠脉造影。

四、诊断及鉴别诊断

发现主动脉瓣狭窄典型的心底部喷射样收缩期杂音及震颤,即可诊断主动脉瓣狭窄。超声心动图检查可明确诊断。

（一）主动脉瓣收缩期杂音与下列疾病相鉴别

1.二尖瓣关闭不全

心尖区全收缩期吹风样杂音,向左腋下传导;吸入亚硝酸异戊酯后杂音减弱。第一心音减弱,主动脉瓣第二心音正常。

2.三尖瓣关闭不全

胸骨左缘下端闻及高调的全收缩期杂音,吸气时回心血量增加可使杂音增强,呼气时减弱。

3.肺动脉瓣狭窄

于胸骨左缘第 2 肋间可闻及粗糙响亮的收缩期杂音,常伴收缩期喀喇音,肺动脉瓣区第二心音减弱并分裂,主动脉瓣区第二心音正常。

4.主动脉扩张

见于各种原因如高血压、梅毒所致的主动脉扩张。可在胸骨右缘第 2 肋间闻及短促的收缩期杂音,主动脉瓣区第二心音正常或亢进,无第二心音分裂。

(二)主动脉瓣狭窄还应与其他左心室流出道梗阻性疾病相鉴别

1.先天性主动脉瓣上狭窄

杂音最响在右锁骨下,杂音和震颤明显传导至胸骨右上缘和右颈动脉,喷射音少见。

2.先天性主动脉瓣下狭窄

常合并轻度主动脉瓣关闭不全,无喷射音,第二心音非单一性。

3.肥厚梗阻性心肌病

杂音为收缩中晚期喷射性杂音,胸骨左缘最响,不向颈部传导。

五、并发症

(一)感染性心内膜炎

多见于先天性二叶式主动脉瓣狭窄,老年妇女钙化性主动脉瓣狭窄发病率较男性低,合并感染性心内膜炎危险性亦较低。

(二)心律失常

10%患者可发生心房颤动,致左心房压升高和心排血量明显减少,可致严重低血压、晕厥或肺水肿。左心室肥厚、心内膜下心肌缺血或冠状动脉栓塞可致室性心律失常。

(三)充血性心力衰竭

50%～70%的患者死于心力衰竭。发生左心衰竭后,自然病程明显缩短,因此终末期的右心衰竭少见。

(四)心脏性猝死

多发生于先前有症状者,无症状者发生猝死少见。

(五)胃肠道出血

15%～25%的患者有胃肠道血管发育不良,可合并胃肠道出血。多见于老年患者,出血为隐匿性或慢性。人工瓣膜置换术后出血停止。

六、治疗

无症状的轻度狭窄患者每2年复查一次,应包括超声心动图定量测定,中重度狭窄的患者应避免体力活动,每6～12个月复查一次。

(一)内科并发症治疗

1.心律失常

因左心房增大,约10%患者可发生房性心律失常,如有频发房性期前收缩,应积极给予抗心律失常药物以预防心房颤动的发生。主动脉瓣狭窄的患者不能耐受心房颤动,一旦出现,病情会迅速恶化,发生低血压、心绞痛或心电图显示心肌缺血,故应及时用电转复或药物转复为窦性心律。其他有症状或影响血流动力学的心律失常也应积极治疗。

2.感染性心内膜炎

对于风湿性心脏病患者,应积极预防风湿热。如已合并亚急性或急性感染性心内膜炎,治疗同二尖瓣关闭不全。

3.心力衰竭

应限制钠盐摄入,使用洋地黄制剂和利尿药。利尿药使用需慎重,因过度利尿使血容量减少,降低主动脉瓣狭窄患者心排血量,导致严重的直立性低血压。扩张小动脉药物也应慎用,以防血压过低。

(二)介入治疗——经皮球囊主动脉瓣成形术(PBAV)

由于 PBAV 操作死亡率 3%,1 年死亡率 45%,故临床上应用远远不如 PBMV,它主要治疗对象为高龄、有心力衰竭和手术高危患者,对于不适于手术治疗的严重钙化性主动脉瓣狭窄的患者仍可改善左心室功能和症状。

适应证:①儿童和青年的先天性主动脉瓣狭窄。②不能耐受手术者。③重度狭窄危及生命;④明显狭窄伴严重左心功能衰竭的手术过渡。⑤手术禁忌的老年主动脉瓣狭窄钙化不重的患者。

常用方法是经皮股动脉穿刺后将球囊导管沿动脉逆行送至主动脉瓣,用生理盐水与造影剂各半的混合液体充盈球囊,裂解钙化结节,伸展主动脉瓣环和瓣叶,撕裂瓣叶和分离融合交界处,减轻狭窄和症状。成形术后主动脉瓣口面积一般可比术前增加 0.2~0.4 cm²,术后再狭窄率为 42%~83%。

(三)外科治疗

治疗关键是解除主动脉瓣狭窄,降低跨瓣压力阶差。常用有两种手术方法:一是人工瓣膜置换术;二是直视下主动脉瓣交界分离术。

1.人工瓣膜置换术

人工瓣膜置换术为治疗成人主动脉瓣狭窄的主要方法。重度狭窄[瓣口面积<0.75 cm² 或平均跨瓣压差>6.7 kPa(50 mmHg)]伴心绞痛、晕厥或心力衰竭症状为手术的主要指征。无症状的重度狭窄患者,如伴有进行性心脏增大和明显左心室功能不全,也应考虑手术。术前多常规做冠状动脉造影,如合并冠心病,需同时做冠状动脉旁路移植术(CABG)。

手术适应证:①有症状,重度主动脉瓣狭窄,或跨瓣压差>6.7 kPa(50 mmHg)。②重度主动脉瓣狭窄合并冠心病需冠状动脉旁路移植术治疗。③重度主动脉瓣狭窄,同时合并升主动脉或其他心脏瓣膜病变需手术治疗。④冠心病、升主动脉或心脏瓣膜病变需手术治疗,同时合并中度主动脉瓣狭窄[平均压差4.0~6.7 kPa(30~50 mmHg),或流速 3~4 m/s](分级Ⅱa)。⑤无症状,重度主动脉瓣狭窄,同时有左心室收缩功能受损表现(分级Ⅱa)。⑥无症状,重度主动脉瓣狭窄,但活动后有异常表现,如低血压(分级Ⅱa)。手术禁忌证:晚期合并重度右心衰竭,经内科治疗无效;心功能 4 级及 75 岁以上高龄患者;严重心力衰竭合并冠状动脉病变者。

手术死亡率小于 2%,主动脉瓣机械瓣替换术后,患者平均年龄 57 岁时,5 年生存率 80%左右,10 年生存率在 60%。生物瓣替换术后,患者平均年龄 74 岁时,5 年生存率 70%,10 年生存率 35%。术后的远期预后优于二尖瓣疾病和主动脉瓣关闭不全的换瓣患者。

2.直视下主动脉瓣交界分离术

该手术适用于儿童和青少年先天性主动脉瓣狭窄且无钙化者。妇女主动脉瓣狭窄患者多行介入治疗及换瓣术,行直视下主动脉瓣交界分离术者少见。

(刘国庆)

第二节 主动脉瓣关闭不全

一、病理生理

主动脉瓣关闭不全引起的基本血流动力学障碍是舒张期左心室内压力大大低于主动脉,故大量血液反流回左心室,使左心室舒张期负荷加重,左心室舒张期末容积逐渐增大,容量负荷过度。早期收缩期左心室每搏量增加,射血分数正常,晚期左心室进一步扩张,心肌肥厚,当左心室收缩减弱时,每搏量减少,左心室舒张期末压力升高,最后导致左心房、肺静脉和肺毛细血管压力升高,出现肺淤血。主动脉瓣反流明显时,主动脉舒张压明显下降,冠脉灌注压降低,心肌供血减少,进一步使心肌收缩力减弱。

(一)左心室容量负荷过度

主动脉瓣关闭不全时,左心室在舒张期除接纳从左心房流入的血液外,还接受从主动脉反流的血液,造成左心室舒张期充盈量过大,容量负荷过度。左心室的代偿能力是影响病理生理改变的重要因素,也决定了急、慢性主动脉瓣关闭不全血流动力学障碍的明显差异。

1.急性主动脉瓣关闭不全

左心室顺应性及心腔大小正常,面对舒张期急剧增加的充盈量,左心室来不及发生代偿性扩张和肥大,导致舒张期充盈压显著增高,迫使左心房压、肺静脉和肺毛细血管压力升高,引起呼吸困难和肺水肿,并导致肺动脉高压和右心功能障碍,此时患者表现出体循环静脉压升高和右心衰竭的症状和体征。

当左心室舒张末期压力超过 4.0~5.3 kPa(30~40 mmHg)时,可使二尖瓣提前关闭,对肺循环有一定的保护作用,但效力有限。由于急性者左心室舒张末容量仅能有限的增加,即使左心室收缩功能正常或增加,并有代偿性心动过速,心排血量仍减少。

2.慢性主动脉瓣关闭不全

主动脉反流量逐渐增大,左心室充分发挥代偿作用,通过 Frank-Starling 定律调节左心室容量-压力关系,使总的左心室心搏量增加。长期左心室舒张期充盈过度,使心肌纤维被动牵张,刺激左心室发生离心性心肌肥大,心脏重量明显增加,心腔明显扩大。

代偿期扩张肥大的心肌收缩力增强,能充分将心腔内血液排出,每搏量明显增加,前向血流量、射血分数及收缩末期容量正常。

由于主动脉反流血量过大及肥大心肌退行性变和纤维化,左心室舒张功能受损。当左心室容量负荷超过心肌的代偿能力时,进入失代偿期。此时,心肌顺应性降低,心室舒张速度减慢,左心室舒张末压升高,左心房压和肺循环压力升高,引起肺淤血和呼吸困难。同时,心肌收缩力减弱,每搏量减少,前向血流量及射血分数降低。左心室收缩末期容量增加是左心收缩功能障碍的敏感指标之一。

(二)脉压增宽

慢性主动脉瓣关闭不全时,因左心室充盈量增加,每搏量增加,主动脉收缩压升高,而舒张期血液向左心室反流又使主动脉舒张压降低,压差增大。当主动脉舒张压<6.7 kPa(50 mmHg)

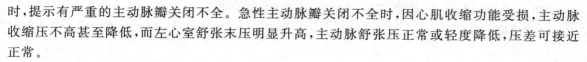

时,提示有严重的主动脉瓣关闭不全。急性主动脉瓣关闭不全时,因心肌收缩功能受损,主动脉收缩压不高甚至降低,而左心室舒张末压明显升高,主动脉舒张压正常或轻度降低,压差可接近正常。

(三)心肌供血减少

由于主动脉舒张压降低和左心室舒张压升高,冠状动脉灌注压降低;左心室壁张力增加压迫心肌内血管,使心肌供血减少。交感神经兴奋反射性引起心率加快及心肌肥大和室壁张力增加又再次增加心肌耗氧量,故主动脉瓣关闭不全患者可出现心肌缺血和心绞痛,多出现在主动脉瓣关闭不全的晚期。

二、临床表现

(一)症状

主动脉瓣关闭不全患者一旦出现症状(表 7-1),往往有不可逆的左心功能不全。

表 7-1 重度主动脉瓣关闭不全典型体征

体格检查	体征
视诊及触诊	
de Musset's sign	伴随每次心搏的点头征,由于动脉搏动过强所致
Muller's sign	腭垂的搏动或摆动
Quincke's sign	陷落脉或水冲脉,即血管突然短暂的充盈及塌陷
听诊	
Hill's sign	袖带测压时,上下肢收缩压相差 8.0 kPa(60 mmHg),正常时<2.7 kPa(20 mmHg)
Traube's sign	股动脉收缩音及舒张音增强,即枪击音
Duroziez's sign	用听诊器轻压股动脉产生的杂音
De tambour 杂音	第二心音增强,带有铃声特点,常见于梅毒性主动脉瓣反流

1.心悸和头部搏动

心脏冲动的不适感可能是最早的主诉,由于左心室明显增大,左心室每搏量明显增加,患者常感受到强烈的心悸。情绪激动或体力活动引起心动过速时,每搏量增加明显,此时症状更加突出。由于脉压显著增大,患者常感身体各部有强烈的动脉搏动感,尤以头颈部为甚。

2.呼吸困难

劳力性呼吸困难出现表示心脏储备能力已经降低,以后随着病情进展,可出现端坐呼吸和夜间阵发性呼吸困难,在合并二尖瓣病变时此症状更加明显。

3.胸痛

由于冠脉灌注主要在舒张期,所以主动脉舒张压决定了冠脉流量。重度主动脉瓣关闭不全患者舒张压明显下降,特别是夜间睡眠时心率减慢,舒张压下降进一步加重,冠脉血流更加减少。此外,胸痛发作还可能与左心室射血时引起升主动脉过分牵张或心脏明显增大有关。

4.眩晕

当快速变换体位时,可出现头晕或眩晕,晕厥较少见。

5.其他

如疲乏、过度出汗,尤其在夜间心绞痛发作时出现,可能与自主神经系统改变有关。晚期右心衰竭时可出现食欲缺乏、腹胀、下肢水肿、胸腔积液、腹水等。

(二)体征

1.视诊

颜面较苍白,头部随心脏搏动频率上下摆动;指(趾)甲床可见毛细血管搏动征;心尖冲动向左下移位,范围较广,且可见有力的抬举样搏动;右心衰竭时可见颈静脉怒张。

2.触诊

(1)颈动脉搏动明显增强,并呈双重搏动。

(2)主动脉瓣区及心底部可触及收缩期震颤,并向颈部传导。胸骨左下缘可触及舒张期震颤。

(3)颈动脉、桡动脉可触及水冲脉,即脉搏呈现高容量并迅速下降的特点,尤其是将患者前臂突然高举时更为明显。

(4)肺动脉高压和右心衰竭时,可触及增大的肝脏,肝颈静脉回流征可阳性,下肢指凹性水肿。

3.叩诊

心界向左下扩大。

4.听诊

(1)主动脉舒张期杂音,为一与第二心音同时开始的高调叹气样递减型舒张早期杂音,坐位并前倾和深呼气时明显。一般主动脉瓣关闭不全越严重,杂音的时间越长,响度越大。轻度反流时,杂音限于舒张早期,音调高。中度或重度反流时,杂音粗糙,为全舒张期。杂音为音乐时,提示瓣叶脱垂、撕裂或穿孔。

(2)心底部及主动脉瓣区常可闻及收缩期喷射性杂音,较粗糙,强度2/6~4/6级,可伴有震颤,向颈部及胸骨上凹传导,为极大的每搏量通过畸形的主动脉瓣膜所致,并非由器质性主动脉瓣狭窄所致。

(3)Austin-Flint杂音:心尖区常可闻及一柔和、低调的隆隆样舒张中期或收缩前期杂音,即Austin-Flint杂音,此乃由于主动脉瓣大量反流,冲击二尖瓣前叶,使其振动和移位,引起相对性二尖瓣狭窄;同时主动脉瓣反流与左心房回流血液发生冲击、混合,产生涡流所致。此杂音在用力握拳时增强,吸入亚硝酸异戊酯时减弱。

(4)当左心室明显扩大时,由于乳头肌外移引起功能性二尖瓣反流,可在心尖区闻及全收缩期吹风样杂音,向左腋下传导。

(5)心音:第一心音减弱,第二心音主动脉瓣成分减弱或阙如,但梅毒性主动脉炎时常亢进。由于舒张早期左心室快速充盈增加,心尖区常有第三心音。

(6)周围血管征听诊:股动脉枪击音;股动脉收缩期和舒张期双重杂音;脉压增大。

三、辅助检查

(一)X 线检查

急性期心影多正常,常有肺淤血或肺水肿征。慢性主动脉瓣关闭不全常有以下特点。

(1)左心室明显增大,心脏呈主动脉型。

(2)升主动脉普遍扩张,可以波及主动脉弓。

(3)透视下主动脉搏动明显增强,与左心室搏动配合呈"摇椅样"摆动。

（4）左心房可增大,肺动脉高压或右心衰竭时,右心室增大并可见肺静脉充血、肺间质水肿。

（二）心电图检查

轻度主动脉瓣关闭不全者心电图可正常。严重者可有左心室肥大和劳损,电轴左偏。Ⅰ、aVL、$V_{5\sim6}$导联Q波加深,ST段压低和T波倒置;晚期左心房增大,也可有束支传导阻滞(图7-2)。

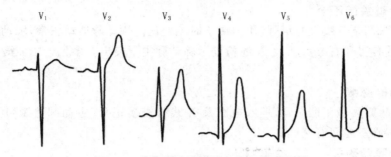

图 7-2　主动脉瓣关闭不全示心电图改变
V_5、V_6导联出现深Q波,R波增大,S-T段抬高,T波增大

（三）超声心动图检查

对主动脉瓣关闭不全及左心室功能评价很有价值,还可显示二叶式主动脉瓣、瓣膜脱垂、破裂或赘生物形成及升主动脉夹层等,有助于病因的判断。

1.M型超声检查

显示舒张期二尖瓣前叶和室间隔纤细扑动,为主动脉瓣关闭不全的可靠诊断征象。但敏感度低。

2.二维超声检查

可显示瓣膜和升主动脉根部的形态改变,可见主动脉瓣增厚,舒张期关闭对合不佳,有助于病因确定。

3.彩色多普勒超声

由于舒张早期主动脉压和左心室舒张压间的高压差,主动脉瓣反流导致很高流速(超过4 m/s)的全舒张期湍流。彩色多普勒超声探头在主动脉瓣的心室侧可探及全舒张期高速血流,为最敏感的确定主动脉瓣反流方法,并通过计算反流量与每搏量的比例,判断其严重程度。

（四）主动脉造影

当无创技术不能确定反流程度并且考虑外科治疗时,可行选择性主动脉造影,可半定量反流程度。

升主动脉造影提示:舒张期造影剂反流至左心室,可以显示左心室扩大。根据造影剂反流量可以估计关闭不全的程度。①Ⅰ度:造影剂反流仅限于主动脉口附近,一次收缩即可排出。②二度:造影剂反流于左心室中部,一次收缩即可排出。③三度:造影剂反流于左心室全部,一次收缩不能全部排出。

（五）磁共振显像

诊断主动脉疾病如主动脉夹层极准确。可目测主动脉瓣反流射流,可半定量反流程度,并能定量反流量和反流分数。

四、诊断和鉴别诊断

发现典型的主动脉瓣关闭不全的舒张期杂音伴周围血管征即可诊断,超声心动图可明确诊断。主动脉瓣舒张早期杂音应与下列杂音和疾病鉴别。

（一）Graham Steell 杂音

见于严重肺动脉高压伴肺动脉扩张所致肺动脉瓣关闭不全,常有肺动脉高压体征,如胸骨左缘抬举样搏动、第二心音肺动脉瓣成分亢进等。

（二）肺动脉瓣关闭不全

胸骨左缘舒张期杂音吸气时增强,用力握拳时无变化。颈动脉搏动正常,肺动脉瓣区第二心音亢进,心电图示右房和右心室肥大,X线检查示肺动脉主干突出。多见于二尖瓣狭窄及房间隔缺损。

（三）冠状动静脉瘘

可闻及主动脉瓣区舒张期杂音,但心电图及 X 线检查多正常,主动脉造影可见主动脉与右心房、冠状窦或右心室之间有交通。

（四）主动脉窦瘤破裂

杂音与主动脉瓣关闭不全相似,但有突发性胸痛,进行性右心功能衰竭,主动脉造影及超声心动图检查可确诊。

五、并发症

(1)充血性心力衰竭:为主动脉瓣关闭不全的主要死亡原因。一旦出现心功能不全的症状,往往在2～3 年内死亡。

(2)感染性心内膜炎:较常见。

(3)室性心律失常:较常见。

六、治疗

（一）内科治疗

1.预防感染性心内膜炎

避免上呼吸道感染及全身感染,防止发生心内膜炎。

2.控制充血性心力衰竭

避免过度的体力劳动及剧烈运动,限制钠盐摄入。无症状患者出现左心室扩大,特别是 EF 降低时,应给予地高辛。

3.控制高血压

控制高血压至关重要,因为它可加重反流程度。当伴发升主动脉根部扩张时,高血压也可促进主动脉夹层的发生。目前研究证实,应用血管扩张药特别是血管紧张素转换酶抑制药(ACEI)能防止或延缓左心扩大,逆转左心室肥厚,防止心肌重构。

（二）外科治疗

主动脉瓣关闭不全,一旦心脏失去代偿功能,病情将急转直下,多数在出现心力衰竭后 2 年内死亡。主动脉瓣关闭不全的彻底治疗方法是主动脉瓣置换术。最佳的手术时机为左心室功能衰竭刚刚开始即严重心力衰竭发生之前手术,或虽无症状,但左心室射血分数低于正常和左心室舒张末期内径＞60 mm 左右,应进行手术治疗。

对于左心室功能正常而无症状的患者,心脏结构改变不明显的应密切随诊,每 6 个月复查超声心动图及时发现手术时机。一旦出现症状或出现左心室功能衰竭或左心室明显增大应及时手术。

1.人工瓣膜置换术

风湿性和绝大多数其他病因引起的主动脉瓣关闭不全均宜施行瓣膜置换术。分机械瓣和生物瓣两种。心脏明显扩大、长期左心功能不全的患者,手术死亡率约为10%,尽管如此,由于药物治疗的预后较差,即使有左心衰竭也应考虑手术治疗。

2.瓣膜修复术

较少用,通常不能完全消除主动脉瓣反流,仅适用于感染性心内膜炎主动脉瓣赘生物或穿孔、主动脉瓣与其瓣环撕裂。由于升主动脉动脉瘤使瓣环扩张所致的主动脉瓣关闭不全,可行瓣环紧缩成形术。

3.急性主动脉瓣关闭不全的治疗

严重急性主动脉瓣关闭不全迅速发生急性左心功能不全、肺水肿和低血压,极易导致死亡,故应在积极内科治疗的同时,及早采用手术治疗,以挽救患者的生命。术前应静脉滴注正性肌力药物如多巴胺或多巴酚丁胺和血管扩张药如硝普钠,以维持心功能和血压。

(刘国庆)

第三节 二尖瓣狭窄

一、病因与病理

(一)风湿热

虽然近几十年来风湿性心脏瓣膜病的发生率逐年降低,但仍是临床上二尖瓣狭窄(mitral stenosis,MS)的常见病因。风湿性心脏病患者中约25%为单纯二尖瓣狭窄,40%为二尖瓣狭窄并二尖瓣关闭不全。其中女性患者占2/3。一般而言,从急性风湿热发作到形成重度二尖瓣狭窄,至少需2年,在温带气候大多数患者能保持十年以上的无症状期。风湿热反复多次发作者易罹患二尖瓣狭窄。

风湿性二尖瓣损害,早期病理变化为瓣膜交界处和基底部发生水肿、炎症及赘生物形成,随后由于纤维蛋白的沉积和纤维性变,发生瓣叶交界处粘连、融合,瓣膜增粗、硬化、钙化,腱索缩短并相互粘连,限制瓣膜的活动与开放,致使瓣口狭窄,与鱼嘴或钮孔相似。一般后瓣病变程度较前瓣重,后瓣显著增厚、变硬、钙化、缩短,甚至完全丧失活动能力,而前瓣仍能上下活动者并不罕见。

(二)二尖瓣环及环下区钙化

常见于老年人退行性变。尸检发现,50岁以上人群中约10%有二尖瓣环钙化,其中糖尿病患者尤为多见,女性比男性多2~3倍,超过90岁的女性患者二尖瓣环钙化率高达40%以上。偶见于年轻人,可能与合并Maffan氏综合征或钙代谢异常有关。

瓣环钙化可影响二尖瓣的正常启闭,引起狭窄和(或)关闭不全。钙化通常局限于二尖瓣的瓣环处,多累及后瓣。然而,最近研究表明,老年人二尖瓣环钙化,其钙质沉着主要发生于二尖瓣环的前方及后方,而非真正的瓣环处,钙化延伸至膜部室间隔或希氏束及束支时,可引起心脏传导功能障碍。

(三)先天性发育异常

单纯先天性二尖瓣狭窄甚为少见。

(四)其他罕见病因

如结缔组织病、恶性类癌瘤、多发性骨髓瘤等。

二、病理生理

正常人二尖瓣开放时瓣口面积为 $4\sim6$ cm² ,当瓣口面积小于 2.5 cm² 时,才会出现不同程度的临床症状。临床上根据瓣口面积缩小程度不同,将二尖瓣狭窄分为轻度($2.5\sim1.5$ cm²)、中度($1.5\sim1.0$ cm²)、重度(<1.0 cm²)狭窄。根据二尖瓣狭窄程度和代偿状态分为如下 3 期(图 7-3)。

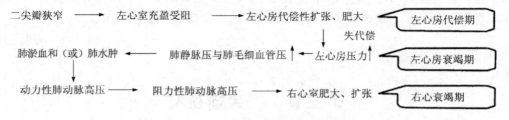

图 7-3 二尖瓣狭窄血流动力学图解

(一)左心房代偿期

轻度二尖瓣狭窄时,只需在心室快速充盈期、心房收缩期存在压力梯度,血液便可由左心房充盈左心室。因此左心房发生代偿性扩张及肥大以增强收缩力,延缓左心房压力的升高。此期内,临床上可在心尖区闻及典型的舒张中、晚期递减型杂音,收缩期前增强(左心房收缩引起)。患者无症状,心功能完全代偿,但有二尖瓣狭窄的体征(心尖区舒张期杂音)和超声心动图改变。

(二)左心房衰竭期

随着二尖瓣狭窄程度的加重,左心房代偿性扩张、肥大及收缩力增强难以克服瓣口狭窄所致血流动力学障碍时,房室压力梯度必须存在于整个心室舒张期,房室压力阶差在 2.7 kPa(20 mmHg)以上,才能维持安静时心排血量,因此左心房压力升高。由于左心房与肺静脉之间无瓣膜存在,当左心房压力升至$3.3\sim4.0$ kPa(25~30 mmHg)时,肺静脉与肺毛细血管压力亦升至 $3.3\sim4.0$ kPa(25~30 mmHg),超过血液胶体渗透压水平,引起肺毛细血管渗出。若肺毛细血管渗出速度超过肺淋巴管引流速度,可引起肺顺应性下降,发生呼吸功能障碍和低氧血症,同时,血浆及血细胞渗入肺泡内,可引起急性肺水肿,出现急性左心房衰竭表现。本期患者可出现劳力性呼吸困难,甚至端坐呼吸、夜间阵发性呼吸困难,听诊肺底可有湿啰音,胸部 X 线检查常有肺淤血和(或)肺水肿征象。

(三)右心衰竭期

长期肺淤血可使肺顺应性下降。早期,由于肺静脉压力升高,可反射性引起肺小动脉痉挛、收缩,肺动脉被动性充血而致动力性肺动脉高压,尚可逆转。晚期,因肺小动脉长期收缩、缺氧,致内膜增生、中层肥厚,肺血管阻力进一步增高,加重肺动脉高压。肺动脉高压虽然对肺毛细血管起着保护作用,但明显增加了右心负荷,使右心室壁肥大、右心腔扩大,最终引起右心衰竭。此时,肺淤血和左心衰竭的症状反而减轻。

三、临床表现

(一)症状

1.呼吸困难和乏力

当二尖瓣狭窄进入左心房衰竭期时,可产生不同程度的呼吸困难和乏力,是二尖瓣狭窄的主要症状。前者为肺淤血所引起,后者是心排血量减少所致。早期仅在劳动、剧烈运动或用力时出现呼吸困难,休息即可缓解,常不引起患者注意。随狭窄程度的加重,日常生活甚至静息时也感气促,夜间喜高枕,甚至不能平卧,须采取半卧位或端坐呼吸,上述症状常因感染(尤其是呼吸道感染)、心动过速、情绪激动、心房颤动诱发或加剧。

2.心悸

心慌和心前区不适是二尖瓣狭窄的常见早期症状。早期与偶发的房性期前收缩有关,后期发生心房颤动时心慌常是患者就诊的主要原因。自律性或折返活动引起的房性期前收缩,可刺激左心房易损期而引起心房颤动,由阵发性逐渐发展为持续性。而心房颤动又可引起心房肌的弥漫性萎缩。导致心房增大及不应期、传导速度的更加不一致,最终导致不可逆心房颤动。快心室率心房颤动时,心室舒张期缩短,左心室充盈减少,左心房压力升高,可诱发急性肺水肿的发生。

3.胸痛

15%的患者主诉胸痛,其产生原因有:①心排血量下降,引起冠状动脉供血不足,或伴冠状动脉粥样硬化和(或)冠状动脉栓塞。②右心室压力升高,冠状动脉灌注受阻,致右心室缺血。③肺动脉栓塞,常见于右心衰竭患者。

4.咯血

咯血发生于10%患者。二尖瓣狭窄并发的咯血有如下几种。

(1)突然出血:出血量大,有时称为肺卒中,却很少危及生命。因为大出血后,静脉压下降,出血可自动停止。此种咯血是由于突然升高的左心房和肺静脉压,传至薄而扩张的支气管静脉壁使其破裂所致,一般发生于病程早期。晚期,因肺动脉压力升高,肺循环血流量有所减少,该出血情况反而少见。

(2)痰中带血:二尖瓣狭窄患者,因支气管水肿罹患支气管炎的机会增多,若支气管黏膜下层微血管破裂,则痰中带有血丝。

(3)粉红色泡沫痰:急性肺水肿的特征性表现,是肺泡毛细血管破裂,血液、血浆与空气互相混合的缘故。

(4)暗红色血液痰:病程晚期,周围静脉血栓脱落引起肺栓塞时的表现。

5.血栓栓塞

左心房附壁血栓脱落引起动脉栓塞,是二尖瓣狭窄常见的并发症。在抗凝治疗和手术治疗时代前,二尖瓣病变患者中,约1/4死亡继发于栓塞,其中80%见于心房颤动患者。若为窦性心律,则应考虑一过性心房颤动及潜在感染性心内膜炎的可能。35岁以上的患者合并心房颤动,尤其伴有心排血量减少和左心耳扩大时是形成栓子的最危险时期,主张接受预防性抗凝治疗。

6.吞咽困难、声嘶

增大的左心房压迫食管,扩张的左肺动脉压迫左喉返神经所致。

7.感染性心内膜炎

增厚、钙化的瓣膜少发。

8.其他

肝大、体静脉压增高、水肿、腹水,均为重度二尖瓣狭窄伴肺血管阻力增高及右心衰竭的症状。

(二)体征

重度二尖瓣狭窄患者常有"二尖瓣面容"-双颧呈绀红色。右心室肥大时,心前区可扪及抬举性搏动。

1.二尖瓣狭窄的心脏体征

(1)心尖冲动正常或不明显。

(2)心尖区 S_1 亢进是二尖瓣狭窄的重要特点之一,二尖瓣狭窄时,左心房压力升高,舒张末期左心房室压力阶差仍较大,且左心室舒张期充盈量减少,二尖瓣前叶处于心室腔较低位置,心室收缩时,瓣叶突然快速关闭,可产生亢进的拍击样 S_1。S_1 亢进且脆,说明二尖瓣前叶活动尚好,若 S_1 亢进且闷,则提示前叶活动受限。

(3)开瓣音亦称二尖瓣开放拍击音,由二尖瓣瓣尖完成开放动作后瓣叶突然绷紧而引起,发生在二尖瓣穹隆进入左心室的运动突然停止之际。

(4)心尖部舒张中、晚期递减型隆隆样杂音,收缩期前增强,是诊断二尖瓣狭窄的重要体征。心室舒张二尖瓣开放的瞬间,左心房室压力梯度最大,产生杂音最响,随着左心房血液充盈到左心室,房室压力梯度逐渐变小,杂音响度亦逐渐减轻,最后左心房收缩将 $15\%\sim25\%$ 的血液灌注于左心室,产生杂音的收缩期前增强部分。心房颤动患者,杂音收缩期前增强部分消失。但据 Criley 氏报道,此时若左心房压力超过左心室压力 1.3 kPa(10 mmHg)或更高,则可有收缩期前增强部分。

二尖瓣狭窄的舒张期杂音于左侧卧位最易听到,对于杂音较轻者,可嘱运动、咳嗽、用力呼气或吸入亚硝酸异戊酯等方法使杂音增强。拟诊二尖瓣狭窄而又听不到舒张期杂音时,可嘱患者轻微运动(仰卧起坐 10 次)后左侧卧位,或左侧卧位后再深呼吸或干咳数声,杂音可于最初 10 个心动周期内出现。杂音响度还与瓣口狭窄程度及通过瓣口的血流量和血流速度有关。在一定限度内,狭窄愈重,杂音愈响,但若狭窄超过某一范围,以致在左心室形成漩涡不明显或不引起漩涡,反而使杂音减轻或消失,后者即所谓的"无声性二尖瓣狭窄"。

2.肺动脉高压和右心室肥大的体征

(1)胸骨左缘扪及抬举性搏动。

(2)P_2 亢进、S_2 分裂,肺动脉高压可引起 S_2 的肺动脉瓣成分亢进,肺动脉压进一步升高时,右心室排血时间延长,S_2 分裂。

(3)肺动脉扩张,于胸骨左上缘可闻及短的收缩期喷射性杂音和递减型高调哈气性舒张早期杂音(Graham Steell 杂音)。

(4)右心室肥大伴三尖瓣关闭不全时,胸骨左缘四五肋间有全收缩期吹风样杂音,吸气时增强。

四、辅助检查

(一)心电图检查

中、重度二尖瓣狭窄,可显示特征性改变。左心房肥大(P 波时限大于 0.12 秒,并呈双峰波形,即所谓"二尖瓣型 P 波"(图 7-4),是二尖瓣狭窄的主要心电图特征,可见于 90% 的显著二尖瓣狭窄伴窦性心律者。心房颤动时,V_1 导联颤动波幅超过 0.1 mV,也提示存在心房肥大。

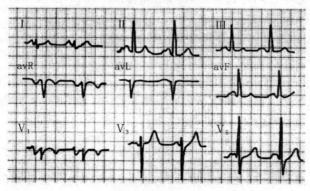

图 7-4　左心房肥大:二尖瓣型 P 波

右心室收缩压低于 9.3 kPa(70 mmHg)时右心室肥大少见;介于 9.3~13.3 kPa(70~100 mmHg)之间时,约 50% 患者可有右心室肥大的心电图表现;超过 13.3 kPa(100 mmHg)时,右心室肥大的心电图表现一定出现(图 7-5)。

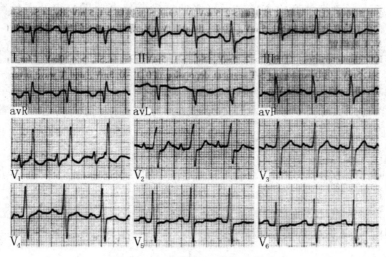

图 7-5　左心房肥大,右心室肥大

心律失常在二尖瓣狭窄患者早期可表现为房性期前收缩,频发和多源房性期前收缩往往是心房颤动的先兆,左心房肥大的患者容易出现心房颤动。

(二)X 线检查

轻度二尖瓣狭窄心影可正常。

左心房肥大时,正位片可见增大的左心房在右心室影后面形成一密度增高的圆形阴影,使右心室心影内有双重影。食管吞钡检查,在正位和侧位分别可见食管向右向后移位。

肺动脉高压和右心室肥大时,正位片示心影呈"梨形",即"二尖瓣型"心,尚可见左主支气管上抬。肺部表现主要为肺淤血,肺门阴影加深。由于肺静脉血流重新分布,常呈肺上部血管阴影增多而下部减少。肺淋巴管扩张,在正位及左前斜位可见右肺外下野及肋膈角附近有水平走向的纹状影,即 Kerley B 线,偶见 Kerley A 线(肺上叶向肺门斜行走行的纹状影)。此外,长期肺淤血尚可引起肺野内含铁血黄素沉积点状影。

严重二尖瓣狭窄和老年性瓣环及环下区钙化者,胸片相应部位可见钙化影。

(三)超声心动图(UCG)检查

UCG 是诊断二尖瓣狭窄较有价值的无创伤性检查方法,有助于了解二尖瓣的解剖和功能情况。

1.M 型 UCG

(1)直接征象:二尖瓣前叶活动曲线和 EF 斜率减慢,双峰消失,前后叶同向运动,形成所谓"城墙样"图形。

(2)间接征象:左心房肥大,肺动脉增宽,右心房、右心室肥大。

2.二维 UCG

(1)直接征象:二尖瓣叶增厚,回声增强,活动僵硬,甚至钙化,二尖瓣舒张期开放受限,瓣口狭窄,交界处粘连。

(2)间接征象:瓣下结构钙化,左心房附壁血栓。

3.多普勒 UCG

二尖瓣口可测及舒张期高速射流频谱,左心室内可有湍流频谱,测定跨二尖瓣压力阶差可判定狭窄的严重程度。彩色多普勒检查可显示舒张期二尖瓣口高速射流束及多色镶嵌的反流束。

4.经食管 UCG

采用高频探头,直接在左心房后方探查,此法在探查左心房血栓方面更敏感,可达 90%以上。

(四)心导管检查

仅在决定是否行二尖瓣球囊扩张术或外科手术治疗前,需要精确测量二尖瓣口面积及跨瓣压差时才做心导管检查。

(五)其他检查

抗链球菌溶血素 O(ASO)滴度 1∶400 以上、血沉加快、C 反应蛋白阳性等,尤见于风湿活动患者。长期肝淤血患者可有肝功能指标异常。

二尖瓣狭窄的临床表现及实验室检查与血流动力学变化密切相关,血流动力学发展的每一阶段,均可引起相应的临床表现及实验室检查结果。

五、并发症

(一)心房颤动

见于晚期患者,左心房肥大是心房颤动持续存在的解剖学基础。出现心房颤动后,心尖区舒张期隆隆样杂音可减轻,且收缩期前增强消失。心房颤动早期可能是阵发性的,随着病程发展多转为持续性心房颤动。

(二)栓塞

多见于心房颤动患者,以脑梗死多见,栓子也可到达全身其他部位。

(三)急性肺水肿

这是重度二尖瓣狭窄严重而紧急的并发症,病死率高。往往由于剧烈体育活动、情绪激动、感染、妊娠或分娩、快心室率心房颤动等诱发,可导致左心室舒张充盈期缩短,左心房压升高,进一步引起肺毛细血管压升高,致使血浆渗透到组织间隙或肺泡,引起急性肺水肿。患者突发呼吸困难、不能平卧、发绀、大汗、咳嗽及咯粉红色泡沫样浆液痰,双肺布满湿啰音,严重者可昏迷或死亡。

(四)充血性心力衰竭

晚期50%~75%患者发生右心充血性心力衰竭,是此病常见的并发症及主要致死原因。呼吸道感染为心力衰竭常见诱因,年轻女性妊娠、分娩常为主要诱因。临床上主要表现为肝区疼痛、食欲缺乏、黄疸、浮肿、尿少等症状,体检有颈静脉怒张、肝大、腹水及下肢浮肿等。

(五)呼吸道感染

二尖瓣狭窄患者,常有肺静脉高压、肺淤血,因此易合并支气管炎、肺炎。

(六)感染性心内膜炎

单纯二尖瓣狭窄较少发生。风湿性瓣膜病患者在行牙科手术或其他能引起菌血症的手术时,应行抗生素预防治疗。

六、诊断与鉴别诊断

根据临床表现,结合有关实验室检查,尤其是超声心动图检查多能做出诊断。但应与其他引起心尖部舒张期杂音的疾病相鉴别(表7-2)。

表 7-2 其他疾病引起的心尖部舒张期杂音特点

项目	特点
相对性二尖瓣狭窄	严重的二尖瓣关闭不全左向右分流的先天性心脏病,如VSD,PDA等此杂音的产生是由于血容量增加,致二尖瓣相对狭窄所致
Carey-Coombs 杂音	急性风湿热时活动性二尖瓣瓣膜炎征象该杂音柔和,发生于舒张早期,变化较大,比器质性二尖瓣狭窄的音调高可能由严重的二尖瓣反流通过非狭窄的二尖瓣口所致,也可能是一短的紧随S_3的杂音
Austin-Flint 杂音	见于主动脉瓣关闭不全等疾病该杂音历时短,性质柔和,吸入亚硝酸异戊酯后杂音减轻应用升压药后杂音可增强
三尖瓣狭窄	慢性肺心病患者,由于右心室肥大,心脏顺时针转位可在心尖部听到三尖瓣相对性狭窄所致的杂音
左心房黏液瘤	左心房黏液瘤部分堵塞二尖瓣口所致,与体位有关

七、治疗

狭窄程度轻无明显临床症状者,无须治疗,应适当避免剧烈运动,风湿热后遗症者应预防风湿热复发。有症状的二尖瓣患者,应予以积极治疗。

(一)内科治疗

1.一般治疗

适当休息,限制钠盐入量(2 g/d),使用利尿剂,通过减轻心脏前负荷改善肺淤血症状。

急性肺水肿的处理:洋地黄的应用需谨慎,因洋地黄可增强右心室收缩力,有可能使右心室射入肺动脉内的血量增多,导致肺水肿的加重,但可应用常规负荷量的1/2~2/3,其目的是减慢心率而非增加心肌收缩力,以延长舒张期,改善左心室充盈,提高左心室搏出量。适合于合并快心室率心房颤动和室上性心动过速者。

栓塞性并发症的处理:有体循环栓塞而不能手术治疗的患者,可口服抗凝剂,如华法林等。对于有栓塞危险的患者,包括心房颤动、40 岁以上伴巨大左心房者,也应接受口服抗凝药治疗。

心律失常的处理:快心室率心房颤动应尽快设法减慢心室率,可使用洋地黄类药物,若疗效不满意,可联合应用地尔硫草、维拉帕米或 β 受体阻滞剂。对于轻度二尖瓣狭窄患者不伴巨大左心房,心房颤动<6 个月,可考虑药物复律或电复律治疗。

2.介入治疗

经皮球囊二尖瓣成形术(PBMV)是治疗二尖瓣狭窄划时代的进展,患者无须开胸手术,痛苦小,康复快,且具有成功率高、疗效好的特点。

(1)PBMV 的适应证:①中、重度单纯二尖瓣狭窄,瓣叶柔软,无明显钙化,心功能 Ⅱ、Ⅲ 级是 PBMV 最理想的适应证;轻度二尖瓣狭窄有症状者亦可考虑;心功能 Ⅳ 级者需待病情改善,能平卧时才考虑。②瓣叶轻、中度钙化并非禁忌,但若严重钙化且与腱索、乳头肌融合者,易并发二尖瓣关闭不全,因此宜做瓣膜置换手术。③合并慢性心房颤动患者,心腔内必须无血栓。④合并重度肺动脉高压,不宜外科手术者。⑤合并轻度二尖瓣关闭不全,左心室无明显肥大者。⑥合并轻度主动脉瓣狭窄或关闭不全,左心室无明显肥大者。

(2)PBMV 禁忌证:①合并中度以上二尖瓣关闭不全。②心腔内有血栓形成。③严重钙化,尤其瓣下装置病变者。④风湿活动。⑤合并感染性心内膜炎。⑥妊娠期,因放射线可影响胎儿,除非心功能 Ⅳ 级危及母子生命安全。⑦全身情况差或合并其他严重疾病。⑧合并中度以上的主动脉瓣狭窄和(或)关闭不全。

(二)外科治疗

目的在于解除瓣口狭窄,增加左心搏出量,改善肺血循环。

(1)手术指征:凡诊断明确,心功能 Ⅱ 级以上,瓣口面积小于 1.2 cm² 而无明显禁忌证者,均适合手术治疗。严重二尖瓣狭窄并发急性肺水肿患者,如内科治疗效果不佳,可行急诊二尖瓣扩张术。

(2)手术方式:包括闭式二尖瓣分离术、直视二尖瓣分离术、瓣膜修补术或人工瓣膜替换术。

八、预后

疾病的进程差异很大,从数年至数十年不等。预后主要取决于狭窄程度及心脏肥大程度,是否多瓣膜损害及介入、手术治疗的可能性等。

一般而言,首次急性风湿热发作后,患者可保持 10~20 年无症状。然而,出现症状后如不积极进行治疗,其后 5 年内病情进展非常迅速。研究表明,有症状的二尖瓣狭窄患者 5 年死亡率为 20%,10 年死亡率为 40%。

(李　密)

第四节 二尖瓣关闭不全

一、病因

二尖瓣关闭不全(mitral incompetence,MI)严格来说不是一种原发病而是一种临床综合征。任何引起二尖瓣复合装置包括二尖瓣环、瓣膜、腱索、乳头肌病变的因素都可导致二尖瓣关闭不全,其诊断容易但确定病因难。按病程进展的速度和病程的长短可分为急性和慢性。

(一)慢性病变

慢性二尖瓣关闭不全进展缓慢、病程较长,病因包括以下几点。

(1)风湿性心脏病:在不发达国家风湿性心脏病引起者占首位,其中半数以上合并二尖瓣狭窄。

(2)退行性病变:在发达国家,二尖瓣脱垂为最多见原因;二尖瓣黏液样退行性变、二尖瓣环及环下区钙化等退行性病变也是常见原因。

(3)冠心病:常见于心肌梗死致乳头肌功能不全。

(4)其他少见原因:先天性畸形、系统性红斑狼疮、风湿性关节炎、心内膜心肌纤维化等。

(二)急性病变

急性二尖瓣关闭不全进展快、病情严重、病程短,病因包括以下几点。

(1)腱索断裂:可由感染性心内膜炎、二尖瓣脱垂、急性风湿热及外伤等原因引起。

(2)乳头肌坏死或断裂:常见于急性心肌梗死致乳头肌缺血坏死而牵拉作用减弱。

(3)瓣膜毁损或破裂:多见于感染性心内膜炎。

(4)心瓣膜替换术后人工瓣膜裂开。

二、病理生理

由于风湿性炎症使二尖瓣瓣膜纤维化、增厚、萎缩、僵硬、畸形,甚至累及腱索和乳头肌使之变粗、粘连、融合缩短,致使瓣膜在心室收缩期不能正常关闭,血液由左心室向左心房反流,病程长者尚可见钙质沉着。

(一)慢性病变

慢性二尖瓣关闭不全者,依病程进展可分为左心室代偿期、左心室失代偿期和右心衰竭期3个阶段(图7-6)。

二尖瓣关闭不全时,在心室收缩期左心室内的血流存在两条去路,即通过主动脉瓣流向主动脉和通过关闭不全的二尖瓣流向左心房。这样,在左心房舒张期,左心房血液来源除通过四条肺静脉回流外,还包括左心室反流的血液而使其容量和压力负荷增加。由于左心房顺应性好,在反流血液的冲击下,左心房肥大,缓解了左心房压力的增加,且在心室舒张期,左心房血液迅速注入左心室而使容量负荷迅速下降,延缓了左心房压力的上升,这实际上是左心房的一种代偿机制,体积增大而压力正常(图7-7),可使肺静脉与肺毛细血管长期维持正常。与急性二尖瓣关闭不全相比,肺淤血发生晚、较轻,患者主述乏力而呼吸困难。

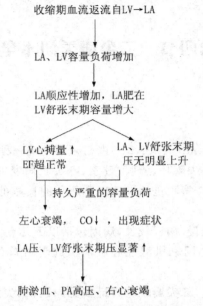

收缩期血流返流自LV→LA

↓

LA、LV容量负荷增加

↓

LA顺应性增加，LA肥在
LV舒张末期容量增大

LV心搏量↑   LA、LV舒张末期
EF超正常   压无明显上升

↓ 持久严重的容量负荷

左心衰竭， CO↓ ，出现症状

LA压、LV舒张末期压显著↑

↓

肺淤血、PA高压、右心衰竭

图 7-6   慢性二尖瓣关闭不全血流动力学图解

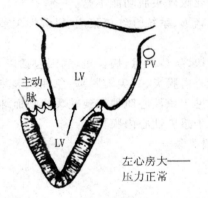

图 7-7   慢性二尖瓣关闭不全

对于左心室，在心室收缩期由于反流，使得在舒张期时由左心房流入左心室的血液除了正常肺循环回流外还包括反流的部分，从而增加了左心室的容量负荷。早期左心室顺应性好，代偿性扩大而使左心室舒张末期压力上升不明显，且收缩时左心室压力迅速下降，减轻了室壁紧张度和能耗而有利于代偿。左心室这种完善的代偿机制，可在相当长时间(大于 20 年)无明显左心房肥大和肺淤血，左心排血量维持正常而无临床症状。但一旦出现临床症状说明病程已到一定阶段，心排血量迅速下降而致头昏、困倦、乏力，迅速出现左心衰竭、肺水肿、肺动脉高压和右心衰竭，心功能能达Ⅳ级，成为难治性心力衰竭，病死率高，患者出现呼吸困难、体循环淤血症状。

(二)急性病变

急性二尖瓣关闭不全早期反流量大，进展迅速，左心房、左心室容量和压力负荷迅速增加，没有经过充分的代偿即出现急性左心衰竭，使得心排血量迅速下降，心室压力上升，左心房及肺静脉压迅速上升，导致肺淤血和肺间质水肿。患者早期即出现呼吸困难、咯血等左心衰竭和肺淤血症状,病程进展迅速,多较快死于急性左心衰竭。由于来不及代偿,左心房、左心室肥大不明显(图 7-8、图 7-9),X 线检查示左心房、左心室大小正常,反流严重者可见肺淤血和肺间质水肿征象。

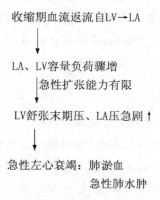

收缩期血流返流自LV→LA

↓

LA、LV容量负荷骤增
急性扩张能力有限

↓

LV舒张末期压、LA压急剧↑

↓

急性左心衰竭:肺淤血
急性肺水肿

图 7-8 急性二尖瓣关闭不全血流动力学图解

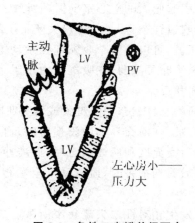

图 7-9 急性二尖瓣关闭不全

三、临床表现

(一)症状

1.慢性病变

患者由于左心良好的代偿功能而使病情有无症状期长,有症状期短的特点。

(1)代偿期:左心代偿功能良好,心排血量维持正常,左心房压力及肺静脉压也无明显上升,患者可多年没有明显症状,偶有因左心室舒张末容量增加而引起的心悸。

(2)失代偿期:患者无症状期长,通常情况下,从初次感染风湿热到出现明显二尖瓣关闭不全的症状,时间可长达 20 年之久。但一旦出现临床症状即说明已进入失代偿期。随着左心功能的失代偿,心排血量迅速下降,患者出现疲劳、头昏、乏力等症状。左心室舒张末期压力迅速上升,左心房、肺静脉及肺毛细血管压上升,引起肺淤血及间质水肿,出现劳力性呼吸困难,开始为重体力劳动或剧烈运动时出现,随着左心衰竭的加重,出现夜间阵发性呼吸困难及端坐呼吸等。

(3)右心衰竭期:肺淤血及肺水肿使肺小动脉痉挛硬化而出现肺动脉高压,继而引起右心衰竭,患者出现体循环淤血症状,如肝大、上腹胀痛、下肢浮肿等。

2.急性病变

轻度二尖瓣反流仅有轻度劳力性呼吸困难。严重反流,病情常短期内迅速加重,患者出现呼吸困难,不能平卧,咯粉红色泡沫痰等急性肺水肿症状,随后可出现肺动脉高压及右心衰竭征象。处理不及时,则心排血量迅速下降出现休克,患者常迅速死亡。

(二)体征

1.慢性病变

(1)代偿期。

1)心尖冲动:呈高动力型,左心室肥大时向左下移位。

2)心音:①瓣叶缩短所致的重度关闭不全(如风湿性心脏病),S_1 常减弱。②S_2 分裂,代偿期无肺动脉高压时,由于左心室射血时间缩短,主动脉提前关闭,产生 S_2 分裂,吸气时明显;失代偿产生肺动脉高压后,肺动脉瓣延迟关闭可加重 S_2 分裂。③心尖区可闻及 S_3,大约出现在第二心音后 0.10~0.18 秒,是中重度二尖瓣关闭不全的特征性体征,卧位时明显,其产生是由于血液大量快速流入左心室使之充盈过度,引起肥大的左心室壁振动所致。

3)心脏杂音:心尖区全收缩期吹风样杂音,是二尖瓣关闭不全的典型体征。其强度取决于瓣膜损害程度、反流量及左心房、室压差,可以是整个收缩期强度均等,也可以是收缩中期最强,然后减弱。杂音在左心衰竭致反流量小时可减弱,在吸气时由于膈下降,心脏顺时针转位,回左心血流量减少,杂音相应减弱,呼气时相反。

杂音一般音调高、粗糙、呈吹风样、时限长,累及腱索或乳头肌时呈乐音样。其传导与前后瓣的解剖位置结构和血液反流方向有关,在前交界和前瓣损害时,血液反流至左心房的左后方,杂音可向左腋下和左肩胛间区传导;后交界区和后瓣损害时,血液冲击左心房的右前方,杂音可传导至肺动脉瓣区和主动脉瓣区;前后瓣均损害时,血液反流至左心房前方和左右侧,杂音向整个心前区和左肩胛间部传导。

心尖区舒张中期杂音,系由于发生相对性二尖瓣狭窄所致。通过变形的二尖瓣口血液的速度和流量增加,产生一短促、低调的舒张中期杂音,多在 S_3 之后,无舒张晚期增强,S_3 和它的出现提示二尖瓣关闭不全为中至重度。

(2)失代偿期(左心衰竭期)。

心前区可触及弥散性搏动,心尖区可闻及舒张期奔马律,全收缩期杂音减弱。

(3)右心衰竭期。

三尖瓣区可闻及收缩期吹风样杂音。由于右心衰竭,体静脉血回流障碍产生体循环淤血,患者可有颈静脉怒张、搏动,肝大,肝颈静脉回流征阳性,腹水及下垂性水肿等。

2.急性病变

患者迅速出现左心衰竭,甚至出现肺水肿或心源性休克,常迅速死亡。

四、辅助检查

(一)心电图检查

病情轻者无明显异常,重者 P 波延长,可有双峰,同时左心室肥大、电轴左偏,病程长者心房颤动较常见。急性者,心电图可正常,窦性心动过速常见。

(二)X线检查

慢性二尖瓣关闭不全早期,左心房、左心室形态正常,晚期左心房、左心室显著增大且与病变严重程度成比例,有不同程度肺淤血及间质水肿,严重者有巨大左心房,肺动脉高压和右心衰竭征象。偶可见瓣膜瓣环钙化,随心脏上下运动,透视可见收缩时左心房膨胀性扩大。

急性者心脏大小正常,反流严重者可有肺淤血及间质水肿征象,1~2周内左心房、左心室开始扩大,一年还存活者,其左心房、左心室扩大已达慢性患者程度。

(三)超声心动图检查

(1)M型UCC:急性者心脏大小正常,慢性者可见左心房、左心室肥大,左心房后壁与室间隔运动幅度增强。

(2)二维UCG检查:可确定左心室容量负荷,评价左心室功能和确定大多数病因,可见瓣膜关闭不全,有裂隙,瓣膜增厚变形、回声增强,左心房、左心室肥厚,肺动脉增宽。

(3)多普勒UCG检查:可见收缩期血液反流,并可测定反流速度,估计反流量。

(四)心导管检查

一般没有必要,但可评估心功能和二尖瓣关闭不全的程度,确定大多数病因。

五、并发症

急性者较快出现急性左心衰竭,慢性者与二尖瓣狭窄相似,以左心衰竭为主,但出现晚,一旦出现则进展迅速。感染性心内膜炎较常发生(>20%),体循环栓塞少见,常由感染性心内膜炎引起,心房颤动发生率高达75%,此时栓塞较常见。

六、诊断与鉴别诊断

(一)诊断

根据典型的心尖区全收缩期吹风样杂音伴有左心房、左心室肥大,诊断应不困难。但应结合起病急缓、患者年龄、病情严重程度、房室肥大情况及相应辅助检查来确定诊断及明确病因。

(二)鉴别诊断

1.相对性二尖瓣关闭不全

由扩大的左心室及二尖瓣环所致,但瓣叶本身活动度好,无增厚、粘连等。杂音柔和,多出现在收缩中晚期。常有高血压、各种原因的主动脉瓣关闭不全或扩张型心肌病、心肌炎、贫血等病因。

2.二尖瓣脱垂

可出现收缩中期喀喇音-收缩晚期杂音综合征。喀喇音是由于收缩中期,拉长的腱索在二尖瓣脱垂到极点时骤然拉紧,瓣膜活动突然停止所致。杂音是由于收缩晚期,瓣叶明显突向左心房,不能正常闭合所致。轻度脱垂时可仅有喀喇音,较重时喀喇音和杂音均有,严重时可只有杂音而无喀喇音。

3.生理性杂音

杂音一般为1~2级,柔和,短促,位于心尖和胸骨左缘。二尖瓣关闭不全的临床表现及实验室检查与血流动力学变化密切相关,血流动力学发展的每一阶段,均可引起相应的临床表现及实验室检查结果。

七、治疗

(一)内科治疗

急性者一旦确诊,经药物改善症状后应立即采取人工瓣膜置换术,以防止变为慢性而影响预后,积极的内科治疗仅为手术争取时间。

慢性患者由于长期无症状,一般仅需定期随访,避免过度的体力劳动及剧烈运动,限制钠盐摄入,保护心功能,对风心病患者积极预防链球菌感染与风湿活动及感染性心内膜炎。如出现心功能不全的症状,应合理应用利尿剂、ACE 抑制剂、洋地黄、β 受体阻滞剂和醛固酮受体阻滞剂。血管扩张剂,特别是减轻后负荷的血管扩张剂,通过降低左心室射血阻力,可减少反流量,增加前向心排血量,从而产生有益的血流动力学作用。慢性患者可用 ACE 抑制剂,急性者可用硝普钠、硝酸甘油或酚妥拉明静脉滴注。洋地黄类药物宜用于心功能 Ⅱ、Ⅲ、Ⅳ 级的患者,对伴有快心室率心房颤动者更有效。晚期的心力衰竭患者可用抗凝药物防止血栓栓塞。心律失常的处理参见相关章节。

(二)外科治疗

人工瓣膜替换术是几乎所有二尖瓣关闭不全病例的首选治疗。对慢性患者,应在左心室功能尚未严重损害和不可逆改变之前考虑手术,过分推迟可增加手术死亡率和并发症。手术指征为:①心功能Ⅲ～Ⅳ级,Ⅲ级为理想指征,Ⅳ级死亡率高,预后差,内科疗法准备后应行手术。②心功能Ⅱ级或以下,缺乏症状者,若心脏进行性肥大,左心功能下降,应行手术。③EF>50%,左心室舒张末期直径<8.0 cm,收缩末期直径<5.0 cm,心排指数>2.0 L/(min·m²),左心室舒张末压<1.6 kPa(12 mmHg),收缩末容积指数<50 mL/m² 患者,适于手术,效果好。④中度以上二尖瓣反流。

八、预后

慢性二尖瓣关闭不全患者代偿期较长,可达 20 年。一旦失代偿,病情进展迅速,心功能恶化,成为难治性心力衰竭。

内科治疗后 5 年生存率为 80%,10 年生存率近 60%,而心功能Ⅳ级患者,内科治疗 5 年生存率仅 45%。

急性二尖瓣关闭不全患者多较快死于急性左心衰竭。

(李　密)

第五节　三尖瓣狭窄

一、病因

三尖瓣狭窄病变较少见,几乎均由风湿病所致,小部分病因有三尖瓣闭锁、右房肿瘤。临床特征为症状进展迅速,类癌综合征常同时伴有三尖瓣反流;偶尔,右心室流出道梗阻可由心包缩窄、心外肿瘤及赘生物引起。

风湿性三尖瓣狭窄几乎均同时伴有二尖瓣病变,在多数患者中主动脉瓣亦可受累。

二、病理生理

风湿性二尖瓣狭窄的病理变化与二尖瓣狭窄相似,腱索有融合和缩短,瓣叶尖端融合,形成一隔膜样孔隙。

当运动或吸气使三尖瓣血流量增加时及当呼气使三尖瓣血流减少时,右房和右心室的舒张期压力阶差即增大。若平均舒张期压力阶差超过 0.7 kPa(5 mmHg)时,即足以使平均右房压升高而引起体静脉淤血,表现为颈静脉充盈、肝大、腹水和水肿等体征。

三、临床表现

(一)症状

三尖瓣狭窄致低心排血量可引起疲乏,体静脉淤血可引起恶心呕吐、食欲缺乏等消化道症状及全身不适感,由于颈静脉搏动的巨大"a"波,使患者感到颈部有搏动感。

(二)体征

主要体征为胸骨左下缘低调隆隆样舒张中晚期杂音,也可伴舒张期震颤,可有开瓣拍击音。增加体静脉回流方法可使之更明显,呼气及 Valsalva 动作使之减弱。

四、辅助检查

(一)X 线检查

主要表现为右房明显扩大,下腔静脉和奇静脉扩张,但无肺动脉扩张。

(二)心电图检查

示 Ⅱ、V_1 导电压增高;由于多数二尖瓣狭窄患者同时合并有二尖瓣狭窄,故心电图亦常提示双侧心房肥大。

(三)超声心动图检查

其变化与二尖瓣狭窄时观察到的相似,M 型超声心动图常显示瓣叶增厚,前叶的 EF 斜率减慢,舒张期与隔瓣示矛盾运动、三尖瓣钙化和增厚;二维超声心动图对诊断三尖瓣狭窄较有帮助,其特征为舒张期瓣叶呈圆顶状,增厚、瓣叶活动受限。

五、诊断及鉴别诊断

根据典型杂音、心房扩大及体循环淤血的症状和体征,一般即可做出诊断,对诊断有困难者可行右心导管检查,若三尖瓣平均跨瓣舒张压差低于 0.3 kPa(2 mmHg),即可诊断为三尖瓣狭窄。应注意与右房黏液瘤、缩窄性心包炎等疾病相鉴别。

六、治疗

限制钠盐摄入及应用利尿剂,可改善体循环淤血的症状和体征;如狭窄显著,可行三尖瓣分离术或经皮球囊扩张瓣膜成形术。

（李　密）

第六节　三尖瓣关闭不全

一、病因

三尖瓣关闭不全多为功能性,常继发于左心瓣膜病变致肺动脉高压和右心室扩张,器质性病变者多见于风湿性心脏病,常为联合瓣膜病变。单纯性三尖瓣关闭不全非常少见,见于先天性三尖瓣发育不良、外伤、右心感染性心内膜炎等。

二、病理生理

先天性三尖瓣关闭不全可有以下病变:①瓣叶发育不全或阙如。②腱索、乳头肌发育不全、阙如或延长。③瓣叶、腱索发育尚可,瓣环过大。

后天性单独的三尖瓣关闭不全可发生于类癌综合征。

三尖瓣关闭不全引起的病理变化与二尖瓣关闭不全相似,但代偿期较长;病情若逐渐进展,最终可导致右心室、右房肥大,右心室衰竭。如肺动脉高压显著,则病情发展较快。

三、临床表现

(一)症状

二尖瓣关闭不全合并肺动脉高压时,才出现心排血量减少和体循环淤血的症状。三尖瓣关闭不全合并二尖瓣疾病者,肺淤血的症状可由于三尖瓣关闭不全的发展而减轻,但乏力和其他心排血量减少的症状可更为加重。

(二)体征

主要体征为胸骨左下缘全收缩期杂音,吸气及压肝后可增强;如不伴肺动脉高压,杂音难以闻及。反流量很大时,有第三心音及三尖瓣区低调舒张中期杂音。颈静脉脉波图 V 波(又称回流波,为右心室收缩时,血液回到右房及大静脉所致)增大;可扪及肝脏搏动。瓣膜脱垂时,在三尖瓣区可闻及非喷射性喀喇音。其淤血体征与右心衰竭相同。

四、辅助检查

(一)X 线检查

可见右心室、右房增大。右房压升高者,可见奇静脉扩张和胸腔积液;有腹水者,横膈上抬。透视时可看到右房收缩期搏动。

(二)心电图检查

无特征性改变。可示右心室肥厚、劳损右房肥大;并常有右束支传导阻滞。

(三)超声心动图检查

可见右心室、右房增大,上下腔静脉增宽及搏动;二维超声心动图声学造影可证实反流,多普勒可判断反流程度。

五、诊断及鉴别诊断

根据典型杂音,右心室右房增大及体循环淤血的症状及体征,一般不难做出诊断。应与二尖瓣关闭不全、低位室间隔缺损相鉴别。超声心动图声学造影及多普勒可确诊,并可帮助做出病因诊断。

六、治疗

(1)针对病因的治疗。

(2)由于右心压力低,三尖瓣口血流缓慢,易产生血栓,且三尖瓣置换有较高的手术病死率并且远期存活率低,一般尽量采用三尖瓣成形术来纠正三尖瓣关闭不全。如单纯瓣环扩大、瓣叶病变轻、外伤性乳头肌断裂等可行三尖瓣成形术治疗。成形方法包括瓣环成形术和瓣膜成形术。

(李　密)

第七节　肺动脉瓣狭窄

一、病理生理

肺动脉瓣狭窄基本血流动力学改变是右心室收缩期排血受阻,致右心室压力超负荷改变,使右心室肥厚,最后发生右心衰竭。

(一)右心室压力负荷过重

正常成人肺动脉瓣口面积为 $2\ cm^2$,通常肺动脉瓣口面积要减少到 60% 才会出现血流动力学改变。右心室压力负荷增加,迫使右心室肌增强收缩,提高右心室收缩压以克服肺动脉瓣狭窄所产生的阻力。

(二)肺动脉压力降低

右心排血受限使肺动脉压正常或降低,收缩期右心室-肺动脉压力阶差加大。收缩期右心室-肺动脉压差 $<5.3\ kPa(40\ mmHg)$ 时为轻度狭窄;压力阶差 $5.3\sim13.3\ kPa(40\sim100\ mmHg)$ 时为中度狭窄;压力阶差 $>13.3\ kPa(100\ mmHg)$ 为重度狭窄。严重狭窄时其跨瓣压差可高达 $32.0\ kPa(240\ mmHg)$。肺循环血流量减少可引起动脉血氧饱和度降低,组织缺血缺氧。

(三)右心衰竭

收缩期压力负荷过重引起右心室向心性肥厚,右心室收缩压明显升高,射血时间延长,肺动脉瓣关闭延迟。长期右心室肥厚使右心室顺应性降低,心肌舒缩功能受损,导致右心衰竭。此时右心室舒张压及右房压升高,右心室收缩末期残余血量增加,使右心室轻度扩张,右心排血量减少。

173

二、临床表现

(一)症状

轻中度肺动脉瓣狭窄一般无明显症状,中度狭窄者,运动耐量下降,可有胸痛、头晕、晕厥、发绀等。

(二)体征

1.视诊

可有口唇发绀,颜面苍白。持久发绀者,可有杵状指。先天性重度狭窄者,心前区隆起伴胸骨旁抬举样搏动。合并右心衰竭时,可见颈静脉怒张。

2.触诊

肺动脉瓣区可触及收缩期震颤。右心衰竭时,可触及肿大的肝脏,肝颈静脉回流征阳性,双下肢指凹性水肿。

3.叩诊

轻度狭窄者,心界正常,中重度狭窄者,因右心室增大,心界略向右扩大。

4.听诊

(1)肺动脉瓣区(胸骨左缘第 2 肋间)响亮、粗糙的收缩期喷射性杂音。

(2)肺动脉瓣区第二心音减弱伴分裂,吸气后明显。

(3)第一心音后可闻及收缩早期喷射音(喀喇音),表明瓣膜无重度钙化,活动度尚可。

三、实验室检查

(一)X 线检查

右心室肥厚、增大,严重时右房也可增大,主肺动脉呈狭窄后扩张,肺纹理稀疏,肺野清晰。

(1)心脏呈"二尖瓣"型,轻度增大,主要为右心室增大。

(2)肺动脉段凸出,多为中至高度凸出,呈直立状,其上缘可接近主动脉弓水平。

(3)肺血减少,肺血管纹理纤细、稀疏,与肺动脉段明显凸出形成鲜明对比,两肺门动脉阴影不对称(左侧＞右侧),在诊断上颇具特征(图 7-10)。

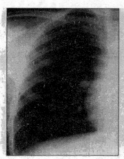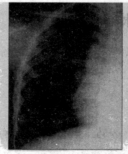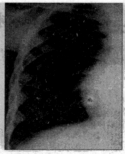

图 7-10 肺血减少的 X 线表现

从左至右依次为:正常、轻度和明显少血

(二)心电图检查

心电图随狭窄的轻、重及其引起右心室内压力增高的程度而有轻重不同的 4 种类型:正常、不完全性右束支传导阻滞、右心室肥大和右心室肥大伴劳损(心前区广泛性 T 波倒置)。心电轴

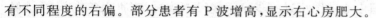

有不同程度的右偏。部分患者有 P 波增高,显示右心房肥大。

(三)超声心动图检查

1.M 型超声

心底波群可见肺动脉增宽(狭窄后扩张),搏动增强,右心室流出道变窄、肥厚,右心室呈压力超负荷改变,右肺动脉内径缩小。

2.二维超声

肺动脉瓣增厚、回声增多,收缩期瓣叶不能完全开放,向肺动脉腔中部弯曲,呈圆顶状或尖锥状。

3.彩色多普勒超声

在狭窄后扩张的肺动脉内有一高速、湍流而呈现的异常血流束。

(四)右心导管检查

右心室-肺动脉收缩期压差≥2.7 kPa(20 mmHg),即可诊断肺动脉瓣狭窄。主肺动脉至右心室连续测压有时可见压力移行区,为右心室流出道狭窄所形成的第三心室压力曲线,是肺动脉瓣下狭窄的诊断依据。

(五)右心室造影检查

取正、侧位投照。注入造影剂早期,心室收缩,可以观察到含有造影剂的血柱自狭窄口射出,称为"喷射征",借此可测量瓣口狭窄程度。主动脉及左肺动脉起始部的狭窄后扩张,右心室肌小梁增粗、肥大,右心室流出道继发性肥厚。

四、诊断及鉴别诊断

根据肺动脉瓣区典型收缩期杂音、震颤及肺动脉瓣区第二心音减弱,一般可诊断肺动脉瓣狭窄,超声心动图检查及右心室 X 线造影,可帮助鉴别肺动脉瓣狭窄、漏斗部狭窄及瓣上狭窄。

肺动脉瓣区收缩期粗糙吹风样杂音注意与下列情况相鉴别。

(一)房间隔缺损(ASD)

胸骨左缘第 2、3 肋间可闻及 2/6～3/6 级收缩期杂音,性质柔和,传导范围不广,多数不伴有震颤,系右心室输血量增多引起。肺动脉瓣区第二心音增强,并有固定分裂,且分裂不受呼吸影响,系因右心室血量增多,排空时间延长,肺动脉瓣关闭延迟,产生固定的第二心音分裂所致。超声心动图示房间隔连续中断,心导管检查时心室造影见心房水平左向右分流。

(二)室间隔缺损(VSD)

胸骨左缘第 3、4 肋间闻及响亮粗糙的全收缩期杂音,杂音向心前区广泛传导,有时颈部、背部亦可听到。室上嵴上型缺损杂音最响部位可在胸骨左缘第 2、3 肋间,在杂音最响部位可触及震颤。超声心动图示心室间隔连续中断,心导管检查时心室造影见心室水平左向右分流。

(三)动脉导管未闭(PDA)

胸骨左缘第 2 肋间可闻及响亮、粗糙的连续性机器样杂音,开始于第一心音之后,逐渐增强,接近第二心音时最响,舒张期逐渐减弱,杂音可向左锁骨下、颈部和背部传导,杂音最响处可触及连续性震颤或收缩期震颤。心脏超声可见明确的动脉导管,逆行升主动脉造影可见动脉导管和主肺动脉同时显影,并可显示 PDA 类型、粗细、长度等。

(四)法洛四联症

其包括肺动脉瓣或右心室漏斗部狭窄、室间隔缺损、主动脉骑跨和右心室肥厚,在胸骨左缘

2～4肋间有震颤及收缩期杂音。超声心动图可进一步显示室间隔缺损、肺动脉瓣狭窄、主动脉右移的病理改变,有助于确立诊断。选择性右心室造影并辅以左心室造影显示在右心室、肺动脉充盈时,左心室和主动脉提早显影,反映心室水平右向左的分流和主动脉骑跨。右心室造影直接显示肺动脉瓣狭窄的部位、类型和程度及肺内动脉分支的情况,为此病诊断提供依据。但法洛四联症是幼儿和儿童期最常见的发绀性先天性心脏病,多在儿童期以前行手术治疗。

五、治疗

(一)内科药物治疗

主要治疗右心衰竭、纠正心律失常和防治感染性心内膜炎。

(二)经皮球囊肺动脉瓣扩张成形术(PBPV)

先天性PS的治疗主要是球囊扩张,极少数情况下需行瓣膜置换术。近年应用导管介入法治疗瓣膜型狭窄,可免开胸手术,临床实践证明,经皮球囊肺动脉瓣成形术是安全、有效的治疗方法。

1.适应证与禁忌证

(1)适应证:肺动脉瓣狭窄的青少年和年轻成人患者,有劳力性呼吸困难、心绞痛、晕厥前状态,心导管检查显示右心室-肺动脉峰值压力阶差>4.0 kPa(30 mmHg)(Ⅰ类);无症状肺动脉瓣狭窄青少年和年轻成人患者,导管显示右心室-肺动脉峰值压力阶差>5.3 kPa(40 mmHg)(Ⅰ类);无症状肺动脉瓣狭窄青少年和年轻成人患者,导管显示右心室-肺动脉峰值压力阶差4.0～5.2 kPa(30～39 mmHg)(Ⅱb类)。

(2)禁忌证:极重度肺动脉瓣狭窄、右心室造影为肺动脉瓣严重狭窄并瓣膜发育不良者,往往合并右心室漏斗部的狭窄,不宜介入治疗。

2.操作技术

先行右心导管检查和右心室造影,计算肺动脉瓣环直径,选用适宜的球囊,球囊直径选择较肺动脉瓣环直径大20%～40%。将球囊导管经股静脉、右心房、右心室送入肺动脉,置球囊于肺动脉瓣口,向球囊内注入稀释造影剂,加压至304～506 kPa张开球囊,维持6～10秒,从而扩张狭窄的肺动脉瓣口,一般扩张2～3次。

3.疗效

以肺动脉-右心室收缩压差大小为判断疗效的标准:≤3.3 kPa(25 mmHg)为优,3.3～6.6 kPa(25～50 mmHg)为良。PBPV的临床有效率约为96%,再狭窄发生率低,再次行PBPV效果满意。

4.并发症

极少发生严重并发症,病死率低。可能并发症有静脉损伤、心律失常、肺动脉瓣关闭不全等。

(三)外科手术

主要施行低温下肺动脉瓣直视切开术和体外循环下直视纠治术。前者可在低温麻醉下施行,仅适于单纯性肺动脉瓣狭窄,且病情较轻而无继发性漏斗部狭窄和其他伴发心内畸形。后者则需在体外循环条件下施行,适合于各类肺动脉瓣狭窄的治疗。若症状明显,狭窄严重或出现右心衰竭应尽早手术。手术适应证:①症状进行性加重。②右心室与肺动脉压差>5.3 kPa(40 mmHg)。③右心室收缩压>8.0 kPa(60 mmHg),右心室平均压>3.3 kPa(25 mmHg)。④X线与心电图均提示右心室肥大。

(李　密)

第八节　肺动脉瓣关闭不全

一、病理生理

因原发性或继发性肺动脉高压,肺动脉瓣环性损伤引起的器质性肺动脉瓣关闭不全相对较少。肺动脉瓣关闭不全者,由于反流发生于低压低阻力的肺循环,故血流动力学改变通常不严重。若瓣口反流量增大可致右心室容量负荷增加。肺动脉瓣关闭不全的基本血流动力学改变是舒张期肺动脉瓣反流使右心室容量负荷增大,严重时引起右心室扩大、肥厚,最后导致右心衰竭。伴发肺动脉高压、出现急性反流或反流程度严重者,病情发展较快。

二、临床表现

(一)症状

肺动脉瓣关闭不全患者,在未发生右心衰竭前,临床上无症状。严重反流引起右心衰竭时,可有腹胀、尿少、水肿等症状。

(二)体征

1.视诊

胸骨左缘第 2 肋间隙可见肺动脉收缩期搏动。

2.触诊

胸骨左缘第 2 肋间隙可扪及肺动脉收缩期搏动,有时可伴收缩或舒张期震颤。胸骨左下缘可扪及右心室高动力性收缩期搏动。

3.叩诊

心界向右扩大。

4.听诊

(1)胸骨左缘第 2～4 肋间隙有随第二心音后立即开始的舒张早期叹气性高调递减型杂音,吸气时增强,称为 Graham Steell 杂音,系继发于肺动脉高压所致。

(2)合并肺动脉高压时,肺动脉瓣区第二心音亢进、分裂。反流量大时,三尖瓣区可闻及收缩期杂音,也可能有收缩期前低调杂音(右 Austin-Flint 杂音)。如瓣膜活动度好,可听到肺动脉喷射音。肺动脉高压者,第二心音肺动脉瓣成分增强。由于右心室心搏量增多,射血时间延长,第二心音呈宽分裂。有心搏量增多致已扩大的肺动脉突然扩张产生收缩期喷射音,在胸骨左缘第 2 肋间隙最明显。胸骨左缘第 4 肋间隙常有右心室第三和第四心音,吸气时增强。

三、辅助检查

(一)X 线检查

右心室增大,伴肺动脉高压时有肺动脉段凸出,肺门阴影增宽,尤其是右下肺动脉增宽(>10 mm),胸透可见肺门动脉搏动。

(二)心电图检查

继发于肺动脉高压者可有右束支传导阻滞和(或)右心室肥厚图形。

(三)超声心动图检查

1.M 型超声检查

主要呈右心室舒张期容量负荷改变。

2.二维超声检查

可明确病因。

3.彩色超声检查

多普勒右心室流出道内,于舒张期可测得源于肺动脉口的逆向血流束。

四、诊断和鉴别诊断

根据肺动脉瓣区舒张早期杂音,吸气时增强,可做出肺动脉瓣关闭不全的诊断。多普勒超声可明确诊断并可帮助与主动脉瓣关闭不全的鉴别。

五、治疗

继发于肺动脉高压的肺动脉瓣关闭不全者,主要应治疗其原发疾病。对原发于瓣膜的病变应进行病因治疗。如反流量大或右心室容量负荷进行性加重者,可施行人工心脏瓣膜置换术。

(李　密)

第八章

心 力 衰 竭

第一节 原因与分类

心力衰竭是一种严重危害人类健康与生命的复杂综合征,循环系统及非循环系统的许多疾病都可以直接或者间接引起心脏结构或功能损伤,最终导致心力衰竭。

一、心力衰竭的病因

心力衰竭的主要病因可以归纳为心肌收缩性降低、心室前负荷或后负荷过重和心室充盈受限。

(一)心肌收缩性降低

心肌收缩性是指不依赖于心脏前负荷与后负荷变化的心肌本身的收缩特性,凡是能影响心肌兴奋-收缩耦联的因素都可以调控心肌的收缩性。其中,活化的横桥数目和肌球蛋白头部 ATP 酶活性是决定心肌收缩性的主要环节。神经-体液因素,如交感神经、儿茶酚胺、电解质(特别是 H^+)等,可通过影响胞质 Ca^{2+} 浓度和肌钙蛋白与 Ca^{2+} 的亲和力调节心肌收缩性。某些药物如洋地黄等也可通过改变心肌收缩性来调节心肌收缩的强度和速度。心肌的结构或代谢性损伤可引起心肌收缩性降低,这是引起心力衰竭特别是收缩性心力衰竭最主要的原因。例如,心肌梗死、心肌炎和心肌病时,大量心肌细胞发生变性、凋亡和坏死,导致收缩性降低。而心肌缺血和缺氧首先引起心肌能量代谢障碍,久之也合并有结构异常,导致心肌的射血能力降低。糖尿病、多柔比星(阿霉素)等药物和酒精也可以损害心肌的代谢和结构,抑制心肌的收缩性。

(二)心室前负荷过重

心室的前负荷是指心脏收缩前所承受的负荷,在其他条件不变的情况下,心室的前负荷是由心室舒张末期容量或充盈压决定的,又称容量负荷。心室舒张末期容量是静脉回心血量和心室射血后剩余血量的总和,静脉回心血量又受到心室舒张的时间和静脉回流速度的影响。左心室前负荷过重主要见于二尖瓣或主动脉瓣关闭不全,由于左心室除接受来自左房回流的血液外,还需额外接受反流的血液,导致充盈量增加。右心室前负荷过重主要见于房间隔或室间隔缺损出现左向右分流时,三尖瓣或肺动脉瓣自身病变引起的关闭不全较少见,多继发于肺动脉高压引起的右心室及右心房扩张,当反流量大时可加重右心室的前负荷。严重贫血、甲状腺功能亢进、动-

静脉瘘及维生素 B_1 缺乏引起的脚气性心脏病时,由于血浆量增加和组织代谢率增加等因素,使回心血量增加,左、右心室的前负荷都增加。

(三)心室后负荷过重

后负荷是指心室射血时所要克服的阻力,又称压力负荷,左心收缩期室壁张力可以准确反映左心室后负荷的大小,但动脉收缩压是反映左心室后负荷更简便的指标。在其他因素不变的情况下,动脉压升高,需更强的心肌收缩使心室内压升高以推动主动脉瓣开放,等容收缩期延长而射血期缩短;同时射血期心肌纤维缩短的程度和速度均降低,射血速度减慢,搏出量也相应减少。左心室后负荷过重主要见于高血压、主动脉缩窄和主动脉瓣狭窄等;右心室后负荷增加主要见于肺动脉高压和肺动脉瓣狭窄。慢性阻塞性肺疾病时肺小血管收缩及动脉壁增厚,导致肺循环阻力增加,久之因右心室后负荷过重引起肺源性心脏病。

心室负荷过重时心肌首先发生适应性改变,以承受增高的工作负荷,维持相对正常的心排血量。但长期负荷过重,超过心肌的代偿能力时,会导致心肌的舒缩功能降低。

(四)心室充盈受限

心室充盈受限是指在静脉回心血量无明显减少的情况下,因心脏本身的病变引起的心脏舒张和充盈障碍。例如,肥厚心肌的顺应性减退,扩张能力降低,使心室舒张期充盈障碍。纤维化和限制性心肌病使心肌的伸展能力降低,僵硬度增加,心室扩张受限。二尖瓣狭窄时由左房进入左心室的血液量减少,左心室充盈量减少而肺循环淤血和压力升高。三尖瓣狭窄导致右心室充盈减少,体循环淤血。急性心包炎时,虽然心肌本身的损伤不明显,但可因心包腔内大量炎性渗出限制心室的舒张和充盈;慢性缩窄性心包炎时由于大量的瘢痕粘连和钙化使心包伸展受限,心室充盈量减少,造成心排血量降低。

二、心力衰竭的诱因

凡是能增加心肌耗氧量、加重心脏的前后负荷或损伤心肌收缩性的因素皆可能成为心力衰竭的诱因。据统计,在因心力衰竭而入院的患者中,50%～90%是因某些因素诱使原有的心功能损害加重的。

引起心力衰竭的常见诱因是感染,特别是呼吸道感染。除致病微生物及其产物可以直接损伤心肌外,感染引起的发热可导致交感神经兴奋,增加心率,增加心肌耗氧量。如果合并呼吸道病变,如支气管痉挛、黏膜充血和水肿等,还可使肺循环阻力增加,加重右心室后负荷。长期卧床的患者容易产生深部静脉血栓,一旦血栓脱落发生肺栓塞,会突然加重心脏的负荷。心律失常尤其是快速型心律失常,如室上性心动过速、伴有快速心室律的心房纤颤和心房扑动等可诱发心力衰竭。由于心室充盈和冠脉供血主要发生在舒张期,心率增快一方面增加心肌耗氧量,另一方面缩短心脏舒张期,既减少心肌供血,又降低心室充盈量。此外,快速型心律失常引起的房、室收缩不协调也可导致心排血量下降。缓慢型心律失常,如高度房室传导阻滞等,尽管心率减慢可以增加心室充盈量和每搏输出量,但当心率过慢时(<40 次/分),由于心室的容积有限,每搏输出量的增加已不能弥补心率减少造成的心排血量降低,也可诱发心力衰竭。妊娠妇女的血容量增加,至临产期可比妊娠前增加 20%以上,且血浆量增加超过红细胞数量的增加,因此易出现稀释性贫血及心脏负荷加重。妊娠特别是分娩时疼痛和精神紧张,使交感-肾上腺髓质系统兴奋,除增加心率外,还引起外周小血管收缩,加重心脏后负荷。

由于心力衰竭多呈慢性过程,需要长期治疗。因患者或医师的原因引起的治疗不当也是诱发心力衰竭的重要原因。例如,降压药使用不当引起的血压波动会加重心脏后负荷;钙通道阻滞剂和抗心律失常药等可抑制心肌收缩力;非类固醇消炎药可促进水、钠潴留;过量或过快输液可加重心脏前负荷而诱发心力衰竭,对于老年患者及原有心功能损伤者应特别注意。洋地黄中毒、电解质代谢紊乱,特别是钾离子可通过干扰心肌兴奋性、传导性和自律性引起心律失常;酸中毒主要通过干扰心肌钙离子转运而抑制心肌的收缩性。由于心功能受损,患者的活动耐力降低,过量活动可增加机体对氧的需求,加重心脏负荷。此外,气温变化、情绪波动、外伤与手术等均可加重心脏负荷,诱发心力衰竭。

三、心力衰竭的分类

按照心肌受损的部位、病变特性、发生速度和心排血量的变化,心力衰竭有多种分类方法。

(一)按心力衰竭的发生部位分类

1.左心衰竭

在成年患者中以左心衰竭较为常见,可见于冠心病、高血压病、主动脉(瓣)狭窄及关闭不全等。由于左心室受损或负荷过重,导致肺循环回流到左心的血不能充分射入主动脉,残留在左心的血液量增加,临床上以心排血量减少、肺循环淤血和水肿为特征。

2.右心衰竭

慢性阻塞性肺疾病可引起肺小血管收缩和肺血管壁结构异常,造成肺循环阻力增加,长期的右心室负荷过重引起右心衰竭。肺动脉狭窄、法洛四联征和房室间隔缺损等先天性心脏病时,肺血管阻力增加,右心室及右房压增加。由于右心室负荷过重,不能将体循环回流的静脉血充分输送至肺循环,临床上以体循环淤血、静脉压升高,下肢甚至全身性水肿为特征。

3.全心衰竭

左、右心室同时或先后发生衰竭称为全心衰竭,即可见于病变同时侵犯左、右心室,也可以由一侧心力衰竭波及另一侧演变而来。心肌炎和心肌病等常引起广泛的心肌病变,同时累及左右心。长期左心衰竭导致肺循环阻力增加,久之合并右心衰竭,是临床上全心衰竭的常见原因。

(二)按左心室射血分数变化分类

左心室射血分数(LVEF)是每搏输出量占左心室舒张末期容积(VEDV)的百分比,在静息状态下为 $55\%\sim65\%$,是评价左心室射血效率的常用指标,能较好地反映左心室收缩功能的变化。按照左心室射血分数的变化,可将心力衰竭分为两类。

1.射血分数降低的心力衰竭

心室收缩功能降低时,每搏输出量减少而左心室舒张末期容积增大,两者比值降低,引起射血分数降低的心力衰竭(HF-REF),这是心力衰竭最常见的类型,可见于冠心病、扩张性心肌病和各种有害物质引起的心肌细胞变性和坏死,又称为收缩性心力衰竭。

2.射血分数保留的心力衰竭

射血分数保留的心力衰竭是指在心肌收缩功能相对正常的情况下,因心肌舒张功能异常和/或室壁僵硬度增加而造成心室充盈量减少,射血分数降低不明显,称为射血分数保留的心力衰竭(HF-PEF),可见于高血压引起的左心室肥厚、肥厚型心肌病、心肌淀粉样变等引起的心肌纤维化、二尖瓣和三尖瓣狭窄造成的心室充盈量减少。舒张功能受损需提高心室充盈压才能达到或接近正常的心排血量,而升高的充盈压逆传到静脉系统,患者表现出肺循环甚或体循环淤血的表现,又称为舒张性心力衰竭。

值得注意的是,在心脏受损的早期,可能以单纯的收缩或舒张功能减退为主。当心脏损伤发展到一定阶段,心肌收缩和舒张功能障碍常同时并存。例如,高血压引起的心脏后负荷增加可导致心室肥厚,早期以心肌舒张功能减退为主;但随着肥大心肌的代谢、功能和结构发生改变,最终会发展为收缩和舒张功能并存的心力衰竭。

(三)按心排血量的高低分类

1.低心排血量性心力衰竭

低心排血量性心力衰竭是指患者的心排血量低于正常群体的平均水平,常见于冠心病、高血压病、心脏瓣膜性疾病及心肌炎等引起的心力衰竭。

2.高心排血量性心力衰竭

高心排血量性心力衰竭可见于严重贫血、妊娠、甲状腺功能亢进、动-静脉瘘及维生素 B_1 缺乏症等。由于血浆量增加、血流阻力降低、外周组织代谢率增加而循环速度加快,使静脉回心血量增加,心脏充盈量增加。在发生心力衰竭之前,患者的心排血量高于正常,处于高动力循环状态。由于心脏容量负荷长期过重,供氧相对不足,能量消耗过多。一旦发展至心力衰竭,心排血量较心力衰竭前(代偿阶段)有所下降,不能满足上述病因造成的机体高代谢的需求,但患者的心排血量仍高于或不低于正常群体的平均水平。

此外,按心力衰竭发生的速度又可分为急性心力衰竭和慢性心力衰竭。急性心力衰竭是指心脏急性病变导致的突发心力衰竭,或是在原有慢性心力衰竭基础上急性加重的心肌收缩功能降低和心脏负荷加重,造成急性心排血量减少和组织淤血的临床综合征。临床上以急性左心衰竭最为常见,可危及生命。在原有慢性心脏疾病基础上逐渐出现心脏收缩和舒张功能障碍的临床表现称为慢性心力衰竭。

(李世莹)

第二节 发生机制

心力衰竭的发生机制十分复杂,迄今尚未完全阐明。目前认为,心力衰竭是多种原因启动人体多种机制的共同作用的结果,不同原因所致的心力衰竭及心力衰竭发展的不同阶段参与作用的机制不同,但神经-体液调节失衡在心力衰竭的发生与发展中起着关键作用,而心室重构是心力衰竭的分子基础,最终的结果是心肌舒缩功能障碍。

一、心肌收缩功能降低

心肌收缩能力降低是造成心脏射血功能减退的主要原因,可以由心肌收缩相关的结构成分改变、心肌能量代谢障碍和心肌兴奋-收缩耦联障碍分别或共同引起。

(一)心肌收缩相关的结构成分改变

与心肌收缩相关的心肌结构成分改变主要包括心肌细胞数量减少、肥大心肌不均衡生长和心脏结构的改变。

1.心肌细胞数量减少

多种心肌损害(如心肌梗死、心肌炎及心肌病等)可导致心肌细胞变性、萎缩,严重者因心肌细胞死亡而使有效收缩的心肌细胞数量减少,造成原发性心肌收缩力降低。心肌细胞死亡可分为坏死与凋亡两种形式。

(1)心肌细胞坏死:心肌细胞在严重的缺血、缺氧、致病微生物(细菌和病毒)感染、中毒(锑、多柔比星)等损伤性因素作用下,可导致溶酶体破裂。大量溶酶体酶特别是蛋白水解酶释放,引起细胞成分自溶,心肌细胞发生坏死,心肌收缩性严重受损。在临床上,引起心肌细胞坏死最常见的原因是急性心肌梗死。一般而言,当梗死面积达左心室面积的 23% 时便可发生急性心力衰竭。

(2)心肌细胞凋亡:因细胞凋亡而引起心肌收缩能力降低已受到人们的重视,在急性心肌梗死、扩张型心肌病等多种心力衰竭的动物模型及心力衰竭患者的心脏中都证实有心肌细胞凋亡的现象存在,而且凋亡是造成老年心脏心肌细胞数量减少的主要原因。线粒体损伤、细胞内钙超载及活性氧生成增多可以单独或联合作用,是许多凋亡诱导因素作用的共同通路。细胞凋亡除可以直接引起心肌收缩能力降低外,还可由于心肌肥大与凋亡共存使心肌肥大与后负荷不匹配,使室壁应力增大并进一步刺激重构与凋亡。在心力衰竭时,心肌细胞凋亡又可致室壁变薄,心室进行性扩大。因此,干预心肌凋亡已成为防治心力衰竭的重要目标之一。

2.肥大心肌的不均衡生长

(1)在分子水平上,肥大心肌的表型改变,胚胎期基因如 ANP 基因和 BNP 基因等过表达;而一些参与细胞代谢和离子转运的蛋白质,如肌浆网钙泵蛋白和细胞膜 L 型钙通道蛋白等表达减少。

(2)在细胞水平上,心肌肥大的初期,心肌的组织结构基本正常。可见一定程度的线粒体数目增多、体积增大,肌原纤维增多和细胞核增大。但心肌过度肥大时,特别是增粗时,肌丝的增加超过线粒体的增加,肌节不规则叠加,加上显著增大的细胞核对邻近肌节的挤压,导致肌原纤维排列紊乱,心肌收缩力降低。

值得注意的是,损伤心脏各部分的变化并不是均一的。重构心脏不同部位的心肌肥大、坏死和凋亡共存,心肌细胞和非心肌细胞的肥大与萎缩、增生与死亡共存。例如,在缺血中心区往往以心肌坏死为主,而在缺血边缘区可以观察到许多细胞凋亡,在非缺血区发生反应性心肌肥大。心肌细胞减少伴有成纤维细胞增生,细胞外基质增多,发生心脏纤维化。

3.心脏结构的改变

在器官水平上,与代偿期的心腔扩大和心室肥厚不同,衰竭时的心室表现为心腔扩大而室壁变薄,扩张的心室几何结构发生改变,横径增加使心脏由正常的椭圆形变成球状。心室扩张使乳头肌不能锚定房室瓣,主动脉和肺动脉瓣环扩大,可造成功能性瓣膜反流,导致心室射血功能进一步降低,而血流动力学紊乱进一步加重并参与心室重构的进展。

综上所述,衰竭心脏在多个层次和水平出现的不均一性改变是构成心脏收缩能力降低及心律失常的结构基础。

(二)心肌能量代谢障碍

线粒体是心肌细胞的供能器官,通过线粒体膜上的电子传递链及氧化磷酸化酶体系产生ATP,为肌丝滑动提供所需要的能量。由于心肌细胞功能复杂,对氧的需求量大,细胞内含有的线粒体数目也比其他细胞多。ATP 是心肌唯一能够直接利用的能量形式,心肌细胞必须不断合成 ATP 以维持正常的射血功能和细胞活力。心肌的能量代谢包括能量产生、储存和利用 3 个环节。其中任何一个环节发生障碍,都可导致心肌收缩力减弱。

现代心血管疾病诊断与治疗

1.能量生成障碍

在生理状态下,维持心脏收缩功能和基础代谢所必需的ATP主要来自线粒体的氧化代谢,极少量来源于糖酵解。供给心肌能量的底物包括脂肪酸、葡萄糖、乳酸、酮体和氨基酸等。在有氧条件下,正常心肌优先利用脂肪酸,心肌60%～90%的ATP来源于游离脂肪酸的β氧化,仅10%～40%由乳酸氧化及葡萄糖等分解产生。在心力衰竭早期,心肌能量底物代谢基本保持正常。而随着心力衰竭的加重,心肌脂肪酸氧化明显降低,底物代谢从优先利用脂肪酸向利用葡萄糖转变,但是由于心肌缺氧,葡萄糖的有氧氧化减少,糖酵解加速,造成心肌能量生成减少,乳酸增加。

心脏是一个高耗氧的器官,骨骼肌从动脉血中摄取20%～25%的氧,而心肌细胞从动脉血中摄取约75%的氧,冠状动静脉血氧含量差可达14 mL/dL,这意味着当心肌需氧量增加时,很难通过提高心肌对血液中氧的摄取量来完成,要保证心肌的能量生成,就必须保证心肌有充分的血液供应。冠心病引起的心肌缺血是造成心肌能量生成不足的最常见原因。心肌梗死引起的急性心肌缺血可在短时间内引起心肌能量生成明显减少,严重损害其收缩功能,甚至在心肌供血恢复后的一段时间内,心肌的收缩能力仍然低下。休克、严重贫血等也可以减少心肌的供血供氧,引起心肌能量生成障碍。心肌肥大时,毛细血管数量的增加往往低于心肌纤维的增加,使供血供氧的距离增大。尽管这些因素造成心肌缺氧的速度与程度不同,但均导致肥大心肌的能量生成减少。

当心力衰竭发生时,心肌线粒体的结构和功能会出现一系列的变化。过度肥大的心肌内线粒体含量相对不足;损伤的心肌可见线粒体肥大和肿胀。心力衰竭时线粒体多种酶的活性降低。ATP酶催化ATP水解并释放能量是心脏完成生理功能的物质基础,琥珀酸脱氢酶不仅是三羧酸循环的关键酶之一,还是琥珀酸氧化呼吸链的起始酶;细胞色素氧化酶是线粒体呼吸链中的关键酶之一。心力衰竭时线粒体ATP酶、琥珀酸脱氢酶和细胞色素氧化酶的活性均明显降低,三羧酸循环发生障碍,能量生成减少。

此外,维生素B_1缺乏引起的丙酮酸氧化脱羧障碍,也使心肌细胞有氧氧化障碍,导致ATP生成不足。

2.能量储备减少

心肌以ATP和磷酸肌酸(CP)的形式储存能量,肌酸分子量小且在心肌内的浓度比ADP大100倍,故磷酸肌酸是心肌细胞内储存能量的主要形式。在磷酸肌酸激酶的催化下,肌酸与ATP之间发生高能磷酸键转移而生成磷酸肌酸,迅速将线粒体中产生的高能磷酸键以储存形式转移至胞质。心肌肥大初期,细胞内磷酸肌酸与ATP含量可在正常范围。随着心肌肥大的发展,产能减少而耗能增加,尤其是磷酸肌酸激酶同工型发生转换,导致磷酸肌酸激酶活性降低,使储能形式的磷酸肌酸含量减少,作为能量储备指数的CP/ATP比值明显降低。

3.能量利用障碍

心肌对能量的利用是指把ATP储存的化学能转化成为心肌收缩的机械做功的过程。在收缩期,横桥形成与滑动需要位于肌球蛋白头部的Ca^{2+}-Mg^{2+}-ATP酶水解ATP。因此,Ca^{2+}-Mg^{2+}-ATP酶活性是决定心肌细胞对ATP进行有效利用的物质基础。在人类衰竭的心肌中Ca^{2+}-Mg^{2+}-ATP酶活性降低,其机制主要与心肌调节蛋白改变有关。如肌球蛋白轻链-1(MLC-1)的胎儿型同工型增多;肌钙蛋白T亚单位的胎儿型同工型(TnT4)增多等,使肥大心肌肌球蛋白头部的ATP酶活性降低,心肌收缩性降低。

(三)心肌兴奋-收缩耦联障碍

心肌的兴奋是电活动,而收缩是机械活动,Ca^{2+} 在把心肌兴奋的电信号转化为收缩的机械活动中发挥了极为重要的中介作用。Ca^{2+} 可通过多个机制影响心肌的兴奋-收缩耦联,进而调控心肌的收缩与舒张。心肌细胞兴奋时,膜去极化激活细胞膜 L 型钙通道开放,少量细胞外 Ca^{2+} 迅速进入胞质。虽然这种内流的 Ca^{2+} 量很少,不足以引起心肌收缩,但它的生理意义在于快速 Ca^{2+} 内流使肌浆网局部的 Ca^{2+} 浓度增加,触发肌浆网内储存的 Ca^{2+} 释放入胞质,胞质 Ca^{2+} 浓度上升到 $10^{-5}\,mol/L$ 的水平,Ca^{2+} 与肌钙蛋白 C 结合,引起心肌收缩。当心肌开始舒张时,肌浆网钙泵蛋白(又称 Ca^{2+}-ATP 酶)消耗 ATP 将 Ca^{2+} 转运至肌浆网内储存。此外,还有少量胞质内 Ca^{2+} 经细胞膜上的 Na^{+}-Ca^{2+} 交换蛋白与钙泵转运到细胞外,使胞质 Ca^{2+} 浓度恢复到 $10^{-7}\,mol/L$ 的水平(图 8-1)。在这一过程中,肌浆网内 Ca^{2+} 释放是心肌收缩所需 Ca^{2+} 的主要来源,Ca^{2+} 与肌钙蛋白 C 的结合是横桥形成的启动环节,而肌浆网钙泵蛋白是调控心肌舒张的重要靶点。任何影响心肌对 Ca^{2+} 转运和分布的因素都会影响钙稳态,导致心肌兴奋-收缩耦联障碍。

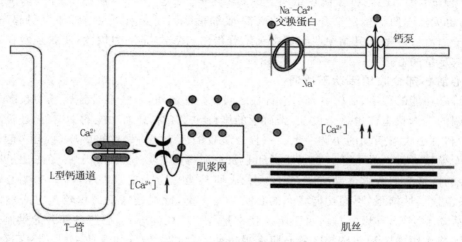

图 8-1 心肌细胞的钙转运

1.肌浆网钙转运功能障碍

肌浆网通过摄取、储存和释放 3 个环节维持胞质 Ca^{2+} 的动态变化,从而调节心肌的舒缩功能。心力衰竭时,肌浆网 Ca^{2+} 摄取和释放能力明显降低,导致心肌兴奋-收缩耦联障碍。其机制是:①肌浆网释放的 Ca^{2+} 约占心肌收缩总钙量的 80% 以上,过度肥大或衰竭的心肌细胞中,肌浆网钙释放蛋白的含量减少或活性降低,造成收缩期 Ca^{2+} 释放量减少;而在舒张期,由于钙释放蛋白的功能障碍,不能完全关闭,会有少量肌浆网内 Ca^{2+} 漏入胞质中。②肌浆网钙泵蛋白含量或活性降低,使肌浆网摄取 Ca^{2+} 减少,胞质内 Ca^{2+} 浓度不能迅速降低,延缓心肌舒张的速率。③由于舒张期肌浆网钙泵蛋白摄 Ca^{2+} 减少和少量 Ca^{2+} 漏入胞质,使肌浆网储存的 Ca^{2+} 量减少,供给心肌收缩的 Ca^{2+} 不足,抑制心肌收缩力。

2.胞外 Ca^{2+} 内流障碍

心肌收缩时胞质中的 Ca^{2+} 除大部分来自肌浆网外,尚有少量从细胞外经 L 型钙通道内流。Ca^{2+} 内流触发的肌浆网 Ca^{2+} 释放在心肌收缩活动中起重要作用。长期负荷过重或缺血缺氧时,心肌对收缩刺激的反应性降低,会出现细胞外 Ca^{2+} 内流障碍,其机制为:①尽管循环中儿茶酚胺含量增加,但心肌内去甲肾上腺素合成减少及消耗增多,使局部去甲肾上腺素含量下降。②过度

肥大的心肌细胞上 β_1 肾上腺素受体密度降低。③心肌细胞 β_1 受体与兴奋性 Gs 蛋白脱耦联,使心脏对 β_1 受体激动药的反应性降低。④腺苷酸环化酶(AC)活性下降,cAMP 减少,细胞内 Ca^{2+} 减少,心肌收缩功能发生障碍。⑤G 蛋白耦联受体激酶活性增加,使 β 受体与 G 蛋白脱耦联及受体脱敏现象增多。

这些机制都使 β 受体兴奋引起的 L 型钙通道磷酸化降低,细胞膜 L 型钙通道开放减少,导致 Ca^{2+} 内流受阻。此外,细胞外液的 K^+ 与 Ca^{2+} 在心肌细胞膜上有竞争作用,因此在高钾血症时 K^+ 可阻止 Ca^{2+} 的内流,导致胞内 Ca^{2+} 浓度降低。

3.肌钙蛋白与 Ca^{2+} 结合障碍

心肌兴奋-收缩耦联的关键是 Ca^{2+} 与肌钙蛋白 C 结合,肌钙蛋白 C 只有一个和 Ca^{2+} 结合的特异性位点,两者结合的量不仅要求胞质的 Ca^{2+} 浓度迅速上升到足以启动收缩的阈值(10^{-5}mol/L),同时还要求肌钙蛋白活性正常,能迅速与 Ca^{2+} 结合。在一定范围内,肌钙蛋白 C 与 Ca^{2+} 结合的越多,心肌收缩力越大。各种原因引起心肌细胞酸中毒时,由于 H^+ 与肌钙蛋白的亲和力比 Ca^{2+} 大,H^+ 占据了肌钙蛋白上的 Ca^{2+} 结合位点,此时即使胞质 Ca^{2+} 浓度已上升到收缩阈值,也无法与肌钙蛋白结合,心肌的兴奋-收缩耦联因而受阻。酸中毒还可引起高钾血症,减少钙离子内流;H^+ 浓度升高使肌浆网中钙结合蛋白与 Ca^{2+} 亲和力增大,使肌浆网在心肌收缩时不能释放足量的 Ca^{2+}。

(四)心脏各部分收缩活动不协调

为保持心功能的稳定,心脏各部,左-右心之间,房-室之间,心室本身各区域的收缩与舒张处于高度协调的工作状态。也就是说,心排血量的维持除受心肌舒缩功能的影响外,还需要心房和心室、左心和右心收缩活动的协调一致。一旦心脏收缩活动的协调性被破坏,将会引起心脏泵血功能紊乱而导致心排血量下降。在心肌炎和心肌缺血等心脏损伤时,由于病变往往呈区域性分布,病变轻的区域心肌收缩活动减弱,病变重的心肌甚至完全丧失收缩功能,非病变心肌功能相对正常,甚至代偿性增强,不同功能状态的心肌共处一室,特别是病变面积较大时必然使整个心脏的收缩活动不协调,导致心排血量下降。特别是心肌梗死的患者,心肌各部分的供血是不均一的,梗死区、缺血边缘区和非病变区的心肌在兴奋性、自律性、传导性和收缩性方面都存在差异,在此基础上易发生心律失常,使心脏各部分收缩活动的协调性遭到破坏。渡过心肌梗死的急性期后,坏死心肌被纤维组织取代,该处室壁变薄,收缩时可向外膨出,形成室壁瘤,影响心脏泵血。心律失常患者由于心脏收缩的不同步,无论是房室活动不协调还是两侧心室不同步收缩,心排血量均明显降低(图 8-2)。

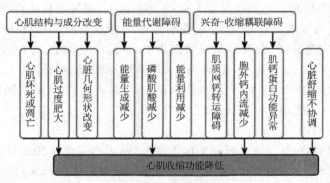

图 8-2　心肌收缩功能障碍的发病机制

二、心肌舒张功能障碍

舒张期是指心动周期中从主动脉瓣关闭到二尖瓣关闭之间的时间,心肌舒张是保证心室有足够的血液充盈的基本因素。任何使心室充盈量减少、弹性回缩力降低和心室僵硬度增加的疾病都可以引起心室舒张功能降低。如高血压性心脏病时可因心室壁增厚,特别是向心性肥厚降低心室充盈量。心肌负荷过重和衰老时都可伴有心肌纤维化,造成心室僵硬度增加,使心脏的被动充盈受损,需加强心房收缩以完成对心室的充盈。舒张功能障碍的特点是在左心室收缩功能正常时,左心腔内充盈压升高。据统计,舒张性心力衰竭的发生率约占全部心力衰竭的 $30\%\sim40\%$,近年来还有增加的趋势,特别是在老年、女性和肥胖患者中发病率较高。心肌舒张功能障碍的确切机制目前尚不完全清楚,可分为主动性舒张功能减弱和被动性舒张功能减弱。

(一)主动性舒张功能减弱

心脏的主动性舒张主要发生于舒张早期。心肌收缩后,产生正常舒张的首要环节是胞质内 Ca^{2+} 大部分被钙泵摄取入肌浆网,少量运出细胞外,胞质 Ca^{2+} 浓度迅速从 $10^{-5}\,mol/L$ 降至 $10^{-7}\,mol/L$,Ca^{2+} 与肌钙蛋白解离,肌钙蛋白恢复原来的构型,这需要多种钙转运蛋白耗能工作,故心脏舒张也是能量依赖性的。肥大和衰竭的心肌细胞由于缺血缺氧,ATP 供应不足,肌浆网或心肌细胞膜上钙泵活性降低,不能迅速将胞质内 Ca^{2+} 摄取入肌浆网或向细胞外排出,使心肌收缩后胞质内 Ca^{2+} 浓度不能迅速降低并与肌钙蛋白解离,导致心室舒张迟缓和不完全,从而使心肌舒张功能降低。心肌肥大的患者心肌缺血缺氧,缺血心肌的舒张功能障碍可以出现在收缩功能障碍之前。另外,肌球-肌动蛋白复合体的解离也是一个需要消耗 ATP 的主动过程。损伤的心肌由于 ATP 缺乏及 Ca^{2+} 与肌钙蛋白亲和力增加,使肌球-肌动蛋白复合体解离减缓,影响心室的舒张和充盈。

(二)被动性舒张功能减弱

心室的被动性舒张主要见于舒张晚期,指心室顺应性降低及充盈障碍。心室顺应性是指心室在单位压力变化下所引起的容积改变(dV/dp),其倒数 dp/dV 即为心室僵硬度。高血压及肥厚性心肌病时心室壁增厚,心肌炎症、纤维化及间质增生等均可引起心室壁成分改变,细胞外基质沉积增多,心室顺应性下降,心室舒张末期容量减少,每搏输出量减少,而心室收缩末期容量无明显变化。

左心室舒张功能受损时,需提高心室的充盈压以维持心室的充盈量。此时左心室舒张末期容积较小的增加,就会引起左心室舒张末压显著增高。当左心室舒张末期压力过高时,肺静脉压随之上升,从而出现肺淤血、肺水肿等左心衰竭的临床表现(图 8-3)。此时,心肌的收缩功能尚无明显损伤,心排血量无明显降低。由于高血压病已经成为心力衰竭的主要病因之一,因舒张功能障碍引起的心力衰竭也日益受到重视。

此外,心肌细胞骨架的改变、室壁应力(后负荷)过大、心率过快、心室显著扩张及心室的相互作用也会影响心室舒张功能。

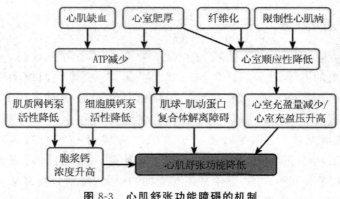

图 8-3   心肌舒张功能障碍的机制

（李世莹）

第三节   代 偿 机 制

在神经-体液机制的调控下,机体对心功能损伤的代偿反应可以分为心脏本身的代偿和心外代偿两部分。

一、心脏本身的代偿机制

心脏本身的代偿形式包括心率增快、心脏紧张源性扩张、心肌收缩性增强和心室重构。其中,心率加快、心脏紧张源性扩张和心肌收缩性增强属于可快速动员起来的功能性调整;而心室重构是在心肌损伤或心室前负荷和后负荷增加时,通过改变心室的结构、代谢和功能而发生的慢性综合性代偿适应性反应。

(一)心率加快

在一定的范围内,心率加快可提高心排血量;而且由于舒张期缩短,舒张期流向外周的血量减少,可提高舒张压,有利于冠脉的血液灌流,对维持动脉血压,保证重要器官的血流供应有积极意义。当组织细胞对血供的需求增加时,正常的心脏可通过增加每搏输出量和心率增加心排血量。而损伤的心脏由于每搏输出量减少且相对固定,心率加快成为决定心排血量的主要因素。心率加快是一种易被快速动员起来的代偿反应,往往贯穿于心功能不全发生和发展的全过程。心率加快的机制主要是:①心排血量减少,对主动脉弓、颈动脉窦和左心室压力感受器的机械牵张程度变小,传入心血管中枢的冲动减弱,交感神经兴奋而副交感神经活性降低。②存在于心房和肺循环等处的感受器亦感受机械牵张的刺激,除对血容量进行调节外,还可以调节心率。血容量增多刺激心房壁牵张感受器(容量感受器),一方面直接刺激窦房结,另一方面通过副交感神经传入心血管中枢,引起交感神经兴奋增加心率。③如果合并缺氧,可以刺激主动脉体和颈动脉体化学感受器,反射性引起心率加快。

但是,心率加快的代偿作用也有一定的局限性,其原因是:①心率加快增加心肌耗氧量,加重心肌损伤。②心率过快(成人>180 次/分)明显缩短心脏舒张期,不但减少冠脉灌流量,使心肌缺血、缺氧加重,而且缩短心室充盈时间,减少充盈量,心排血量反而降低。

（二）心脏紧张源性扩张

心脏的前负荷取决于心室舒张末期的容量或压力,这决定了心肌纤维在舒张末期的长度,在一定程度上调控心肌的收缩能力。根据 Frank-Starling 定律,肌节长度在 $1.7 \sim 2.2\ \mu m$ 的范围内,心肌的收缩能力随心脏前负荷(心肌纤维初长度)的增加而增加。左心室舒张末期压在 $5 \sim 6\ mmHg$ 的范围内,肌小节长度为 $1.7 \sim 1.9\ \mu m$。当左心室舒张末期充盈压增加到 $12 \sim 15\ mmHg$ 时,肌小节长度达到 $2.0 \sim 2.2\ \mu m$,粗、细肌丝处于最佳重叠状态,形成有效横桥的数目最多,产生的收缩力最大。当心脏收缩功能受损时,心脏本身会发生快速的、应急性的调节反应。由于每搏输出量降低,使心室舒张末期容积增加,前负荷增加导致心肌纤维初长度增大,在肌小节长度不超过 $2.2\ \mu m$ 的范围内心肌收缩力增强,代偿性增加每搏输出量,这种伴有心肌收缩力增强的心腔扩大称为心脏紧张源性扩张,有利于将心室内过多的血液及时泵出。近来的研究还指出,心肌肌小节长度的适度增长可增加心肌对胞质 Ca^{2+} 的敏感性,增强心肌收缩性。但是,心脏紧张源性扩张的代偿能力是有限的,当前负荷过大,舒张末期容积或压力过高时,心室扩张使肌小节长度超过 $2.2\ \mu m$,有效横桥的数目反而减少,心肌收缩力降低,每搏输出量减少。当肌小节长度达到 $3.6\ \mu m$ 时,粗、细肌丝不能重叠而丧失收缩能力。

值得注意的是,通过增加前负荷而增强心肌收缩力是急性心力衰竭时的一种代偿方式。慢性心力衰竭时,损伤心肌对前负荷变化的反应与正常心肌不同。长期前负荷过重引起的心力衰竭及扩张性心肌病主要是引起肌节过度拉长,使心腔明显扩大。这种心肌过度拉长并伴有心肌收缩力减弱的心腔扩大称为肌源性扩张,不具有增加心肌收缩力的代偿意义。患者的心室充盈压升高,但每搏输出量反而下降表示心室的收缩功能受损。此时,前负荷增加不但不能改善衰竭心室的收缩功能,反而会加重肺淤血水肿。过度的心室扩张还会增加心肌耗氧量,加重心肌损伤。采用利尿剂或血管扩张剂减少前负荷可以改善心力衰竭的临床表现。

（三）心肌收缩性增强

心功能受损时,由于交感-肾上腺髓质系统兴奋,儿茶酚胺增加,通过激活 β 受体,增加胞质 cAMP 浓度,激活蛋白激酶 A。一方面使心肌细胞膜 L 型钙通道蛋白磷酸化,增加 Ca^{2+} 内流,胞质 Ca^{2+} 浓度升高,发挥正性变力作用。另一方面,增加舒张期肌浆网钙泵的磷酸化,促进胞质 Ca^{2+} 再摄取入肌浆网,促进心肌舒张。在心功能损害的急性期,心肌收缩性增强对于维持心排血量和血流动力学稳态是十分必要的代偿和适应机制。当慢性心力衰竭时,心肌 β 受体减敏,血浆中虽存在大量儿茶酚胺,但正性变力作用的效果显著减弱。

（四）心室重构

心脏由心肌细胞、非心肌细胞(包括成纤维细胞、血管平滑肌细胞、内皮细胞等)及细胞外基质组成。损伤的心脏发生心室重构涉及各种心脏成分的变化,主要表现在心肌肥大;心肌和成纤维细胞的表型改变;胶原间质的数量、类型和分布异常,及心肌间质和实质两者比例的变化。

1.心肌细胞重构

心肌细胞重构不仅有量的增加,即心肌肥大,而且还伴随着质的变化,即细胞表型改变,其功能与代谢均有别于正常的心肌细胞。

(1)心肌肥大:正常心室肌细胞长约 $100\ \mu m$,直径 $10 \sim 15\ \mu m$,心房肌略小于心室肌。心肌肥大是指心肌细胞体积增大,在细胞水平上表现为细胞直径增宽,长度增加;在器官水平表现为心室质(重)量增加,心室壁增厚。临床上可用超声心动图等无创性方法检测心室壁厚度,因此心肌肥大又称为心室肥厚。虽然大多数学者认为,哺乳类动物于出生后不久,心肌细胞即丧失了有丝分裂能力而成为终末分化细胞。但目前发现,心肌肥大达到一定程度(成人心脏重量超过500 g)时,心肌细胞亦可有数量的增多。过度的心肌肥大是心力衰竭发生与发展的重要病理基础,是心功能由代偿阶段向失代偿阶段演变的关键步骤。

心肌肥大可由多种原因引起,当部分心肌细胞丧失时,残余心肌可以发生反应性心肌肥大;长期负荷过重可引起超负荷性心肌肥大,按照超负荷原因和心肌反应形式的不同又可将超负荷性心肌肥大分为:①向心性肥大。心脏在长期过度的后负荷作用下,收缩期室壁张力持续增加,心肌肌节呈并联性增生,心肌细胞增粗。其特征是心室壁显著增厚而心腔容积正常甚或减小,使室壁厚度与心腔半径之比增大,常见于高血压性心脏病及主动脉瓣狭窄。②离心性肥大。心脏在长期过度的前负荷作用下,舒张期室壁张力持续增加,心肌肌节呈串联性增生,心肌细胞增长,心腔容积增大;而心腔增大又使收缩期室壁应力增大,进而刺激肌节并联性增生,使室壁有所增厚。离心性肥大的特征是心腔容积显著增大与室壁轻度增厚并存,室壁厚度与心腔半径之比基本保持正常,常见于二尖瓣或主动脉瓣关闭不全。

压力负荷和容量负荷过度引起心肌细胞不同类型肥大反应的原因目前尚不清楚,推测可能是由于心肌肌节感受不同的机械力刺激,激活不同的信号转导通路所致。无论是向心性肥大还是离心性肥大多是对室壁张力增加产生的适应性变化,是慢性心功能损伤时极为重要的代偿方式。心肌肥大时,室壁增厚,可通过降低心室壁张力而减少心肌的耗氧量,有助于减轻心脏负担。另外,心肌肥大时单位重量心肌的收缩性是降低的,但由于整个心脏的重量增加,所以心脏总的收缩力是增加的,有助于维持心排血量,使心脏在较长一段时间内(数月甚或数年)能满足组织对心排血量的需求而不致发生心力衰竭。但是,心肌肥大的代偿作用也是有一定限度的。过度肥大心肌可发生不同程度的缺血、缺氧、能量代谢障碍和心肌舒缩能力减弱等,使心功能由代偿转变为失代偿。

(2)心肌细胞表型改变:指由于心肌所合成的蛋白质的种类变化所引起的心肌细胞"质"的改变。在引起心肌肥大的机械信号和生物化学信号刺激下,成年心肌细胞的蛋白质合成发生改变,特别是在成年心肌细胞处于静止状态的胚胎期基因的表达重新启动,如心房钠尿肽基因、B型钠尿肽基因和β-肌球蛋白重链(β-MHC)基因等心肌肥大的标志基因表达增加。但是,也有某些功能基因的表达减少,如肌浆网钙泵蛋白的含量降低,使舒张期肌浆网的钙再摄取受到抑制。表型转变的心肌细胞在细胞膜、线粒体、肌浆网、肌原纤维及细胞骨架等方面均与正常心肌有差异,从而导致其代谢与功能发生变化。转型的心肌细胞分泌活动增强,还可以通过分泌细胞因子和局部激素,进一步促进细胞生长、增殖及凋亡,从而改变心肌的舒缩能力。

2.非心肌细胞及细胞外基质的变化

缺血、缺氧、炎性细胞因子等可引起非心肌细胞的结构和功能变化,如血管内皮细胞损伤和血管平滑肌细胞增殖等,使心肌微血管发生纤维增生和管壁增厚,导致冠状循环的储备能力和供血量降低。

成纤维细胞是细胞外基质的主要来源。细胞外基质是存在于细胞间隙、肌束之间及血管周围的结构糖蛋白、蛋白多糖及糖胺聚糖的总称,分布和排列成一个多层次和多方位的网状结构,其中最主要的是Ⅰ和Ⅲ型胶原纤维。Ⅰ型胶原是与心肌束平行排列的粗大胶原纤维的主要成分,伸展性和回弹性较小。Ⅲ型胶原形成了较细的纤维网状结构,伸展性和回弹性较大。胶原网络与细胞膜上的结合蛋白质连接,维系心肌细胞的有序排列,为心肌提供了高强度的抗牵拉能力,同时又将心肌收缩和舒张时伴随的张力变化传递至心肌的各个部分。胶原纤维的量和成分是决定心肌伸展及回弹性能(僵硬度)的重要因素。

心脏损伤时,机械性和多种生物性因素如 Ang Ⅱ、去甲肾上腺素、醛固酮和细胞因子等都可促进成纤维细胞活化,发生向肌成纤维细胞的表型转换,其分泌、增殖和迁移能力明显增强,分泌大量不同类型的胶原,同时又合成降解胶原的间质胶原酶和明胶酶等,通过对胶原合成与降解的调控,使胶原网络结构的生物化学组成和空间结构都发生改变,引起细胞外基质的增生与重构。一般而言,重构早期Ⅲ型胶原增多较明显,这有利肥大心肌肌束组合的重新排列及心室的结构性扩张。在重构后期以Ⅰ型胶原增加为主,它的增加可提高心肌的抗张强度,防止在室壁应力过高的情况下心肌细胞侧向滑动造成室壁变薄和心腔扩大。但是,不适当的非心肌细胞增殖及基质重构,改变了心肌间质和心肌细胞两者的比例及增大Ⅰ型/Ⅲ型胶原的比值,一方面会降低室壁的顺应性而使僵硬度相应增加,影响心脏的舒张功能。另一方面冠状动脉周围的纤维增生和管壁增厚,使冠状循环的储备能力和供血量降低。同时细胞外基质的增生与重构还会影响心肌细胞之间的信息传递和舒缩的协调性,影响心肌细胞的血氧供应,促进心肌的凋亡和纤维化。

二、心脏以外的代偿

心功能减退时,除心脏本身发生功能和结构的代偿外,机体还会启动心外的多种代偿机制,以适应心排血量的降低。

(一)增加血容量

增加血容量是慢性心功能损伤时的主要代偿方式之一,有助于增加静脉回流量及心排血量。血容量增加的机制:①交感神经兴奋。心功能减退时,心排血量和有效循环血量减少引起交感神经兴奋,肾血管收缩,肾血流量下降。由于肾小球出球动脉的收缩强于入球动脉的收缩,有助于在肾血流量减少的情况下保持肾小球滤过率,此时滤过分数增大,即局部滤过的血浆量有所增加。由于近曲小管旁毛细血管血压降低而血浆胶体渗透压升高,导致近曲小管重吸收水、钠增多,血容量增加。②肾素-血管紧张素-醛固酮系统激活,醛固酮促进远曲小管和集合管对水、钠的重吸收。③抗利尿激素释放增多。随着钠的重吸收增加,及交感神经兴奋和 Ang Ⅱ 的刺激,抗利尿激素的合成与释放增加,加上淤血的肝脏对抗利尿激素的灭活减少,使血浆抗利尿激素水平增高,促进远曲小管和集合管对水的重吸收。④抑制水、钠重吸收激素减少,前列腺素 E₂ 和心房钠尿肽可促进水、钠排出。心力衰竭时前列腺素 E₂ 的合成与分泌减少,而血中心房钠尿肽在心力衰竭早期增高,而随着心力衰竭的加重,心房肌合成和分泌心房钠尿肽减少,促进水、钠排泄的激素减少,增加水、钠的潴留。一定范围内的血容量增加可提高心排血量和组织灌流量,但长期过度的血容量增加可加重心脏前负荷,使心排血量下降而加重心力衰竭。

(二)血流重新分布

心功能减退时,交感-肾上腺髓质系统兴奋。由于不同器官的血管交感神经末梢密度和血管平滑肌细胞α受体的含量不同,外周血管发生选择性收缩,引起全身血流重新分布,主要表现为皮肤、骨骼肌与内脏器官的血流量减少,其中以肾血流量减少最明显,而心、脑血流量不变或略增加。血流重新分布的代偿意义是既能防止血压下降,又能保证重要器官的血流量。但是,若外周器官长期供血不足,也可导致该脏器功能减退。另外,外周血管长期收缩,也会导致心脏后负荷增大而使心排血量减少。

（三）对缺氧的代偿反应

心功能减退时，体循环淤血和血流速度减慢可引起循环性缺氧，肺淤血和肺水肿又可引起乏氧性缺氧。缺氧引起的代偿反应如下。

1.红细胞增多

缺氧刺激肾间质细胞分泌促红细胞生成素增加，后者促进骨髓造血功能，使红细胞和血红蛋白生成增多，以提高血液携氧的能力，改善机体缺氧。但红细胞过多又可使血液黏度增大，加重心脏的负荷。

2.组织利用氧的能力增加

心功能减退时，低灌注导致组织细胞的供氧量减少，引起一系列代谢、功能与结构的改变。例如慢性缺氧时细胞线粒体数量增多，表面积增大，细胞色素氧化酶活性增强等，这些变化可改善细胞的内呼吸功能；细胞内磷酸果糖激酶活性增强可以使细胞从糖酵解中获得一定的能量补充；肌肉中肌红蛋白的含量增多，可改善肌肉组织对氧的储存和利用。通过组织细胞自身代谢、功能与结构的调整，使细胞利用氧的能力增强，以克服供氧不足带来的不利影响。

综上所述，心力衰竭时在神经-体液调节机制的调节下，机体可以动员心脏本身和心脏以外的多种代偿机制进行代偿，并且这种代偿贯穿于心力衰竭的全过程。一般说来，在心脏泵血功能受损的急性期，神经-体液调节机制激活，通过加快心率、增加心肌收缩性和增加外周阻力，维持血压和器官血流灌注。同时，启动心室重构，心功能维持在相对正常的水平。但是，随着心室重构缓慢而隐匿地进行，其损伤作用也日益明显，终将进入心力衰竭的失代偿期。心功能受损时机体的代偿至关重要，它决定着心力衰竭是否发生及发病的快慢和程度。严重心功能受损时，如急性大面积心肌梗死、严重心肌炎、急性心包压塞时，由于起病急，病情严重，机体来不及充分动员代偿机制，患者常在短时间内陷入严重的急性心力衰竭状态。相反，对于起病缓慢的慢性心功能受损，如高血压病和心脏瓣膜病等，机体可充分调动各种适应性代偿调节机制，患者可经历数月、数年甚至更长的代偿期才出现心力衰竭的临床表现。

（李世莹）

第四节　急性心力衰竭

急性心力衰竭（AHF）是临床医师面临的最常见的心脏急症之一。许多国家随着人口老龄化及急性心肌梗死患者存活率的升高，慢性心衰患者的数量快速增长，同时也增加了心功能失代偿患者的数量。AHF 60%～70%是由冠心病所致，尤其是在老年人。在年轻患者，AHF的原因更多见于扩张型心肌病、心律失常、先天性或瓣膜性心脏病、心肌炎等。

AHF 患者预后不良。急性心肌梗死伴有严重心力衰竭患者病死率非常高，12个月的病死率30%。据报道，急性肺水肿院内病死率为12%，1年病死率40%。

2008年欧洲心脏病学会更新了急性和慢性心力衰竭指南。2010年中华医学会心血管病分会公布了我国急性心力衰竭诊断和治疗指南。

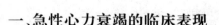

一、急性心力衰竭的临床表现

AHF是指由于心脏功能异常而出现的急性临床发作。无论既往有无心脏病病史,均可发生。心功能异常可以是收缩功能异常,亦可为舒张功能异常,还可以是心律失常或心脏前负荷和后负荷失调。它通常是致命的,需要紧急治疗。

急性心力衰竭可以在既往没有心功能异常者首次发病,也可以是慢性心力衰竭(CHF)的急性失代偿。急性心力衰竭患者的临床表现如下。

(一)基础心血管疾病的病史和表现

大多数患者有各种心脏病的病史,存在引起急性心衰的各种病因。老年人中的主要病因为冠心病、高血压和老年性退行性心瓣膜病,而在年轻人中多由风湿性心瓣膜病、扩张型心肌病、急性重症心肌炎等所致。

(二)诱发因素

常见的诱因有:①慢性心衰药物治疗缺乏依从性;②心脏容量超负荷;③严重感染,尤其肺炎和败血症;④严重颅脑损害或剧烈的精神心理紧张与波动;⑤大手术后;⑥肾功能减退;⑦急性心律失常如室性心动过速(室速)、心室颤动(室颤)、心房颤动(房颤)或心房扑动(房扑)伴快速心室率、室上性心动过速及严重的心动过缓等;⑧支气管哮喘发作;⑨肺栓塞;⑩高心排血量综合征,如甲状腺功能亢进危象、严重贫血等;⑪应用负性肌力药物如维拉帕米、地尔硫䓬、β受体阻滞剂等;⑫应用非类固醇消炎药;⑬心肌缺血;⑭老年急性舒张功能减退;⑮吸毒;⑯酗酒;⑰嗜铬细胞瘤。这些诱因使心功能原来尚可代偿的患者骤发心衰,或者使已有心衰的患者病情加重。

(三)早期表现

原来心功能正常的患者出现急性失代偿的心衰(首发或慢性心力衰竭急性失代偿)伴有急性心衰的症状和体征,出现原因不明的疲乏或运动耐力明显降低及心率增加15~20次/分,可能是左心功能降低的最早期征兆。继续发展可出现劳力性呼吸困难、夜间阵发性呼吸困难、睡觉需用枕头抬高头部等,检查可发现左心室增大、闻及舒张早期或中期奔马律、肺动脉第二音亢进、两肺尤其肺底部有细湿啰音,还可有干性啰音和哮鸣音,提示已有左心功能障碍。

(四)急性肺水肿

起病急骤,病情可迅速发展至危重状态。突发的严重呼吸困难、端坐呼吸、喘息不止、烦躁不安并有恐惧感,呼吸频率可达30~50次/分;频繁咳嗽并咯出大量粉红色泡沫样血痰;听诊心率快,心尖部常可闻及奔马律;双肺满布湿啰音和哮鸣音。

(五)心源性休克

主要表现如下。

(1)持续低血压,收缩压降至12.0 kPa(90 mmHg)以下,或原有高血压的患者收缩压降幅≥8.0 kPa(60 mmHg),且持续30分钟以上。

(2)组织低灌注状态,可有:①皮肤湿冷、苍白和发绀,出现紫色条纹;②心动过速>110次/分;③尿量显著减少(<20 mL/h),甚至无尿;④意识障碍,常有烦躁不安、激动焦虑、恐惧和濒死感;收缩压低于9.3 kPa(70 mmHg),可出现抑制症状如神志恍惚、表情淡漠、反应迟钝,逐渐发展至意识模糊甚至昏迷。

(3)血流动力学障碍:肺毛细血管楔压(PCWP)≥2.4 kPa(18 mmHg),心排血指数(CI)≤36.7 mL/(s·m²)[≤2.2 L/(min·m²)]。

(4)低氧血症和代谢性酸中毒。

二、急性心力衰竭严重程度分级

主要分级有 Killip 法(表 8-1)、Forrester 法(表 8-2)和临床程度分级(表 8-3)三种。Killip 法主要用于急性心肌梗死患者,分级依据临床表现和胸部 X 线的结果。

表 8-1　急性心肌梗死的 Killip 法分级

分级	症状与体征
Ⅰ级	无心衰
Ⅱ级	有心衰,两肺中下部有湿啰音,占肺野下 1/2,可闻及奔马律。X 线胸片有肺淤血
Ⅲ级	严重心衰,有肺水肿,细湿啰音遍布两肺(超过肺野下 1/2)
Ⅳ级	心源性休克、低血压[收缩压<12.0 kPa(90 mmHg)]、发绀、出汗、少尿

注:1 mmHg=0.133 kPa

表 8-2　急性心力衰竭的 Forrester 法分级

分级	PCWP(mmHg)	CI[mL/(s·m²)]	组织灌注状态
Ⅰ级	≤18	>36.7	无肺淤血,无组织灌注不良
Ⅱ级	>18	>36.7	有肺淤血
Ⅲ级	<18	≤36.7	无肺淤血,有组织灌注不良
Ⅳ级	>18	≤36.7	有肺淤血,有组织灌注不良

注:PCWP,肺毛细血管楔压;CI,心排血指数,其法定单位[mL/(s·m²)]与旧制单位[L/(min·m²)]的换算因数为16.67。1 mmHg=0.133 kPa

表 8-3　急性心力衰竭的临床程度分级

分级	皮肤	肺部啰音
Ⅰ级	干、暖	无
Ⅱ级	湿、暖	有
Ⅲ级	干、冷	无/有
Ⅳ级	湿、冷	有

Forrester 分级依据临床表现和血流动力学指标,可用于急性心肌梗死后 AHF,最适用于首次发作的急性心力衰竭。临床程度的分类法适用于心肌病患者,它主要依据临床发现,最适用于慢性失代偿性心衰。

三、急性心力衰竭的诊断

AHF 的诊断主要依据症状和临床表现,同时辅以相应的实验室检查,如 ECG、胸片、生化标志物、多普勒超声心动图等,诊断的流程如图 8-4 所示。

在急性心衰患者,需要系统地评估外周循环、静脉充盈、肢端体温。

在心衰失代偿时,右心室充盈压通常可通过中心静脉压评估。AHF 时中心静脉压升高应谨慎分析,因为在静脉顺应性下降合并右心室顺应性下降时,即便右心室充盈压很低也会出现中心静脉压的升高。

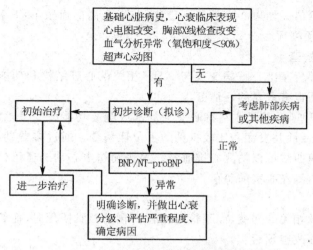

图 8-4　急性心力衰竭的诊断流程

左心室充盈压可通过肺部听诊评估,肺部存在湿啰音常提示左心室充盈压升高。进一步的确诊、严重程度的分级及随后可出现的肺淤血、胸腔积液应进行胸片检查。左心室充盈压的临床评估常被迅速变化的临床征象所误导。应进行心脏的触诊和听诊,了解有无室性和房性奔马律(S_3,S_4)。

四、实验室检查及辅助检查

(一)心电图(ECG)检查

急性心衰时 ECG 多有异常改变。ECG 可以辨别节律,可以帮助确定 AHF 的病因及了解心室的负荷情况。这在急性冠脉综合征中尤为重要。ECG 还可了解左右心室/心房的劳损情况、有无心包炎及既往存在的病变如左右心室的肥大。心律失常时应分析 12 导联心电图,同时应进行连续的 ECG 监测。

(二)胸片及影像学检查

对于所有 AHF 的患者,胸片和其他影像学检查宜尽早完成,以便及时评估已经存在的肺部和心脏病变(心脏的大小及形状)及肺淤血的程度。它不但可以用于明确诊断,还可用于了解随后的治疗效果。胸片还可用作左心衰的鉴别诊断,除外肺部炎症或感染性疾病。胸部 CT 或放射性核素扫描可用于判断肺部疾病和诊断大的肺栓塞。CT、经食管超声心动图可用于诊断主动脉夹层。

(三)实验室检查

AHF 时应进行一些实验室检查。动脉血气分析可以评估氧合情况(氧分压 PaO_2)、通气情况(二氧化碳分压 $PaCO_2$)、酸碱平衡(pH)和碱缺失,在所有严重 AHF 患者应进行此项检查。脉搏血氧测定及潮气末 CO_2 测定等无创性检测方法可以替代动脉血气分析,但不适用于低心排血量及血管收缩性休克状态。静脉血氧饱和度(如颈静脉内)的测定对于评价全身的氧供需平衡很有价值。

血浆脑钠尿肽(B 型钠尿肽,BNP)是在心室室壁张力增加和容量负荷过重时由心室释放的,现在已用于急诊室呼吸困难的患者作为排除或确立心力衰竭诊断的指标。BNP 对于排除心衰有着很高的阴性预测价值。如果心衰的诊断已经明确,升高的血浆 BNP 和 N 末端脑钠尿肽前体(NT-proBNP)可以预测预后。

(四)超声心动图检查

超声心动图对于评价基础心脏病变及与 AHF 相关的心脏结构和功能改变是极其重要的,同时对急性冠脉综合征也有重要的评估值。

多普勒超声心动图应用于评估左右心室的局部或全心功能改变、瓣膜结构和功能、心包病变、急性心肌梗死的机械性并发症和比较少见的占位性病变。通过多普勒超声心动图测定主动脉或肺动脉的血流时速曲线可以估测心排血量。多普勒超声心动图还可估计肺动脉压力(三尖瓣反流射速),同时可监测左心室前负荷。

(五)其他检查

在涉及与冠状动脉相关的病变,如不稳定型心绞痛或心肌梗死时,血管造影是非常重要的,现已明确血运重建能够改善预后。

五、急性心力衰竭患者的监护

急性心力衰竭患者应在进入急诊室后就尽快地开始监护,同时给予相应的诊断性检查以明确基础病因。

(一)无创性监护

在所有的危重患者,必须监测的项目有血压、体温、心率、呼吸、心电图。有些实验室检查应重复做,例如电解质、肌酐、血糖及有关感染和代谢障碍的指标。必须纠正低钾或高钾血症。如果患者情况恶化,这些指标的监测频率也应增加。

1.心电监测

在急性失代偿阶段 ECG 的监测是必需的(监测心律失常和 ST 段变化),尤其是心肌缺血或心律失常是导致急性心衰的主要原因时。

2.血压监测

开始治疗时维持正常的血压很重要,其后也应定时测量(如每 5 分钟测量 1 次),直到血管活性药、利尿药、正性肌力药剂量稳定时。在并无强烈的血管收缩和不伴有极快心率时,无创性自动袖带血压测量是可靠的。

3.血氧饱和度监测

脉搏血氧计是测量动脉氧与血红蛋白结合饱和度的无创性装置(SaO_2)。通常从联合血氧计测得的 SaO_2 的误差在 2% 之内,除非患者处于心源性休克状态。

4.心排血量和前负荷

可应用多普勒超声的方法监测。

(二)有创性监测

1.动脉置管

置入动脉导管的指征是因血流动力学不稳定需要连续监测动脉血压或需进行多次动脉血气分析。

2.中心静脉置管

中心静脉置管联通了中心静脉循环,所以可用于输注液体和药物,也可监测中心静脉压(CVP)及静脉氧饱和度(SvO_2)(上腔静脉或右心房处),后者用以评估氧的运输情况。

在分析右房压力时应谨慎,避免过分注重右心房压力,因为右心房压力几乎与左心房压力无关,因此也与 AHF 时的左心室充盈压无关。CVP 也会受到重度三尖瓣关闭不全及呼气末正压通气(PEEP)的影响。

3.肺动脉导管

肺动脉导管(PAC)是一种漂浮导管,用于测量上腔静脉(SVC)、右心房、右心室、肺动脉压力、肺毛细血管楔压及心排血量。现代导管能够半连续性地测量心排血量及混合静脉血氧饱和度、右心室舒张末容积和射血分数。

虽然置入肺动脉导管用于急性左心衰的诊断通常不是必需的,但对于伴发有复杂心肺疾病的患者,它可以用来鉴别是心源性机制还是非心源性机制。对于二尖瓣狭窄、主动脉瓣关闭不全、高气道压或左心室僵硬(如左心室肥厚、糖尿病、纤维化、使用正性肌力药、肥胖、缺血)的患者,肺毛细血管楔压并不能真实反映左心室舒张末压。

建议 PAC 用于对传统治疗未产生预期疗效的血流动力学不稳定的患者,及合并淤血和低灌注的患者。在这些情况下,置入肺动脉导管以保证左心室最恰当的液体负荷量,并指导血管活性药物和正性肌力药的使用。

六、急性心力衰竭的治疗

(一)临床评估

对患者均应根据上述各种检查方法及病情变化做出临床评估,包括:①基础心血管疾病;②急性心衰发生的诱因;③病情的严重程度和分级,并估计预后;④治疗的效果。此种评估应多次和动态进行,以调整治疗方案。

(二)治疗目标

(1)控制基础病因和矫治引起心衰的诱因:应用静脉和/或口服降压药物以控制高血压;选择有效抗生素控制感染;积极治疗各种影响血流动力学的快速性或缓慢性心律失常;应用硝酸酯类药物改善心肌缺血。糖尿病伴血糖升高者应有效控制血糖水平,又要防止出现低血糖。对血红蛋白含量<60 g/L 的严重贫血者,可输注浓缩红细胞悬液或全血。

(2)缓解各种严重症状。①低氧血症和呼吸困难:采用不同方式的吸氧,包括鼻导管吸氧、面罩吸氧及无创或气管插管的呼吸机辅助通气治疗。②胸痛和焦虑:应用吗啡。③呼吸道痉挛:应用支气管解痉药物。④淤血症状:利尿药有助于减轻肺淤血和肺水肿,也可缓解呼吸困难。

(3)稳定血流动力学状态,维持收缩压≥12.0 kPa(90 mmHg),纠正和防止低血压可应用各种正性肌力药物。血压过高者的降压治疗可选择血管扩张药物。

(4)纠正水、电解质紊乱和维持酸碱平衡。

(5)保护重要脏器如肺、肾、肝和大脑,防止功能损害。

(6)降低死亡危险,改善近期和远期预后。

(三)急性心力衰竭的处理流程

急性心力衰竭确诊后,即按图 8-5 的流程处理。初始治疗后症状未获明显改善或病情严重者应行进一步治疗。

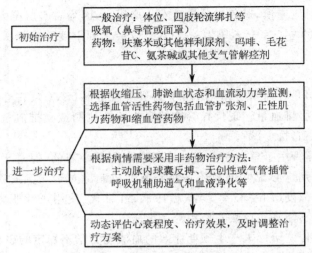

图 8-5　急性心力衰竭的处理流程

1.急性心力衰竭的一般处理

(1)体位:静息时明显呼吸困难者应半卧位或端坐位,双腿下垂以减少回心血量,降低心脏前负荷。

(2)四肢交换加压:四肢轮流绑扎止血带或血压计袖带,通常同一时间只绑扎三肢,每隔15～20 分钟轮流放松一肢。血压计袖带的充气压力应较舒张压低 1.3 kPa(10 mmHg),使动脉血流仍可顺利通过,而静脉血回流受阻。此法可降低前负荷,减轻肺淤血和肺水肿。

(3)吸氧:适用于低氧血症和呼吸困难明显(尤其指端血氧饱和度<90%)的患者。应尽早采用,使患者 $SaO_2 \geqslant 95\%$(伴 COPD 者 $SaO_2 > 90\%$),可采用不同的方式。①鼻导管吸氧:低氧流量(1～2 L/min)开始,如仅为低氧血症,动脉血气分析未见 CO_2 潴留,可采用高流量给氧 6～8 L/min。酒精吸氧可使肺泡内的泡沫表面张力降低而破裂,改善肺泡的通气。方法是在氧气通过的湿化瓶中加 50%～70%乙醇或有机硅消泡剂,用于肺水肿患者。②面罩吸氧:适用于伴呼吸性碱中毒患者。必要时还可采用无创性或气管插管呼吸机辅助通气治疗。

(4)做好救治的准备工作:至少开放 2 条静脉通道,并保持通畅。必要时可采用深静脉穿刺置管,以随时满足用药的需要。血管活性药物一般应用微量泵泵入,以维持稳定的速度和正确的剂量。固定和维护好漂浮导管、深静脉置管、心电监护的电极和导联线、鼻导管或面罩、导尿管及指端无创血氧仪测定电极等。保持室内适宜的温度、湿度,灯光柔和,环境幽静。

(5)饮食:进易消化食物,避免一次大量进食,在总量控制下,可少量多餐(6～8 次/天)。应用祥利尿药情况下不要过分限制钠盐摄入量,以避免低钠血症,导致低血压。利尿药应用时间较长的患者要补充多种维生素和微量元素。

(6)出入量管理:肺淤血、体循环淤血及水肿明显者应严格限制饮水量和静脉输液速度,对无明显低血容量因素(大出血、严重脱水、大汗淋漓等)者的每天摄入液体量一般宜在 1 500 mL 以内,不要超过 2 000 mL。保持每天水出入量负平衡约 500 mL/d,严重肺水肿者的水负平衡为 1 000～2 000 mL/d,甚至可达 3 000～5 000 mL/d,以减少水钠潴留和缓解症状。3～5 天后,如淤血、水肿明显消退,应减少水负平衡量,逐渐过渡到出入水量大体平衡。在水负平衡下应注意防止发生低血容量、低血钾和低血钠等。

2.药物治疗

(1)AHF 时吗啡及其类似物的使用:吗啡一般用于严重 AHF 的早期阶段,特别是患者不安和呼吸困难时。吗啡能够使静脉扩张,也能使动脉轻度扩张,并降低心率。应密切观察疗效和呼吸抑制的不良反应。伴明显和持续低血压、休克、意识障碍、COPD 等患者禁忌使用。老年患者慎用或减量。也可应用哌替啶 50~100 mg 肌内注射。

(2)AHF 治疗中血管扩张药的使用:对大多数 AHF 患者,血管扩张药常作为一线药,它可以用来开放外周循环,降低前及或后负荷。

酸酯类药物:急性心衰时此类药在不减少每搏心排血量和不增加心肌氧耗情况下能减轻肺淤血,特别适用于急性冠状动脉综合征伴心衰的患者。临床研究已证实,硝酸酯类静脉制剂与呋塞米合用治疗急性心衰有效;应用大剂量硝酸酯类药物联合小剂量呋塞米的疗效优于单纯大剂量的利尿药。静脉应用硝酸酯类药物应十分小心滴定剂量,经常测量血压,防止血压过度下降。硝酸甘油静脉滴注起始剂量 5~10 μg/min,每5~10 分钟递增 5~10 μg/min,最大剂量 100~200 μg/min;亦可每 10~15 分钟喷雾一次(400 μg),或舌下含服,每次 0.3~0.6 mg。硝酸异山梨酯静脉滴注剂量 5~10 mg/h,亦可舌下含服,每次2.5 mg。

硝普钠(SNP):适用于严重心衰。临床应用宜从小剂量 10 μg/min 开始,可酌情逐渐增加剂量至 50~250 μg/min。由于其强效降压作用,应用过程中要密切监测血压,根据血压调整合适的维持剂量。长期使用时其代谢产物(硫代氟化物和氟化物)会产生毒性反应,特别是在严重肝肾衰竭的患者应避免使用。减量时,硝普钠应该缓慢减量,并加用口服血管扩张药,以避免反跳。AHF 时硝普钠的使用尚缺乏对照试验,而且在 AMI 时使用,病死率增高。在急性冠脉综合征所致的心衰患者,因为 SNP 可引起冠脉窃血,故在此类患者中硝酸酯类的使用优于硝普钠。

奈西立肽:这是一类新的血管扩张药肽类,近期被用以治疗 AHF。它是人脑钠尿肽(BNP)的重组体,是一种内源性激素物质。它能够扩张静脉、动脉、冠状动脉,由此降低前负荷和后负荷,在无直接正性肌力的情况下增加心排血量。慢性心衰患者输注奈西立肽对血流动力学产生有益的作用,可以增加钠排泄,抑制肾素-血管紧张素-醛固酮和交感神经系统。它和静脉使用硝酸甘油相比,能更有效地促进血流动力学改善,并且不良反应更少。该药临床试验的结果尚不一致。近期的两项研究(VMAC 和 PROACTION)表明,该药的应用可以带来临床和血流动力学的改善,推荐应用于急性失代偿性心衰。国内一项 II 期临床研究提示,该药较硝酸甘油静脉制剂能够更显著降低 PCWP,缓解患者的呼吸困难。应用方法:先给予负荷剂量 1.500 μg/kg,静脉缓慢推注,继以 0.0075~0.0150 μg/(kg·min)静脉滴注;也可不用负荷剂量而直接静脉滴注。疗程一般 3 天,不建议超过 7 天。

乌拉地尔:该药具有外周和中枢双重扩血管作用,可有效降低血管阻力,降低后负荷,增加心排血量,但不影响心率,从而减少心肌耗氧量。适用于高血压心脏病、缺血性心肌病(包括急性心肌梗死)和扩张型心肌病引起的急性左心衰竭;可用于 CO 降低、PCWP>2.4 kPa(18 mmHg)的患者。通常静脉滴注 100~400 μg/min,可逐渐增加剂量,并根据血压和临床状况予以调整。伴严重高血压者可缓慢静脉注射12.5~25.0 mg。

应用血管扩张药的注意事项:下列情况下禁用血管扩张药物:① 收缩压<12.0 kPa(90 mmHg),或持续低血压并伴症状尤其有肾功能不全的患者,以避免重要脏器灌注减少;②严重阻塞性心瓣膜疾病患者,例如主动脉瓣狭窄、二尖瓣狭窄患者,有可能出现显著的低血压,应慎用;③梗阻性肥厚型心肌病。

(3)急性心力衰竭时血管紧张素转化酶抑制剂(ACEI)的使用:ACEI在急性心衰中的应用仍存在诸多争议。急性心衰的急性期、病情尚未稳定的患者不宜应用。急性心肌梗死后的急性心衰可以试用,但须避免静脉应用,口服起始剂量宜小。在急性期病情稳定48小时后逐渐加量,疗程至少6周,不能耐受ACEI者可以应用ARB。

在心排血量处于边缘状况时,ACE抑制剂应谨慎使用,因为它可以明显降低肾小球滤过率。当联合使用非类固醇消炎药,及出现双侧肾动脉狭窄时,不能耐受ACE抑制剂的风险增加。

(4)利尿药使用注意事项如下。

适应证:AHF和失代偿心衰的急性发作,伴有液体潴留的情况是应用利尿药的指征。利尿药缓解症状的益处及其在临床上被广泛认可,无须再进行大规模的随机临床试验来评估。

作用效应:静脉使用襻利尿药也有扩张血管效应,在使用早期(5～30分钟)它降低肺阻抗的同时也降低右房压和肺毛细血管楔压。如果快速静脉注射大剂量(>1 mg/kg)时,就有反射性血管收缩的可能。它与慢性心衰时使用利尿药不同,在严重失代偿性心衰使用利尿药能使容量负荷恢复正常,可以在短期内减少神经内分泌系统的激活。特别是在急性冠脉综合征的患者,应使用低剂量的利尿药,最好已给予扩血管治疗。

实际应用:静脉使用襻利尿药(呋塞米、托拉塞米),它有强效快速的利尿效果,在AHF患者优先考虑使用。在入院以前就可安全使用,应根据利尿效果和淤血症状的缓解情况来选择剂量。开始使用负荷剂量,然后继续静脉滴注呋塞米或托拉塞米,静脉滴注比一次性静脉注射更有效。噻嗪类和螺内酯可以联合襻利尿药使用,低剂量联合使用比高剂量使用一种药更有效,而且继发反应也更少。将襻利尿药和多巴酚丁胺、多巴胺或硝酸盐联合使用也是一种治疗方法,它比仅仅增加利尿药更有效,不良反应也更少。

不良反应、药物的相互作用:虽然利尿药可安全地用于大多数患者,但它的不良反应也很常见,甚至可威胁生命。它们包括:神经内分泌系统的激活,特别是肾素-血管紧张素-醛固酮系统和交感神经系统的激活;低血钾、低血镁和低氯性碱中毒可能导致严重的心律失常;可以产生肾毒性及加剧肾衰竭。过度利尿可过分降低静脉压、肺毛细血管楔压及舒张期灌注,由此导致每搏输出量和心排血量下降,特别见于严重心衰和以舒张功能不全为主的心衰或缺血所致的右心室功能障碍。

(5)β受体阻滞剂使用注意事项如下。

适应证和基本原理:目前尚无应用β受体阻滞剂治疗AHF,改善症状的研究。相反,在AHF时是禁止使用β受体阻滞剂的。急性心肌梗死后早期肺部啰音超过基底部的患者,及低血压患者均被排除在应用β受体阻滞剂的临床试验之外。急性心肌梗死患者没有明显心衰或低血压,使用β受体阻滞剂能限制心肌梗死范围,减少致命性心律失常,并缓解疼痛。

当患者出现缺血性胸痛对阿片制剂无效、反复发生缺血、高血压、心动过速或心律失常时,可考虑静脉使用β受体阻滞剂。在Gothenburg美托洛尔研究中,急性心肌梗死后早期静脉使用美托洛尔或安慰剂,接着口服治疗3个月。美托洛尔组发展为心衰的患者明显减少。如果患者有肺底部啰音的肺淤血征象,联合使用呋塞米,美托洛尔治疗可产生更好的疗效,降低病死率和并发症。

实际应用:当患者伴有明显急性心衰,肺部啰音超过基底部时,应慎用β受体阻滞剂。对出现进行性心肌缺血和心动过速的患者,可以考虑静脉使用美托洛尔。

但是,对急性心肌梗死伴发急性心衰患者,病情稳定后,应早期使用β受体阻滞剂。对于慢性心衰患者,在急性发作稳定后(通常 4 天后),应早期使用 β 受体阻滞剂。

在大规模临床试验中,比索洛尔、卡维地洛或美托洛尔的初始剂量很小,然后逐渐缓慢增加到目标剂量。应个体化增加剂量。β 受体阻滞剂可能过度降低血压,减慢心率。一般原则是,在服用 β 受体阻滞剂的患者由于心衰加重而住院,除非必须用正性肌力药物维持,否则应继续服用 β 受体阻滞剂。但如果疑为 β 受体阻滞剂剂量过大(如有心动过缓和低血压)时,可减量继续用药。

(6)正性肌力药:此类药物适用于低心排血量综合征,如伴症状性低血压或 CO 降低伴有循环淤血的患者,可缓解组织低灌注所致的症状,保证重要脏器的血液供应。血压较低和对血管扩张药物及利尿药不耐受或反应不佳的患者尤其有效。使用正性肌力药有潜在的危害性,因为它能增加耗氧量、增加钙负荷,所以应谨慎使用。

对于失代偿的慢性心衰患者,其症状、临床过程和预后很大程度上取决于血流动力学。所以,改善血流动力学参数成为治疗的目的。在这种情况下,正性肌力药可能有效,甚至挽救生命。但它改善血流动力学参数的益处,部分被它增加心律失常的危险抵消了。而且在某些病例,由于过度增加能量消耗引起心肌缺血和心衰的慢性进展。但正性肌力药的利弊比率,不同的药并不相同。对于那些兴奋 β_1 受体的药物,可以增加心肌细胞内钙的浓度,可能有更高的危险性。有关正性肌力药用于急性心衰治疗的对照试验研究较少,特别对预后的远期效应的评估更少。

洋地黄类:此类药物能轻度增加 CO 和降低左心室充盈压;对急性左心衰竭患者的治疗有一定帮助。一般应用毛花苷 C $0.2\sim0.4$ mg 缓慢静脉注射,$2\sim4$ 小时后可以再用 0.2 mg,伴快速心室率的房颤患者可酌情适当增加剂量。

多巴胺:小剂量<2 $\mu g/(kg \cdot min)$的多巴胺仅作用于外周多巴胺受体,直接或间接降低外周阻力。在此剂量下,对于肾脏低灌注和肾衰竭的患者,它能增加肾血流量、肾小球滤过率、利尿和增加钠的排泄,并增强对利尿药的反应。大剂量>2 $\mu g/(kg \cdot min)$的多巴胺直接或间接刺激 β 受体,增加心肌的收缩力和心排血量。当剂量>5 $\mu g/(kg \cdot min)$时,它作用于 α 受体,增加外周血管阻力。此时,虽然它对低血压患者很有效,但它对 AHF 患者可能有害,因为它增加左心室后负荷,增加肺动脉压和肺阻力。

多巴胺可以作为正性肌力药$[>2$ $\mu g/(kg \cdot min)]$用于 AHF 伴有低血压的患者。当静脉滴注低剂量$\leqslant2\sim3$ $\mu g/(kg \cdot min)$时,它可以使失代偿性心衰伴有低血压和尿量减少的患者增加肾血流量,增加尿量。但如果无反应,则应停止使用。

多巴酚丁胺:多巴酚丁胺的主要作用在于通过刺激 β_1 受体和 β_2 受体产生剂量依赖性的正性变时、正性变力作用,并反射性地降低交感张力和血管阻力,其最终结果依个体而不同。小剂量时,多巴酚丁胺能产生轻度的血管扩张反应,通过降低后负荷而增加射血量。大剂量时,它可以引起血管收缩。心率通常呈剂量依赖性增加,但增加的程度弱于其他儿茶酚胺类药物。但在房颤的患者,心率可能增加到难以预料的水平,因为它可以加速房室传导。全身收缩压通常轻度增加,但也可能不变或降低。心衰患者静脉滴注多巴酚丁胺后,观察到尿量增多,这可能是它提高心排血量而增加肾血流量的结果。

多巴酚丁胺用于外周低灌注(低血压,肾功能下降)伴或不伴有淤血或肺水肿、使用最佳剂量的利尿药和扩血管剂无效时。

多巴酚丁胺常用来增加心排血量。它的起始静脉滴注速度为 $2\sim3$ $\mu g/(kg \cdot min)$,可以逐渐增加到 20 $\mu g/(kg \cdot min)$。无须负荷量。静脉滴注速度根据症状、尿量反应或血流动力学监测结果来调整。它的血流动力学作用和剂量成正比,在静脉滴注停止后,它的清除也很快。

在接受 β 受体阻滞剂治疗的患者,需要增加多巴酚丁胺的剂量,才能恢复它的正性肌力作用。

单从血流动力学看,多巴酚丁胺的正性肌力作用增加了磷酸二酯酶抑制剂(PDEI)作用。PDEI 和多巴酚丁胺的联合使用能产生比单一用药更强的正性肌力作用。

长时间地持续静脉滴注多巴酚丁胺(24~48 小时以上)会出现耐药,部分血流动力学效应消失。长时间应用应逐渐减量。

静脉滴注多巴酚丁胺常伴有心律失常发生率的增加,可来源于心室和心房。这种影响呈剂量依赖性,可能比使用 PDEI 时更明显。在使用利尿药时应及时补钾。心动过速时使用多巴酚丁胺要慎重,多巴酚丁胺静脉滴注可以促发冠心病患者的胸痛。现在还没有关于 AHF 患者使用多巴酚丁胺的对照试验,一些试验显示它增加不利的心血管事件。

磷酸二酯酶抑制剂:米力农和依诺昔酮是两种临床上使用的 Ⅲ 型磷酸二酯酶抑制剂(PDEI)。在 AHF 时,它们能产生明显的正性肌力、松弛性及外周扩血管效应,由此增加心排血量和搏出量,同时伴随有肺动脉压、肺毛细血管楔压的下降,全身和肺血管阻力下降。它在血流动力学方面,介于纯粹的扩血管剂(如硝普钠)和正性肌力药(如多巴酚丁胺)之间。因为它们的作用部位远离 β 受体,所以在使用 β 受体阻滞剂的同时,PDEI 仍能够保留其效应。

Ⅲ 型 PDEI 用于低灌注伴或不伴有淤血,使用最佳剂量的利尿药和扩血管剂无效时应用。

当患者在使用 β 受体阻滞剂时,和/或对多巴酚丁胺没有足够的反应时,Ⅲ 型 PDEIs 可能优于多巴酚丁胺。

由于其过度的外周扩血管效应可引起的低血压,静脉推注较静脉滴注时更常见。有关 PDEI 治疗对 AHF 患者的远期疗效目前数据尚不充分,但人们已提高了对其安全性的重视,特别是在缺血性心脏病心衰患者。

左西孟旦:这是一种钙增敏剂,通过结合于心肌细胞上的肌钙蛋白 C 促进心肌收缩,还通过介导 ATP 敏感的钾通道而发挥血管舒张作用和轻度抑制磷酸二酯酶的效应。其正性肌力作用独立于 β 肾上腺素能刺激,可用于正接受 β 受体阻滞剂治疗的患者。左西孟旦的乙酰化代谢产物,仍然具有药理活性,半衰期约 80 小时,停药后作用可持续 48 小时。

临床研究表明,急性心衰患者应用本药静脉滴注可明显增加 CO 和每搏输出量,降低 PCWP、全身血管阻力和肺血管阻力;冠心病患者不会增加病死率。用法:首剂 12~24 $\mu g/kg$ 静脉注射(>10 分钟),继以 0.1 $\mu g/(kg \cdot min)$ 静脉滴注,可酌情减半或加倍。对于收缩压 <13.3 kPa(100 mmHg)的患者,不需要负荷剂量,可直接用维持剂量,以防止发生低血压。

在比较左西孟旦和多巴酚丁胺的随机对照试验中,已显示左西孟旦能改善呼吸困难和疲劳等症状,并产生很好的结果。不同于多巴酚丁胺的是,当联合使用 β 受体阻滞剂时,左西孟旦的血流动力学效应不会减弱,甚至会更强。

在大剂量使用左西孟旦静脉滴注时,可能会出现心动过速、低血压,对收缩压 <11.3 kPa(85 mmHg)的患者不推荐使用。在与其他安慰剂或多巴酚丁胺比较的对照试验中显示,左西孟旦并没有增加恶性心律失常的发生率。

3.非药物治疗

(1)IABP:临床研究表明,这是一种有效改善心肌灌注同时又降低心肌耗氧量和增加 CO 的治疗手段。

IABP 的适应证：①急性心肌梗死或严重心肌缺血并发心源性休克，且不能由药物治疗纠正；②伴血流动力学障碍的严重冠心病（如急性心肌梗死伴机械并发症）；③心肌缺血伴顽固性肺水肿。

IABP 的禁忌证：①存在严重的外周血管疾病；②主动脉瘤；③主动脉瓣关闭不全；④活动性出血或其他抗凝禁忌证；⑤严重血小板缺乏。

（2）机械通气。急性心衰者行机械通气的指征：①出现心跳呼吸骤停而进行心肺复苏时；②合并Ⅰ型或Ⅱ型呼吸衰竭。机械通气的方式有下列两种。

无创呼吸机辅助通气：这是一种无须气管插管、经口/鼻面罩给患者供氧、由患者自主呼吸触发的机械通气治疗。分为持续气道正压通气（CPAP）和双相间歇气道正压通气（BiPAP）两种模式。

作用机制：通过气道正压通气可改善患者的通气状况，减轻肺水肿，纠正缺氧和 CO_2 潴留，从而缓解Ⅰ型或Ⅱ型呼吸衰竭。

适用对象：Ⅰ型或Ⅱ型呼吸衰竭患者经常规吸氧和药物治疗仍不能纠正时应及早应用。主要用于呼吸频率≤25 次/分、能配合呼吸机通气的早期呼吸衰竭患者。在下列情况下应用受限：不能耐受和合作的患者、有严重认知障碍和焦虑的患者、呼吸急促（频率＞25 次/分）、呼吸微弱和呼吸道分泌物多的患者。

气道插管和人工机械通气：应用指征为心肺复苏时、严重呼吸衰竭经常规治疗不能改善者，尤其是出现明显的呼吸性和代谢性酸中毒并影响到意识状态的患者。

（3）血液净化治疗要点如下。

机制：此法不仅可维持水、电解质和酸碱平衡，稳定内环境，还可清除尿毒症毒素（肌酐、尿素、尿酸等）、细胞因子、炎症介质及心脏抑制因子等。治疗中的物质交换可通过血液滤过（超滤）、血液透析、连续血液净化和血液灌流等来完成。

适应证：本法对急性心衰有益，但并非常规应用的手段。出现下列情况之一时可以考虑采用：①高容量负荷如肺水肿或严重的外周组织水肿，且对袢利尿药和噻嗪类利尿药抵抗；②低钠血症（血钠＜110 mmol/L）且有相应的临床症状，如神志障碍、肌张力减退、腱反射减弱或消失、呕吐及肺水肿等，在上述两种情况应用单纯血液滤过即可；③肾功能进行性减退，血肌酐＞500 μmol/L 或符合急性血液透析指征的其他情况。

不良反应和处理：建立体外循环的血液净化均存在与体外循环相关的不良反应，如生物不相容、出血、凝血、血管通路相关并发症、感染、机器相关并发症等。应避免出现新的内环境紊乱，连续血液净化治疗时应注意热量及蛋白的丢失。

（4）心室机械辅助装置：急性心衰经常规药物治疗无明显改善时，有条件的可应用此种技术。此类装置有体外膜式氧合（ECMO）、心室辅助泵（如可置入式电动左心辅助泵、全人工心脏）。根据急性心衰的不同类型，可选择应用心室辅助装置，在积极纠治基础心脏病的前提下，短期辅助心脏功能，可作为心脏移植或心肺移植的过渡。ECMO 可以部分或全部代替心肺功能。临床研究表明，短期循环呼吸支持（如应用 ECMO）可以明显改善预后。

（李世莹）

第五节　舒张性心力衰竭

舒张性心力衰竭(DHF)主要特点是有典型的心力衰竭的临床症状、体征和实验室检查证据(如胸部 X 线检查肺淤血表现),而超声心动图等影像检查显示左心室射血分数(LVEF)正常,并除外了瓣膜病和单纯右心衰。研究发现,DHF 患者约占所有心衰患者的50%。与收缩性心力衰竭(SHF)比较,DHF 有更长的生存期,而且两者的治疗措施不尽相同。

一、病因特点

DHF 通常发生于年龄较大的患者,女性比男性发病率和患病率更高。最常发生于高血压患者,特别是有严重心肌肥厚的患者。冠心病也是常见病因,特别是由一过性缺血发作造成的可逆性损伤及急性心肌梗死早期,心肌顺应性急剧下降,左心室舒张功能损害。DHF 还见于肥厚型心肌病、糖尿病性心肌病、心内膜弹力纤维增生症、浸润型心肌病(如心肌淀粉样变性)等。DHF 急性发生常由血压短期内急性升高和快速心率的心房颤动发作引起。DHF 与 SHF 可以合并存在,这种情况见于冠心病心衰,既可以因心肌梗死造成的心肌丧失或急性缺血发作导致心肌收缩力急剧下降而致 SHF,也可以由非扩张性的纤维瘢痕替代了正常的可舒张心肌组织,心室的顺应性下降而引起 DHF。长期慢性 DHF 的患者,如同 SHF 患者一样,逐渐出现劳动耐力、生活质量下降。瓣膜性心脏病同样会引起左心室舒张功能异常,特别是在瓣膜病的早期,表现为舒张时间延长,心肌僵硬度增加,甚至换瓣术后的部分患者,舒张功能不全也会持续数年之久,即使此刻患者的收缩功能正常。通常所说的 DHF 是不包括瓣膜性心脏病等的单纯 DHF。

二、病理生理特点

心脏的舒张功能取决于心室肌的主动松弛和被动舒张的特性。被动舒张特性的异常通常是由心脏的质量增加和心肌内的胶原网络变化共同导致的,心肌主动松弛性的异常与各种原因造成的细胞内钙离子调节异常有关。其结果是心肌的顺应性下降,左心室充盈时间变化,左心室舒张末压增加,表现为左心室舒张末压力与容量的关系曲线变得更加陡直。在这种情况下,中心血容量、静脉张力或心房僵硬度的轻度增加,或它们共同增加即可导致左心房或肺静脉压力骤然增加,甚至引起急性肺水肿。

心率对舒张功能有明显影响,心率增快时心肌耗氧量增加,同时使冠状动脉灌注时间缩短,即使在没有冠心病的情况下,也可引起缺血性舒张功能不全。心率过快时舒张期缩短,使心肌松弛不完全,心室充盈压升高,产生舒张功能不全。

舒张功能不全时的血流动力学改变和代偿机制:舒张功能不全时舒张中晚期左心室内压力升高,左心室充盈受限,虽然射血分数正常,但每搏输出量降低,心排血量减少。左心房代偿性收缩增强,以增加左心室充盈。长期代偿结果是左心房内压力增加,左心房逐渐扩大,到一定程度时发生心房颤动。在前、后负荷突然增加,急性应激,快速房颤等使左心室充盈压突然升高时,发生急性失代偿心力衰竭,出现急性肺淤血、水肿,表现出急性心力衰竭的症状和体征。

舒张功能不全的患者,不论有无严重的心力衰竭临床表现,其劳动耐力均是下降的,主要有

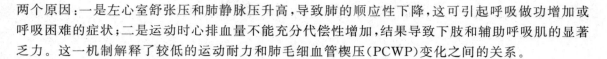

两个原因:一是左心室舒张压和肺静脉压升高,导致肺的顺应性下降,这可引起呼吸做功增加或呼吸困难的症状;二是运动时心排血量不能充分代偿性增加,结果导致下肢和辅助呼吸肌的显著乏力。这一机制解释了较低的运动耐力和肺毛细血管楔压(PCWP)变化之间的关系。

三、临床表现

舒张性心力衰竭的临床表现与收缩性心力衰竭近似,主要为肺循环淤血和体循环淤血的症状和体征,如劳动耐力下降,劳力性呼吸困难,夜间阵发性呼吸困难,颈静脉怒张,淤血性肝大和下肢水肿等。X线胸片可显示肺淤血,甚至肺水肿的改变。超声心动图显示 LVEF＞50％和左心室舒张功能减低的证据。

四、诊断

对于有典型的心力衰竭的临床表现,而超声心动图显示左心室射血分数正常(LVEF＞50％)或近乎正常(LVEF 40％～50％)的患者,在除外了瓣膜性心脏病、各种先天性心脏病、各种原因的肺心病、高动力状态的心力衰竭(严重贫血、甲状腺功能亢进、动静脉瘘等)、心脏肿瘤、心包缩窄或压塞等疾病后,可初步诊断为舒张性心力衰竭,并在进一步检查获得左心室舒张功能不全的证据后,确定舒张性心力衰竭的诊断。

超声心动图在心力衰竭的诊断中起着重要的作用,因为物理检查、心电图、X线胸片等都不能够提供用于鉴别收缩或舒张功能不全的证据。超声心动图所测的左心室射血分数正常(LVEF＞50％)或近乎正常(LVEF 40％～50％)是诊断 DHF 的必需条件。超声心动图能够简便、快速地用于鉴别诊断,如明确是否有急性二尖瓣、主动脉瓣反流或缩窄性心包炎等。

多普勒超声能够测量心内的血流速度,这有助于评价心脏的舒张功能。在正常窦性心律条件下,穿过二尖瓣的血流频谱从左心房到左心室有两个波形,E 波:反映左心室舒张早期充盈;A 波:反映舒张晚期心房的收缩。因为跨二尖瓣的血流速度有赖于二尖瓣的跨瓣压差,E 波的速率受到左心室性期前收缩期舒张和左心房压力的影响。而且,研究发现,仅在轻度舒张功能不全时可以看出 E/A＜1,一旦患者的舒张功能达到中度或严重损害,则由于左心房压的显著升高,其超声的表现仍为 E/A＞1,近似于正常的图像。由此也可以看出,二尖瓣标准的血流模式对容量状态(特别是左心房压)极度敏感,但是这一速率的变化图像还是能够部分反映左心室的舒张功能(特别是在轻度左心室舒张功能减低时)。其他评价舒张功能的无创检测方法有:多普勒超声评价由肺静脉到左心房的血流状态,组织多普勒显像能够直接测定心肌长度的变化速率。而对于缺血性心脏病患者,心导管技术则可以反映左心室充盈压的增高,在实际应用中,更适合于由心绞痛发作诱发的心力衰竭患者的评价。

DHF 的诊断标准目前还不完全统一。美国心脏病学会和美国心脏病协会(ACC/AHA)建议的诊断标准是:有典型的心力衰竭症状和体征,同时超声心动图显示患者没有心脏瓣膜异常,左心室射血分数正常。欧洲心脏病学会建议 DHF 的诊断应当符合下面 3 个条件:①有心力衰竭的证据;②左心室收缩功能正常或轻度异常;③左心室松弛、充盈、舒张性或舒张僵硬度异常的证据。欧洲心力衰竭工作组和ACC/AHA使用的术语"舒张性心力衰竭"有别于广义的"有正常射血分数的心力衰竭",后者包括了急性二尖瓣反流和其他原因的循环充血状态。

在实际工作中,临床医师诊断 DHF 时常常面临挑战。主要是要取得心力衰竭的临床证据,其中,胸片在肺水肿的诊断中有很高的价值。血浆 BNP 和 NT-proBNP 的检测也有重要诊断价值,心源性呼吸困难患者的血浆 BNP 水平升高,尽管有资料显示,DHF 患者的 BNP 水平增加不如 SHF 患者的增加显著。

五、治疗

DHF 的治疗目的同其他各种心力衰竭,即缓解心力衰竭的症状,减少住院次数,增加运动耐量,改善生活质量和预后。治疗措施也同其他心力衰竭,包括三方面的内容:①对症治疗,缓解肺循环和体循环淤血的症状和体征。②针对病因和诱因的治疗,即积极治疗导致 DHF 的危险因素或原发病,如高血压、左心室肥厚、冠心病、心肌缺血、糖尿病及心动过速等,对阻止或延缓 DHF 的进展至关重要。③针对病理生理机制的治疗。在具体的治疗方法上 DHF 有其自己的特点。

(一)急性期治疗

在急性肺水肿时,可以给予氧疗(鼻导管或面罩吸氧)、吗啡、静脉用利尿药和硝酸甘油。需要注意的是,对于 DHF 患者过度利尿可能会导致严重的低血压,因为 DHF 时左心室舒张压与容量的关系呈一个陡直的曲线。如果有严重的高血压,则有必要使用硝普钠等血管活性药物。如果有缺血发作,则使用硝酸甘油和相关的药物治疗。心动过速能够导致心肌耗氧量增加和降低冠状动脉的灌注时间,容易导致心肌缺血,即使在非冠心病患者;还可因缩短了舒张时间而使左心室的充盈受损,所以,在舒张功能不全的患者,快心室率的心房颤动常常会导致肺水肿和低血压,在一些病例中需要进行紧急心脏电复律。预防心动过速的发生或降低患者的心率,可以积极应用 β 受体阻滞剂(如比索洛尔、美托洛尔和卡维地洛)或非二氢吡啶类钙通道阻滞药(如地尔硫䓬),剂量依据患者的心率和血压调整,这点与 SHF 时不同,因为 SHF 时 β 受体阻滞剂要谨慎应用、逐渐加量,并禁用非二氢吡啶类钙通道阻滞药。对大多数 DHF 患者,无论在急性期与慢性期都不能从正性肌力药物治疗中获益。重组人脑钠尿肽(rh-BNP)是近年来用于治疗急性心力衰竭疗效显著的药物,它具有排钠利尿和扩展血管的作用,对那些急性发作或加重的 SHF 的临床应用收到了肯定的疗效。但对 DHF 的临床研究尚不多。从药理作用上看,它有促进心肌早期舒张的作用,加上排钠利尿、减轻肺淤血的作用,对 DHF 的急性发作可收到显著效果。

(二)长期药物治疗

1.血管紧张素转化酶抑制剂(ACEI)和血管紧张素 Ⅱ 受体阻断药(ARB)

ACEI 和 ARB 不但可降低血压,而且对心肌局部的 RAAS 也有直接的作用,可减轻左心室肥厚,改善心肌松弛性。非常适合用于治疗高血压合并的 DHF,在血压降低程度相同时,ACEI 和 ARB 减轻心肌肥厚的程度优于其他抗高血压药物。

2.β 受体阻滞剂

β 受体阻滞剂具有降低心率和负性肌力作用。对左心室舒张功能障碍有益的机制可能是:①降低心率可使舒张期延长,改善左心室充盈,增加舒张期末容积。②负性肌力作用可降低耗氧量,改善心肌缺血及心肌活动的异常非均一性。③抑制交感神经的血管收缩作用,降低心脏后负荷,也可改善冠状动脉的灌注。④能阻止通过儿茶酚胺引起的心肌损害和灶性坏死。已有研究证明,此类药物可使左心室容积-压力曲线下移,具有改善左心室舒张功能的作用。

目前认为,β 受体阻滞剂对改善舒张功能最主要的作用来自减慢心率和延长舒张期。在具体应用时可以根据患者的具体情况选择较大的初始剂量和较快地增加剂量。这与 SHF 有明显的不同。在 SHF 患者,β-受体阻断药的机制是长期应用后上调 β-受体,改善心肌重塑,应从小剂量开始,剂量调整常需要 2～4 周。应用 β 受体阻滞剂时一般将基础心率维持在 60～70 次/分。

3.钙通道阻滞药

可减低细胞质内钙浓度,改善心肌的舒张和舒张期充盈,并能减轻后负荷和心肌肥厚,在扩张血管降低血压的同时可改善心肌缺血,维拉帕米和地尔硫䓬等还可通过减慢心率而改善心肌的舒张功能。因此在 DHF 的治疗中,钙通道阻滞药发挥着重要的作用。这与 SHF 不同,由于钙通道阻滞药有一定程度的负性肌力作用而不宜应用于 SHF 的治疗。

4.利尿药

通过利尿能减轻水钠潴留,减少循环血量,降低肺及体循环静脉压力,改善心力衰竭症状。当舒张性心力衰竭为代偿期时,左心房及肺静脉压增高虽为舒张功能障碍的结果,但同时也是其重要的代偿机制,可以缓解因心室舒张期充盈不足所致的舒张期末容积不足和心排血量的减少,从而保证全身各组织的基本血液供应。如此时过量使用利尿药,可能加重已存在的舒张功能不全,使其由代偿转为失代偿。当 DHF 患者出现明显充血性心力衰竭的临床表现并发生肺水肿时,利尿药则可通过减少部分血容量使症状得以缓解。

5.血管扩张药

由于静脉血管扩张药能扩张静脉,使回心血量及左心室舒张期末容积减小,故对代偿期 DHF 可能进一步降低心排血量;而对容量负荷显著增加的失代偿期患者,可减轻肺循环、体循环压力,缓解充血症状。动脉血管扩张药能有效地降低心脏后负荷,对周围血管阻力增加的患者(如高血压心脏病)可能有效改善心室舒张功能,但对左心室流出道梗阻的肥厚型心肌病患者可能加重梗阻,使心排血量进一步减少。因此,扩张剂的应用应结合实际病情并慎重应用。

6.正性肌力药物

由于单纯 DHF 患者的左心室射血分数通常正常,因而正性肌力药物没有应用的指征,而且有使舒张性心功能不全恶化的危险,尤其是在老年急性失代偿 DHF 患者中。例如,洋地黄类药物通过抑制 Na^+-K^+-ATP酶,并通过 Na^+-Ca^{2+} 交换的机制增加细胞内钙离子浓度,在心脏收缩期增加能量需求,而在心脏舒张期增加钙负荷,可能会促进舒张功能不全的恶化。DIG 研究的数据也显示,在使用地高辛过程中,与心肌缺血及室性心律失常相关的终点事件增加。对于那些伴有快室率房颤的 DHF 患者,应用洋地黄是有指征也有益处的。因为可以通过控制心室率改善肺充血及心排血量。

7.抗心律失常药物

心律失常,特别是快速性心律失常对 DHF 患者的血流动力学常产生很大影响,故预防心律失常的发生对 DHF 患者有重要意义:①快速心律失常增加心肌氧耗,减少冠状动脉供血时间,从而可诱发心肌缺血,加重 DHF,在左心室肥厚者尤为重要;②舒张期缩短使心肌舒张不完全,导致舒张期心室内容量相对增加;③DHF患者,左心室舒张速度和心率呈相对平坦甚至负性关系,当心率增加时,舒张速度不增加甚至减慢,从而引起舒张末期压力增加。因此当 DHF 患者伴有心律失常时,应根据其不同的病因和病情特点来选用抗心律失常药物。

8.其他药物

抑制心肌收缩的药物如丙吡胺,具有较强的负性肌力作用,可用于左心室流出道梗阻的肥厚型心肌病。此药缩短射血时间,增加心排血量,降低左心室舒张期末压。多数患者长期服用此药有效。丙吡胺的另一个作用是抗心律失常,而严重肥厚型心肌病患者,尤其是静息时有流出道梗阻者,常有心律失常,此时用丙吡胺可达到一举两得的效果。

目前,我们尚无充分的随机临床试验来评价不同药物对 CHF 或其他心血管事件的疗效,也没有充分的证据说明某一单药或某一组药物比其他的优越。已经建议,将那些有生物学效应的药物用于 DHF 的治疗,治疗心动过速和心肌缺血,如 β 受体阻滞剂或非二氢吡啶类钙通道阻滞药;逆转左心室重塑,如利尿药和血管紧张素转化酶抑制剂;减轻心肌纤维化,如螺内酯;阻断肾素-血管紧张素-醛固酮系统的药物能够产生这样一些生物学效应,还需要更多的资料来说明这些生物学效应能够降低心力衰竭的危险。

总之,在现阶段,对于 DHF 的发病机制、病理生理、直到诊断和治疗还需要有更多的临床试验和实验证据来不断完善。

(李世莹)

第六节　慢性收缩性心力衰竭

慢性收缩性心力衰竭传统称之为充血性心力衰竭,是指心脏由于收缩和舒张功能严重低下或负荷过重,使泵血明显减少,不能满足全身代谢需要而产生的临床综合征,出现动脉系统供血不足和静脉系统淤血甚至水肿,伴有神经内分泌系统激活的表现。心力衰竭根据其产生机制可分为收缩功能(心室泵血功能)衰竭和舒张功能(心室充盈功能)衰竭两大类;根据病变的解剖部位可分为左心衰竭、右心衰竭和全心衰竭;根据心排血量(CO)高低可分为低心排血量心力衰竭和高心排血量心力衰竭;根据发病情况可分为急性心力衰竭和慢性心力衰竭。临床上为了评价心力衰竭的程度和疗效,将心功能分为 4 级,即纽约心脏病协会(NYHA)心功能分级如下。

Ⅰ级:体力活动不受限制。日常活动不引起过度乏力、呼吸困难和心悸。

Ⅱ级:体力活动轻度受限。休息时无症状,日常活动即引起乏力、心悸、呼吸困难。

Ⅲ级:体力活动明显受限。休息时无症状,轻于日常活动即可引起上述症状。

Ⅳ级:体力活动完全受限。不能从事任何体力活动,休息时亦有症状,稍有体力活动即加重。

其中,心功能Ⅱ、Ⅲ、Ⅳ级临床上分别代表轻、中、重度心力衰竭,而心功能Ⅰ级可见于心脏疾病所致左心室收缩功能低下(LVEF≤40%)而临床无症状者,也可以是心功能完全正常的健康人。

一、左心衰竭

左心衰竭是指由于左心室心肌病变或负荷增加引起的心力衰竭。通常是由于大面积心肌急慢性损伤、缺血和/或梗死产生心室重塑致左心室进行性扩张伴收缩功能进行性(或急性)降低所致,临床以动脉系统供血不足和肺淤血甚至肺水肿为主要表现。心功能代偿时,症状较轻,可慢性起病,急性失代偿时症状明显加重,通常起病急骤,在有(或无)慢性心力衰竭基础上突发急性左心衰竭肺水肿。病理生理和血流动力学特点为每搏输出量(SV)和心排血量(CO)明显降低,肺毛细血管楔压(PCWP)或左心室舒张末压(LVEDP)异常升高[≥3.3 kPa(25 mmHg)],伴交感神经系统和肾素-血管紧张素-醛固酮系统(RAAS)为代表的神经内分泌系统的激活。高心排血量心力衰竭时 SV、CO 不降低。

(一)病因

(1)冠状动脉粥样硬化性心脏病(简称冠心病),大面积心肌缺血、梗死或顿抑,或反复多次小面积缺血、梗死或顿抑,或慢性心肌缺血冬眠时。

(2)高血压心脏病。

(3)中、晚期心肌病。

(4)重症心肌炎。

(5)中、重度心脏瓣膜病如主动脉瓣和/或二尖瓣的狭窄和/或关闭不全。

(6)中、大量心室或大动脉水平分流的先天性或后天性心脏病如室间隔缺损、破裂、穿孔、主肺动脉间隔缺损、动脉导管未闭(PDA)和主动脉窦瘤破裂。

(7)高动力性心脏病,如甲亢、贫血、脚气病和动静脉瘘。

(8)急性肾小球肾炎和输液过量等。

(9)大量心包积液心脏压塞时(属"极度"的舒张性心衰范畴)。

(10)严重肺动脉高压或合并急性肺栓塞,右心室压迫左心室致左心室充盈受阻时(也属"极度"舒张性心衰范畴)。

(二)临床表现

1.症状

呼吸困难是左心衰竭的主要症状,是由于肺淤血或肺水肿所致。程度由轻至重表现为:轻度时活动中气短乏力、不能平卧或平卧后咳嗽,咳白色泡沫痰,坐起可减轻或缓解;重度时夜间阵发性呼吸困难、端坐呼吸、心源性哮喘和急性肺水肿。急性肺水肿时多伴咳粉红色泡沫痰或咯血(二尖瓣狭窄时),易致低氧血症和 CO_2 潴留而并发呼衰,同时伴随心悸、头晕、嗜睡(CO_2 潴留时)或烦躁等体循环动脉供血不足的症状,严重时可发生休克、晕厥甚至猝死。

2.体征

轻中度时,高枕卧位。出汗多、面色苍白、呼吸增快、血压升高、心率增快(≥100 次/分)、心脏扩大,第一心音减弱、心尖部可闻及 S_3 奔马律,肺动脉瓣区第二心音亢进,若有瓣膜病变可闻及二尖瓣、主动脉瓣和三尖瓣区的收缩期或舒张期杂音。两肺底或满肺野可闻及细湿啰音或水泡音;吸气时明显,呼气时可伴哮鸣音(心源性哮喘时)。慢性左心衰竭患者可伴有单侧或双侧胸腔积液和双下肢水肿。脉细速,可有交替脉,严重缺氧时肢端可有发绀。严重急性失代偿左心衰竭时端坐呼吸、大汗淋漓、焦虑不安、呼吸急促(>30 次/分);两肺满布粗湿啰音或水泡音(肺水肿时)伴口吐鼻喷粉红色泡沫痰,初起时常伴有哮鸣音,甚至有哮喘(心源性哮喘时)存在。血压升高或降低甚至休克,此时病情非常危重,只有紧急抢救才有望成功。稍有耽搁,患者就可能随时死亡。

(三)实验室检查

1.心电图(ECG)检查

窦性心动过速,可见二尖瓣 P 波、V_1 导联 P 波终末电势增大和左心室肥大劳损等反映左心房、左心室肥厚,扩大及与所患心脏病相应的变化;可有左、右束支传导阻滞和室内传导阻滞;急性、陈旧性梗死或心肌大面积严重缺血,及多种室性或室上性心律失常等表现。少数情况下,上述 ECG 表现可不特异。

2.X 线胸片检查

心影增大,心胸比例增加,左心房、左心室或全心扩大,尤其是肺淤血、间质性肺水肿(Kerley

B线、叶间裂积液)和肺泡性肺水肿,是诊断左心衰竭的重要依据。慢性心衰时可有上、下腔静脉影增宽,及胸腔积液等表现。

3.超声多普勒心动图检查

可见左心房、室扩大或全心扩大,或有左心室室壁瘤存在;左心室整体或节段性收缩运动严重低下,左心室射血分数(LVEF)严重降低(≤40%);左心室壁厚度可变薄或增厚。有病因诊断价值;重度心衰时,反映SV的主动脉瓣区的血流频谱也降低;也可发现二尖瓣或主动脉瓣严重狭窄或反流,或在心室或大动脉水平的心内分流,或大量心包积液,或严重肺动脉高压巨大右心室压迫左心室等左心衰竭时的解剖和病理生理基础,对左心衰竭有重要的诊断和鉴别诊断价值。

4.血气分析

早期可有低氧血症伴呼吸性碱中毒(过度通气),后期可伴呼吸性酸中毒(CO_2潴留)。血常规、生化全套和心肌酶学可有明显异常,或正常范围。

(四)诊断和鉴别诊断

依据临床症状、体征、结合X线胸片有典型肺淤血和肺水肿的征象伴心影增大及超声心动图左心室扩大(内径≥55 mm)和LVEF降低(<40%)典型改变,诊断慢性左心衰竭和急性左心衰肺水肿并不难;难的是对慢性左心衰竭的病因诊断,特别是对"扩张型"心肌病的病因诊断,需确定原发性、缺血性、高血压性、酒精性、围生期、心动过速性、药物性、应激性、心肌致密化不全和右心室致心律失常性心肌病等病因。通过结合病史、ECG、超声心动图、核素心肌显像、心脏CT和磁共振成像(MRI)等影像检查综合分析和判断,多能够鉴别。心内膜心肌活检对此帮助不大。同时,也可确定或除外"肥厚型"和"限制型"心肌病的诊断。

心源性哮喘与肺源性哮喘的鉴别十分重要,不可回避。根据肺内"水"与"气"的差别,可在肺部叩诊、X线胸片和湿啰音"有或无"上充分显现,加上病史不同,可得以鉴别。

(五)治疗

急性左心衰竭通常起病急骤,病情危重而变化迅速,需给予紧急处理。治疗目标是迅速纠正低氧和异常血流动力学状态;消除肺淤血、肺水肿;增加SV、CO,从而增加动脉系统供血。治疗原则为加压给纯氧、静脉给予吗啡、利尿、扩血管(包括连续舌下含服硝酸甘油2~3次)和强心。

经过急救处理,多数患者病情能迅速有效控制,并在半小时左右渐渐平稳,呼吸困难减轻,增快心率渐减慢,升高的血压缓缓降至正常范围,两肺湿啰音渐减少或消失,血气分析恢复正常范围,直到30分钟左右可排尿500~1 000 mL。病情平稳后,治疗诱因,防止反弹,继续维持上述治疗并调整口服药(参照慢性左心衰竭的治疗方案),继续心电、血压和血氧饱和度监测,必要时选用抗生素预防肺部感染。最终应治疗基础心脏病。

慢性左心衰竭的治疗参见全心衰竭治疗。

二、右心衰竭

右心衰竭是由于右心室病变或负荷增加引起的心力衰竭。以肺动脉血流减少和体循环淤血或水肿为表现。大多数右心衰竭是由左侧心力衰竭发展而来,两者共同形成全心衰竭。其病理生理和血流动力学特点为右心室心排血量降低,右心室舒张末压或右心房压异常升高。

(一)病因

(1)各种原因的左心衰竭。

(2)急、慢性肺动脉栓塞。

(3)慢性支气管炎、肺气肿并发慢性肺源性心脏病。

(4)原发性肺动脉高压。

(5)先天性心脏病包括肺动脉瓣狭窄(PS)、法洛四联症、三尖瓣下移畸形、房室间隔缺损和艾森曼格综合征。

(6)右心室扩张型、肥厚型和限制型或闭塞型心肌病。

(7)右心室心肌梗死。

(8)三尖瓣狭窄或关闭不全。

(9)大量心包积液。

(10)缩窄性心包炎。

(二)临床表现

1.症状

主要是由于体循环和腹部脏器淤血引起的症状,如食欲缺乏、恶心、呕吐、腹胀、腹泻、右上腹痛等,伴有心悸、气短、乏力等心脏病和原发病的症状。

2.体检

颈静脉充盈、怒张,肝大伴压痛、肝颈静脉反流征(＋),双下肢或腰骶部水肿、腹水或胸腔积液,可有周围性发绀和黄疸。心率快、可闻及与原发病有关的心脏杂音,P_2 可亢进或降低(如肺动脉瓣狭窄或法洛四联症),若不伴左心衰竭和慢性阻塞性肺疾病合并肺部感染时,通常两肺呼吸音清晰或无干、湿啰音。

(三)实验室检查

1.ECG 检查

显示 P 波高尖、电轴右偏、aVR 导联 R 波为主、V_1 导联 $R/S>1$、右束支传导阻滞等右心房、室肥厚扩大及与所患心脏病相应的变化,可有多种形式的房、室性心律失常与传导阻滞以及室内传导阻滞,可有 QRS 波群低电压。有肺气肿时可出现顺钟向转位。

2.胸部 X 线检查

显示右心房、室扩大和肺动脉段凸(有肺动脉高压时)或凹(如肺动脉瓣狭窄或法洛四联症)等与所患心脏病相关的形态变化;可见上、下腔静脉增宽和胸腔积液征;若无左心衰竭存在,则无肺淤血或肺水肿征象。

3.超声多普勒心动图检查

可见右心房、室扩大或增厚,肺动脉增宽和高压,心内解剖异常,三尖瓣和肺动脉瓣狭窄或关闭不全及心包积液等与所患心脏病有关的解剖和病理生理的变化。

4.心导管检查

必要时做心导管检查,显示中心静脉压增高(>15 cmH_2O)。

(四)诊断与鉴别诊断

依据体循环淤血的临床表现,结合胸片肺血正常或减少伴右心房室影增大和超声心动图右心房室扩张或右心室肥厚伴或不伴肺动脉压升高的典型征象,诊断不难。病因诊断的鉴别需要结合临床和多种影像学检查综合判断而定。

(五)治疗

(1)右心衰竭的治疗关键是原发病和基础心脏病的治疗。

(2)抗心衰的治疗参见全心衰竭部分。

三、全心衰竭

全心衰竭是指左、右心力衰竭同时存在的心力衰竭,传统被称之为充血性心力衰竭。全心衰竭几乎都是由左心力衰竭缓慢发展而来,即先有左心衰竭,然后出现右心衰竭;也不除外极少数情况下是由于左、右心室病变同时或先后导致左、右心力衰竭并存之可能。一般来说,全心衰竭的病程多属慢性。其病理生理和血流动力学特点为左心室、右心室心排血量均降低、体、肺循环均淤血或水肿伴神经内分泌系统激活。

(一)病因

(1)同左心衰竭(参见左心衰竭)。

(2)不除外极少数情况下有右心衰竭的病因并存。

(二)临床表现

1.症状

先有左心衰竭的症状(见左心衰竭),随后逐渐出现右心衰竭的症状(见右心衰竭);由于右心衰竭时,右心排血量下降能减轻肺淤血或肺水肿,故左心衰竭症状可随右心衰竭症状的出现而减轻。

2.体检

既有左心衰竭的体征(见左心衰竭),又有右心衰竭的体征(见右心力衰竭)。全心衰竭时,由于右心衰竭存在,左心衰竭的体征可因肺淤血或水肿的减轻而减轻。

(三)检查

1.ECG 检查

显示反映左心房、左心室肥厚扩大为主或左右房室均肥厚扩大(见左、右心力衰竭)和所患心脏病的相应变化,及多种形式的房、室性心律失常,房室传导阻滞、束支传导阻滞和室内传导阻滞图形。可有 QRS 波群低电压。

2.胸部 X 线检查

心影普大或以左心房、左心室增大为主及与所患心脏病相关的形态变化;可见肺淤血、肺水肿(左心衰竭),上、下腔静脉增宽和胸腔积液(右心衰竭)。

3.超声多普勒心动图检查

可见左、右心房和心室均增大或以左心房、左心室扩大为主,左心室整体和节段收缩功能低下,LVEF 降低(<40%),并可显示与所患心肌、瓣膜和心包疾病相关的解剖和病理生理的特征性改变。

4.心导管检查(必要时)

肺毛细血管楔压(左心衰竭时)和中心静脉压(右心衰竭)均增高,分别>2.4 kPa(18 mmHg)和>0.1 kPa(15 cmH$_2$O)。

(四)诊断和鉴别诊断

同左、右心衰竭。

(五)治疗

和左心衰竭一样,全心衰竭治疗的基本目标是减轻或消除体、肺循环淤血或水肿,增加 SV 和 CO,改善心功能;最终目标不仅要改善症状,提高生活质量,而且要阻止心室重塑和心衰进展,提高生存率。这不仅需要改善心衰的血流动力学,而且也要阻断神经内分泌异常激活不良效应。治疗原则为利尿、扩血管、强心并使用神经内分泌阻滞药。治疗措施如下。

（1）去除心衰诱因。

（2）体力和精神休息。

（3）严格控制静脉和口服液体入量，适当（无须严格）限制钠盐摄入（应用利尿药者可放宽限制），低钠患者还应给予适量咸菜或直接补充氯化钠治疗纠正。

（4）急性失代偿时，给予呼吸机加压吸纯氧和静脉缓慢推注吗啡 3 mg（必要时可重复 1～2 次）。

（5）利尿药：能减轻或消除体、肺循环淤血或水肿，同时可降低心脏前负荷，改善心功能。可选用噻嗪类如氢氯噻嗪 25～50 mg，每天 1 次；袢利尿药，如呋塞米 20～40 mg，每天 1 次；利尿效果不好者可选用布美他尼（丁尿胺）1～2 mg，每天 1 次；或托拉塞米（伊迈格）20～40 mg，每天 1 次；也可选择以上两种利尿药，每两天交替使用，待心力衰竭完全纠正后，可酌情减量并维持。利尿必须补钾，可给缓释钾 1.0 g，每天 2～3 次，与传统保钾利尿药合用，如螺内酯 20～40 mg，每天 1 次；或氨苯蝶啶 25～50 mg，每天 1 次；也应注意低钠低氯血症的预防（不必过分严格限盐），利尿期间仍应严格控制入量直至心衰得到纠正时。螺内酯 20～40 mg，每天 1 次，作为醛固酮拮抗剂，除有上述保钾作用外，更有拮抗肾素-血管紧张素-醛固酮系统（RAS）的心脏毒性和间质增生作用，能作为神经内分泌拮抗剂阻滞心室重塑，延缓心衰进展。RALES 研究显示，螺内酯能使中重度心衰患者的病死率在血管紧张素转化酶抑制剂（ACEI）和 β 受体阻滞剂基础上再降低 27%，因此，已成为心衰治疗的必用药。需特别注意的是，螺内酯若与 ACEI 合用时，潴钾作用较强，为预防高钾血症发生，口服补钾量应酌减或减半，并监测血钾水平和肾功能。螺内酯特有的不良反应是男性乳房发育症，伴有疼痛感，停药后可消失。

（6）血管扩张药：首选血管紧张素转化酶抑制剂（ACEI），除扩血管作用外，还能拮抗心衰时肾素-血管紧张素-醛固酮系统（RAS）激活的心脏毒性作用，从而延缓心室重塑和心衰的进展，降低了心衰患者的病死率 27%，是慢性心力衰竭患者的首选用药，可选用卡托普利、依那普利、贝那普利、赖那普利和雷米普利等，从小剂量开始渐加至目标剂量，如卡托普利 6.25～50 mg，每天 3 次；依那普利 2.5～10 mg，每天 2 次。不良反应除降低血压外，还有剧烈咳嗽。若因咳嗽不能耐受时，可换用血管紧张素 II 受体（AT₁）拮抗剂，如氯沙坦 12.5～50 mg，每天 2 次，或缬沙坦 40～160 mg，每天 1 次。若缺血性心衰有心肌缺血发作时，可加用硝酸酯类如亚硝酸异山梨酯 10～20 mg，6 小时 1 次，或单硝酸异山梨醇 10～20 mg，每天 2～3 次；若合并高血压和脑卒中史可加用钙通道阻滞药如氨氯地平 2.5～10 mg，每天 1 次。历史上使用的小动脉扩张剂，如肼屈嗪，α₁ 受体阻断药，如哌唑嗪不再用于治疗心衰。服药期间，应密切观察血压变化，并根据血压水平来调整用药剂量。

中、重度心力衰竭时可同时应用硝普钠或酚妥拉明或乌拉地尔静脉滴注（见左心衰竭），心衰好转后停用并酌情增加口服血管扩张药的用量。

（7）正性肌力药：轻度心力衰竭患者，可给予地高辛 0.125～0.25 mg，每天 1 次，口服维持，对中、重度心力衰竭患者，可短期加用正性肌力药物，如静脉内给去乙酰毛花苷注射液、多巴酚丁胺、多巴胺和磷酸二酯酶抑制剂，如氨力农或米力农（见左心衰竭）等。

（8）β 受体阻滞剂：能拮抗和阻断心衰时的交感神经系统异常激活的心脏毒性作用，从而延缓心室重塑和心衰的进展。大规模临床试验显示，β 受体阻滞剂能使心衰患者的病死率降低 35%～65%，故也是治疗心衰之必选，只是应在心力衰竭血流动力学异常得到纠正并稳定后使用,应从小剂量开始,渐渐(每周或每2周加量1次)加量至所能耐受的最大剂量,即目标剂量。可选用卡维地洛 3.125～25 mg,每天 2 次,或美托洛尔 6.25～50 mg,每天 2 次,或比索洛尔 1.25～10 mg,每天 1 次。不良反应有低血压、窦性心动过缓、房室传导阻滞和心功能恶化,故用药期间应密切观察血压、心率、节律和病情变化。

(9)支气管解痉:对伴有支气管痉挛或喘鸣的患者,应用间羟异丙肾上腺素或氨茶碱 0.1 g,每天 3 次。

(10)经过上述治疗一段时间(1～2 周)后,临床效果不明显甚至出现恶化者,应按难治性心力衰竭处理。

四、难治性心力衰竭

严重的慢性心力衰竭患者,经上述常规利尿药、血管扩张药、血管紧张素转化酶抑制剂和正性肌力药物积极治疗后,心力衰竭症状和体征无明显改善甚至恶化,称为难治性心力衰竭。其血流动力学特征是严重的肺和体循环的淤血、水肿和 SV、CO 的降低。难治性心力衰竭的处理重点如下。

(一)纠治引起难治性心力衰竭的原因

(1)重新评价并确定引起心力衰竭的心脏病病因,给予纠治。如甲状腺功能亢进或减退、贫血、脚气病、先天性心脏病、瓣膜病、心内膜炎、风湿热等。可通过特殊的内科或外科治疗而得以纠治。

(2)重新评价并确定引起心力衰竭的病理生理机制,有针对性地治疗。如确定以收缩性心力衰竭抑或舒张性心力衰竭为主,前负荷过重抑或后负荷过重为主,有无严重心律失常等。

(3)寻找使心力衰竭加重或恶化的诱因,并加以纠治。如肺部感染、肺栓塞、泌尿道感染、电解质平衡失调、药物的不良反应等。

(4)重新评价已用的治疗措施到位与否,给予加强治疗。如洋地黄剂量是否不足或过量;积极利尿和过分限盐引起了低血钾、低血钠和低血氯使利尿更加困难;是否应用了抑制心肌的或使液体潴留的药物;是否患者饮水或入量过多或未按医嘱服药等。极个别患者出现高血钠高血氯,机制不明,可能还是摄入或补充氯化钠过多所导致。

(二)加强治疗措施

1.严格控制液体入量,并加强利尿

24 小时总入量宜控制在<1 500 mL,尿量>1 500 mL,并使 24 小时出、入量呈负平衡(出>入)并维持3～5 天,将体内潴留的钠和水充分排出体外,以逐渐消除严重的肺水肿和组织水肿。每天出、入量负平衡的程度应依据临床和床旁 X 线胸片所示肺水肿的程度而定,间质性肺水肿应负 500～1 000 mL,肺泡性肺水肿应负 1 000～1 500 mL,极重度肺泡性肺水肿(大白肺)时 24 小时负平衡 1 500～2 000 mL 也不为过。经过 3～5 天的加强利尿治疗,临床上肺水肿或组织水肿均能明显地减轻或消失,以床旁 X 线胸片显示肺水肿渐渐减轻或消退的影像为治疗目标和评价标准。加强利尿期间,尿量多时应补钾,可给缓释钾1.0 g,每天 3 次,也可以 0.3％左右浓度静脉补钾;尤其特别注意低钠和低氯的预防(不必过分限盐)。若出现低钠(<130 mmol/L)和低氯(<90 mmol/L)血症,则利尿效果不好,可使心衰加重,故必须先给予纠正(3％NaCl 100 mL静脉内缓慢输注),再同时加强利尿,既要纠正低氯和低钠血症,又要排出体内潴留的水和钠。需要强调的是,严格控制液体总入量,比出>入量的负平衡对于难治性心衰患者的心功能保护更重要。因为患者保持负 500 mL 液体平衡不变,若入量严格控制在 24 小时内<1 500 mL(出量>2 000 mL)和控制入量>3 000 mL(出量>3 500 mL)对心功能的容量负荷完全不同,前者可使心脏去前负荷减轻,而后者则会大大加重心脏前负荷。

2.给予合理足量的血管扩张药治疗

以静脉扩张剂(硝酸酯类)和动脉扩张剂(硝普钠、基因重组脑钠尿肽(BNP)、ACEI 和 α 受体阻断药,如酚妥拉明和乌拉地尔)联合应用并给予足量治疗[将血压控制在 13.3～14.7/8.0～9.3 kPa(100～110/60～70 mmHg)],才能充分降低心室前、后负荷,既能大大降低 PCWP 和 LVEDP,又能明显增加 SV 和 CO,达到最佳血流动力学效果。多数患者的心力衰竭会明显好转。

3.加用正性肌力药物

适用于左心室功能严重低下,上述治疗效果差的严重的心力衰竭患者。可使用多巴酚丁胺[5～10 μg/(kg·min)]+硝普钠(10～50 μg/min)或 α 受体阻断药酚妥拉明或乌拉地尔持续静脉滴注,通过正性肌力和降低外周阻力的作用能显著增加 SV 和 CO,同时降低 PCWP 和 LVEDP,明显改善心功能,使心力衰竭明显好转。对于尿量偏少(非低钠和低氯血症所致)或血压偏低[≤12.0/8.0 kPa(90/60 mmHg)]的重症心力衰竭伴心源性休克患者,应改用多巴胺[3～15 μg/(kg·min)]+小剂量硝普钠(5～30 μg/min)或 α 受体阻断药联合持续静脉滴注,除能改善心功能外,还可升压、增加肾血流量并改善组织灌注。

4.血流动力学监测指导治疗

适用上述积极治疗依然反应差的重症心力衰竭患者。依据 PCWP、CO 和外周阻力等重要血流动力学指标调整用药方案。若 PCWP 高[>2.4 kPa(18 mmHg)],应加强利尿并使用静脉扩张剂如硝酸酯类,降低左心室充盈压,减轻肺水肿;若 CO 低(<5.0 L/min)且外周阻力高(>1 400 dyn·s/cm⁵)应用动脉扩张剂,如硝普钠、重组 BNP 或 α 受体阻断药(酚妥拉明或乌拉地尔),降低外周阻力,增加 CO,改善心功能;若 CO 低(<5.0 L/min),而外周阻力正常(1 000～1 200 dyn·s/cm⁵),则应使用正性肌力药物,如多巴酚丁胺或多巴胺,增加心肌收缩力,增加 CO;若 PCWP 高,CO 低,外周阻力高和动脉血压低[<10.7 kPa(80 mmHg)],已是心源性休克时,则应在多巴胺升压和正性肌力作用的基础上,联合应用动、静脉血管扩张药和利尿药。必要时应考虑插入主动脉内球囊泵(IABP)给予循环支持。

5.纠正低钠、低氯血症

对于严重肺水肿或外周组织水肿而利尿效果不佳者,若是由于严重稀释性低钠血症(<130 mmol/L)和低氯血症(<90 mmol/L)所致,则应在补充氯化钠(每天 3 g 口服或严重时静脉内给予)的基础上应用大剂量的袢利尿药(呋塞米 100～200 mg,布美他尼 1～3 mg)静脉注射或静脉滴注,边纠正稀释性低钠、低氯血症,边加强利尿效果,可望排出过量水潴留,使心力衰竭改善。对出现少尿或无尿伴有急性肾衰竭,药物治疗难以见效者,可考虑用血液超滤或血液透析或腹膜透析治疗。

6.气管插管和呼吸机辅助呼吸

对严重肺水肿伴严重低氧血症[吸氧状态下 PO₂<6.7 kPa(50 mmHg)]和/或 CO₂ 潴留[PCO₂>6.7 kPa(50 mmHg)],药物治疗不能纠正者,应尽早使用,既可纠正呼吸衰竭,又有利于肺水肿的治疗与消退。

7.纠正快速心律失常

对伴有快速心律失常如心房颤动、心房扑动心室率快者,可用胺碘酮治疗。

8.左心辅助治疗

对左心室心功能严重低下,心力衰竭反复发作,药物治疗难以好转的患者,有条件可考虑行体外膜式氧合(ECMO)、左心辅助治疗,为心脏移植术做准备。

(李世莹)

第九章

心血管疾病的中医治疗

第一节　急性心肌梗死的中医治疗

一、概述

急性心肌梗死属冠心病的严重类型,是在冠状动脉病变的基础上,发生冠状动脉血液供应急剧减少或完全中断,以致相应心肌发生持久而严重的急性缺血,引起这部分心肌缺血性坏死。临床主要表现为持久而剧烈的胸骨后疼痛,血清心肌酶增高,以及心电图进行性改变。常发生心律失常、心力衰竭、休克。

本病属中医学"真心痛"的范畴。其并发症属"心悸""喘证""厥脱"等范畴。由于气虚阳微,导致了瘀血、痰浊的产生,在此基础上,如遇寒邪外袭、情致过激、暴饮暴食、疲劳过度等,痰瘀之邪随之痹阻胸中,堵塞心脉,疼痛由此而作。总之,该病病机亦为本虚标实,与心绞痛相似但较前者更为严重。治之不当,易发展为厥脱证。

二、症状

(一)先兆

2/3 患者在发病前数天有乏力、胸憋不适、活动时心悸、气促等前驱症状。其中以新发生心绞痛(初发型心绞痛)或原有心绞痛加重(恶化型心绞痛)最为突出。心绞痛发作较以前频繁,疼痛程度加剧,持续时间延长,硝酸甘油疗效差,应警惕近期内可能发生心肌梗死,积极治疗以避免心肌梗死的发生。

(二)疼痛

疼痛是最早出现的症状,常发生在安静或睡眠时。症状表现差异极大,可归纳为以下三种类型。

(1)症状典型者,约占 70%,表现为胸骨后或心前区突发性压榨样憋闷性剧烈疼痛,可放射至左侧肩背、上肢前臂内侧直至无名指;多伴大汗、恐惧、濒死感;持续时间大于 30 分钟,可长达数小时或更长;休息或含硝酸甘油不能缓解。

(2)症状不典型者,约占 10%,疼痛可首先表现在上腹部(尤以下壁心肌梗死多见)、颈部、下

217

颌部。

（3）无痛性心肌梗死，约占20％，多见于老年人、糖尿病患者或服用β受体阻滞剂者。少数患者一开始即表现为休克或急性心力衰竭。

(三)全身症状

主要是发热，在疼痛发生后24～48小时出现，体温一般在38 ℃左右，持续1周左右；多伴有心动过速、白细胞增高和红细胞沉降率增快，由坏死物质吸收所引起。

(四)胃肠道症状

约有1/3疼痛的患者，发病早期伴有恶心、呕吐和上腹胀痛，与迷走神经受坏死心肌刺激和心排血量降低而致组织灌注不足有关。重症者可发生呃逆(以下壁心肌梗死多见)。

(五)心律失常

见于75％～95％的患者，多发生于发病后1～2周，尤以24小时内最多见。各种心律失常中以室性心律失常为最多，尤其是室性期前收缩；前壁心肌梗死易发生室性心律失常；下壁(膈面)心肌梗死易发生房室传导阻滞，阻滞部位多在房室束以上处，预后较好。前壁心肌梗死发生房室传导阻滞时，往往是多个束支同时发生传导阻滞的结果，其阻滞部位在房室束以下处，且常伴有休克或心力衰竭，预后较差。

(六)低血压和休克

疼痛期血压下降多见，未必是休克。若疼痛缓解而收缩压低于10.7 kPa(80 mmHg)，患者烦躁不安，面色苍白，皮肤湿冷，甚或大汗淋漓，脉细而快，尿量减少(<20 mL/h)，神志迟钝，甚至晕厥者，则为休克的表现。休克多在起病后数小时至1周内发生，常见于大面积心肌梗死、右心室心肌梗死及出汗过多致低血容量的患者，主要是心源性，约占心肌梗死患者的20％。严重的休克可在数小时内致死，一般持续数小时至数天，可反复出现。

(七)心力衰竭

主要是急性左心衰竭，患者多表现出呼吸困难、咳嗽、发绀、烦躁等症状，严重者可发生肺水肿。右心室心肌梗死者，可出现右心衰竭，表现出颈静脉曲张、肝肿痛和水肿等。心力衰竭多在心肌梗死起病的最初数天内发生，或在疼痛、休克好转阶段出现。由于心肌梗死后心脏舒缩力显著减弱或不协调所致，发生率为20％～48％。

三、体征

急性心肌梗死患者的阳性体征，取决于梗死范围大小及有无并发症存在。如梗死范围小且无并发症，体征可正常。

(一)血压

除发病最早期可出现一过性血压增高外，几乎所有患者在病程中都会有血压降低。

(二)心脏体征

(1)约半数病例心脏有轻中度增大。前壁心肌梗死早期，可能在心尖部和胸骨左缘之间扪及收缩期膨出，是由心室壁反常运动所致。

(2)心动过速或心动过缓；早期心肌梗死患者出现各种心律失常较多，以期前收缩最常见。

(3)第一心音减弱，是心肌收缩力减弱或血压降低所致。

(4)第四心音奔马律，多数病例在发病第3、4天出现，是左心室顺应性降低所致。少数病例可出现第三心音奔马律，提示左心功能不全，或可能有室壁瘤形成。

(5)心包摩擦音,有 10%～20% 病例出现,提示透壁性心肌梗死。

(6)心尖区收缩期杂音,提示二尖瓣乳头肌功能失调。若胸骨左缘出现粗糙响亮收缩期杂音,提示室间隔穿孔。

四、鉴别诊断

(一)不稳定型心绞痛

本病疼痛部位、性质与心肌梗死相同,但疼痛持续时间一般小于半小时;疼痛时舌下含化硝酸甘油可缓解;发病时不伴有发怒白细胞计数增高,红细胞沉降率增快;不出现血清肌钙蛋白和心肌酶增高。也不出现心电图 ST-T 特征性演变。临床不难鉴别。应该注意的是不稳定型心绞痛若治疗不及时,可演变为急性心肌梗死。

(二)主动脉夹层分离

本病以撕裂样剧烈胸痛起病,持续不缓解,疼痛放射部位极为广泛,包括背、肋、腹、腰和下肢,其特征是两上肢血压及脉搏可见明显差别,少数有主动脉瓣关闭不全。可有下肢暂时性瘫痪或偏瘫。X 线胸片示主动脉增宽,CT 或磁共振主动脉断层显像、超声心动图探测可见主动脉壁夹层内的血液以确立诊断。

(三)急性心包炎

有剧烈而持久的心前区疼痛,伴 ST 段抬高、发热、白细胞增高,疑似急性心肌梗死。但急性心包炎患者胸痛常于深呼吸和咳嗽时加重,坐位前倾时减轻;体检可听到心包摩擦音;心电图除 aVR 导联外,各导联均见到 S-T 段弓背向下的抬高,而无心肌梗死心电图的特征性演变过程,无异常 Q 波出现。

(四)急性肺动脉栓塞

突然胸痛、呼吸困难,甚或休克,疑似急性心肌梗死;但有右心负荷急剧增加的表现,如发绀、咯血、肺动脉瓣区第二音亢进、三尖瓣区出现收缩期杂音,颈静脉充盈、肝大、下肢水肿。心电图电轴右偏,顺时针转位,肺性 P 波、I 导联 S 波加深,III 导联出现 Q 波、T 波倒置,aVR 导联出现高 R 波。肌酸激酶同工酶不增高。放射性核素肺灌注扫描、肺动脉造影有助于诊断。

(五)急腹症

急性胰腺炎、消化性溃疡穿孔、急性胆囊炎、胆石症等,患者可有上腹部疼痛及休克,与急性下壁心肌梗死疑似。但仔细询问病史和查体,心电图检查和血清肌钙蛋白、CK-MB 测定有助于明确诊断。

五、中医证候学特征

心肌梗死相当于中医的"真心痛""卒心痛"范畴。疾病发展中,由于局部心脉痹闭不通,相应的局域心肌血供乏源,心脉营运脉气不能接续,临床多出现脉律紊乱;心脉不通则痛,心肌失荣亦痛,疼痛难忍,烦躁,汗多如水,伤津耗气,致阴液匮乏,心阳欲脱,或心阳衰微等危候出现。病位在心,病机性质属本虚标实,涉及肝、脾、肺、肾四脏。

(一)主症特征

胸痛,部位在胸骨后或心前区,有时在上腹部或剑突处呈压榨样,憋闷性剧烈疼痛;持续时间大于 30 分钟至数小时或数天,休息或含硝酸甘油不能缓解,常发生于安静或睡眠时。这是诊断急性心肌梗死的症状依据。

（二）次症特征

1.标实表现

血瘀、毒热、寒凝、痰浊阻闭心脉，不通则痛的四种证候特征。

（1）气滞血瘀特征：痛处固定，胸部憋胀，口唇爪甲青紫；舌质紫黯或有瘀斑，舌下脉络青紫迂曲，脉弦涩或结代。

（2）毒热瘀结特征：发热（体温多波动在 38 ℃左右，最高不超过 39 ℃，多在发病第 2 天出现，发热持续 1 周），面赤烦躁，口苦或口臭，大便秘结，小便短赤，舌质黯红苔黄腻，脉弦滑数。

（3）痰瘀结阻特征：胸憋闷胀，窒塞如堵，口黏呕恶，脘痞纳呆，或头身困重，舌质淡紫苔白腻，脉弦滑或濡。

（4）寒凝瘀痹特征：形寒肢冷，面白唇青，遇寒易发，舌质淡紫苔白润，脉沉紧。

2.本虚表现

临床多见以下四种证候特征。

（1）阴阳虚损，脉律紊乱特征：心悸易惊，口干咽燥，烦热盗汗，胸闷气短，神疲不寐，乏力多汗，恶风畏寒，舌质淡尖红苔薄白少津，脉细促或结代。

（2）心阳衰微，水饮凌心特征：气短喘促，乏力畏寒，腹胀尿少，下肢水肿，面色苍白，唇甲青紫，舌质淡紫苔白，脉细涩或微。

（3）阴液匮乏，心阳欲脱特征：神昏萎靡，面色苍白，大汗淋漓，烦躁不安，手足逆冷，唇甲青紫，舌质淡紫苔白少津，脉微欲绝。

（4）气阴两虚特征：气短，乏力，自汗，盗汗，口燥咽干，舌红少苔，脉细数无力。次症的八种特征，是心肌梗死证候分类的依据。

六、据证析因，推断病机

心肌梗死相当于中医的真心痛范畴，临床主症为胸骨后或心前区，有时在上腹部或剑突处呈压榨样、憋闷性剧烈疼痛。要辨析病因需找出临床症状群中能够表述主症病性（虚、实、寒、热）特征的次症或兼症，结合舌象、脉象分析推求。主症伴见痛处固定，胸部憋胀，口唇爪甲青紫，舌质紫黯，脉弦涩或结代特征者，多为气滞血瘀；主症伴见发热，面赤烦躁，口苦或口臭，大便秘结，小便短赤，舌质黯红苔黄腻，脉弦滑数特征者，多为毒热瘀结；主症伴见胸憋闷胀，窒塞如堵，口黏呕恶，脘痞纳呆，或头身困重，舌质淡紫苔白腻，脉弦滑或濡特征者，多为痰瘀结阻；主症伴见形寒肢冷，面白唇青，遇寒易发，舌质淡紫苔白润，脉沉紧特征者，多属寒凝瘀痹；主症伴见心悸易惊，口干咽燥，烦热盗汗，胸憋气短，神疲不寐，乏力多汗，恶风畏寒，舌质淡尖红苔薄白少津，脉细促或结代特征者，多属阴阳虚损，脉律紊乱；主症伴见气短喘促，乏力畏寒，腹胀尿少，下肢水肿，面色苍白，唇甲青紫，舌质淡紫苔白，脉细涩或微特征者，多属心阳衰微，水饮凌心；主症伴见神昏萎靡，面色苍白，大汗淋漓，烦躁不安，手足逆冷，唇甲青紫，舌质淡紫苔白少津，脉微欲绝特征者，多属阴液匮乏，心阳欲脱；主症伴见气短，乏力，盗汗，口燥咽干，舌红少苔，脉细数无力特征者，多属气阴两虚。

本病多发生于中老年人群，中年之人工作压力大，操劳过度，易伤情志，肝气郁滞；饮食失调，过食肥甘，脾运损伤，生痰聚浊；过劳纵欲，肾精亏损。老年之人，五脏气血虚损，功能失调；易致心之气血阴阳亏虚，肝、脾、肺、肾功能失调；或因感寒，或伤情志，或过度劳作，致寒邪、痰浊、气滞、血瘀等病理产物壅闭心之脉络，邪不外泄，壅郁生毒化热，灼络腐肉，引发心肌坏死，剧烈疼痛。本病病位在心,病机属本虚标实,本虚属心肝脾肺肾五脏气血阴阳虚损,标实为痰浊、气滞、淤血,寒凝、毒热交互为患。临床表现出部分心肌无荣则痛,部分心肌因毒热灼腐坏死而痛,其痛剧烈,持续时间较长,常达 30 分钟至数小时或数天为主症。疾病发展中因心之气血阴阳虚损,功能失调,常出现脉律紊乱,或心阳衰微,或心阴欲竭,或心阳欲脱的危急证候。

七、辨证论治

(一)辨证要点

1.辨主症

特征胸痛,部位在胸骨后或心前区,有时在上腹部或剑突处呈压榨样,憋闷性剧烈疼痛;持续时间较长,大于 30 分钟至数小时或数天,休息或含硝酸甘油不能缓解,常发生于安静或睡眠时。

2.辨标本缓急

本病属本虚标实,寒、痰、瘀实邪壅闭局部心脉,心脉不通则痛,心失血养则痛,而心脉不通是其病理核心。胸痛剧烈难忍为急,故应急则治其标。寒痰瘀壅郁生毒化热,灼络腐肉,耗气伤血,故随病程发展,易出现并发症,如脉律紊乱,阳衰水泛皆属正虚邪实,本标俱急,应本标同治;又有心阳欲脱,本虚危急者,应急治本虚。病情稳定时,应遵照缓则治其本的原则辨证论治。

3.辨虚实夹杂

在本病病程发展中,始终存在虚中夹实,实中蕴虚,必须注意邪正消长的动态变化,分清正虚与邪实的主次轻重。

(二)治疗原则

本病应按照"急则治其标,缓则治其本"和"间者并行,甚者独行"的原则进行治疗。

心肌梗死发病最突出的症状是胸骨后剧烈疼痛,由邪毒闭阻心脉而致,以邪实标急为特点,急则治其标,故解除心痛宜散邪通脉。心脉痹阻,蕴毒化热,灼伤心络,腐蚀心肌,耗气伤血,致使阴阳虚损,夹痰夹瘀,脉气不能接续,临床表现出脉律紊乱,属正虚邪实,本标俱急,应本标同治,治宜扶正散邪,通脉复律。耗气伤阳,心阳衰微,水饮凌心,临床表现出喘促气短、咳唾痰涎、畏寒肢冷等心力衰竭危症,亦属正虚邪实,本标俱急,应本标同治,治宜扶正散邪,温阳化饮。病势加重,阴液匮乏,心阳欲脱,属正虚甚重,本急先治本,治宜扶正固本、回阳固脱。上述四证(心痛、脉律紊乱、心阳衰微、心阳欲脱)属病情急危,应即时急救治疗。经急救治疗,病情急危得以缓解,即应抓紧时间审视脉证,辨证论治。

(三)辨证治疗

1.气滞血瘀证

(1)主症:胸憋剧痛,持久不解。痛处固定,胸闷胁胀,唇爪青紫。舌质紫黯,或有瘀斑,舌下脉络青紫迂曲,苔白,脉弦涩或结代。

(2)病机概要:气滞血瘀,心脉闭阻。

(3)治法:行气化瘀,通脉镇痛。

(4)方药:血府逐瘀汤加减。本方出自《医林改错》。方中用当归、赤芍、川芎、桃仁、红花活血化瘀;柴胡疏肝解郁,桔梗开胸宣痹,枳壳行气降气,意在调气宣痹,使气行则血行。本证因胸痛剧烈,方中应加三七、水蛭、檀香、薤白,以增行气散滞,通脉镇痛之功。

2.痰瘀结阻证

(1)主症:胸闷剧痛,持久不解。胸闷憋胀,窒塞如堵,口黏呕恶,脘痞纳呆,或头身困重。舌质淡紫,苔白腻,脉弦滑或濡。

(2)病机概要:痰瘀互结,壅塞心脉。

(3)治法:通阳豁痰,化瘀通脉。

(4)方药:瓜蒌薤白半夏汤合丹参饮加减。两方分别出自《金匮要略》和《医宗金鉴》。方中用全瓜蒌开胸涤痰,半夏祛痰降逆,薤白通阳泄浊,下气散结;丹参活血化瘀,檀香宣理胸气,散滞止痛;应加入桂枝、茯苓、白豆蔻温阳化饮之品和川芎、赤芍、水蛭、三七化瘀通脉之药,以增豁痰化瘀,通脉镇痛之功。

3.寒凝瘀痹证

(1)主症:胸剧痛有紧缩感,持久不能缓解。形寒肢冷,面白唇青,遇寒易发,心悸气短。舌质淡紫,苔白润,脉沉紧。

(2)病机概要:寒凝血瘀,心脉痹阻。

(3)治法:散寒化瘀,开痹通阳。

(4)方药:乌头赤石脂丸加减。本方出自《金匮要略》。方中制附子、干姜、蜀椒辛热散寒,开痹镇痛;赤石脂敛阳养心。应加入人参、桂枝益心气,通心阳;北细辛散寒镇痛;檀香、薤白行气散滞;丹参、川芎、水蛭、三七化瘀通脉,合奏温心散寒,开痹通脉之功。

4.毒热瘀结证

(1)主症:胸痛、发热持久不解。面赤烦躁,口苦口臭,大便秘结,小便短赤。舌质黯红,苔黄腻,脉弦滑数。

(2)病机概要:痰瘀毒热,壅阻心脉。

(3)治法:清热解毒,化瘀祛痰。

(4)方药:四妙勇安汤合血府逐瘀汤加减。本方出自《血管外科学》和《医林改错》。方中用金银花、黄连清热解毒;玄参、赤芍凉血散结;当归、川芎、水蛭、三七活血化瘀,通脉镇痛;全瓜蒌、薤白涤痰下气,宣痹镇痛;大黄、枳壳通便泻火,行气导滞。合奏清热解毒,化瘀祛痰,通脉镇痛之功。

5.阴阳虚损,脉律紊乱证

(1)主症:胸痛,心悸,持久不解。心惊神慌,口干咽燥,烦热盗汗;胸闷气短,神疲不寐,乏力多汗,恶风畏寒。舌质淡尖红,苔薄白少津,脉细促或结代。

(2)病机概要:阴阳虚损,脉不接续。

(3)治法:通阳复脉,滋阴养血。

(4)方药:炙甘草汤加减。本方出自《伤寒论》。方中以炙甘草、人参、桂枝益心气振心阳;生地黄、麦冬、阿胶补心血滋心阴;水蛭、三七活血通脉;煅龙骨、煅牡蛎镇惊安神。合奏通阳复脉,滋阴养血之功。

6.心阳衰微,水饮凌心证

(1)主症:胸痛,喘促,持久不解。气短喘息,乏力畏寒,腹胀尿少,下肢水肿,面色苍白,唇甲青紫。舌质淡紫,苔白。脉细涩或微。

(2)病机概要:心阳衰微,水饮凌心。

(3)治法:温补心阳,化饮利水。

(4)方药:真武汤加人参合葶苈大枣泻肺汤。两方分别出自《伤寒论》和《金匮要略》。方中附子上温心阳、下暖肾寒,人参补益心气,二药为君;茯苓、肉桂、白术、炒葶苈子温振脾阳,化饮涤痰,四药为臣;芍药和营护阴,生姜、大枣辛甘化阳、散水健脾,生姜又能制约附子之毒性,三药为佐。全方合奏温振心阳,温化寒饮之功,心肾阳复,寒饮得化。

7.阴液匮乏,心阳欲脱证

(1)主症:心痛剧烈,神昏肢冷。神昏萎靡,面色苍白,大汗淋漓,烦躁不安,手足逆冷,唇甲青紫。舌质淡紫,苔白少津,脉微欲绝。

(2)病机概要:大汗竭阴,心阳欲脱。

(3)治法:回阳救逆,益气生津。

(4)方药:四逆加人参汤加味。本方出自《伤寒论》。方中用四逆汤回阳救逆,人参大补元气,益气生津,以救欲脱之元阳元阴;应加山茱萸、煅龙骨、煅牡蛎温酸敛汗,镇摄浮阳,以增回阳固脱之效,元阳回复则津液自生。因心阳衰微,必致瘀阻,故应再加桃仁、水蛭、三七化瘀通脉镇痛,以增强回阳救逆之功效。

8.气阴两虚证

(1)主症:胸闷气短。乏力,自汗,盗汗,口燥咽干。舌质红少苔,舌下络脉青紫,脉细数无力。

(2)病机概要:心气耗伤,心阴亏损,痰瘀互结,心脉痹阻。

(3)治法:益气滋阴,化瘀涤痰。

(4)方药:生脉散加味。本方出自《内外伤辨惑论》。方中用人参、黄芪补益心气;麦冬、玄参生津养阴;五味子敛阴止汗;丹参、桃仁化瘀通脉;葶苈子涤痰,檀香行气。全方具有益气滋阴、化瘀涤痰,散滞通脉的功用。

八、其他治疗

(一)中成药

1.气雾剂

(1)复方丹参气雾剂:由丹参、三七、冰片等组成,具有活血化瘀、通脉镇痛之功,可用于冠心病心绞痛、心肌梗死等以缓解疼痛,急救治疗。

(2)心痛舒喷雾剂:由丹皮、川芎、冰片等组成,具有活血化瘀、凉血镇痛之功,可用于冠心病心绞痛、心肌梗死等偏于血热的患者,以缓解疼痛,急救治疗。

(3)寒性心痛气雾剂:由肉桂、香附等组成,具有散寒、理气、镇痛之功,可用于冠心病心绞痛、心肌梗死等偏于寒凝较重者,以缓解疼痛,急救治疗。

2.丸片剂

(1)速效救心丸:由川芎、冰片等组成,具有行气活血、化瘀通脉、镇痛之功,适用于冠心病心绞痛、心肌梗死等偏于气滞血瘀的心痛,以缓解疼痛,急救治疗。含于舌下,每次 4～6 粒。

(2)苏冰滴丸:由苏合香、冰片等组成,具有芳香开痹、理气镇痛之功,用于冠心病心绞痛、心肌梗死等偏于寒凝气滞的心痛。含于舌下,每次 2～4 粒。

(3)芎芍胶囊:由川芎、赤芍有效成分组成,具有行气化瘀、通脉止痛之功,用于冠心病心绞痛、心肌梗死等偏重于气滞血瘀者。口服每次 2 粒,每天 3 次。

(4)麝香保心丸:由麝香、蟾酥、人参等组成,具有芳香温通、益气强心之功,适用于心气不足,寒凝心脉的心痛。心绞痛发作时服1～2粒;或每次 2 粒,每天 3 次,温开水送服。

3.注射剂

(1)血塞通注射液:主要成分为三七总皂苷。具有活血化瘀、通脉活络之功,用于心血瘀阻的冠心病心绞痛。肌内注射,每次 2 mL(每支 2 mL,含三七总皂苷 100 mg),每天 1 次,2 周 1 个疗程。静脉滴注,每次 4～8 mL,用 10％葡萄糖注射液 250 mL 稀释后静脉滴注,每天 1 次,2 周 1 个疗程。

(2)葛根素注射液:主要成分为野葛黄酮苷。具有活血解肌,增加冠脉流量之功,用于冠心病心绞痛、心肌梗死、心律失常。静脉滴注,每次 200～600 mg(每支 2 mL,含 100 mg),用 5％葡萄糖注射液 250 mL 稀释后静脉滴注,每天 1 次,2 周 1 个疗程。

(3)川芎嗪注射液:主要成分为川芎嗪的磷酸盐或盐酸盐。具有活血行气、通脉镇痛之功。用于心血瘀阻证类冠心病心绞痛、心肌梗死。静脉滴注,每次磷酸川芎嗪 100 mg,或盐酸川芎嗪 40～80 mg,加入 5％葡萄糖注射液 250 mL 稀释后静脉滴注,每天 1 次,2 周 1 个疗程。

(二)针灸

1.体针

(1)主穴:膻中、内关、心俞。

(2)辨证配穴:气滞血瘀心脉者,加太冲、阴郄;痰浊痹阻心脉者,加中脘、丰隆;寒凝心脉者,加关元、太溪(针、灸并用);心阳不振者,加百会、气海(除百会外、针灸并用);气阴两虚者,加足三里、三阴交;心肾阴虚者,加太溪、阴郄;心肾阳虚者,加神阙、关元(隔姜灸)。

(3)方法:每次选主穴加配穴 4～5 穴,75％酒精常规消毒后,采用传统补泻手法捻转 3～5 分钟,留针 10～15 分钟,阳虚、寒凝证者多用灸法,可缓解或解除心痛症状。症状缓解后,继续用中西医结合方法治疗。

2.穴位贴敷

(1)选穴:心俞、膻中、虚里。

(2)方法:75％酒精常规消毒后,用冠心膏贴于穴位上,每隔 24 小时更换 1 次,2 周 1 个疗程,可有效地改善心痛。

3.耳针

(1)主穴:心、神门、交感。

(2)方法:75％酒精常规消毒后,针刺捻转 3～5 分钟,留针 30 分钟,每天 1 次,10 天 1 个疗程。针刺耳郭穴位皮下,不刺透耳郭为度,可缓解心痛症状。

九、转归与预后

心肌梗死的转归顺逆及预后好坏与梗死范围的大小、侧支循环的建立、有无其他疾病并存,以及治疗是否及时正确有关。死亡多发生在发病的第 1 周内,尤其在发病后数小时内,多因并发严重心律失常、休克或心力衰竭而致。

心肌梗死发病后一定要尽早住院治疗,安置在 CCU,严密监测心电图、血压、中心静脉压和肺楔嵌压及脉搏、呼吸、体温及出入量。应争取在发病 6 小时内采取中西医结合的有效方法包括溶栓治疗,或经皮腔内冠状动脉成形术(PTCA)和支架置入术,或外科冠状动脉旁路移植手术,尽早再通闭塞的冠状动脉,使缺血心肌得到再灌注,挽救濒死心肌或缩小心肌梗死范围。同时,注意预防心律失常,或休克,或心力衰竭等严重并发症的发生。如果出现并发症,应尽早有效地治疗。只有及时正确治疗,病势方可转危为安,向着好转的趋势发展,预后良好。假如心肌梗死发生后,未得到及时正确的治疗,随时可出现生命危险。

十、预防措施

（一）控制发病因素

积极治疗高血压、高脂血症、肥胖病及糖尿病，以减少冠状动脉粥样硬化性心脏病心肌梗死的发病。

（二）改善生活习俗

应停止吸烟，限制饮酒，有计划地坚持力所能及的活动；保持大便通畅，养成每天排便的习惯，以减少冠状动脉粥样硬化性心脏病及心肌梗死的发病。

（三）调整饮食结构

多食水果、新鲜蔬菜，饮食以清淡素食为主；进食不宜过饱；限制高胆固醇、高脂肪的饮食。

（四）调理精神心态

经常保持心气平和，情绪稳定，避免急躁、激动、大怒等因素，减少心肌梗死的发病。

十一、临证心得

心肌梗死是冠心病的严重类型，属于中医"真心痛""厥脱"的范畴，在冠状动脉供血不足的基础上，如遇感受寒邪，情志过激，暴饮暴食，过度劳累等因素诱发，使痰瘀之邪痹阻胸阳而发病。多数心肌梗死发病前有不稳定型心绞痛发作情况，如治疗不及时，则胸阳不得宣发，而致心脉闭塞，临床出现心痛彻背，背痛彻心之真心痛，此时应积极救治，以免发生厥脱之证。急性心肌梗死病情重，变化多，在 24 小时内最不稳定，应中西医结合治疗，以避免严重并发症的发生，此期的表现主要是气虚阳微，血瘀痹阻，腑气不通，所以应温阳益气，活血止痛，和胃通腑泻浊治疗，可用四逆汤、小承气汤、当归芍药散、瓜蒌薤白半夏汤等加减；演变期，患者病情渐趋稳定，应以祛瘀化痰治疗，稳定后关键以扶元固本治疗，补虚为主，以恢复心脏的元气，根据病情，稍佐以祛瘀化痰之品。在治疗过程中，应时时注意照顾脾胃。

（李鑫鑫）

第二节　心包炎的中医治疗

一、概述

心脏外面有脏层和壁层两层心包膜，如它们发生炎症改变即为心包炎，可使心脏受压而舒张受限制。按病理变化及病程，心包炎可分为急性和慢性 2 类，慢性心包炎较严重的类型是缩窄性心包炎。按照病因分类可分为感染性和非感染性两大类。目前关于心包炎的治疗仍以对原发病的治疗为主，必要时可采取对症治疗措施，如胸痛者可给予止痛药等。若心包积液量大者可行心包穿刺术等。另外，在临床上对本病应主要提前预防：包括积极治疗原发病，如结核病、风湿热、败血症等。同时应加强锻炼，提高机体抵抗力。慎起居，节饮食、调理情志。按病理变化及病程，可分为急性及慢性两种。急性心包炎是心包膜的脏层和壁层发生的急性炎症，它可同时合并心肌炎及心内膜炎，也可单独发生。按照病因进行分类可分为感染性和非感染性两大类。其中感染性心包炎以细菌性感染最为常见。其中结核性病因约占 41%,多由肺、胸膜结节直接蔓延而来;其次为化脓性,致病菌为金葡菌、肺炎双球菌、链球菌等,常继发于败血症或脓毒血症之后;其他病原体,如病毒、肺炎支原体、真菌、寄生虫等所引起者比较少见。非感染性心包炎以风湿性者最为常见,是风湿性心脏病的一部分;其他病因,如尿毒症性、过放性、心肌梗死性、肿瘤性、创伤性、系统性红斑狼疮性等亦可见到。

传统医学认为,心包是心外周围器官,附有络脉,是通行气血的道路。它是心的外卫,有保护心脏的作用,能代心受邪。《灵枢·邪客》篇:"心者,五脏六腑之大主也,精神之所舍也……邪不能客,客之则心伤……故诸邪之在于心者,皆在于心之包络。包络者,心主之脉也。"热性病高热出现神昏谵妄时,称之邪入心包。手厥阴心包经与手少阳三焦经互相络属,相为表里。

本病属中医学胸痹、支饮、悬饮等范畴。本病多温病邪热内损,或因风湿痨虫留驻,导致气血亏损,经脉瘀阻,导致心脉失养,日久损及脾肾,致使运化功能失常,水湿内停,液体滞留于心包所致,严重者上逆于肺,病发喘促也。对本病的治疗,在应用抗结核药、肾上腺皮质激素和心包穿刺抽液等治疗的基础上,采用中医中药调治,对于炎症积液的吸收和减少心包粘连并发症的发生等均有重要作用。

二、诊断要点与诊断依据

(一)急性心包炎诊断要点与依据

1.急性纤维蛋白性(干性)心包炎

心前区疼痛和心包摩擦音是确诊的主要依据,再结合原发病及临床表现而查明其病因。

2.渗出性心包炎(心包积液)

临床表现有呼吸困难,奇脉,心动过速,心界扩大且随体位而改变,心音遥远及颈静脉曲张、肝大压痛、腹水、下肢水肿;X 线胸片心脏呈袋形;心电图示窦性心动过速、低电压等;B 超与 M 超均能证实心包积液及其数量;但查明心包积液的性质及其病因全赖心包穿刺液检查。

(二)慢性心包炎诊断要点与依据

首先从病史上看,有急性心包炎及结核等病史;其次慢性心包炎有呼吸困难,腹胀不适,疲乏衰弱等症状,而且有颈静脉曲张,肝大压痛,腹水,下肢水肿,心尖冲动不显,心音低弱,心浊音界不增大或只轻度增大等体征;X 线检查:心影大小正常或稍大,心搏动微弱或消失,有时可见心包钙化影;心电图检查:低电压,双峰 P 波,T 波低平或倒置。

二、特征性检查

临床上早期主要表现为心前区或胸骨后持续性疼痛,可向颈部及左肩背放射,吸气或咳嗽时疼痛加重;当心包周围炎症渗出增多时,就会产生心包积液,随着心包积液的增多胸痛可暂时减轻。但逐渐出现进行性加重的呼吸困难,超声检查可见心脏外有液性暗区。

一般情况下,根据临床表现、X 线检查及超声心动图,诊断心包疾病并不困难,但往往不能明确其病因,此时需结合各类型心包疾病的特征,心包穿刺与穿刺液的化验检查以及心包活检等进行诊断。

(一)心电图

急性心包炎时,心包膜下表层心肌受累是心电图变化的病理基础,系列心电图检查对急性心包炎的诊断有重要意义。急性心包炎约有 90％患者出现心电图异常改变,可发生在胸痛后几小时至数天,主要表现为:①除 aVR 外,所有导联 ST 段呈弓背向上抬高,T 波高耸直立,一至数天后,ST 段回到基线,T 波低平及倒置,数局后逐渐恢复正常。②心包积液时 QRS 低电压,大量积液时可见电交替。③无病理性 Q 波,常有窦性心动过速。

(二)胸部 X 线检查

X 线是诊断心包疾病的一种简便而易行的方法。急性心包炎时胸部 X 线检查可发现心影扩大,当心包渗液超过 250 mL 时,可出现心影增大呈烧瓶状,心脏搏动减弱或看不到,提示有心包积液的存在,心影随体位改变而变动。X 线片对结核性心包炎或肿瘤性心包疾病也可提供病因学诊断线索。慢性缩窄性心包炎时心影大小可以正常,但多呈三角形,左有心缘变直,有时可看到心包钙化。

(三)超声心动图

超声心动图是诊断心包积液简便、安全、灵敏和可靠的无创性方法。M 型超声心动图检查时,可见一个无回声区(液性暗区)将心肌回声与心包回声隔开,这个区域即为心包积液。二维超声心动图取左心长轴及心尖四腔有液性暗区分布在心脏外围。一般认为液性暗区直径＞8 mm 时液量 500 mL 左右,直径＞25 mm 时液量＞1 000 mL。超声心动图可观察有无心包粘连,若有大量纤维素样物质对预测心包缩窄有意义;可确定穿刺部位,指导心包穿刺。

(四)磁共振显像

可清晰显示心包积液的容量和分布情况,协助分辨积液的性质,如非出血性渗液大都是低信号强度;尿毒症性、外伤性、结核性渗液内含蛋白和细胞较多,可见中或高信号强度。

(五)心包穿刺和心包积液分析

在大量心包积液导致心脏压塞时,行心包治疗性穿刺抽液减压,或针对病因向心包腔内注入药物进行治疗。明确有心包积液后,行心包穿刺,根据临床表现进行心包积液病原学分析。①对于怀疑恶性病例应检测细胞学和肿瘤标志物:癌胚抗原(CEA)、甲胎蛋白(AFP)、糖类抗原(CA125、CA72-4、CA15-3、CA19-9、CD30、CD25)。②对于怀疑结核性心包炎病例,作抗酸杆菌染色、分枝杆菌培养、腺苷脱氨酶(ADA)、心包溶菌酶和结核杆菌 PCR 等检测,低水平 ADA 和高水平 CEA 有助于结核性心包炎与肿瘤性心包积液的鉴别,极高水平的 ADA 对心包缩窄有预测价值;诊断结核性心包炎结核杆菌 PCR 的敏感性 75％,特异性 100％;ADA 敏感性 83％,特异性 78％。③对于怀疑细菌性心包炎病例,至少 3 次心包积液需氧菌和厌氧菌培养和血培养。④嗜心脏病毒 PCR 分析有助于鉴别病毒性与自身反应性心包炎。

心包积液的比重(渗出液＞1.015)、蛋白水平(渗出液＞3.0 g/dL,积液/血清比＞0.5)、乳酸脱氢酶(渗出液 LDH ＞200 mg/dL,血清/积液比＞0.6)和葡萄糖[渗出液(77.9±41.9)mg/dL,漏出液(96.1±50.7)mg/dL]等分析可以区分渗出液和漏出液。对于培养阳性的化脓性心包积液,葡萄糖水平很低[化脓性(47.3＋25.3)mg/dL,非感染性(102.5±35.6)mg/dL]。炎症性疾病尤其是细菌性和风湿性积液患者白细胞计数很高,黏液性水肿者白细胞计数很低;恶性积液和甲状腺功能减低患者单核细胞计数很高,细菌性和风湿性积液中性粒细胞很高。与细菌培养比较,心包积液革兰染色特异性 99％,敏感性 38％。上皮细胞膜抗原、CEA 和波形蛋白免疫细胞化学染色可以区分反应性间皮细胞和腺瘤细胞。

三、鉴别诊断

(一)冠心病引起的心绞痛

急性心包炎时出现心前区疼痛,且向左肩部、背部及左上肢放射,心绞痛患者心前区疼痛常为压迫、发闷或烧灼感,但多在3~5分钟渐消失,含服硝酸甘油也能在几分钟之内缓解,而急性心包炎时心前区疼痛多为尖锐性疼痛,呈持续性,含服硝酸甘油无效。

(二)急性心肌梗死

多见于青壮年,前驱症状常兼有上呼吸道感染,疼痛在深呼吸或咳嗽时加重,发热、白细胞增多常在疼痛之前就有或者与疼痛同时发生。

(三)右心功能不全

右侧心功能不全时出现颈静脉曲张、肝大、下肢水肿等与心包积液相似。但右心功能不全常有心脏病的病史及体征,心音听诊清晰,可有心杂音,常不发热,无奇脉。心脏 X 线检查轮廓明显,可有房室增大及肺部淤血表现。超声心动图检查无液平段或液性暗区。

(四)充血性心力衰竭

充血性心力衰竭患者既往有心脏病史,超声心动图可以发现心脏的原发病而无心包积液。

(五)肝硬化

呼吸困难,不能平卧,颈静脉曲张,肝大等表现,这些症状也见于慢性缩窄性心包炎,与肝硬化的症状极为相似。但肝硬化患者多有慢性肝病尤其是慢性乙型肝炎病史。一般情况下营养状况较差,患者消瘦无力,精神不振,腹水量大使腹部隆起,腹壁绷紧发亮,肝功能异常,腹部 B 超可发现肝脏缩小。

(六)结核性腹膜炎

虽有腹水,但无体循环静脉淤血征象,心脏检查也无异常发现。

(七)原发性限制型心肌病

两者心脏大小、心搏减弱、大小循环静脉淤血征及奇脉等极为相似,鉴别诊断有时甚为困难。一般有急性心包炎病史、吸气时颈静脉扩张、X 线检查心包有钙化者支持缩窄性心包炎。而心尖部收缩期杂音、舒张期奔马律、心电图出现病理性 Q 波、X 线检查心内膜有钙化者支持限制型心肌病的诊断。最近有人提出作无创性心功能检查,测定心脏收缩时间间期,在缩窄性心包炎时射血前期与左心室射血时间的比值正常,而在限制型心肌病中比值增大。正常时比值为 0.35 ± 0.04。

四、辨证分型

(一)风湿热

午后低热,周身发痒,心悸胸痛,目胀头昏,食欲缺乏,二便欠畅,舌质红、苔黄腻,脉数。

(二)热毒壅盛

壮热汗出,胸痛,甚则神志不清,狂躁谵妄,口渴喜冷,小便黄赤,舌质红、苔黄,脉洪大实。

(三)瘀阻心脉

胸闷心悸,心痛如刺,痛引肩背内臂,唇舌紫暗,脉细涩或结代。

(四)痰热互结

身热面赤,胸闷,呼吸急促,大便秘,舌苔黄腻或燥,脉滑数。

（五）水饮凌心

心悸,眩晕,胸闷痞满,恶心、呕吐,流涎,渴不欲饮,小便短少,形寒肢冷,舌质淡、体胖、苔白滑,脉象弦滑或沉细而滑。

（六）心血不足

发热,劳累后加重,面色无华,头晕乏力,短气自汗,食少便溏,舌质淡、苔红,脉浮。

五、辨证施治

（一）风湿热

（1）治法:祛风除湿,清热解毒。

（2）方药:三仁汤加减。杏仁12 g,飞滑石18 g,白通草6 g,白蔻仁6 g,竹叶6 g,厚朴6 g,生薏苡仁18 g,半夏10 g。

（3）加减:复感外风所致者,取金银花、芦根、冬瓜仁、茯苓、泽泻、天花粉养阴生津,宣泄湿热,透表通利。

（二）热毒壅盛

（1）治法:清心解毒,养阴渗湿,芳香开窍。

（2）方药:以银翘白虎汤加减。银翘18 g,石膏50 g,知母18 g,甘草6 g。

（3）加减:暑湿化热,传心包者加连翘、蒲公英、红参须、麦冬、薏苡仁、茯苓清心解毒,养阴渗湿,芳香开窍。

（三）瘀阻心脉

（1）治法:活血化瘀,理气通络。

（2）方药:桃仁红花煎加减。桃仁12 g,红花9 g,丹参6 g,赤芍6 g,川芎5 g,青皮9 g,当归9 g,生地黄12 g。

（3）加减:兼畏冷肢凉、自汗懒言等阳虚症状者,加桂枝甘草龙骨牡蛎汤加减。

（四）痰热互结

（1）治法:清热化痰,逐饮散结。

（2）方药:小陷胸汤。大黄6 g,瓜蒌6 g,枳实6 g,黄连6 g,甘遂3 g。

（3）加减:痰热内结、脉络不通、心气欲脱者,加瓜蒌薤白半夏汤合温胆汤、薤白、半夏、竹茹、枳实、陈皮、茯苓、生姜、大枣。

（五）水饮凌心

（1）治法:振阳化气,化饮逐水。

（2）方药:苓桂术甘汤加减。茯苓12 g,猪苓12 g,泽泻6 g,车前子6 g,桂枝9 g,炙甘草6 g,白术9 g,黄芪10 g。

（3）加减:胸痛气憋,咳逆喘息,不得平卧,头昏心悸,肢体水肿,小便短少,舌质淡,苔白,脉滑迟者应化饮逐水,方用葶苈大枣泻肺汤。恶心、呕吐者,加半夏、陈皮、生姜;肺气不宣,肺有水湿,咳喘、胸闷者,加杏仁、前胡、桔梗、葶苈子、五加皮、防己;兼瘀血者,加当归、川芎、刘寄奴、泽兰、益母草。

（六）心血不足

（1）治法:补血养心,益气安神。

（2）方药:归脾汤加减。人参6 g,黄芪12 g,白术9 g,炙甘草3 g,当归9 g,龙眼肉12 g,茯神

9 g,远志 6 g,酸枣仁 12 g,木香 6 g。

（3）加减：兼阳虚（汗出肢冷）者,加附子、煅龙骨、煅牡蛎、浮小麦、山茱萸;兼阴虚者,加沙参、玉竹、石斛;纳呆腹胀者,加陈皮、谷麦芽、神曲、山楂;鸡内金;失眠多梦者,加合欢皮、夜交藤、莲子心。

六、施治策略

本病多由温病邪热内损,或因风湿痨虫留驻,导致气血亏损,经脉瘀阻,导致心脉失养,日久损及脾肾,致使运化功能失常,水湿内停,液体潴留于心包所致,严重者上逆于肺,病发喘促也。本病急性期多由温病邪热内侵,传入心包,以致包络损害,故以风湿热型、热毒壅盛型、瘀阻心脉型为主,治以祛风除湿、清热解毒、活血化瘀;日久损及脾肾,致使运化功能失常,水湿内停,则以痰热互结型、水饮凌心型、心血不足型为主,故治以清热化痰、逐饮散结或振阳化气、化饮逐水或补血养心、益气安神。

七、调护

（一）卧床休息
急性心包炎患者应休息 3～6 个月,或直到症状消失为止。

（二）低盐饮食
心包疾病患者要严格控制钠盐的摄入,每天进食的食盐总量以 3～4 g 为宜,以防止心脏压塞加重。

（三）增加营养
心包疾病患者要多食富含维生素的食物,并保证充足的热量,合理调整食物的搭配,以增强患者自身的抵抗力,促进病情早日恢复。

（四）按时服药
结核性心包炎患者进行抗结核治疗时疗程较长,可达 1 年左右,患者一定要遵医嘱按时服药,切不可怕麻烦而延误病情,使之转为慢性缩窄性心包炎,错过治疗机会。

（五）配合治疗
心包疾病患者应积极配合医师的治疗,打消不必要的顾虑,以积极的心态驱除疾病因扰,争取身体早日康复。

（李鑫鑫）

第三节 扩张型心肌病的中医治疗

一、概述

扩张型心肌病属于原发性心肌病。原发性心肌病是指原因未明,以心肌病变为主的心脏病。本病的发生可能与病毒感染、自身免疫反应、遗传因素、代谢异常、营养障碍等因素有关。其基本病理改变为心肌肥厚、心腔扩大、心肌纤维化。根据病理解剖及相应的病理生理的特征性改变,本病一般分为扩张型、肥厚型、限制型三大类。扩张型心肌病以心肌变性、萎缩和纤维化为主。全心扩大,以左心室尤为明显。腔内常有附壁血栓形成,多见于青年人;肥厚型心肌病以心肌肥厚为主,心室腔不扩大。临床分为两类:①肥厚型非梗阻性心肌病,肥厚发生在室间隔,也可发生在游离壁,心室流出道无梗阻。②肥厚型梗阻性心肌病,肥厚以室间隔为主,心室腔缩小,但不闭塞,心室流出道发生梗阻。本病约1/3患者有家族史,多发于青年和儿童;限制型心肌病病变内膜增厚,纤维增生,亦可有心肌纤维化,有附壁血栓形成。心肌纤维化可涉及乳头肌、腱索和房室瓣。心内膜和心肌可有钙化。本病主要发生在热带与亚热带地区,起病缓慢。本节重点讨论扩张型心肌病。

本病可归于中医"心悸""怔忡""喘证"等病的范畴。中医认为其病因病机主要有风邪入侵,内舍于心,阻于心脉;饮食不慎,劳倦太过,损伤脾胃,气血化生乏源,心失所养,痰浊水饮内阻心脉;素体亏虚,或久病损伤元气,不能温养心脉,导致心阳亦虚,心血瘀阻,心水内停,发生本病。

二、诊断

扩张型心肌病起病多缓慢,本病以无明显原因的充血性心力衰竭、心律失常、动脉栓塞、猝死为主要临床特征。初期症状较轻,当病情发展到一定阶段,可出现疲乏无力,活动后心悸、气促,劳动力下降。逐渐出现夜间阵发性呼吸困难,端坐呼吸,甚至肺水肿。病情加重可出现肝脏肿大,下肢水肿及多浆膜腔积液等。

三、辨证治疗

(一)心肺气虚证

(1)主症:心悸气短,动则加甚,乏力自汗,容易感冒,舌质淡红,舌苔薄白,脉沉无力。

(2)治法:温补心肺,肃肺利水。

(3)方剂:人参汤合茯苓杏仁甘草汤加减。人参10 g或党参30 g,干姜6 g,白术10 g,茯苓30 g,杏仁10 g,炙甘草10 g。

(4)加减:若畏寒肢冷,加桂枝附子汤;乏力自汗严重,加防己黄芪汤;咳嗽气喘者,加葶苈大枣泻肺汤。

(二)心脾阳虚证

(1)主症:心悸气短,纳呆乏力,脘腹胀满,肢冷便溏,舌质淡胖,舌苔薄白,脉象沉细弱。

(2)治法:温运心脾,化气利水。

(3)方剂:苓桂术甘汤合理中汤加减。茯苓30 g,桂枝10 g,白术10 g,干姜6 g,人参10 g(或党参30 g),黄芪30 g,炙甘草10 g。

(4)加减:脘腹胀满严重加厚朴、枳实;肢冷便溏明显加山药、熟附子;兼有腹水加冬瓜皮。

(三)心肾阳虚证

(1)主症:心悸气喘,动则尤甚,尿少水肿,畏寒肢冷,腰膝酸软,舌质淡胖,或有齿痕,舌苔白润,脉象迟缓,或细数无力,或结代。

(2)治法:温通心肾,利水消肿。

(3)方剂:真武汤合五苓散加减。熟附子10 g,白术10 g,茯苓30 g,白芍10 g,猪苓10 g,泽泻15 g,桂枝10 g。

(4)加减:腰膝酸软加独活、桑寄生;畏寒肢冷明显加淫羊藿、狗脊;水肿严重加益母草、泽兰、冬瓜皮。

(四)瘀阻水停证

(1)主症:胸闷气短,面色晦黯,不得平卧,四肢肿胀,腹水,胸腔积液,两胁撑胀,尿少,舌质暗红,舌苔白滑,脉象细涩。

(2)治法:益气温阳,祛瘀利水。

(3)方剂:防己黄芪汤合五苓散合当归芍药散加减。防己 10 g,黄芪 30 g,白术 10 g,茯苓 30 g,猪苓 15 g,泽泻 15 g,桂枝 10 g,当归 10 g,芍药 10 g,川芎 10 g。

(4)加减:气短乏力加党参、麦冬;痰鸣咳嗽加鱼腥草、葶苈子;水肿严重加冬瓜皮、泽兰;纳呆腹胀加焦三仙。

四、临证心得

扩张型心肌病是一种原因未明、难治性的疾病,早期治疗效果较好,晚期常合并严重心力衰竭、顽固性心力衰竭、顽固性心律失常等并发症。因此,早期诊断,早期治疗具有重要意义。如果早期明确诊断和积极治疗,症状和体征可消失或缓解,可改善预后及提高生活质量。扩张型心肌病病因不明,给诊断带来困难,很多患者早期症状不明显,难以早期诊断和治疗,待症状明显时,已是中、晚期,该病病程长短不一,有的病情发展迅速,有的患者经过药物治疗后,病情可稳定长达 10~20 年,所以,避免病因,控制病情发展,是治疗本病的根本途径。本病早期症状不明显,或有劳累后心悸、气短、乏力等,治当益心肺之气,兼清热解毒治疗,用方如防己黄芪汤、茯苓杏仁甘草汤、竹叶石膏汤等加减治疗;中期出现痰饮上犯,心悸眩晕乏力等症者用苓桂术甘汤、五苓散治疗;病情严重者,出现咳逆倚息不得卧,下肢凹陷性水肿,甚则出现胸腹水等,可用真武汤和葶苈大枣泻肺汤、防己黄芪汤、当归芍药散等加减治疗,酌情加用益母草、泽兰、冬瓜皮以加强活血利水之效。

(李鑫鑫)

第四节　心源性休克的中医治疗

一、概念

心源性休克是由于心脏严重泵功能障碍,心排血量严重降低,不能供应器官和组织代谢的需要,发生周围循环衰竭和严重微循环障碍的临床综合征。多与肠道内毒素、微血栓形成、心功能障碍、血管活性物质的释放等有密切关系。心功能障碍导致微循环衰竭为其发病机制,血压的下降是心源性休克的诊断依据。临床上常见表现为精神萎靡,表情淡漠(甚至意识丧失),面色苍白,皮肤及四肢湿冷,心率加快,脉细数,血压下降,脉压差减小,尿量减少,呼吸浅促等。病因包括急性心肌梗死(AMI)、心肌疾病、瓣膜穿孔、乳头肌功能不全、严重瓣膜狭窄、心脏压塞、肺栓塞、心脏外科手术后等。然休克的不同病因,其治疗与预后都不相同,所以新的近代的概念是从休克的病因上进行分类与诊断。新的概念所谓心源性休克是指由于心肌损伤所引起的休克,如急性心肌梗死、心脏手术、心肌炎和心肌病所引起的休克。特别目前在国外所谓心源性休克,一般是指的急性心肌梗死所并发的休克,因为心肌梗死面积较大、再梗死、多次梗死或右心室心肌梗死,并且病死率较高之故。

中医学文献中并没有休克的名称,但从休克的临床表现和特点而言,可归属到"厥证""脱证""厥脱"等范畴,在辨证时难以严格区分,故常放在一起论述。由于人体脏腑气血津液亏损,而引起阴阳气血逆乱的表现。有关厥脱的记载,最早见于《黄帝内经》,有厥论专篇论述寒厥、热厥、六经之厥。如"黄帝问曰:厥之寒热者何也?岐伯对曰:阳气衰于下,则为寒厥,阴气衰于下,则为热厥"。《素问·原论篇》曰:"阳气衰于下,则为寒厥",又曰:"寒厥之为寒也,必从五指而上于膝。"说明阳气衰微而发生寒厥,临床表现以五趾至膝厥冷。《灵枢·厥病篇》曰:"真心痛,手足青至节,心痛甚,且发夕死,夕发旦死"。何梦瑶在《医碥》中进一步发挥说:"邪伤其脏(心)而痛者,谓之真心痛。其症卒然大痛,咬牙噤口气冷,汗出不休,面黑,手足青过节,冷如冰,旦发夕死,夕发旦死。"这种描述,与急性心肌梗死并发心源性休克的临床证候颇相似。《医学入门》云:"痛极则发厥也。"真心痛类似现代急性心肌梗死心源性休克。张仲景《伤寒论·厥阴篇》之"凡厥者,阴阳气不相顺接便为厥。厥者,手足逆冷者是也""手足厥寒,脉细欲绝者,当归四逆汤主之"指出了厥证的病机、主要临床表现和治疗。《景岳全书·厥逆》曰:"暴脱者,必以其人本虚""言厥者,以其内夺,谓夺其五内之精气也""气厥之证有二,以气虚、气实皆能厥也,气虚卒倒者,必其形气素然,色清白,身微冷,脉微弱,此气脱证也。"道出其症状及气脱病机。《景岳全书》"厥逆之证,危证也",指出该病的严重性。脱证分阴脱、阳脱,关于其鉴别《医学源流·亡阴亡阳论》指出:"其亡阴亡阳之辨法如何?亡阴之汗,身畏热,手足温,肌热,汗亦热而味咸,口渴喜冷饮,气粗,脉洪实,此其验也。亡阳之汗,身反恶寒,手足冷,肌冷,汗冷而味淡微黏,口不渴而喜热饮,气微,脉浮数而空,此其验也。"《类证治裁·脱证》指出:"生命以阴阳为枢纽,阴在内,阳之守;阳在外,阴之使。阴阳互根,互抱不脱,素问所谓阴平阳秘,精神乃治也";并指出脱证:"总由阴阳枢纽不固",道出了脱证的病机。

二、辨证分型

(一)阴血亏耗证

见心虚惊悸,汗出,烦躁不安,唇燥咽干,口渴欲饮,面色无华,唇甲灰白或紫暗,皮肤皱瘪,弱软无力,尿少或无尿,舌质红或淡、少津,脉细数无力。

(二)阳气衰微证

见精神萎靡,反应迟钝,大汗淋漓,身冷畏寒,口淡不渴,心悸胸闷,呼吸急促,四肢厥冷,尿少或无尿,舌质淡、苔白,脉微欲绝。

(三)阴竭阳微、气滞血瘀证

见胸闷气短,少气懒言,面色晦黯,唇甲发绀,四肢厥逆,尿少或无尿,舌质紫暗或瘀斑、瘀点,脉细涩。

(四)气虚阳脱证

见心悸胸闷,气短喘促,四肢厥冷,畏寒汗出,面色苍白,神志淡漠或神昏,甚至目开手撒,息微唇绀,尿少或无尿,舌质淡,脉微欲绝。

(五)气虚阴脱证

见神志昏蒙,面色潮红,口渴欲饮,唇绀心烦,身热肢冷,尿少或无尿,舌质光枯而无苔,舌体上卷成短缩,脉虚数或结代。

(六)阴阳俱脱证

身热肢冷,汗出如油,或大汗淋漓,躁扰不安,气喘息微,皮肤干涩,心音微弱,血压下降,脉微而数或结或促。

三、辨证施治

(一)阴血亏耗

(1)治法:益气固脱,养血育阴。

(2)方药:人参养荣汤(《三因极一病证方论》)加减。黄芪 12 g,当归 9 g,桂心 3 g,炙甘草6 g,橘皮 6 g,白术 6 g,人参 9 g,白芍 18 g,熟地黄 9 g,五味子 6 g,茯苓 6 g,远志 6 g。

(3)加减:若以面色苍白,舌淡苔薄白等气血两虚为主,用八珍汤加减。

(二)阳气衰微

(1)治法:回阳救逆。

(2)方药:回阳急救汤(《伤寒六书》)加减。熟附子 9 g,干姜 5 g,肉桂 3 g,人参 6 g,白术 9 g,茯苓 9 g,陈皮 6 g,炙甘草 6 g,五味子 6 g,制半夏 9 g。

(三)阴竭阳微,气滞血瘀

(1)治法:益气温阳,育阴活血。

(2)方药:保元汤(《博爱心鉴》)合血府逐瘀汤(《医林改错》)加减。黄芪 12 g,人参 6 g,炙甘草 6 g,肉桂 3 g,干姜 5 g,桃仁 12 g,红花 9 g,当归 9 g,生地黄 9 g,川芎 5 g,赤芍 6 g,牛膝 9 g,桔梗 5 g,柴胡 3 g,枳壳 6 g,甘草 6 g。

(3)加减:汗出不止者,加龙骨、牡蛎涩而敛汗,四肢厥冷者,加附子回阳救逆。

(四)气虚阳脱

(1)治法:益气温阳,救逆固脱。

(2)方药:参附汤(《世医得效方》)或四逆汤(《伤寒论》)加减。人参 15～30 g,制附片(先下)15～60 g,干姜 10～20 g,炙甘草 10 g,白术 10～20 g,生龙骨、生牡蛎各(先下)30 g。若见心悸气短,胸闷痞塞,喘促气急,张 13 抬肩,不能平卧,咳吐痰涎,四肢逆冷,冷汗淋漓,颜面四肢水肿,或有胸腔积液、腹水,尿少或无尿,舌质淡,舌体胖,脉细数或结代。为阳虚水泛、心阳暴脱,应治以温阳固脱、泻肺利水。方用参附汤合葶苈大枣泻肺汤加味。但以阳虚为主兼有水气之阳虚厥逆烦躁之证,可用茯苓四逆汤以回阳益阴兼伐水邪。

(五)气虚阴脱

(1)治法:益气救阴固脱。

(2)方药:生脉饮(《内外伤辨惑论》)或固阴煎(《景岳全书》)加减。西洋参 10～15 g,麦冬15～30 g,五味子 10 g,山茱萸 30～60 g,熟地黄 6 g,黄芪 12 g,肉桂 6 g,山药 6 g,远志 6 g,甘草 6 g。

(六)阴阳俱脱

(1)治法:回阳救厥,阴阳双补。

(2)方药:人参四逆汤(《伤寒论》)合生脉散(《医学启源》)。此型应考虑中西药结合救治。红人参 15～30 g,制附片(先下)15～60 g,干姜 10～20 g,炙甘草 10 g,麦冬 15～30 g。五味子 10 g。

四、施治策略

心源性休克属于中医学"厥脱证"范畴，其病机是元气耗散，阴阳虚损，不能相互维系，终至阴阳离决。本病病位主要在心，可涉及肝、肾、肺、脾等。心源性休克早期以阴阳气衰为主。若大汗致使阴血大伤，应治以益气固脱、养血育阴；久病伤阳耗气或暴病阳气大伤，则治以回阳救逆；阳气衰微或暴病气阴两伤，阴竭阳微，致使阴血不能输布，脏腑失养，阳气不升，清窍失灵，则应益气温阳、育阴活血。晚期则元气耗竭，亡阴亡阳。随着疾病的发展，若阴液乏源过耗而竭，致使真阴欲脱，治以益气养阴固脱；久病或暴病，阳气大伤，损及真阳，阳气微弱欲脱，治以益气温阳固脱。疾病晚期，阴不敛阳，阳不敛阴，阴阳俱脱者应急于阴阳双补，回阳救逆，此时应考虑中西医结合救治。

五、调护

本病属中医危急重症，在发作时护理至关重要，故必须做到以下几点。

（1）严密观察呼吸，保持呼吸道通畅。清洗鼻腔、口腔异物，有痰涎及时吸出。如吸氧，保持吸氧的正常流量畅通，注意呼吸节律快慢。呼吸声高气粗为实证，呼吸声低短气为虚证。呼吸声急鼻翕，张口抬肩为危重证。

（2）随时检查脉搏、血压、体温，并记录。脉搏有力而匀整为病缓，而沉细、结代，若有若无为病重，血压逐渐平稳上升为好转，若不稳定或逐渐下降或测不到为危重。

（3）察神观色以知病情趋向：若烦躁或神情淡漠，颜面苍白，肤色青紫多为病重。若安静而卧，面色转红，则为病缓。

（4）记尿量察变证：24 小时尿量 500 mL 以上则有好转，若少于 500 mL 或尿闭伴呕吐，多为病情危笃，可能出现变证。

（5）防寒冷，服药液，补水分。本病多为四肢厥冷，血运不畅，故防寒保暖也是一项重要防治措施。危急证多中气弱，脾胃不运，应少量多次及时补充水液或服药液，以利病缓。康复阶段则要"已病防再病"，首先对原发病积极预防与治疗，定期检查，按医嘱用药。

（李鑫鑫）

第五节　快速性心律失常的中医治疗

一、期前收缩

凡窦房结以外的异位节律点，主动提前发出较正常窦性节律为早的激动，均称为期前收缩，简称早搏。由心脏各部位（心房、心室、房室交界区）自律性增高或折返激动所引起。按起源部位，早搏可分为房性、室性和结区性早搏，其中以室性型最多见，房性型次之，结区性型最为少见。早搏可参照心悸、怔忡、进行辨证论治。

（一）症状体征

偶发者可无症状或自觉心律不规则，或有心跳停歇感、增强感。频发者有心悸、胸闷、乏力之感,甚则有心绞痛发作。脉搏有二次急速连续的跳动,其后有较长的间歇,有时第二个跳动不能扪及。心脏听诊时有心搏提前,其后有较长的间歇,第一心音增强,第二心音减弱或消失。

(二)诊断要点

(1)相应的病史、症状和体征。

(2)根据心电图表现,具有房性、室性、结区性早搏的改变特点。

(三)病因病机

早搏隶属于中医心悸、怔忡等病的范畴。病位在心,多由于脏腑失调,气血亏损,心神失养,或情志所伤,心神受扰,或因痰,因火致心主不安。表现为本虚标实,虚多于实。虚为心气血阴阳亏损,实则多指痰饮、血瘀、气滞、火邪之夹杂。

1.心气不足

多因年迈脏气虚弱;劳倦、思虑过度,耗伤心气;或久病体虚、气血双亏,心气乏源,致心气不足无以推动血脉运行,血行不畅,心脉受阻而发病。

2.心血不足

多为久病体弱,血液生化不足;或劳倦过度,心血耗损;或触事不意,真血亏耗;或思虑过度,伤及心脾;或脾胃虚弱,气血生化乏源,致心血亏虚,心失所养而成病。

3.心阳不振

素体禀赋不足,或大病久病之后,阳气衰弱,不能温养心脉,故心悸不安。此即《伤寒明理论·悸》篇所说“其气虚者,由阳气内弱,心下空虚,正气内动而惊也。”

4.心血瘀阻

心阳不振,血液运行不畅;或是脉痹不已,复感于邪,内含于心,均可导致血脉瘀阻,而使心失所养而致本病。

5.痰扰心神

思虑郁怒,情志所伤,灼津成痰,痰瘀化火,痰火内盛,扰乱神明,或外感热邪,炼液成痰,痰热内扰,心主不宁而致病。

(四)辨证治疗

1.心气不足

(1)证候:心悸气短,神疲乏力,动则尤甚,失眠多梦,头晕自汗,胸闷不舒。舌淡红,苔薄白、脉细弱或结代。

(2)治法:补益心气。

(3)方药:炙甘草汤加减,炙甘草、党参、阿胶、麦冬、枣仁、生姜各 10 g,桂枝 6 g,生地黄 15 g。若兼血瘀,症见胸闷憋痛、口唇紫暗者,加丹参 30 g,桂枝 10 g,檀香 6 g,以活血通络;气虚及阳、形寒肢冷者,加附片 6 g,草澄茄 6 g 以温阳;兼脾气虚弱、纳呆、腹胀、便溏者,加薏仁 15 g、炒白术、陈皮各 10 g,砂仁 6 g,以健脾利湿。

2.心血不足

(1)证候:心悸头晕,倦怠乏力,面色不华。唇舌色淡,脉细或结代。

(2)治法:养血安神。

(3)方药:四物汤加味,炙党参、炙黄芪各 15 g,熟地黄、当归、白芍、柏子仁、龙眼肉、酸枣仁、炙甘草各 10 g,川芎 9 g。兼阴虚潮热、盗汗、心烦口干者,去熟地黄加生地黄 15 g,玉竹 12 g,麦冬 10 g,五味子6g,以滋养心阴;兼心气虚怯、善惊易怒、少寐多梦者,加生龙齿30g,珍珠母、炒枣仁各15 g,以养心镇惊。

3.心阳不振

(1)证候:心悸胸闷,气短息促,面色㿠白,形寒肢冷,自汗乏力。舌淡苔白,脉沉细而结代。

(2)治法:温补心阳。

(3)方药:桂枝甘草龙牡汤加味:炙党参、炙黄芪各 15 g,炙甘草、桂枝、茯苓、煅龙骨、煅牡蛎、熟附片、白术各 10 g。若饮邪上犯、恶心呕吐、头晕目眩、胸脘痞满者,加姜半夏 12 g,细辛 3 g,干姜 6 g,以化饮降逆;若阳虚水泛、小便短少、肢体水肿者,加车前子 12 g,泽泻、猪苓各 10 g,附片 9 g,以温阳利水。

4.心血瘀阻

(1)证候:心悸不安、胸闷不舒,心痛时作,或见唇甲青紫。舌质紫暗或瘀斑、脉涩或结代。

(2)治法:活血化瘀。

(3)方药:桃仁红花煎加减,桃仁、红花、赤芍、川芎、生地黄、香附、丹参各 10 g,当归、延胡索各 12 g,青皮、桂枝各 9 g,甘草 6 g。兼气虚者,可去香附、青皮、加党参、黄芪各 15 g、黄精 12 g,以补气益气;兼阳虚者,去青皮、香附、加淫羊藿 12 g,附片 10 g,肉桂 6 g,以温经助阳。

5.痰扰心神

(1)证候:心悸胸闷,眩晕恶心,失眠多梦,痰多口苦,苔腻稍黄,脉滑或有结代。

(2)治法:化痰定悸。

(3)方药:温胆汤加味,法半夏、陈皮、枳实、竹茹、枣仁各 10 g,茯苓 15 g,生龙齿 20 g,远志、甘草各 6 g,生姜 3 片。若气虚夹痰者,去枳实、竹茹、生姜、加党参、白术各 15 g,菖蒲 10 g,以益气豁痰,养心安神;痰浊蕴久化热而见心悸失眠、胸闷烦躁、口干苦者,加黄连 6 g,以助清热豁痰。

(五)专方专药

1.整律合剂

党参、丹参、苦参各 30 g,炙甘草 15 g,柏子仁、常山各 10 g。每天 1 剂,水煎 2 次口服,30 天为 1 个疗程。适用于心气内虚之证引起房早、室早。

2.健心复脉灵

黄芪,丹参、甘松各 30 g,川芎 12 g,桂枝 6 g。水煎服,每天 1 剂,每周 6 剂。或制成流膏,每瓶 500 mL,每周服 1 瓶,日服3 次,每次约服 25 mL。控制早搏后酌情减量或改服片剂。适于心气虚衰、血脉瘀涩的本虚标实的早搏。

3.调心汤

党参、丹参各 15～30 g,紫石英 20 g,生地黄、麦冬、川芎各 15 g,连翘 10 g,炙甘草 9 g,桂枝 6 g,水煎服,每天 1 剂,控制早搏后酌情减量。适用于心阴不足,心气失常之证。病毒性心肌炎引起的早搏疗效尤佳。

4.复方甘松汤

党参、元参各 15 g,枳壳 10 g,甘松、大青叶各 9 g,甘草 5 g,桂枝 3 g。水煎服,每天 1 剂,疗程 1 周至 1 个月,适于室早、房早。

5.甘草泽泻汤

生甘草、炙甘草、泽泻各 30 g。水煎服,每天 1 剂,分早晚 2 次服。本方中三药等量,均为 30 g,势如三足之鼎,损一不平。试图增减用量则效力骤逊,故不可轻易变更剂量。功效为益气生血,养血复脉。主治室早。

6.抗早搏合剂

红参5g,(或党参30g),丹参、苦参片、麦冬、五味子、薤白、茯苓、柏子仁、炙甘草各15g,炒枣仁20g,琥珀(碾碎冲服)3g。每天1剂,水煎分2次服,30天为1个疗程。适用于各型早搏。

7.苦参

每天20~30g水煎服。10天为1个疗程。适用于房性及室性早搏。

8.延胡索

口服玄胡粉每次3~10g,每天3次,7~10天为1个疗程。用于房性、结区性早搏、阵发性房颤的治疗。

(六)其他疗法

1.针灸疗法

(1)体针:主穴选内关、神门、夹脊胸4~5(或心俞、厥阴俞),每次选用1~2穴;气虚加膻中、足三里;气阴两虚加三阴交或安眠或肾俞;心脉瘀阻加膻中或膈俞或三阴交。患者取卧位,用30~34号1寸半不锈钢针,用转法合提插的平补平泻手法为主,得气后有中等感应,留针10~20分钟。脉促、胸痛明显者,须间歇运针,泻法。每天或隔天1次,8~10次为1个疗程。

(2)耳针:取心穴、神门、下脚端、皮质下、肝穴、肾穴、耳迷根、脑点。每次选4~5穴,轻刺激,留针30~60分钟。留针期间捻针2~3次。每天1次,10次为1个疗程。两耳交替使用。

(3)穴位注射:选用5mL注射器和5.5号针头,针尖垂直刺入内关(双)、神门(双),上下提插2~3次,有酸胀感后,每穴注入5%当归注射液0.5mL,每天1次,10次为1个疗程。

2.推拿疗法

(1)点按内关、神门、足三里。患者取坐位或仰卧位,用拇指抵住穴位,用力揉捻,各持1分钟。

(2)按揉心俞、肝俞、厥阴俞、肾俞。患者取坐位,闭目宁神,用掌根揉动,每穴约1分钟。

(3)擦背法:患者俯卧位,在背部脊柱两侧膀胱经走行线上,自上至下施以擦法约2分钟。

3.气功疗法

根据病情和体质情况,先练松静功、自然呼吸、意守丹田。1月后增练强壮功并配合做几节导引动功,每天练功2次,每次10~30分钟。

4.食疗

本病需少饮茶、咖啡等兴奋性饮料。缺钾者予以富含钾的饮食,如鲜橘汁、水果、蔬菜、鱼类、肉类等。缺镁时,应食谷类、绿色蔬菜和硬壳果类,如花生等。器质性心脏病患者可按其原发病的食疗谱进行。

(七)预防措施

现代医学将早搏分为器质性和功能性两种,前者多由各种心脏病引起,而后者常发生于无心脏病及其他病史的青年人,多与情绪激动、精神紧张、饮酒等有关。根据早搏的病因和诱因,可行如下预防措施。

(1)避免精神紧张和疲劳,起居有常,精神乐观,情绪稳定,戒烟忌酒,可减少本病发生。

(2)有器质性心脏病患者,应积极治疗原发病,消除诱发因素,预防感冒,遵医嘱按时服药等。

(八)临证心得

常用于治疗各种早搏的中药复方常包括有苦参、常山、甘松、延胡索、郁金、缬草、三七、葛根、羌活、炙甘草等。常山有奎尼丁样作用,苦参的多种成分具有抗实验性心律失常作用,故此二味中药常被用作为治疗早搏主要药物。这类方剂有抗早搏汤（常山、姜半夏、苦参、炙甘草）、整律合剂（党参、丹参、苦参、柏子仁、常山、炙甘草）等。传统复方炙甘草汤（炙甘草、人参、阿胶、桂枝、麦冬、火麻仁、生地黄、大枣）亦常用于治疗各种早搏。

二、阵发性心动过速

阵发性心动过速是一种节律快而匀齐或比较匀齐的主动性异位心律。因有突然发生、骤然停止的特点，故称之为阵发性心动过速。依据异位节律点发生部位不同分为阵发性房性、结性和室性心动过速3种类型，其中前两型在临床和心电图上难以鉴别，故统称为阵发性室上性心动过速。

阵发性室上性心动过速可见于青年人，无心脏病患者。亦可见于风心病、冠心病、甲亢性心脏病及洋地黄中毒。发病时脉来急数、动悸不安，大致属中医的心悸、怔忡、疾脱脉的范畴。阵发性室性心动过速则主要见于器质性心脏病如高心病、冠心病、风心病和心肌病；亦可见于心脏手术及洋地黄、奎尼丁中毒等。发作时除心悸、眩晕、气促外，甚则四肢厥冷，脉微欲绝，属中医心悸、眩晕和厥脱征范畴。

（一）症状体征

阵发性心动过速常有突然发作，突然停止，反复发作的特点，但室上型和室性型的临床表现不尽相同。

（1）阵发性室上性心动过速发作时，有心悸、头晕、心前区不适、乏力、发作时间长而严重的病例可出现心绞痛、呼吸困难、血压下降之症。心率多在160次/分以上，节律绝对规则，不受运动、深呼吸影响。压迫颈动脉窦等使迷走神经兴奋，如有效可使心率立即恢复正常。既往常有类似发作史，患者也常能找出一些减轻或终止发作的方法。

（2）阵发性室性心动过速是一种危重的心律失常。由于对心功能影响严重，常可以导致心衰、休克，甚至发生室扑和室颤，造成严重后果。

发作时患者突然心悸，血压下降，头晕，胸闷，汗出，心绞痛发作，甚至昏厥，休克，阿-斯综合征发作，急性心力衰竭，乃至猝死。心率大多为160～220次/分，节律略不规则，心尖区第一心音强度可轻度不等，刺激迷走神经的方法对心率无影响。严重者可有休克或心力衰竭的体征。

（二）诊断要点

（1）根据相应的病史、症状和体征。

（2）发作时心电图有确诊价值，表现为房性、房室交界性或室上性心动过速和室性心动过速的心电图特征。

（三）病因病机

本病发作时，患者突感心中急剧跳动，儋惕不安，眩晕不宁，脉来急数，甚则喘促难卧、四肢厥冷等证候。大致属中医心悸、怔忡、疾脱脉、厥证范畴。病位在心，可直接发病，亦可由其他疾病所并发。常与体质虚弱、情志所伤、饮食劳倦、外邪侵袭等因素有关。病机复杂，归纳如下。

1.痰火扰心

平素痰热内蕴之体，复因郁怒、肝失条达、胃失和降、脾胃运化失司，水谷之精微聚而成痰，气郁化火，痰火扰心而成病。

2.淤血内阻

风寒湿邪入侵，搏于血脉，日久不愈，内含于心，使心脉闭阻，心气被抑，气滞脉痹，心血瘀阻；

或心气不足,运血无力,血行不畅而发病。

3.阴虚火旺

素体之虚或失血过多,或久病失调,阴血不足;又阴虚之人,或外邪入里,郁久化热,伤及心阳,心失所养,均可导致阴虚火旺而引起本病。

4.气阴两虚

久病不愈,耗病伤血;或失血之后,虚而不复;或脾胃虚弱,不能生化气血,气虚则心无所主,血虚则心失所养均可致本病。

5.心阳虚脱

寒邪暴伤心阳;或痰瘀阻遏心窍;或久病体虚,年迈脏气虚弱,心阳不振,失治或误治;或因劳伤过度;或大汗亡阳致心阳虚脱,是本病危象。

(四)辨证治疗

1.痰火扰心

(1)证候:心悸不宁,胸闷烦躁,头晕失眠,痰多口干苦。舌苔黄腻,脉滑数。

(2)治法:清热豁痰,宁心安神。

(3)方药:黄连温胆汤加味:法半夏、陈皮、枳实、竹茹、枣仁各 10 g,茯苓 15 g,生龙齿 30 g,甘草、黄连各 6 g。

(4)加减:若热盛者加山栀、黄芩各 10 g,以清热泻火;火郁伤阴,见舌质红少津、脉细数者,去枳实、半夏、陈皮、加生地黄 10 g,石斛、麦冬各 15 g,以清热养阴。

2.瘀血内阻

(1)证候:心悸怔忡、胸闷或痛、呼吸气短。舌质紫黯,或有瘀点,脉涩促。

(2)治法:活血化瘀。

(3)方药:血府逐瘀汤加减。桃仁、川芎、郁金、枳壳、牛膝、香附各 10 g,当归、全瓜蒌、丹参各 15 g。红花 6 g。

(4)加减;若兼气血不足者,症见呼吸气短、心悸怔忡、头晕目眩,取全瓜蒌、香附、加炙党参、炙黄芪各 15 g,白芍、炙甘草、柏子仁、龙眼肉各 10 g,以益气养血。

3.阴虚火旺

(1)证候:心悸不宁,头晕目眩,胸中烦热,寐少多梦,口舌干燥。舌红少津,脉细数。

(2)治法:滋阴降火。

(3)方药:朱砂安神丸加味。生地黄、酸枣仁各 12 g,当归、麦冬、柏子仁、莲子心各 10 g,黄连、甘草各 6 g,百合 15 g。

(4)加减:若心悸甚者,症见心动如跃,心烦易怒,口苦,脉弦细数,至数不清,加黄芩、白芍各 10 g,阿胶 12 g(烊化分冲),麦冬、炒枣仁各 30 g,以滋阴降火,交通心肾。

4.气阴两虚

(1)证候:心悸怔忡,虚烦多梦,气短乏力,汗多口渴。舌淡苔薄白,脉虚数。

(2)治法:益气养阴。

(3)方药:生脉散加味:西洋参(或参须)5~10 g,酸枣仁、枣皮各 10 g,麦冬 15 g,五味子 5 g。

(4)加减:若肾阴不足,症见腰酸膝软、目眩耳鸣者,加首乌、枸杞各 15 g,龟板、鳖甲各 20 g,以滋肾养阴。若兼心脉血瘀,胸闷刺痛,舌有瘀点瘀斑,脉细数,加丹参、苦参各 15 g,郁金 10 g,三七 6 g。

5.心阳虚脱

(1)证候:心悸气促,四肢厥冷,冷汗淋漓,面色苍白,脉微欲绝。

(2)治法:益气回阳救脱。

(3)方药:参附汤加味:红参、附片(先煎)、白术各 10 g,炙甘草 12 g,黄芪 15 g,煅牡蛎 30 g。

(4)加减:若有阴伤,症见舌质偏红、脉细无力,加玉竹 15 g,天冬 10 g,以养阴生津;兼见胸闷自窒息者,加沉香、檀香各 10 g,以理气舒胸;若兼痰浊阻滞,胸满闷痛,舌苔腻浊,加陈皮、枳壳、胆星各 10 g,佛手 12 g,以理气化湿,疏畅气机。

阵发性室上性心动过速多属功能性病变,有时发作可自行停止,一般无严重后果。多见于阴虚火旺、痰火扰心之证。而阵发性室性心动过速是一种危急病证,多属心之阴、阳虚衰,甚则出现心阳虚脱、脉微欲绝之危象。必须采取综合治疗,争分夺秒,以免延误病情。

(五)专方专药

1.桂枝加桂汤加味

桂枝 15 g,白芍、炙甘草、柿蒂、防风、狗脊、川芎各 10 g,丁香 6 g,大枣 7 枚,生姜 5 片。水煎服,每天 1 次,适用于心阳不振、寒饮上冲证的室上速。

2.藿香正气散加减

藿香、佩兰、半夏、陈皮、桔梗各 12 g,苏梗、白芷、大腹皮各 6 g,茯苓、白术各 15 g,厚朴 10 g,水煎服,每天 1 剂,适于痰湿中阻、风寒外束证的室上速。

3.黄连阿胶汤

黄连 5 g,黄芩、白芍各 10 g,阿胶 12 g,(烊化、分冲),鸡子黄 1 个(冲入药汁),炒枣仁、麦冬各 30 g,生龙牡各 25 g(打、先煎)。煎服,每天 1 剂。适用于阴血暗耗、津亏火炎证的室上速。

4.旋复代赭汤加味

旋复花、半夏、木香、赤芍、生蒲黄各 10 g,党参 12 g,生姜 3 片,代赭石、茯苓、当归各 15 g,大枣 4 枚,瓜蒌 20 g,炒枣仁 24 g。每天 2 剂,水煎,饭前 1 小时分服。适用于肝气犯胃,胃气上逆证的室上速。

(六)其他疗法

1.体针

(1)方法一:针刺内关透外关,合谷、厥阴俞,用强刺激,不留针。

(2)方法二:取穴攒竹,以 1 寸毫针由攒竹穴快速直刺进针 0.2~0.3 寸。使针柄与皮肤呈 30°向鱼际方向沿皮透刺 0.6~0.8 寸,使酸沉感扩散至目及太阳穴部,或有麻电感向前额放散,眼球自觉发胀。留针 10~20 分钟,每隔 5~6 分钟行 1 次。

(3)方法三:针刺内关、合谷穴,必要时加人中,均施捻转泻法。患者取坐位或平卧位,于双上肢内关穴垂直刺入 0.8~1.2 寸,合谷穴垂直刺入 0.5~0.8 寸,持续捻转 30 秒钟左右。个别严重病例加人中穴,从上向下斜刺 0.3~0.5 寸,捻转数秒钟。

(4)方法四:取人迎、内关穴均取两侧。人迎穴平甲状软骨体上缘水平,胸锁乳突肌内侧,颈动脉内缘,斜向内侧进针 1~1.5 寸,从针体随动脉搏动而抖动为度,不做手法。内关穴垂直进针 0.5 寸,用雀啄手法,使针感向中指及肘部放射为度。属虚证,因惊吓、劳累而发者加神门、三阴交穴。神门进针 0.3 寸,三阴交进针 0.5 寸,施捻转补泻手法。属实证,因情志波动、烦闷而发者加太冲穴进针 0.5 寸,用提插补泻手法的泻法。室速时,可针刺内关、合谷、心俞穴,采用强刺激。

2.耳针

(1)方法一:选耳穴心、神门、交感点。用探针探准穴位后,用5分毫针刺入穴内,进针深度以穿透耳软骨为度,留针30分钟,10分钟行针1次,中等刺激,隔天1次,7次为1个疗程。

(2)方法二:取耳穴心、交感、神门、皮质下、小肠,毫针轻刺激,留针30~60分钟,其间捻针2~3次。每天1次,病程短者1~3次即可,病程长者10次为1个疗程。

3.三棱针

取穴心俞、神门。配穴足三里、三阴交。点刺出血、少量。隔天1次。

4.腕踝针

取上1区(神门穴处)上2区(内关穴处)。每天或隔天1次,每次留针20~30分钟,10次为1个疗程,间10天再行第二疗程。3、4两法操作简便,疗效迅速。对阵发性室速者,宜首先选用。

5.气功疗法

室上速者,如病情稳定,可配合气功疗法,取平坐位,自然呼吸,进行有意识三线放松,即将身体分为前、后、两侧三条线,自上而下,依次放松。①第1线:头两侧→颈两侧→两肩→两上臂→两肘关节→两前臂→两腕关节→两手→十指。②第2线(前面):面部→颈前→胸部→腹部→两大腿前部→两膝关节→两小腿前部→两足背→足十趾。③第3线(后面):后脑→项部→背部→腰部→两大腿后部→两腘窝→两小腿后部→两足跟→足心。

如此依次顺序放松,每松完一条线,在止息点轻微意守1~2分钟。第1线止息点是中指中冲穴,第2线是足大趾大敦穴,第3线是足心涌泉穴。先注意第一个部位,然后默念"松",再注意次一部位,再默念"松",再注意第三、四部位等,再默念"松"依次类推。当各处都能感觉到放松时,对整个身体默想放松。三线放松完后,轻轻意守脐部2~3分钟,每次练功20~30分钟。如体力不够,中间可休息一下。

6.食疗

(1)忌食辛辣、生冷、肥甘之物;戒烟禁酒。食宜清淡,宜以富含营养高蛋白饮食为主,辅以新鲜蔬菜,时令鲜果。

(2)痰火扰心者用粳米30 g左右煮粥,兑入竹沥30~60 g,稍煮即可。供早晚餐或上、下点心服食。淤血内阻者用桃仁红花羹(桃仁10 g,红花10 g,藕粉100 g。先煎桃仁红花药汁200 mL再加入藕粉搅拌即成);或薤白粥(薤白10~15 g,粳米60 g煮粥);或人参粥(用人参末3 g,粳米60 g煮粥);或何首乌粥(制首乌30~60 g,粳米60 g煮粥);或羊肉粥(新鲜羊肉90~150 g,粳米500 g煮粥);或百合粥(百合粉30 g,冰糖适量,粳米60 g)。气血两虚者食用黄芪粥(生黄芪、何首乌各30~60 g,粳米200 g,大枣2~3枚,陈皮末1 g,红糖少许煮粥);或用人参末3 g,枸杞30 g,粳米200 g,冰糖少许煮粥食用亦可。阴虚火旺者宜食芝麻粥、荷叶粥。心阳虚脱者饮食调理是重要的辅助治疗。可用冬虫夏草30 g,精羊肉3斤,小火炖烂后食服;亦可用黄芪30 g,鹿茸3 g,取鸭1只(去内脏)文火炖烂,食肉喝汤即可。

(七)预防措施

(1)积极治疗原发病,消除诱发因素,是减少本病发作的关键。要重视已患之病,注意劳逸结合,工作量要适中,切不可做力不从心之事,严禁烟酒、预防外感等亦是预防本病发作的重要方面。

(2)频繁发作的患者或发作中止后,可选用能够控制发作的药物,以预防复发。如参麦、参附制剂对预防阵发性室性心动过速有良好效果。特别是对急性心肌炎、急性心肌梗死及心功能不全者,宜尽早使用上述制剂,有较好的预防作用。

(3)避免精神紧张和疲劳,生活要有节制、有规律,要起居有常,精神乐观、情绪稳定均可减少本病的发生。

三、扑动与颤动

心房和心室的主动异位节律的频率超过了阵发性心动过速的范围,便形成扑动与颤动。根据发生部位的不同,分为心房扑动和心房颤动;心室扑动和心室颤动。

心房扑动时,心房内产生每分钟约 300 次快而规则的冲动,心房收缩快而协调。心房颤动时,心房内产生每分钟为 350～600 次不规则冲动,心房内各部分肌纤维极不协调地乱颤,从而丧失了有效的机械性心缩。两者的发病率之比为 10∶1～20∶1。可分为阵发性和慢性两类,前者时发时止,后者则持续不止达数月以上。阵发性轻者反复发作可转变为慢性。病因常见于各种器质性心脏病、洋地黄中毒及胸部手术等。

心室扑动时,心室有快而微弱无效的收缩。心室颤动则是心室内各部分纤维发生更快而不协调的乱颤,常为心脏病及其他疾病患者临终前的心律,也是猝死常见的表现之一。

中医无相应的病名,但根据证候表现,属心悸、怔忡、促脉、疾脉、雀啄脉、晕厥和猝死的范畴。

(一)临床表现

(1)心房扑动与心房颤动症状主要取决于心室率的快慢及原有心脏病的轻重,阵发型或初发时心室率较快,心悸、胸闷与恐慌等较为显著。心室率接近正常者症状较轻。严重者恶心呕吐、晕厥,甚至诱发心绞痛及心衰。

(2)心房扑动时,心律快而规则或不规则,有时心率可突然减半或突然加倍。心房颤动时,心音强弱不等,心律绝对不规则及脉搏短绌等。

(3)心室扑动与心室颤动一旦发生,表现为意识丧失,抽搐,继以呼吸停止。检查既无心音也无脉搏。

(二)诊断要点

(1)可具有相应病史、症状和体征。

(2)心电图示心房、心室颤动或扑动。

(三)病因病机

脏腑虚损为本病的发病基础。常因诸种原有病或其他因素如先天禀赋不足、劳欲过度、后天失养等,使心气耗伤而致心气不足,心用失常,乃至血脉瘀阻,加上情志不舒,气机郁滞,瘀郁化热,或热邪内侵,壅遏于里,急致瘀滞,气机逆乱,既急且乱而发本病。心气虚进而致心阳虚,在某些急性病的危重阶段,亦可因邪气过盛,正不敌邪,致心阳虚脱。

此外心气不足,血液运行无力,痰浊内生,凝聚阻于心脉之中,使心失所养,甚者因心脉很快完全瘀阻,使心脏丧失功能而突然死亡。

也可由久病伤气,劳心过度或重病失养,耗伤心阴,或情志不遂,气火由郁,暗耗阴血而引起气阴两虚而发本病。

(四)辨证治疗

1.心阳虚脱

(1)证候:面色苍白,神志模糊,气短身冷,大汗淋漓,或四肢抽搐。舌质淡苔白,脉沉迟或结代。

(2)治法：回阳固脱。

(3)方药：参附汤合桂枝甘草龙骨牡蛎汤加味。红参、附片(先煎)、桂枝、炙甘草各 10 g,煅龙骨、煅牡蛎各 20 g,白术、黄芪各 15 g。

(4)加减：若见阴伤,症见舌质偏红、脉细无力,加玉竹 15 g,天冬 10 g,以养阴生津；若兼见痰浊阻滞,胸满闷痛,舌苔腻浊,加陈皮、枳壳各 10 g,佛手 12 g 以理气化湿,疏畅气机；若见心胸疼痛剧烈者,加丹参 20 g,红花 6 g,郁金 12 g,以活血化瘀,理气止痛。

2.气阴两虚

(1)证候：心中悸动,短气咽干,五心烦热,口干烦躁。舌质红少苔,脉细数或结代。

(2)治法：益气养阴。

(3)方药：生脉散加转律汤。红参 3 g,丹参、苦参、酸枣仁各 20 g,琥珀 15 g(研冲),车前子 20 g,麦冬、五味子各 10 g。

(4)加减：若心火偏旺,心烦失眠,口舌生疮者,去红参,加黄连、栀子各 6 g,以清心泄热；兼见肾阴不足,腰酸膝软,目眩耳鸣者加何首乌、枸杞各 15 g,龟板、鳖甲各 20 g,以滋肾养阴；兼心脉瘀阻者,加郁金 15 g,三七 6 g；怕风易感冒者加玉屏风散。

3.痰瘀闭阻

(1)证候：心悸怔忡、胸闷胸痛,气短头晕、唇甲青紫。舌质紫暗,舌苔白腻或有瘀点,脉沉弦涩。

(2)治法：活血化瘀、除痰通络。

(3)方药：瓜蒌薤白半夏汤加减。全瓜蒌 24 g,丹参 20 g,郁金、元胡、远志、厚朴、枣仁、白蔻仁、薤白各 10 g。

(4)加减：若阴寒凝滞,心络不通、疼痛剧烈者,加附片 10 g,肉桂 6 g；若湿热内阻,口苦脘痞,苔黄腻,可先用温胆汤加黄芩、川朴各 10 g,滑石 12 g,薏苡仁 30 g,以清热利湿,腻苔化开后,再用活血通络止痛方药。

(五)专方专药

1.三参汤

党参 90 g,丹参 60 g,苦参、当归、地龙各 30 g,松节 100 g,生姜、甘草各 10 g。上药每剂煎 3 次,合并 3 次药液约 1 000 mL,分早、中、晚 3 次服,每天 1 剂。心房颤动复律后继续服 2 周,以巩固疗效。

2.除颤汤

丹参 20 g,苦参、炙甘草、五味子各 15 g,柏子仁、三七、川芎各 15 g,适用于房颤。

3.温胆汤合失笑散加味

法半夏、炙甘草、竹茹、枳壳、五灵脂、蒲黄、石菖蒲各 9 g,陈皮 6 g,茯苓 15 g,郁金 12 g,水煎服,日 1 剂,适用于痰浊瘀阻之房颤。

4.生脉散合天王补心丹加减

党参、炒枣仁各 30 g,紫石英 21 g,天麦冬各 18 g,生地黄、玄参各 15 g,当归、茯苓、柏子仁各 12 g,五味子、炙远志各 9 g。水煎服,日 1 剂。适用于气阴两虚之房颤。

5.健心汤

丹参、珍珠母、淮小麦各 30 g,党参 12 g,淡附片、枳实、桂枝、柏子仁、枣仁、炙甘草、万年青各 9 g,水煎服,日 1 剂。适用于元阳衰微、心气大伤之房颤。

（六）其他疗法

1.针灸疗法

（1）体针：主穴内关、通里，备穴神门、心俞。主、备穴交替针刺，弱或中刺激。或取主穴：内关、神门、心俞。配穴：心阳虚脱加关元、气海、神厥、百会，用艾条、艾柱灸之；气阴两虚加膈俞、脾俞、三阴交、血海，用补法；痰瘀闭阻加大陵、巨阙、丰隆，用泻法。内关直刺1寸，神门直刺5分，用捻转之补法，心俞针向棘突进针2寸，用雀啄法，针感直达胸内。

（2）耳针：取穴选心、交感、神门、皮质下、小肠、脑点。每次选4～5次，轻刺激，留针30～60分钟。留针期间捻针2～3次。每天1次，10次为1个疗程，两耳交替使用。

（3）腕踝针：用腕踝针取左侧内关、神门。用2～6寸毫针与皮肤呈30。角，迅速刺入皮内后，与皮肤平行缓慢进行，以产生酸、胀、痛感为宜，每天或间日针1次，10次为1个疗程，间隔10～15天。

2.食疗

参见阵发性心动过速。

（七）预防措施

（1）扑动与颤动系严重的心律失常，多由器质性心脏病或其他因素所致。因此，防治各种心脏病和影响心脏的其他诸种因素是预防本病发生的关键。

（2）扑动与颤动纠正后，应遵照医嘱继续服药或原发病的治疗，以防复发。

（李鑫鑫）

第六节　缓慢性心律失常的中医治疗

一、房室传导阻滞

房室传导阻滞是指房室传导系统某一部位（有时两个以上部位）的不应期异常延长，在激动自心房向心室传布的过程中，或则传导速度延缓，或则部分甚至全部激动不能下传的现象。房室传导阻滞可以是一过性、间歇性或持久性的。持久性房室传导阻滞一般是器质性病变或损伤的结果，而前两者除器质性因素外，尚可因迷走神经张力增高或其他心内或心外因素引起。

临床心电图学通常把房室传导阻滞分为三度。①一度房室传导阻滞：房室传导时间延长，但每个来自心房的激动都下传至心室。②二度房室传导阻滞：一部分自心房的激动被阻，不能下传心室，通常又进一步分为莫氏（Mobitz）Ⅰ型和莫氏Ⅱ型，莫氏Ⅰ型也称文氏（Wenckebach）现象型。二度房室传导阻滞也称不完全性房室传导阻滞。阻滞程度较重（3∶1阻滞或更重）的二度房室传导阻滞，也称为高度房室传导阻滞。高度房室传导阻滞可以是莫氏Ⅰ型或Ⅱ型。③三度房室传导阻滞：所有来自心房的激动都不能传至心室，因此又称为完全性房室传导阻滞。

房室传导阻滞，中医没有与此完全相等的独立病名。根据患者的证候表现，可将本病归之于眩晕、心悸、怔忡或昏厥等范畴。病位以心为主，亦及脾、肾。

（一）症状体征

（1）一度房室传导阻滞一般不产生症状，听诊可有第一心音减弱。

（2）二度房室传导阻滞由于心室脱漏可有心悸、胸闷、头晕、乏力之症状,活动后气促甚至昏厥。听诊可发现心音脱漏。

（3）三度房室传导阻滞因心动过缓而出现头晕、乏力、胸闷、气促、心悸之症状,甚至出现昏厥、阿.斯综合征及心力衰竭。听诊可发现心率慢而规则,每分钟 40 次左右。第一心音强弱不一,强者有"大炮音",或闻及心房音,收缩压增高。脉压差增大。

(二)诊断要点

（1）根据病史、症状和体征。

（2）主要依靠心电图检查,表现为房室传导阻滞的心电图特征。

(三)病因病机

本病的发生多与心、肾、脾阳气衰微,阴寒内盛及痰阻、血瘀、寒邪为患有关。病位以心为主。证属虚证居多,亦见虚中夹实。

1.气阴两虚

禀赋不足,素体阴素,或思虑过度,积劳虚损,耗伤心气,损伤心阴;心气虚损,则运血无力,血滞心脉;心阴不足,则心失濡养,心脉不畅而发病。

2.心肾阳虚

先天不足,肾阳素虚,或年高体弱,命门火衰,或久病不愈、劳倦内伤而损及肾阳,或寒湿饮邪损伤心阳。若肾阳素亏,不能温煦心阴,或心阳不能下交于肾,日久均可成心肾阳虚导致本病。

3.阳虚欲脱

素有心气虚弱或心阳不振,或失治误治导致心阳大伤,则血行失运而神失所养,血不载气,气亦失其温煦而成本病。

4.心血瘀阻

久病体虚,心气不足或心阳虚衰,不能温通血脉,即可引起心脉不通,淤血阻滞,或七情所伤,导致气机郁结,气滞血瘀,或同痰浊内阻脉络,皆可造成心脉瘀阻而致本病。

(四)辨证治疗

1.气阴两虚

（1）证候:心悸怔忡,心烦不寐,乏力气短,自汗口干,手足心热。舌红少津,脉虚细或结代。

（2）治法:益气养阴。

（3）方药:炙甘草汤合生脉饮加减。党参、丹参、生龙牡各 15 g,生地黄、五味子各 9 g,麦冬 10 g,肉桂 6 g。

（4）加减:兼血瘀者,症见胸闷而痛,舌有瘀点瘀斑,加川芎、红花、降香、赤芍以活血化瘀;夹痰湿者,症见头晕目眩、呕吐痰涎或胸脘痞闷、苔白腻、脉弦滑或结代,加瓜蒌、半夏、竹茹、南星以除痰化浊。

2.心肾阳虚

（1）证候:心悸气短,动则尤甚,神倦怯寒,形寒肢冷,面色㿠白,水肿。舌淡苔白厚,脉沉弱或结代。

（2）方药:参附汤合右归丸加减。党参、黄芪、熟地黄、补骨脂、淫羊藿各 15 g,制附片 20 g(先煎),枸杞 12 g,桂枝 10 g。

（3）加减:兼血瘀内阻,症见胸闷痛、唇甲发绀、脉沉涩者加益母草 15 g,泽兰 12 g,枳壳 10 g,红花 6 g,以理气化瘀;兼水肿者,加猪苓、茯苓皮各 15 g,椒目 10 g,大腹皮 12 g,以利水消肿。

3.阳虚欲脱

(1)证候:汗出如珠,面色灰白,呼吸气微,四肢厥冷,精神萎靡,甚或昏厥。舌质淡,脉微欲绝。

(2)治法:益气回阳救脱。

(3)方药:独参汤(红参9～15 g,煎服或切片咀嚼)或参附汤加味。炙党参20 g,附片(先煎)10 g,炙黄芪、山萸肉、煅龙骨各15 g,肉桂6 g。

(4)加减:伤阴者,症见舌质偏红,脉细数无力加玉竹、天冬各15 g,太子参10 g,以养阴生津;若兼夹痰浊血瘀者可分别加陈皮、枳壳、半夏各10 g,丹参30 g,红花9 g,郁金12 g,以理气化湿或活血化瘀。

(五)专方专药

1.益气温阳化瘀汤

人参、檀香各12 g,附片、桂枝、薤白各15 g,黄芪、丹参各30 g,干姜、川芎各10 g,甘草6 g。水煎服,每天1剂。配服参桂再造丸,每次1丸,每天3次,开水冲服。

2.参花三香汤

紫丹参50 g,红花5 g,云木香10 g,檀香3 g,降真香30 g。每天1剂,水煎服。

3.通滞汤

丹参30 g,降香15 g,石菖蒲、瓜蒌、郁金香各10 g,血竭粉、沉香粉各1 g(冲),麝香0.1 g(冲),水煎服。

4.升率汤

丹参25 g,附子、红参各20 g,麻黄、麦冬、当归各15 g,郁金12 g,细辛5 g。每天1剂,分3次服,5周为1个疗程。

(六)其他疗法

1.针灸疗法

(1)体针:针刺内关、太渊二穴(双),捻针20分钟。

(2)三棱针:昏厥或阿-斯综合征者,急用三棱针针刺人中、涌泉穴,用毫针刺内关穴,并用艾条灸百会、足三里穴。

2.推拿疗法

取心俞、膈俞、至阳(或灵台或神道)等背部穴位,另加臂部内关穴。若这些穴位不敏感,可在其周围击找敏感反应点,然后采用点、揉、按等手法在上述穴位进行刺激,手法由轻到重,每天1次,每次15分钟,10次为1个疗程。

3.气功疗法

(1)心阳不振者,取坐式或靠坐式,三线行气,心经感应意守,两中指尖点触89～90次/分,四收功,气息归元。每天2～4次,每次半小时。

(2)心气不足者,坐式或躺卧式,整体放松,心经意守,自然呼吸,心区按摩,补法,三按三呼吸,收功,气息归元,每天2～4次,每次半小时。

(3)心血不足者,坐式,一般放松,心经意守,自然呼吸,四收功,气息归元,每天2～4次,每次半小时。

(4)心肾两亏:先行坐式松静练气法,在此基础逐练三线行气,心经意守,自然呼吸,四收功,气息归元,每天2～4次,每次半小时。第三点练坐式,三线行气,心经感应,中冲、涌泉交替意守,自然呼吸,四收功,气息归元。每天 2～4 次,每次半小时。

(5)心血瘀阻:先行坐式或躺卧式松静练气法。逐渐三线行气,心经意守,两中指尖点触 80 次/分左右,自然呼吸,将收功时,六字吐气,呵字诀 6 呼,四收功,气息归元。1 天 2～4 次,每次半小时。或练卧式:右侧卧,左手放在髋部,右手劳官穴按在左缺盆穴上,两腿自然放置,以舒适安详为原则,全身放松,意守涌泉穴,自然呼吸,将收功时,六字吐气,呵字诀 6 呼,气息归元,收功。1 天 2 次,每次半小时。

(七)预防措施

(1)引起房室传导阻滞的病因各异,如器质性心脏病(心脏的炎性病变、心肌的缺氧或坏死、心脏的瓣膜性疾病等),亦可因电解质紊乱、药物中毒所致。因此积极防治心脏病,及时控制、消除原发病因和诱因是预防发生本病的关键。

(2)熟悉传导系统的解剖和心脏手术时严密的心电图监测可以减少本病的发生。

(3)若慢性完全性房室传导阻滞,如室率过慢,心排血量不足以维持一般体力活动的需要,需安置人工心脏起搏器,以防心脑综合征的发生。

(4)二度房室传导阻滞时,最好不用洋地黄类药物,因其可增加阻滞的程度。高度房室传导阻滞特别伴有心脑综合征的发作者,应禁用洋地黄,因其易于诱发此综合征的发作。在稳定的完全性房室传导阻滞伴心衰时,可慎用洋地黄。

(八)临证心得

针对房室传导阻滞时的基本病理变化,以温阳方药改善或纠正本症以阳虚为突出表现的主要病理变化,用益气养阴、活血化瘀方药兼顾气虚、阴虚、血瘀等本症的病理改变,既可改善或消除房室传导阻滞,亦能减轻症状,改善全身状况。

二、病态窦房结综合征

病态窦房结综合征(简称病窦)是以窦房结或其周围组织的器质性病变最突出,常有不同程度的房室结功能损害(双结病变),甚至累及整个传导系统(全传导系统病变),从而产生多种心律失常和多种症状的综合征,主要特征为心动过缓。当合并快速性室上性心律失常反复发作时,称为心动过缓-心运过速综合征。

病窦最常见的病因为冠心病心肌缺血,占所有病因中的1/3～1/2,其次为原因不明的硬化—退行性变,其余可由风心病、心包炎或心肌炎、心肌病、系统性红斑狼疮、先心病、心脏手术损伤等引起。故针对病因采取各种措施,以促进病变的恢复。但除少数急性期病例可能有效外,大多病窦起病缓慢且为渐进性,一旦发生昏厥等临床症状已臻晚期,且很大部分病例属原因不明,现代医学尚无理想的药物,治疗棘手。

根据病窦患者的脉症表现,分析其病因病机,并以主症或病机作为病名,本病证多属于中医的心悸、怔忡、眩晕、厥证、迟脉证等范畴。

(一)症状体征

病窦以心动过缓引起心排血量下降导致心、脑、肾供血不足为主要症状。因脑细胞对缺血、缺氧最为敏感,故临床上常以头晕、黑蒙及昏厥等为首发症状。由于心动过缓或出现心动过缓——心动过速综合征,则常以心悸为主诉症状。此类患者中偶有发生脑栓塞者。原有心脏病的症状如心绞痛等可加重,重症病例可继发心衰,肾灌注减少可出现少尿等。

心率缓慢,常在 50 次/分以下,心尖第一心音低钝及轻度收缩期杂音,窦性停搏时,心率及脉

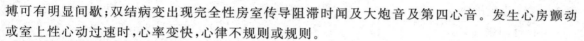

搏可有明显间歇;双结病变出现完全性房室传导阻滞时闻及大炮音及第四心音。发生心房颤动或室上性心动过速时,心率变快,心律不规则或规则。

(二)诊断要点

(1)具有提示窦房结功能衰减的心电图表现。

(2)具有提示窦房结功能衰减的证据,如:①激发试验阳性。②固有心率测定阳性。③窦房结功能检查异常,提示其起搏功能和传导功能低下。

(3)排除生理性、药物作用及其他疾病的影响。

在第三项基础上,具备上述心电图表现中的任何一条,兼有第二项中任何一条者即可诊断为病窦综合征。具备上述心电图表现中任何一条而第二项呈阴性者,疑诊病窦综合征。

(三)病因病机

1.病窦各种脉象形成的机制

中医通过诊察脉象的变化来认识病窦患者心率或节律的异常改变,如迟脉、涩脉、结脉、代脉可见于窦性心动过缓、窦性静止、窦房传导阻滞、频发较慢的期前收缩;迟脉是病窦常有的脉象。《诊家枢要》云:"迟为阴盛阳亏之候,为寒,为不足。"《濒湖脉学》云:"迟来一息至惟三,阳不胜盛阴血寒。"指出迟脉是由脏腑虚损,阳虚阴盛,气虚血寒所致。《素问·本神篇》云:"肾气虚则厥。"指出病窦多属阴盛阳衰之证。肾主命门,为阳气之根本,阳虚尤以肾阳虚为主。极脉和脱脉见于阵发性心动过速、心房扑动等。若迟脉与数脉交替出现,正如《素问·平人气象论》指出,脉来"乍疏乍数天死",表明这种脉象是疾病处在阴损及阳,阳损及阴的危重阶段。涩脉是指脉细而迟,往来艰涩,迟钝不畅,多因精伤血少,气滞血瘀。结脉表现脉率缓慢,时而一止,止无定期,其病因为"结脉皆为气血凝"(《濒湖脉学》),由气滞血瘀,痹阻心阳,血脉不通而产生间歇脉。代脉是指脉来中止,良久复动,止有定数的脉象异常,"代则气衰"(《素问·脉要精微论》),故其发病多因气衰所致。极脉、脱脉为脉率较快的异常脉象,"七疾八极,九至为脱"(《濒湖脉学》),常为阴气虚脱的征兆。综述病窦之脉象,概括其病机为阳虚阴虚气血虚损,气滞血瘀。

2.病机分析

病窦的发病机制,多数医家认为主要是阳气虚衰。心阳不振者病势较轻,表现为脉缓,伴有不同程度的心悸、气短、胸闷、胸痛等。心脾阳虚者,脉象迟缓而细,证见眩晕、心悸、面色无华、舌淡苔薄。肾阳虚者,脉沉迟而弱,证见畏寒肢冷、头晕耳鸣、小便清长、夜尿增多、舌淡少苔。现代医家探讨本病的机制认为病窦一证,其病在心,其本在肾,脾为次之。主要病理为心阳虚,心肾阳虚或兼脾阳不足。在阳虚的基础上还可不同程度挟有血瘀、痰凝之标症。病程迁延日久,阳损及阴,出现阴阳两虚之重证。

(四)辨证治疗

1.心气阳虚

(1)证候:心悸气短,动则加剧,或突然昏仆,汗出倦怠,面色㿠白,或形寒肢冷。舌淡苔白,脉沉弱或沉迟。

(2)治法:温阳益气。

(3)方药:人参四逆汤合苓桂术甘汤。红参10 g;制附片(先煎)、干姜、炙甘草、桂枝各9 g;白术、茯苓各12 g。

(4)加减:兼见水肿者加防己10 g,车前仁、益母草各15 g,丹参20 g,以活血利水;有血瘀者,症见胸闷而痛,唇甲青紫,舌质紫暗有瘀点、瘀斑,脉涩或结代,加丹参、赤芍各15 g,红花9 g,枳壳 10 g,以活血化瘀。

2.心肾阳虚

(1)证候:心悸气短,动则加剧,面色㿠白,形寒肢冷,腰膝酸软,眩晕耳鸣,小便清长,舌质淡苔白,脉迟结代。

(2)治法:温补心肾。

(3)方药:参附汤合右归丸加减。党参、黄芪、制附子、补骨脂各30 g,淫羊藿、熟地黄各 15 g,桂枝 10 g,枸杞 12 g。

(4)加减:兼有脾虚或有痰湿者,加茯苓、白术、山药各 15 g,或加薏苡仁 20 g,枳壳 10 g,桔梗9 g,法半夏 12 g,炒扁豆 15 g。

3.气阴两虚

(1)证候:心悸气短,烦劳加重,疲倦乏力,头晕盗汗,五心烦热。舌红少苔,脉细微或结代。

(2)治法:益气养阴。

(3)方药:生脉散加味。党参、黄芪、黄精各 24 g,太子参、百合各15 g,麦冬 12 g,五味子9 g。

(4)加减:兼血虚者,症见面色苍白,唇淡无华,舌质淡、苔白、脉细弱而迟,五味子、麦冬、百合、太子参、加当归、白芍各12 g,酸枣仁、茯苓、熟地黄各 15 g,白术、陈皮、炙甘草、远志各9 g,以益气补血。

4.痰湿阻络

(1)证候:心悸气短,咳嗽有痰,胸痛彻背,背痛彻心,头晕目眩。舌质淡,苔白滑,脉弦滑。

(2)治法:温化痰湿。

(3)方药:六君子汤合瓜蒌薤白半夏汤加减。党参、瓜蒌各 30 g,薤白 15 g,白术、半夏、茯苓各 12 g,陈皮、桂枝、炙甘草各 10 g,砂仁 6 g。

(4)加减:兼血瘀者,症见胸闷疼痛甚者加丹参、枳实、郁金、元胡各 10 g,以活血化瘀;痰多色白,脉沉迟者,加附片 9 g 温阳化痰;眩晕甚者,加菊花 15 g,天麻 10 g。

5.心脉瘀阻

(1)证候:心悸气短,胸闷憋气,或刺痛阵作,牵引肩背,自汗,四肢厥冷,唇甲青紫。舌质紫暗,或有瘀点,脉涩或结代。

(2)治法:温阳益气、活血化瘀。

(3)方药:参附汤合冠心Ⅱ号方加减。党参、附片各 15 g,淫羊藿、桃仁、丹参、川芎、红花、当归各 10 g,麻黄 6 g,细辛 3 g。

(4)加减:若阳损及阴致阴阳两虚者,加枸杞、麦冬各 12 g,以滋补阴血。

(五)专方专药

1.起率合剂

党参、制附片、炙黄芪各 75 g,丹参 50 g,麦冬 39.5 g,淫羊藿、细辛、炙甘草各 30 g,麻黄 25 g,加水煎成 500 mL,每次 30~50 mL,每天4 次,2 周为 1 个疗程。

2.羌桂合剂

桂枝、甘草各 10 g,羌活 6 g,乳香、没药各 5 g,水煎服,每天1 剂。适用于证属心阳不振者。

3.通阳复脉汤

黄芪、五味子、麦冬、淫羊藿各 20 g,升麻、甘草、麻黄、附子、人参、鹿胶各 10 g,黄精 50 g,细辛 5 g,水煎服。适用于证属心阳不足,气阴亏损者。

4.炙甘草汤加减方

党参 30 g,附片 5 g,桂枝 6 g,法半夏、全瓜蒌、麦冬、红花、当归各 10 g,丹参 15 g,生地黄 20 g,炙甘草 5 g,水煎服,每天 1 剂。10 天为 1 个疗程。

5.温阳通脉汤

生麻黄 6～12 g,熟附子 12～24 g,细辛 3～12 g,全瓜蒌 12～30 g,枳壳、汉防己各 9 g,红花 6 g,川芎 9～12 g,虎杖 12 g。用于证属寒凝血瘀者。

6.复方参附散

红参 11%,附子 32%,干姜 11%,麦冬 35%,吴茱萸 11%,共研细末。每天服 3 次,每次 9 g,用温水吞服。用于证属心气阳不足者。

7.健心片

每片含党参、附子、桔梗各 9 g,川芎 6 g,炙甘草 3 g,口服,每次 5 片,每天 3 次,疗程为 1～3 个月。

8.活窦丸

炙甘草、仙茅、淫羊藿各 10 g,丹参 30 g,党参、黄芪各 15 g。将上药共研药末,烁密为丸,每丸重 12 g,每服 1～2 丸。日服2～3 次。

9.参杞阿胶丸

党参、黄芪、阿胶、枸杞子四药组成,每天分服 9 粒,疗程 1 个月。

10.护心丹

含麝香、人参、三七、蟾酥等,每次 2～3 粒,每天 3 次服。

11.活心丹

含人参、灵芝、麝香、附子、红花、牛黄、熊胆、蟾酥、珍珠、冰片,每次 1 丸,每天 2 次。

12.心宝丸

含洋金花、附子、肉桂、人参、田七、麝香、鹿茸、蟾酥等药,每次2～10 粒,每天 2～3 次,2 个月为 1 个疗程。

13.红参

9～15 g,水煎口服,每天 1 剂,或切片咀嚼。适用于证属气阳两虚者。

14.补骨脂

30～60 g,水煎口服,每天 1 剂,适用于证属阳气衰弱者。

15.附子Ⅰ号注射液

含去甲乌药碱,加于 5%～10%葡萄糖液 250 mL 静脉滴注,每天1～2 次。适用于证属阳气衰弱者。

16.附子注射液

4～6 mL(每毫升含生药 2 g),加于 10%葡萄糖液 500 mL 静脉滴注,每天 1 次,疗程 2 周,必要时重复 1～2 个疗程。

17.益气注射液

含党参、黄芪、黄精,10 mL,加入 10%葡萄糖液 200 mL 静脉滴注。适用于气虚型。

若气阳两虚者,可与附子Ⅰ号注射液合用。

(六)其他疗法

1.针灸疗法体针

(1)方法一:取主穴神门、大陵、太溪,配穴心俞、完骨、膈俞、神堂、志室、膻中(图9-1)。每天1次,12次为1个疗程。

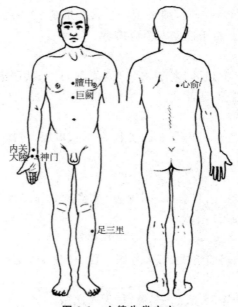

图 9-1　心律失常主穴

(2)方法二:选穴第一组内关、神门,配足三里;第二组心俞、神堂、配三阴交。所有穴位均取双侧。针刺心俞、神堂时取俯卧位,针身与皮肤呈70°角向脊柱方向斜刺,深度1寸。其余穴位均一般方法行针。两组穴位交替使用,每天1次,留针30~45分钟,中间行针2次,每次约1分钟。7天为1个疗程。

(3)方法三:选心俞、厥阴俞、通里、太冲穴,并随证加减,每天1次。

(4)方法四:针刺人中、内关、足三里,用强刺激,持续施治5~10分钟,艾灸百会、气海、关元。适用于厥脱证之急救。

耳针时选内分泌、心、神门、交感、胃、皮质下等穴,用胶布固定王不留行籽,每天按压2~3次,每次5分钟,保留5~7天。

2.穴位注射

附片注射液(含制附片)选择心经穴位注射,每次3 mL,每天1次,10次为1个疗程,适用于阳虚证。

3.气功疗法

参照房室传导阻滞。

4.食疗

进食以清淡食物为宜,如瘦肉、蔬菜、动物(猪、牛、羊等)心脏等。忌食油腻、辛辣、酒、烟等物,并可配合以下食疗方治疗:①百合60 g,煎取汁;鸡蛋黄2只,打匀加入,加糖煮熟,每天分2次服。②龙眼肉30 g,远志、丹参各15 g,水煎加糖,每天分2次服用。

(七)预防措施

(1)积极治疗原发病(如控制风湿活动、改善冠状循环的血运等);解除导致本病的诱因,病后应坚持遵医嘱服药,巩固疗效,避免不良刺激。

(2)注意衣着,起居有常,适当锻炼,防止外邪侵扰。

(3)保持心情舒畅,避免情志为害。

(4)注意劳逸结合,可适当地散步,练气功、打太极拳等,以使筋脉气血流通,有益于健康。

(5)确诊为本病后,应积极治疗,阻断病情进一步发展,药物治疗不佳或治疗有困难者,应及早安装起搏器。

(李鑫鑫)

第十章

心血管疾病的中西医结合治疗

第一节　心绞痛的中西医结合治疗

心绞痛是由心肌血氧供求不平衡所致心肌急剧的、暂时的缺血与缺氧的临床综合征。常发生于劳动或情绪过激时,持续数分钟,休息或用硝酸酯制剂缓解,饱食、受寒、阴雨天气、急性循环衰竭等亦是常见的诱发因素。

中医无心绞痛之名称,从临床症状分析,本病与中医的胸痹、心痛证有相似之处。

一、病因及发病机制

(一)发病因素

本病最常见的病因系多种因素作用于不同环节导致的冠状动脉粥样硬化,近年来的研究认为主要与年龄、职业、不良饮食习惯、遗传等有关,高血压、高脂血症、糖尿病和吸烟为本病的易患因素。本病还可见于主动脉瓣狭窄或闭锁不全、肥厚梗阻性心肌病、二尖瓣脱垂、梅毒性主动脉炎、先天性冠状动脉畸形等引起的冠脉供血不足。

(二)发病机制

当冠状动脉的供血与心肌之需血之间发生矛盾,冠状动脉血流量不能满足心肌代谢的需要,引起心肌急剧的、暂时的缺血与缺氧时,即产生心绞痛。

(三)中医学

感受寒邪、七情内伤、劳逸失度、饮食失调等因素常可诱发胸痹、心痛发病,或加重病情。若外感寒邪,损伤心阳,可致心脉凝涩不通而发心痛。若内伤七情可使心肝之气郁结,气滞血瘀,心脉运行不畅而发心痛。过度的体力劳动或脑力劳动皆可耗伤元气,致心气亏虚,运血无力,心脉失养而发心痛。饮食失常,饥饱失度或过嗜肥甘、偏嗜咸食,嗜好烟酒,皆可损及脾胃,致运化失常,痰浊内生,闭阻心脉而发为心痛。其病机转化主要表现在正邪转化、虚实转化、阴阳转化、脏腑转化 4 个方面。一般情况下,病程短者,多以邪实为主,其病机主要是寒凝、气滞、痰浊、瘀血等病邪痹阻心脉。病程长者,或因寒邪伤阳,或因痰热伤阴,或因正气损伤,邪气留恋,其病机重点每多由实转虚或虚实夹杂。若病变进一步发展,阴阳之间、脏腑之间也可相互转化,如阴损及阳、阳损及阴、心病及肾,从而形成阴阳俱衰,心肾同病。

二、诊断

(一)临床表现

1.症状

多见于中老年患者,常因劳累、情绪激动、遇寒、饱餐、吸烟、心动过速、休克等而诱发。典型发作特点为突然胸骨上中段之后压榨性或窒息性疼痛,常向左肩、左上肢放射,部分病例向颈部、下颌部放射,偶伴濒死的恐怖感,不敢活动,汗出。发作频率随病情而异,历时1~5分钟,一般不超过15分钟。经休息或舌下含服硝酸甘油多能缓解,不发作时多无阳性体征。

2.体征

偶在心绞痛发作时出现,心率加快、血压升高、第三心音和/或第四心音,心尖收缩期杂音,心律失常,以室性期前收缩多见。

(二)辅助检查

1.心电图

平静心电图在心绞痛发作当时多有 ST-T 出现缺血性改变。但由于冠状动脉具有较大贮备力,其血流量要减少到30%~60%,平静心电图才有明确变化,故不在心绞痛发作时一般有一半以上患者平静心电图正常。运动负荷试验如双倍二阶梯试验、活动平板运动试验、踏车运动试验,虽敏感度较高,亦可有假阳性与假阴性,假阳性多见非易患人群和 40~60 岁的女性;假阴性可见于自发性心绞痛的患者。动态心电图(Holter 监测)由于 24 小时连续监测,从而可以了解心电图异常频率、规律与其症状、诱因的关联。本试验可受非缺血性因素影响如过度换气、心脏位置变化等。

2.冠状动脉造影

因可反映冠状动脉狭窄或阻塞程度、分布范围及侧支循环建立情况,明确一些少见情况,如冠状动脉起源畸形、冠状动脉动静脉瘘、冠状动脉夹层血肿等,故对冠心病具有直接确诊意义。

3.其他

如配合放射性核素检查、心肌活检、超声心动图,可把更多冠心病患者检出。

三、鉴别诊断

典型心绞痛发作不难诊治,但不少患者的心绞痛发作极不典型,可从下列予以鉴别。

(1)发作部位:典型发作在胸骨及其邻近处,亦可发生在上腹至咽间的任何水平位,左肩臂、右肩、下颌、上胸椎、左肩胛间、下颈椎。患者常以拳或掌指示疼痛的部位,极少以一只手指端点某一部位发生疼痛。

(2)发作性质:针刺样、闪电样或持续性的昼夜不停的疼痛,多不是心绞痛。心绞痛发作性质多呈压榨性、紧束性、窒息性的沉重闷痛为主。少数可出现烧灼感、呼吸短促并咽喉紧榨感。极少与体位改变、深呼吸有关。

(3)发作时限:一般发作时限以 1~3 分钟为多,很少超过 5 分钟,极个别在 15 分钟以内。发作持续仅数秒或不适感持续整一天或数天的多不是心绞痛。

(4)硝酸甘油效应评定:舌下含硝酸甘油,一般在 1~2 分钟生效,超过 3 分钟生效难以评定其效应,可结合其他检查进行评定。

(5)急性心肌梗死的疼痛较剧、持久,可数小时。含硝酸甘油不能缓解,常伴心力衰竭、休克和心律失常。心电图可有 ST-T 符合急性心肌梗死进行性衍变,结合心酶学等实验室检查,不难与心绞痛鉴别。

(6)心血管神经官能症:常伴心悸、失眠等神经衰弱症状。胸前疼痛多呈游走性、闪电样,或用手指端可定出疼痛的部位,结合心电图和其他实验室检查,不难与心绞痛鉴别。

(7)胸壁病变:如肋软骨炎,其疼痛在胸壁、可有触痛,局部可隆起。肋间神经痛可累及 1~2 肋间,呈持续性、咳嗽、深呼吸、抬臂转体位疼痛增剧,沿神经行径处可有压痛。风湿病、痛风性关节炎等发作,其疼痛少数亦会累及胸部肋骨、软组织,结合心电图及其他实验室检查不难鉴别。

(8)要与反流性食管炎、食管裂孔疝、胃炎、胃十二指肠溃疡、胆囊炎等消化性疾病;严重的主动脉瓣狭窄或闭锁不全、湿热或其他原因引起的冠状动脉炎、梅毒性主动脉炎引起冠状动脉口狭窄或闭塞、肥厚性心肌病、先天性冠状动脉畸形等,均可引起心绞痛,要根据临床与实验室检查进行鉴别。

四、危重指标

(1)发作时限、疼痛性质以及诱发因素明显的改变。

(2)危险性心律失常的出现,如频发室性期前收缩、二联律、三联律、RT 重合、多源性室性期前收缩或心率突然变慢、出现房室传导阻滞。

(3)缺血性 ST-T 改变越来越严重,即使心绞痛不出现,同样也可能发生心肌梗死或猝死。

(4)发作性夜间呼吸困难出现,必须注意其心率是否增快、血压是否降低、呼吸是否加速、是否出现肺底湿啰音、是否听到第三心音、是否出现舒张期奔马律。

(5)疼痛的出现变呈持续性,原用硝酸酯类能缓解的疼痛变成不能缓解。

五、治疗

(一)西医治疗

1.治疗原则

在预防及控制心绞痛的发作、减轻心肌耗氧、消除心肌缺血总负荷的同时,积极进行病因治疗,或防治动脉粥样硬化。

2.治疗措施

(1)发作期的治疗:本期治疗目的在于心绞痛发作当时迅速缓解或终止心绞痛的发作。

休息:心绞痛发作当时宜立刻原地休息,一般情况下休息可缓解。最好在休息时舌下含服硝酸甘油或二硝酸异山梨酯 1 片,亦可吸入亚硝酸异戊酯。

终止发作用药:①硝酸甘油。一般用 0.3~0.6 mg,舌下含化,多在 1~2 分钟发挥作用。延迟见效或完全无效时提示并非患冠心病或患严重的冠心病;频繁发作者,可用硝酸甘油注射液 10~20 mg 溶于 5% 葡萄糖注射液 500 mL 中,每分钟 4 滴开始静脉滴注,密切注意心率和血压情况,如无变化可渐加量,一般不超过 200 μg/min。不良反应多见头胀痛、面红、心悸、偶有血压下降甚至虚脱。对伴有低血容量的患者尤应注意,青光眼等禁用。②二硝酸异山梨酯。用 5~10 mg,舌下含 2~5 分钟见效,也可使用喷雾剂喷入口腔,每次 1.25 mg,1 分钟见效。③亚硝酸异戊酯。每安瓿 0.2 mL,用手帕包裹敲碎,盖于鼻吸入,10~15 秒起作用,几分钟即消失,可使血压降低,慎用。

(2)缓解期的治疗:宜避免足以诱发心绞痛发作的各种可能因素,每次进食不过饱,禁烟酒,劳逸结合,心情舒畅。对初发型、恶化型、卧位型、变异型、中间综合征、梗死后心绞痛等,宜适当休息。

硝酸酯类:可用二硝酸异山梨酯,每次 5～10 mg,每天 3 次,能维持 3～5 小时;单硝酸异山梨酯 20 mg,每天 2 次;硝酸甘油缓释膜或 1%～2%硝酸甘油软膏含量 5～10 mg,贴于皮肤上吸收,可持续 6～8 小时;硝酸戊四醇酯,每次 10～30 mg,每天 3～4 次,口服,可维持 4～5 小时作用。

β受体阻滞剂:能阻断拟交感胺类对心率和收缩力受体的刺激作用,减慢心率和降低血压,减低心肌收缩力和耗氧量,增加运动耐量,从而减少心绞痛的发作。由于能使心喷血时间延长和心脏容积增加,故可能使心肌缺血加重或引起心力衰竭,但其对心肌耗氧的减少远超过其不良作用。适用于劳力型心绞痛,而自发型心绞痛(含变异型心绞痛和卧位型心绞痛)应慎用,以免增加冠状动脉痉挛或诱发心力衰竭。常用的 β受体阻滞剂有下列几种:①普萘洛尔。每次 10～40 mg,每天 3 次。本药有抑制心肌、抑制房室传导、增加呼吸系统阻力、促使支气管痉挛等不良反应,故心力衰竭、房室传导阻滞、支气管哮喘或阻塞性肺气肿者等应禁用。②纳多洛尔。每次 40～320 mg,每天 1 次,对心肌抑制作用较弱。③美托洛尔。每次 50～100 mg,每天 1～3 次,用药时要注意个体差异,在治疗剂量范围内,一般不引起支气管痉挛或其他 β_2 受体阻滞的不良反应。④阿替洛尔。作用同美托洛尔,每次 25～100 mg,每天 2 次,口服。

β受体阻滞剂可与硝酸酯合用,能起互补作用,但要注意:剂量宜少,尤其在开始用药,以免引起体性低血压;停用 β受体阻滞剂时,应逐渐减量,突然停用有诱发心肌梗死可能;心功能不全、支气管哮喘、心动过缓者不宜用。

钙通道阻滞剂:能抑制钙离子进入细胞内,抑制心肌细胞兴奋-收缩偶联中钙离子的利用,从而扩张冠状动脉,解除冠状动脉痉挛,抑制心肌收缩,减少心肌耗氧,改善心内膜下心肌供血。扩张周围血管,降低动脉压,减轻心脏负荷同时,还能降低血液黏度致心肌微循环得以改善。常用钙通道阻滞剂有下列几种:维拉帕米:80～120 mg,每天 3 次,缓释剂 240～480 mg,每天1 次,本药对 Ca^{2+} 进入心肌的抑制较明显,减慢房室结的传导,偶可导致心力衰竭。对心功能正常、心房颤动、心率偏快或室上性心动过速者适用。少数不良反应有头晕、恶心、呕吐、便秘、心动过缓、P-R 间期延长、血压下降等。硝苯地平:10～20 mg,每天 3～4 次,舌下含亦能迅速吸收起作用,一般用于口服。其缓释剂 30～80 mg,每天 1 次,对血压偏高的心绞痛患者尤适用。不良反应有头痛、头晕、乏力、血压下降、心率增快等,孕妇禁用。地尔硫䓬:30～90 mg,每天 3 次,缓释剂 90～360 mg,每天 1 次。可减慢心率,抑制房室传导功能。不良作用有头痛、头晕、失眠等。

钙通道阻滞剂对变异型心绞痛效果最好,可与硝酸酯同服,硝苯地平可与 β受体阻滞剂同服。维拉帕米与地尔硫䓬与 β受体阻滞剂合用时则有过度抑制心脏的危险,本类药停用时宜渐减量,以免导致冠状动脉痉挛。

经皮穿刺冠状动脉腔内成形术(PTCA):主要是用于因粥样硬化斑块形成和/或血栓性物质所致的冠状动脉狭窄与阻塞性病变。其法是以加压球囊把斑块或血栓性物质压缩至血管壁周围,使管腔恢复通畅。①适应证:经药物治疗无效的,症状明显、影响生活的,病史在一年以内的心绞痛患者;局限于左前降支、左回旋支或右冠状动脉的近端明显狭窄,局限性狭窄短于15 mm,且不伴广泛钙化者。近年国外对本病的多支血管病变者进行 PTCA 亦取得较好疗效。②禁忌证:长期心绞痛伴有冠状动脉僵硬或钙化性狭窄,脉完全闭塞或高度偏心的狭窄易引起球囊导管穿透者;明显的左冠状动脉主干阻塞,特别是伴有远端病变者;冠状动脉近端极度扭曲,特别是合并慢性病变者。

外科手术:主要是施行主动脉冠状动脉旁路移植手术(CABG)。主要适用于左冠状动脉主干病变、稳定性心绞痛内科治疗效果不佳、恶化型心绞痛、变异型心绞痛、中间综合征或梗死后心绞痛的患者。患者冠状动脉狭窄的程度要在管腔阻塞 70% 以上,狭窄段的远端管腔要畅通和左心室功能较好。一般认为左冠状动脉主干病变或右冠状动脉完全阻塞兼有左冠状动脉前降支 70% 以上阻塞的患者,施行手术可延长寿命,手术指征最强。

其他:如频繁发作,可用低分子右旋糖酐或羟乙基淀粉注射液 250～500 mL,每天 1 次,14～30 天为一疗程,可改善微循环的灌流。溶血栓药和抗血小板药可用于治疗不稳定性心绞痛。高压氧治疗增加全身的氧供应,可使顽固性心绞痛得到改善,但不易巩固。体外反搏治疗可能增加冠状动脉的供血,可考虑应用。近年来采用一些成形方法,如激光冠状动脉成形术(PTCLA)、冠状动脉斑块旋切术、冠状动脉斑块旋磨术、冠状动脉支架,可望降低狭窄之发生率,以后者较佳。

(二)中医治疗

1.证候特征

心绞痛大致与中医的胸痹、心痛证相似,胸痹、心痛证多发于中老年,表现以胸前或胸脘部含糊不清的闷痛、翳痛或向左肩背沿手少阴心经循行部位放射,持续时间短暂,多由情志、饱食、寒冷、劳累而诱发,亦有少数在安静或睡觉时,无明显诱因而发病。多伴心悸、气短、乏力、自汗盗汗,甚或气短,或喘促,脉结代。经休息或除去诱因后,多数症状可缓解。

2.治疗要点

(1)本病属正虚邪实,正虚是本,邪实是标。发作期以标实为主,宜攻或兼扶正。要注意扶正不碍邪,祛邪不伤正。

(2)正虚则以气虚、气阴两虚、阴虚与阳虚为主;邪实以气、血、痰、食、湿、火郁为主。气虚者要补气;气阴两虚宜益气养阴;阴虚者要滋阴;阳虚者要扶阳。气滞要行气;血瘀要活血;有痰湿者要除痰;湿重者宜化湿;食滞宜导滞;火盛宜泻火。

(3)胸痹心痛证:其疼痛发作部位与脘胁相连,治疗时易与胃痛、胁痛、胸痛混淆。鉴别如下。
胃痛:其痛与饮食有关,可食后饱胀、恶心、嗳气,或饥饿痛、得食痛减。
胸痛:其疼痛位置固定,转体或牵动上肢可诱发或使疼痛加重,痛呈持续性,局部可有压痛或红肿;胸痛也有因急慢性肺系疾患所致者,除胸痛外还表现有咳嗽、气促、痰黄稠或痰中带血等呼吸道症状;郁证所致的胸痛,其疼痛呈游走性,与情绪起伏关系大,多愁善感、易惊易怒、易喜多疑、心烦、失眠、心悸等;若胸痛突然剧烈,又有高血压史,已排除心、肺、胃、胆、胰、神经肌肉性疼痛所致,要考虑夹层动脉瘤的可能;如患者素有痹证史,常有游走性关节肌肉酸痛,此次胸痛发范围较大、时限持续,要注意考虑其疼痛与痹证相关。
胁痛:可在左上脘或右上脘,痛较剧,甚或发热恶寒,可有黄疸,局部可有压痛。
以上通过 X 线、CT、MRI、胃肠钡餐、B 超、心电图、实验室淀粉酶、胆囊造影、胃镜等检查,不难做出诊断,治疗方无误。

3.分型治疗

(1)郁阻胸阳。

主证:胸闷时作,情怀不遂易诱发,痛连胸胁,伴恶心嗳气,腹胀纳差,大便不调,得矢气则舒,舌苔腻或微黄,脉弦或弦数。

治法:疏肝解郁,理气通阳。

例方:选用越鞠丸、柴胡疏肝散、逍遥散等。

常用药:柴胡、枳壳、甘草、白芍、川芎、香附、陈皮、半夏、神曲、山栀子、茯苓、苍术、白术、当归。

应急措施:选针阳陵泉、厥阴俞、内关、足三里或太冲、合谷、膻中、内关。耳针心、肝、脾、胆。复方丹参滴丸10粒,含服。葛根素400 mg加入5%葡萄糖注射液中静脉滴注。

(2)寒凝心脉。

主证:发作性心前绞痛,甚则晕厥,面色苍白,形寒肢冷,汗自出,心悸气短,遇寒而发,舌质淡、苔薄白,脉紧。

治法:祛寒活血,宣痹通阳。

例方:当归四逆散加味。

常用药:细辛、当归、桂枝、白芍、大枣、炙甘草、通草、薤白、瓜蒌、熟附子。

应急措施:参附注射液20~100 mL加入5%~10%葡萄糖注射液500 mL,静脉滴注。选针内关、心俞、足三里、灸命门、百会。冠心苏合丸2粒舌下含服。

(3)痰浊闭阻。

主证:胸闷体胖,气短痰多,纳呆肢乏,惊悸,苔白腻,脉滑。因痰热所致者,心烦不寐,舌红苔黄腻、脉滑数。

治法:通阳泄浊,豁痰开结;因热所致者,宜清化痰热,化痰散结。

例方:苓桂术甘汤、瓜蒌薤白半夏汤;因痰热所致者,用黄连温胆汤、竹茹温胆汤。

常用药:瓜蒌、薤白、半夏、茯苓、陈皮、甘草、竹茹、枳壳、桂枝、白术、黄连、干姜、细辛、胆星、厚朴。

应急措施:选针合谷、内关透外关、足三里、脾俞;或曲池、膻中、肺俞;或用耳针针脾、心、肺。通心络胶囊3粒含服。清开灵注射液40 mL加入5%葡萄糖注射液中静脉滴注。复方丹参注射液20 mL加入5%葡萄糖注射液静脉滴注。

(4)瘀血痹阻。

主证:心胸疼痛剧烈、如刺如绞、痛有定处,甚则心痛彻背,背痛彻心;或痛引肩背,伴有胸闷,日久不愈,可因暴怒而加重,舌质暗红,或紫暗,有瘀斑,舌下瘀筋,苔薄,脉弦涩或结、代、促。

治法:活血化瘀,通脉止痛。

例方:血府逐瘀汤、桃红四物汤、失笑散等。

常用药:当归、赤芍、桃仁、红花、枳壳、甘草、生地、柴胡、川芎、牛膝、桔梗、五灵脂、蒲黄、丹参、田七。

应急措施:速效救心丸每次4~6粒,每天3次,心绞痛发作时10~15粒含服。复方丹参滴丸每次10粒、每天3次含服;通心络胶囊,每次3粒,每天3次。香丹注射液20~40 mL加入5%葡萄糖注射液250 mL中,静脉滴注。通心络胶囊3粒即含服。

(5)气阴两虚。

主证:胸闷胸痛,气短乏力,心烦不寐,自汗盗汗,手足心热,舌红边暗,脉细数或结代。

治法:益气养阴,活血通络。

例方:生脉散加味。

常用药:西洋参、麦冬、五味子、玉竹、生地、三七、丹参。

应急措施:生脉注射液40 mL加入5%葡萄糖注射液250 mL,静脉滴注。复方丹参注射液20 mL加入5%葡萄糖注射液500 mL中静脉滴注。滋心阴口服液与补心气口服液各10 mL

即服。

（6）胸阳不振。

主证：心悸而痛，胸闷气短，乏力自汗，动则更甚，神倦怯寒，面色㿠白，四肢欠温或肿胀，舌质淡胖、苔白或腻，脉沉迟。

治法：温振心阳。

例方：参附汤合桂枝甘草汤。

常用药：人参、附子、桂枝、甘草、薤白、瓜蒌、田七、黄芪。

应急措施：参附注射液 20～40 mL 加入 5％葡萄糖注射液 500 mL 中静脉滴注。艾灸命门、足三里、肾俞。针内关、膻中、合谷。

以上各型虚实夹杂，尤其瘀血痹阻可见于各型之中，故活血化瘀可为治疗本病不易之法，在治疗时可根据实际情况灵活化裁。

六、临症提要

（1）一般稳定性心绞痛多属中医的痰浊瘀阻，少为寒凝心脉，二者均兼瘀血痹阻，亦可兼有虚证存在；不稳定性心绞痛，可以是痰浊闭阻，也可以是寒凝心脉，均兼气虚或阳虚或气阴两虚，其瘀血痹阻较稳定性心绞痛严重，临床要注意祛邪不伤正、扶正不碍邪。

（2）随着社会的进步，世界医学模式由传统的"生物-医学模式"转为"生物-心理-社会模式"，社会心理因素对疾病的影响越来越大，情志内伤致病已引起医学界的高度重视，从中医"郁证"角度论治冠心病心绞痛亦不例外。情志内伤正日益成为当今社会冠心病心绞痛首当其冲的致病因素，临证时以越鞠丸合失笑散加减治疗，取得较好效果，在实验研究方面也已有一些进展，有待进一步探索。

（3）由于西药如硝酸酯类、β受体阻滞剂、钙通道阻滞剂等均具不同程度不良反应，如硝酸酯类的快速耐药性、低血压或直立性低血压、头痛；β受体阻滞剂的心动过缓、血压降低、心室功能抑制、阳痿、肌无力、支气管痉挛；钙通道阻滞剂的头痛、眩晕、降血压、心率增快、体液潴留等。故对那些心肌有缺血性改变，但全无症状的患者，或应用西药后出现了患者难于接受的症状的患者，以及那些有心肌缺血而无心绞痛、不适症状诸多又不能用心脏情况解释的、合并自主神经不稳定的患者，还有那些不愿或不宜用西药治疗的患者，选用中药治疗，可望能弥补西医治疗的不足，或加用中药能减少西药的用量，把西药毒副作用降低至最少；可望使患者由不能接受西药治疗至能接受中西医结合治疗。可以肯定中西医结合治疗本病，比单一西医或中医治疗本病效果会更好。

（牛志红）

第二节　心脏骤停的中西医结合治疗

心脏骤停是指由各种原因如心脏病（特别是冠心病）、电击、溺水、药物中毒、各种过敏、电解质紊乱、麻醉意外、手术、心血管造影检查和心导管进行过程中所导致的心脏有效循环突然停止。一般认为心脏骤停后 8～10 分钟，神经损伤即不能逆转，故必须在 7 分钟内进行复苏术，否则即使抢救成功,多数亦会留下永久性的神经损伤。

在我国,冠心病患者调查结果表明,心脏性猝死的发生率为平均 7.1/(10 万·年)。猝死的发生率随着年龄的增长而增加。在年轻人中,年发生率<1‰,而在 45 岁以后年龄每增长 10 岁发生率增加 1 倍。男性比女性的猝死发生率高,就平均年龄而言,男性高于女性 3 倍。虽然随着年龄的增长,女性的发生率也会增加,但仍比男性晚 20 年。

心脏骤停及复苏后初建,这 2 个不同阶段各有不同的临床表现,根据传统中医理论归纳,大致属于中医学的猝死、厥证之阴阳离决、脱证以及昏迷、热证、喘证、悸证等范畴。

一、病因及发病机制

(一)发病因素

(1)各种器质性心脏病(常见冠心病尤其急性心肌梗死)所导致的严重室性心律失常、心脏传导系统障碍,如莫氏Ⅱ型或三度房室传导阻滞、病态窦房结综合征等。

(2)药物中毒:常见的有洋地黄、奎尼丁、普鲁卡因胺等药物。

(3)电解质紊乱、酸中毒、缺氧。

(4)各种过敏。

(5)麻醉意外。

(6)电击伤、溺水等。

(7)心血管造影、心导管检查、支气管镜检查、胃镜检查、颈动脉窦按摩等。

(二)发病机制

心脏骤停或心跳呼吸停止是临床死亡的标志,但从生物学的观点,此时机体尚未真正死亡,如及时抢救尚可存活,尤其是意外发生的猝死患者。心跳呼吸停止后,体内立即发生酸碱度和电解质的急剧变化,特别是细胞内酸中毒和细胞外钾浓度增高,发生线粒体和溶酶体破裂,细胞死亡和自溶。此时可逆性的变化成为不可逆,进入生物死亡。

人体各脏器对缺氧的耐受不同,中枢神经系统最为敏感,其次是心肌,再次是肝、肾、骨骼肌等。脑组织的重量仅占体重的 2%,但其代谢率高,氧和能量消耗大,其所需的血液供应约为心排血量的 15%,其耗氧量约占全身的 20%。然而脑组织中氧和能量的储备都很少,对缺氧和酸中毒的易损性很大。当脑组织缺氧时,由于脑血管内皮细胞水肿,脑血流机械性受阻,导致脑血管阻力增加和颅内压增高,使脑灌注进一步减少。在缺氧和酸中毒情况下,心肌的收缩力严重受抑制,心肌处于弛缓状态,周围血管张力也减低,两者对儿茶酚胺的反应大为减弱。此外,由于室颤阈值降低,常可导致顽固室颤,最终心肌细胞停止收缩。肝脏与肾脏对缺氧也较敏感,前者首先小叶中心坏死,后者则产生肾小管坏死,而致急性肾衰竭。当动脉含氧量<9%容积时,肝细胞不能存活。上述重要脏器在缺氧和酸中毒时发生的病理生理过程,尤其心脑的病变又可进一步加重缺氧和酸中毒,从而形成恶性循环。如循环停止后抢救不及时,脑组织的缺氧损伤往往变为不可逆,为心脏骤停的主要致死原因;即使心跳呼吸暂时复苏成功,终可因脑死亡而致命;偶尔生命得以挽回,仍可后遗永久性的损伤。

(三)中医学

中医学中无"心脏骤停"的记载,大致与猝死、厥证之一厥不返相似,离决时病位在心,阴阳初建后,虽五脏六腑均受阴阳离决时之害,但其病位仍以心、肺、肾为主。《素问·生气通天论》说"阴平阳秘,精神乃治""阴阳离决,精气乃绝",由于外因、内因、不内外因的作用而破坏"阴平阳秘"这一生理平衡而出现"亡阴""亡阳"危象,最终导致"阴阳离决,精气乃绝"。上工之起死回生,不外调整阴阳,在精气未绝之际,阳脱者回阳,阴脱者回阴,使"阴阳自和",疾病痊愈。阴阳离决之际,必然导致五脏六腑,尤其心、肺、肾之精气欲绝。在初建阴阳平衡后,元气大伤,外邪必乘虚而入,而诱发一系列变证。

(1)热痰闭窍:正虚邪扰,首先犯肺,热传心包可出现神志不清,甚则昏迷、痰涎壅盛、呼吸气促、苔黄燥、脉滑数或结代。

(2)气阴两虚:心主血脉,其华在面,阴阳离决时,心之气阴尽耗,虽则阴阳初复,仍以面色潮红、自汗盗汗、舌红无苔、呼吸气短、脉细数或结代等见证为主。

(3)阴阳两虚或心阳虚欲脱:阴阳初复,元气大伤,肾气不足,少尿、无尿并可见阳虚欲脱、四肢厥冷、大汗淋漓、息微欲绝等一系列变证。

(4)气滞血瘀:复建阴阳后,心气不足,心阳不振,鼓动无力,血行不畅而出现面色晦暗、唇甲青紫、脉结代而涩之证。

二、诊断

(一)临床表现

1.典型表现

(1)惊厥:抽搐常为全身性,或有眼球偏斜,持续时间较短,多呈一过性,多发生在心脏停搏10秒左右,常为最早被发现的体征之一。

(2)听不到心音。

(3)大动脉搏动消失:一般摸颈总动脉或股动脉。

(4)呼吸停止:一般先多在心脏停搏20~30秒内出现。

(5)瞳孔散大:多在心脏停搏30~60秒才出现。

(6)昏迷:多在心脏停搏30秒左右后进入昏迷状态。

2.先兆征象

心脏骤停的先兆征象一般容易被忽视。在排除神经精神原发病外,如发现患者有精神异常、如痴呆凝视、眼球上翻、瞳孔散大、神志不清等;或出现多源性室性期前收缩、R-on-T、室性二联律或三联律、室速、莫氏Ⅱ型或三度房室传导阻滞、心率<50次/分、Q-T间期延长等;也有一些病情危重,有可能产生心排血量不足的患者,如急性心肌梗死、大出血、急性肺梗死等,必须提高警惕。

(二)辅助检查

1.心电图

(1)心室颤动或扑动:占心脏骤停患者2/3,多见于急性心肌梗死、缺钾与触电患者。

(2)心室静止:约占心脏骤停患者1/3,多见于高血钾、房室传导阻滞、病态窦房结综合征。

(3)心电机械分离:表现为慢而无效的室性自主节律,多见心脏穿破、急性心脏压塞等。

2.脑电波低平

临床上以典型表现中(1)、(3)、(4)项最重要,不必依靠心电图,以免延误抢救时机。

三、鉴别诊断

(一)中风

有突然昏仆,不省人事,四肢厥冷,口眼㖞斜,半身不遂,心音与脉搏存在。

(二)单纯性晕厥

(1)发作前多有诱因。

(2)有头晕、恶心、上腹不适等前驱症状。

(3)发作时血压下降,心率减慢或心音微弱。

(4)常发生于立位或坐位,很少发生在卧位。

(三)癫痫

(1)有癫痫发作史。

(2)发作时心音、脉搏存在,血压可测到。

(3)易在夜间入睡后发作。

四、危重指标

一般认为心脏停搏 8~10 分钟内,即可导致脑细胞的不可逆性损伤,即使心跳呼吸暂时复苏成功,终可因脑死亡而致命,或偶尔生命得以挽回,仍可因后遗永久性脑损伤而造成残疾。认为此临界时限,亦应根据具体情况而定:是年轻患者还是年老患者;是意外伤害造成,还是某些慢性病的正常转归;是心脏本身病变还是非心脏本身的病变引起;是用中医或西医还是中西医结合抢救等。

五、治疗

(一)西医治疗

1.治疗原则

无数临床与实验研究证实心脏停止跳动 10 分钟以上开始进行复苏其存活率极低,即使偶尔复苏成功,后遗的不可逆性神经损害亦多较严重。故一发现心脏停搏,应立刻分秒必争地就地进行恢复呼吸、恢复循环、防治并发症和治疗原发病。

2.治疗措施

(1)一期复苏:一期复苏的目的是建立有效循环,以支持基础的生命活动,为进一步的复苏创造条件。本期的关键是分秒必争、就地进行规范的开通气道、人工呼吸和人工循环。

胸外心脏按压:使患者仰卧在硬板床或地面,头低,抬高双下肢 30°~40°,以利静脉回流心脏。在胸骨中下 1/3 交界处。如下述步骤可快速测定按压部位:首先触及患者上腹部,以示指及中指沿患者肋弓处向中间滑移,在两侧肋弓交点处寻找胸骨下切迹,心切迹作为定位标志(不要以剑突下定位);然后将示指及中指两指放在胸骨下切迹上方,示指上方的胸骨正中部即为按压区;以另一手的掌根部紧贴示指上方,放在按压区;再将定位之手取下,将掌根重叠放于另一手背上,使手指脱离胸壁,可采用两手手指交叉抬起法。抢救者双臂应绷直。双肩在患者胸骨上方正中。垂直向下用力按压,应借助部分体重力量。向脊柱方向将胸骨下压 4~5 cm。所施力量因人而异,但不应超过胸骨移位的限度。下压胸骨约半秒钟,然后迅速放松约半秒钟,以使胸部血液再充盈。二人操作时目前主张按压 60 次/分的频率。每按压 5 次,行一次吹气,单人操作时的

现代心血管疾病诊断与治疗

频率为 80 次/分(每按压 15 次,行二次快速吹气)。当患者心脏复跳,但动脉收缩压<6.7 kPa(50 mmHg)时,仍要继续按压。

胸内心脏按压:亦称开胸心脏按压,有报道 20 多年临床实验研究观察,胸外按压的完全康复率为 10%~14%,而胸内按压则为 28%。实际表明,胸外按压的心排出量是胸内按压的 1/2。一般认为,常规胸外按压最多不超过 20 分钟,便要改胸内心脏按压。遇下列情况应及早进行胸内按压,如胸廓畸形、纵隔心脏移位;室壁瘤、左心房黏液瘤、重度二尖瓣狭窄,心脏撕裂或穿破及心脏压塞;胸部病变如严重肺气肿、气胸、血胸及胸部挤压伤;手术过程中或妊娠后期。

心脏按压与口对口人工呼吸两者要同时进行,人工呼吸与心脏按压的比例为 2∶30,即只有一人操作,则心脏按压 30 次后,口对口人工呼吸 2 次。经以上处理有效,可见患者瞳孔由大变小,出现睫毛反射,肌张力增高,正常呼吸或大呼吸,大动脉搏动,唇指甲由紫变红。同时应积极准备进入二期复苏。

(2)二期复苏:进一步支持生命活动,恢复自主心跳。在基础生命支持的基础上,进一步实行决定性的诊疗措施。

(3)三期复苏:主要是持续的生命支持,赢得时间使机体得以修复。心脏骤停虽已复苏,但由于心脏停搏时缺血缺氧时间长短不同,复苏后机体因缺血、缺氧所致重要脏器如心、脑、肾的损伤也不同。如处理不当,心脏再次停搏或出现严重后遗症,甚则变成植物人的概率仍相当高,故必须重视三期复苏。

防治脑水肿:①一般处理,心搏骤停时间短,复苏后清醒的,可酌情供氧。如停跳时间长、心肺复苏后仍昏迷不醒的要持续供氧,并采取头部放置冰帽、人工冬眠等疗法。②脱水疗法:可用20%甘露醇 250 mL,每 8 小时快速滴入一次、地塞米松 10 mg 每 8 小时静脉注射一次。严重的可加呋塞米 40~80 mg,稀释后静脉注射,每天 3 次,连用 3~5 天,病情稳定后,酌情改用高渗糖,亦可与甘露醇交替用,一般脱水疗法在 1 周左右。③促进脑组织代谢:促进脑组织代谢可选用乙酰谷酰胺 100~400 mg/d,加入 5%~10%葡萄糖注射液 250 mL 稀释后静脉滴注,亦可用细胞色素 C、ATP、辅酶 A、辅酶 Q_{10} 等。

维持有效循环:心脏复苏后,因心排血量不足,心肌收缩无力,心律失常、酸中毒、血容量不足、呼吸功能不全、微循环障碍或呼吸机使用不当,可致血压偏低甚或休克。维持有效血容量最好在血流动力学监测下进行,在补足血容量的基础上,适当应用血管活性药物。常用多巴胺或间羟胺 10~30 mg 加于 5%葡萄糖注射液 250 mL 静脉滴注。当血压恢复接近正常时,可用多巴酚丁胺。多巴酚丁胺具有强大的 β_1 受体兴奋作用而无 α 受体兴奋作用,能显著提高心排血量,可与多巴胺合用,合用时两药的剂量减半。多巴酚丁胺升压作用不明显,血压低时不要单一使用。如效果不显,可施行主动脉内囊反搏术。如有心功能不全可选用毛花苷 C、毒毛花苷 K、多巴酚丁胺等,并按心力衰竭处理。

心电监护:心脏复跳后心律失常十分常见,要严密监测,否则因一些危险性心律失常未被发现,可使心脏再次停跳。主要监测危险性室性心律失常、二度或三度房室传导阻滞、病态窦房结综合征,均应针对病因处理的同时按不同心律失常类型处置。可常规使用利多卡因 75~100 mg,稀释后静脉注射,10 分钟至 15 分钟后可重复,维持量是 1~3 mg/min 静脉滴注,持续3 天。亦可选用胺碘酮 150~300 mg 稀释后缓慢静脉注射,连续滴 2~3 天,每天 600 mg。病态窦房结综合征或完全性房室传导阻滞者可选用阿托品或异丙肾上腺素,必要时安装心脏起搏器。

维持呼吸功能:心肺复苏后如何维持呼吸功能十分重要,首先应千方百计针对不同原因恢复

264

自主呼吸。如因脑水肿所致的要脱水、降低颅压,因呼吸道阻塞所致的要清理气道。一旦自主呼吸恢复,不宜长期高浓度正压供氧,以免出现呼吸性碱中毒,可改鼻导管法供氧。如已上了呼吸机,一般成人频率18～20次/分;呼、吸比为2：1。保持呼吸道通畅,要注意吸痰和清理咽喉异物。如气管插管,需留48小时以上者,宜及早施行气管切开。呼吸功能不全一般都加用呼吸兴奋剂,如尼可刹米、山梗菜碱、二甲氟林。

防治急性肾衰竭:若心脏停搏时间长或心复跳后血压偏低或在复苏时使用血管收缩剂,复苏后均有可能出现急性肾衰竭。故要密切注意患者的尿量、尿比重和渗透压的变化。对于少尿或无尿患者,要尽早使用脱水剂如甘露醇、呋塞米、依他尼酸等。限制水钠的摄入,缓解肾血管的痉挛,可用利尿合剂(酚妥拉明10 mg、多巴胺40～80 mg、呋塞米40～120 mg)加入10%葡萄糖注射液500 mL内静脉滴注。如无效,要及早进行腹膜透析或血液透析。

此外,复苏后还要积极寻找导致心脏停搏的原因,进行病因学治疗;合并感染的要加强抗感染治疗;监测血气并及时纠正酸碱及电解质平衡。

复苏后如心搏停止时间长,复苏成功率不大,即使成功,多后遗不可逆的神经损伤。有报道用中西医结合处理,在脑复苏方面有望取得突破。

(二)中医治疗

1.证候特征

本病在心脏停搏当时属中医的猝死与阴阳离决范畴,可表现突然昏仆、不省人事、息止或息微、抽搐、面色苍白或晦暗、瞳孔散大、六脉俱绝;心脏复跳后多神志不清或欠清、息止或息微、四肢厥冷、少尿或无尿、痰涎壅盛、舌暗紫、脉虚数或脉微欲绝。

2.治疗要点

现代复苏术优于古代复苏术,故心肺复苏宜争分夺秒,采用先西后中;若复苏后心脏停搏时间长,单一西医处理,成功率不高,尤其心脏停搏在7分钟以上能救活的十分罕见,即使救活,遗留神经不可逆性损伤都较严重,甚至成为植物人。如复苏后在西医治疗的基础上加用中医药,可望在成活率方面有所提高,致残率方面有所降低。复苏后多根据不同证型,治以清化痰热、开窍醒神、回阳固脱、益气养阴、益阴回阳、化气行水与活血祛瘀等。因神志不清者居多,要用中医的综合疗法,如鼻饲、肛管滴入、针灸、按摩、外敷诸法。

3.分型治疗

(1)痰热闭窍。

主证:神昏谵语,痰涎壅盛,呼吸气粗,尿黄量少,舌质红苔黄腻,脉滑数结代。与复苏后出现脑水肿近似。

治法:清化痰浊,开窍醒神。

例方:温胆汤合安宫牛黄丸。

常用药:黄芩、浙贝、牛黄、半夏、竹茹、胆星、枳壳、茯苓、菖蒲、远志、安宫牛黄丸、至宝丹、紫雪丹等。

应急措施:醒脑静注射液20 mL加入5%～10%葡萄糖注射液500 mL,静脉滴注。清开灵注射液40 mL加入5%～10%葡萄糖注射液500 mL,静脉滴注。安宫牛黄丸或至宝丹、紫雪丹鼻饲。

(2)心阳虚欲脱。

主证:大汗淋漓,四肢厥冷,面色苍白,神志欠清,呼吸息微,舌质淡白,脉微细欲绝或结代。

与复苏后出现脑水肿、心力衰竭、休克近似。

治法:回阳固脱。

例方:参附汤、四逆汤。

常用药:高丽参、熟附子、干姜、白术、茯苓、黄芪、西洋参等。

应急措施:参附注射液 80 mL 加入 5%～10% 葡萄糖注射液 500 mL 静脉滴注。针灸:艾灸百会、涌泉;针内关、合谷、人中。

(3)气阴两虚。

主证:心悸气促,倦怠乏力,精神萎靡,盗汗自汗,午后身热,心烦不寐,口渴唇焦,舌质淡,脉细数或结代。与复苏后心力衰竭、休克近似。

治法:益气养阴。

例方:生脉散加味。

常用药:高丽参或西洋参、麦冬、五味子、天冬、黄芪、玉竹、生地等。

应急措施:生脉注射液 60 mL 加入 5%～10% 葡萄糖注射液 500 mL 静脉滴注。参麦注射液 60 mL 加入 5%～10% 葡萄糖注射液 500 mL 静脉滴注。

(4)阴阳两虚。

主证:汗出肢冷,呼吸息微,面色苍白,无尿或少尿,舌红无苔,脉微细欲绝。与复苏后休克或急性肾衰竭相似。

治法:益阴回阳,化气行水。

例方:济生肾气丸。

常用药:熟地、山萸肉、茯苓、泽泻、丹皮、怀山药、熟附子、肉桂、车前子、牛膝、五加皮、川萆薢等。

应急措施:参附注射液 80 mL 加入 5%～10% 葡萄糖注射液 500 mL 静脉滴注。生脉注射液 60 mL 加入 5%～10% 葡萄糖注射液 500 mL 静脉滴注。针灸:无尿可针灸关元、气海。

以上四型均有不同程度气滞血瘀见证,如面色晦暗、舌边紫或有瘀点、脉涩等,可适当选用:复方丹参注射液或丹参注射液 20 mL 加入 5%～10% 葡萄糖注射液 500 mL 静脉滴注。盐酸川芎嗪注射液 40～80 mL 加入 5%～10% 葡萄糖注射液 500 mL 静脉滴注。田七粉、云南白药鼻饲。

六、临症提要

(1)在诊断上有关心脏骤停的"时间"概念要准确,绝不能把骤停后有效的抢救时间也纳入心搏骤停的时间。骤停时间应从有效循环突然停止开始,至不管用何种方式使有效循环得以恢复前这一段时间为准。

(2)在 CCU 监护中的患者,心脏骤停的体征"惊厥"与心电表现同样重要,后者要排除导联线脱落或机件故障所致;不在 CCU 监护中的患者,尤其有严重心血管病史者,"惊厥"可以说是心脏骤停最早信号,如同时该患者大动脉搏动消失或听不到心音,诊断心脏骤停已无疑,不必再检查,以免延误抢救时机。只要诊断成立,必须就地当机立断、分秒必争进行心肺复苏。

(3)停搏时间长,复苏与复苏后的处理,西医尚存较大困难,但其复苏手段是先进的,应首先采用。近年有报道,停搏时间长复苏后加用中医中药的综合治疗措施,如鼻饲中药、肛管滴入中药、静脉滴入中药、针灸等抢救,可能会收到单独西医处理不能达到的效果。

（4）中医"痰热闭窍"一型与复苏后出现脑水肿近似；"心阳虚欲脱"型与复苏后出现心力衰竭、脑水肿与休克相似；"气阴两虚型"与复苏后心力衰竭、休克相似；"阴阳两虚"与复苏后急性肾衰竭或休克相似。

（5）对非心脏因素所致的意外性心脏骤停如触电、溺水等，复苏术必须坚持较长时间方能奏效。不要被停搏 8～10 分钟、神经损伤不可逆的所谓"临界时限"影响而不尽力抢救。

（6）心脏停搏如发生在院外或基层无除颤条件的医疗机构，在就地进行常规心肺复苏术无效后，可考虑针灸针电起搏。其法是以 1 寸毫针扎患者合谷或内关单侧，以 4 寸毫针从左胸神封穴进针，直刺心肌，接上电针机导线，通电。一有心跳即把神封穴的针拔出并移至膻中穴。

（牛志红）

第三节　慢性肺源性心脏病的中西医结合治疗

慢性肺源性心脏病（简称肺心病）是指由肺组织、胸廓或肺动脉的慢性病变引起肺循环阻力增高，导致肺动脉高压和右心室肥大，伴或不伴有右心衰竭的一类心脏病。

肺心病在我国是一种发病率很高的疾病，全国大面积的肺心病普查，综合全国 1900 万人口普查的结果，其平均患病率为 0.48%。

肺心病属中医的喘证、肺胀范畴。

一、病因及发病机制

（一）发病因素

（1）支气管、肺疾病：以慢性支气管炎并发阻塞性肺气肿最为多见，占 80%～90%。

（2）胸廓运动受限疾病：使肺血管阻力增大，肺动脉高压，进而发展为肺心病。

（3）肺血管疾病：使肺小动脉狭窄、阻塞而引起肺动脉高压和右心负荷加重，发展为肺心病。

（二）发病机制

本病的发病原理是由于肺、胸的基本病变引起肺循环阻力增高从而使肺动脉压增高，右心室负担加重导致右心室肥大与衰竭。其病理生理变化是呼吸功能、循环功能从代偿到衰竭，进而引起其他一些主要器官和全身性变化。

（1）呼吸功能变化：包括阻塞性通气功能障碍、限制性通气功能障碍、换气功能障碍等。

（2）血流动力学改变。

（3）右心室肥大与右心衰竭。

（4）左心受累。

（三）中医学

中医学认为肺心病的产生多因久病肺虚、痰浊潴留，每因再感外邪诱使病情发作加剧。病变首先在肺，继则影响在脾、肾，后期病及于心。病理因素为痰、水、瘀、虚互为影响。病理性质多属标实本虚，急性期则偏于邪实，缓解期则偏于本虚。因肺主气，开窍于鼻，外合皮毛，主表，主卫，故外邪从口鼻、皮毛入侵，每多首先犯肺，导致肺气宣降不利，上逆为咳，升降失常则为喘。久则肺气亏虚，痰瘀内伏，卫外不固，每易致复感外邪，辄发加重。随感邪寒热性质不同，禀赋体质之异,内伏之痰瘀可以寒化、也可以热化,并表现为表寒里饮,外寒内热,正虚邪实等复杂病理演变。若痰浊壅盛,痰瘀阻遏清阳,可蒙蔽心神;若肺病及脾,子盗母气,脾运失健,则可导致肺脾两虚。肺虚及肾,肺不主气,肾不纳气,可致气喘日益加重,吸入困难,呼吸短促难续,动则更甚。肺与心脉相通,肺气辅佐心脏运行血脉,肺虚治节失职,久则病及于心。心阳根于命门真火,如肾阳不振,进一步导致心肾阳衰,可能出现喘脱等危候。

二、诊断

(一)临床表现

本病发展缓慢,临床上除原有肺、胸疾病各种症状和体征外,主要是逐步出现肺、心功能不全及其他器官损害的征象,表现为急性发作期与缓解期交替出现,肺心功能不全也随之进一步恶化。急性发病次数越频繁,肺心功能损害越重。

1.功能代偿期

除有肺原发疾病的表现外,如咳嗽、咳痰或哮喘史,逐步出现乏力、呼吸困难。体检可见肺气肿征和肺动脉高压及右心室肥大的体征:桶状胸、肺部叩诊呈过清音、肝浊音上界下降、心浊音界缩小,甚至消失。听诊呼吸音低,心音低,有时只能在剑突下处听到。肺动脉区第二音亢进、分裂,上腹部剑突下有明显心脏搏动,三尖瓣区出现收缩期杂音。颈静脉可有轻度充盈,但静脉压并不升高。

2.功能失代偿期

(1)呼吸衰竭:急性呼吸道感染为最常见的诱因,由于通气和换气功能进一步减退,先表现为缺氧症状,以后有二氧化碳潴留,出现各种精神神经障碍症状,称为肺性脑病,表现为头痛、烦躁不安、恶心呕吐、语言障碍,并有幻觉、精神错乱、抽搐、震颤等。当动脉血氧分压<3.3 kPa(25 mmHg),动脉血二氧化碳分压>9.3 kPa(70 mmHg),中枢神经系统症状更明显,出现神志淡漠、嗜睡,进而昏迷以至死亡。检查时可见眼球结膜充血水肿、瞳孔缩小、眼底网膜血管扩张和视盘水肿等颅内压增高表现,腱反射减弱或消失,椎体束征可阳性。此外,因高碳酸血症导致周围血管扩张,皮肤潮红,儿茶酚胺分泌亢进而大量出汗。早期心排出量增加,血压上升,晚期血压下降,甚至休克。

(2)心力衰竭:主要为右心衰竭症状。表现为咳嗽、气短、发绀、心悸、下肢轻度水肿、尿少、上腹胀痛、食欲缺乏、恶心呕吐。此时静脉压明显增高,颈静脉怒张,肝大且有压痛,肝颈回流征阳性,并出现腹水及下肢水肿。心率增快,心律失常,特别是房性心律失常。因右心扩大,三尖瓣相对性关闭不全,三尖瓣听诊区或剑突下常可听到收缩期吹风样杂音,严重者可出现舒张期奔马律。少数患者可出现急性肺水肿及全心衰竭,当心力衰竭控制后,心界可回缩,杂音可减轻或消失。

(二)辅助检查

(1)血常规:长期缺氧可使周围血红细胞计数和血红蛋白含量增高,红细胞比积可高达50%以上,全血黏度和血浆黏度常增高,红细胞电泳时间常延长。也可因长期反复感染抑制骨髓造血功能或慢性病消耗而致贫血。合并感染时白细胞计数及中性粒细胞增多。

(2)肝肾功能损害:血清谷丙转氨酶一般在肝淤血时升高,心力衰竭好转后1~2周可恢复正常。一般认为肺心病患者尿素氮在70 mg以上并有少尿或无尿,提示肾衰竭。

(3)电解质酸碱失衡:随着病情发展阶段的不同,可出现酸碱失衡及血电解质改变,如高钾、低钠、低氯、低镁等。

（4）痰液细菌培养：近年来革兰阴性杆菌及葡萄球菌较前明显增加，这可能与患者基础病、年老体弱、免疫功能低下、长期应用抗生素有关。

（5）血气分析：动脉血气分析是肺心病呼吸衰竭诊断的重要依据。肺心病并发呼吸衰竭可分为两种类型。①Ⅰ型呼吸衰竭：单纯低氧血症，在海平面标准大气压下，静息状态下呼吸室内空气时，$PaO_2 < 8.0$ kPa(60 mmHg)，但 $PaCO_2$ 不高或轻度下降；②Ⅱ型呼吸衰竭：低氧血症合并高碳酸血症，$PaO_2 < 8.0$ kPa(60 mmHg)，$PaO_2 > 6.7$ kPa(50 mmHg)。综合多数资料，住院肺心病患者平均的 PaO_2 为 6.7 kPa(50 mmHg)，平均 $PaCO_2$ 为 7.3 kPa(55 mmHg)左右。酸碱平衡失调中占首位的是呼吸性酸中毒，其次为呼吸性酸中毒加代谢性碱中毒、呼吸性酸中毒合并代谢性酸中毒、单纯性代谢性酸中毒、呼吸性酸中毒。

（6）X线检查：可参考以下几点。①右下肺动脉扩张，横径≥15 mm，其横径与气管比值≥1.07；②肺动脉段突出≥3 mm；③中央肺动脉扩张，外周肺血管纤细，呈"残根状"；④右前斜位肺动脉圆锥突出≥7 mm；⑤心脏呈垂位，右心室增大者见心尖上翘或圆突，右侧位见心缘向前隆凸，心前间隙变小。

（7）心电图检查：①主要条件。额面平均电轴≥90°；$V_{1R}/S \geq 1$；重度顺钟向转位 $V_{5R}/S \leq 1$；$R_{V1} + R_{V5} \geq 1.05$ mV；$V_1 \sim V_3$ 呈 QS、Qr 需除外心肌梗死；肺型 P 波：P 波电压≥0.2 mV，呈尖峰型，结合 P 波电轴＞＋80°。当低电压时，P 电压＞1/2R，呈尖峰型，结合电轴＞＋80°。②次要条件。肢导联低电压；右束支传导阻滞（不完全性或完全性）；凡有病史者只要具备以上 1 条主要条件即可诊断，2 条次要条件为可疑肺心病的心电图表现。

（8）心向量图检查：一般依据右心室增大心电向量图的改变可分为轻、中、重 3 个阶段。首先表现为右心室流出道增大，横面上 QRS 环形态较正常狭长，仍呈逆钟向旋转，终末后伸向量增大或转向右后方；当右心室壁肥大时，横面上 QRS 环呈 8 字形扭曲，终末右后面积逐渐加大，或全部位于右后方位；当右心室肥厚严重时，右心室向前、向下的向量增加，引起 QRS 环的中间部分与终末部分向右，并明显向前移位，环的运行方向转为顺钟向。

（9）超声心动图检查：①右心室流出道内径增宽（＞30 mm）；②右心室内径增大（＞20 mm）；③右心室前壁搏动幅度增强（＞6 mm），厚度增加（＞5.0 mm）；④左、右心室内径比值减小（＜2.0）；⑤肺总动脉和右肺动脉内径增宽（＞18 mm），肺动脉瓣呈关闭不全的图像；⑥右心室流出道/左心房内径比值增大（≥1.4）；⑦肺动脉瓣 A 波变浅（＜2 mm）或消失。

（10）肺功能检查：在心肺功能衰竭时不宜进行本检查，症状缓解期可考虑测定。患者均有通气和换气功能障碍。表现为时间肺活量及最大通气量减少，残气量增加。

三、鉴别诊断

（一）风湿性心瓣膜病

该病也可引起肺动脉高压、右心受累，且又常合并支气管肺感染，易与肺心病混淆，但有典型的风湿性二尖瓣狭窄的杂音，一般诊断不难。唯有在心力衰竭时，心肌收缩无力，杂音强度减弱，常常不易听到典型杂音，这时与肺心病的鉴别诊断就有困难。一般肺心病患者年龄多在中年以上，有长期呼吸系统疾病症状。呼吸功能障碍发生心力衰竭时常同时有呼吸衰竭表现，动脉血氧分压降低。而风湿性心瓣膜病多发生在青少年，X 线表现以左心房扩大为主，发生心力衰竭时发绀属周围型，故动脉氧分压可能正常。

(二)冠状动脉硬化性心脏病(冠心病)

冠心病患者多有典型心绞痛或心肌梗死史、左心衰竭史,常与高血压、高脂血症并存。超声心动图、X线及心电图检查呈左心肥厚为主的征象,可资鉴别。

(三)慢性缩窄性心包炎

由于心脏舒张受限,使静脉回流受阻,发生颈静脉怒张、肝大等右心衰竭现象,有时与肺心病鉴别有困难,但详细了解病史,肺心病有慢性肺部疾患史,胸部X线有肺气肿、肺动脉高压及右心肥大等表现,一般不难鉴别。

四、危重指标

(1)动脉血气 $PaO_2 < 5.3\ kPa(40\ mmHg)$、$PaCO_2 > 6.7\ kPa(50\ mmHg)$。

(2)肺心病患者出现意识障碍:表情淡漠、嗜睡、烦躁,甚至昏迷等。

(3)肺心病治疗过程中有出血情况如吐血、便血、肌内注射部位出血,甚至出现DIC等。

五、治疗

(一)西医治疗

1.治疗原则

由于肺心病的反复加重往往是由急性呼吸道感染所诱发,因此,治疗肺心病急性发作的主要环节应包括控制呼吸道系统,维持呼吸道通畅,减少二氧化碳潴留,纠正电解质失衡,强心利尿。

2.治疗措施

(1)控制呼吸道感染:随着抗生素被广泛地应用与不断更新,呼吸道感染的病原菌和它们对抗生素的敏感性均发生了明显的变化。致病菌已由原来的革兰阳性球菌转为以革兰阴性杆菌为主,其中尤以克雷伯杆菌(25%)、铜绿假单胞菌(22%)和大肠埃希菌(13%)为主,其次为葡萄球菌。此外真菌、巨细胞病毒、卡氏肺囊虫以及嗜肺军团菌感染日益增多,且多为复合感染(27.8%),这些现已成为当前肺心病患者呼吸道感染的突出问题。治疗选用有效抗生素,主张适量联合用药及静脉给药,参考痰细菌培养及药敏试验。

革兰阴性杆菌感染:如克雷伯杆菌、大肠埃希菌等。目前多主张联合第二、第三代头孢霉素头孢哌酮钠、头孢曲松、头孢他啶加氨基糖苷类抗生素(丁胺卡那、妥布霉素)。氨曲南类抗菌药物抗菌活性强,对许多耐药菌具有良好作用,亦可予以选用。对病情危重的可用亚胺培南西司他丁。

革兰阳性球菌感染:如肺炎链球菌,目前对青霉素类药物大多仍敏感,根据病情选用青霉素静脉滴注治疗。如青霉素阳性可用林可霉素1.8 g/d静脉滴注。目前一些具有与β内酰胺酶竞争结合,从而使β内酰胺环不被病原菌产生的β内酰胺酶破坏的抗生素,如舒他西林青霉烷砜和阿莫西林克拉维酸盐等,它的临床使用使一些原来对β内酰胺类抗生素耐药的病菌又重新获得疗效。

其他病原体治疗:如是支原体感染则用大环内酯类抗生素如红霉素、罗红霉素、阿奇霉素等;卡氏肺囊虫感染则用复方磺胺甲基异噁唑;军团菌感染以红霉素类和利福平治疗效果较好。

(2)保持呼吸道通畅:肺心病急性发作期患者因气道内炎症使黏膜充血水肿、腺体分泌增加、痰液引流不畅以及内源性变态反应所致的支气管平滑肌痉挛等,使呼吸道阻塞进一步加重。为了改善通气功能,保持呼吸道通畅极为重要。①可采用支气管扩张剂,选择 β_2 受体兴奋剂、茶碱类药物、抗胆碱类药物等。②减少气道分泌物,黏液溶解剂和祛痰剂:包括溴己新、α-糜蛋白酶等。目前新药有盐酸氨溴索 30 mg,每天 3 次,舍雷肽酶 5 mg,每天 3 次,稀化强力黏素 300 mg,每天 3 次。纠正失水、湿化气道:对神志清楚的肺心病患者以超声雾化湿化气道效果尤佳,可选用鱼腥草注射液、庆大霉素、α-糜蛋白酶等药。对建立人工气道的患者应定期吸痰,气管内小量、间断滴入生理盐水,成人量每天可达 250 mL 以上,每次 2～5 mL。对体力差、用力咳痰患者可采取翻身拍背、体位引流等措施,以帮助患者咳痰。纠正缺氧和二氧化碳潴留:合理氧疗,目的在于提高 PaO_2,降低呼吸肌做功和肺动脉高压,减轻右心负荷,做到既能纠正缺氧,又能防止因吸氧不当导致 CO_2 滞留,争取在最短时间内使 PaO_2 上升至 8.0 kPa(60 mmHg)以上,SaO_2 升达 85％左右。因肺心病呼吸衰竭多数属于 Ⅱ 型呼吸衰竭,故应采用低浓度给氧,一般予 1～3 L/min 的氧流量经鼻导管给予,对 Ⅰ 型呼吸衰竭患者,应给予高浓度吸氧,吸氧浓度一般在 50％左右,但如吸氧时间持续 24 小时以上则浓度以不超过 50％为宜,以免发生氧中毒。呼吸兴奋剂:用以兴奋呼吸中枢,增加肺通气量,改善缺氧和促进二氧化碳排出。一般呼吸兴奋剂为尼可刹米、二甲弗林、山梗菜碱等。由于其作用时间短,可增加呼吸肌功率和氧耗,而剂量偏大时常引起皮层兴奋,对体内碱已代偿性增高者如 CO_2 排出过快还可发生代谢性碱中毒。一般在下列情况下应用:呼吸浅表、意识障碍不重而气道尚通畅的肺心病呼吸衰竭患者。严重呼吸衰竭者人工气道尚未建立。一般用尼可刹米 8～10 支,稀释于 5％葡萄糖注射液静脉滴注。

(3)纠正酸碱失衡与电解质紊乱:视患者脱水、酸碱失衡情况酌情补充钾、氯、钠离子,pH <7.2 时可适当滴注 5％碳酸氢钠,以达到暂时调整 pH。

(4)心功能不全的治疗。

利尿剂:以间歇、小量、交替作用缓慢的制剂为原则,但个别情况应用强力快速作用的制剂,以达到消肿、减少血容量和减轻右心负荷的目的,但不宜长期应用。应根据尿量及水肿程度及时调整给药次数和剂量。中度水肿可用氢氯噻嗪 25 mg 每天 3 次口服,或氨苯蝶啶 50 mg 每天 3 次口服,个别重度水肿应用呋塞米 20～40 mg 肌内注射或静脉注射。利尿时应注意补充氯化钾,以防止低氯性碱中毒的产生。

强心剂:肺心病右心衰竭应用强心剂疗效较其他心脏病为差,因缺氧而易出现毒副反应,因此对经过控制感染改善肺心功能及应用利尿剂有效的右心衰竭患者一般不用强心剂。如经上述处理右心衰竭难于控制,则应选用作用短、排泄快的制剂,剂量宜小,一般为洋地黄常规剂量的 1/2～2/3。常用药有毛花苷 C 0.2～0.4 mg 加于 5％葡萄糖注射液 20 mL 中静脉缓慢推注。使用强心剂应注意纠正缺氧,补钾。

其他:根据病情酌情应用血管扩张剂,如酚妥拉明 10～20 mg 加入 5％葡萄糖注射液 250～500 mL,或用肝素 50 mg 加入葡萄糖注射液 250～500 mL 静脉滴注,二硝酸异山梨醇 5～10 mg 舌下含用。此外,β受体激动剂多巴胺、多巴酚丁胺等亦有疗效。有明显心律失常可考虑选用抗心律失常药物治疗。

(5)脑水肿治疗:颅内高压应当使用脱水剂,如 20％甘露醇 125～250 mL 每天 1～2 次静脉点滴。也可选用皮质激素如地塞米松、甲泼尼龙、氢化可的松等放于补液中静脉滴注。

(6)营养支持疗法:肺心病患者因右心衰竭和高碳酸血症常导致胃肠道淤血、低氧血症,因抗生素、茶碱等对胃黏膜刺激常导致胃肠功能紊乱和损伤,加之缺氧和气短所致的厌食以及呼吸肌做功增加使能量需要增多等,患者大多处于营养不良状态。一般给予各种维生素、复方氨基酸和白蛋白、脂肪乳剂注射以补充足够的能量,促进患者迅速康复。昏迷患者可用鼻饲,混合奶等流汁饮食。

(二)中医治疗

1.证候特征

本病是在慢性支气管炎、阻塞性肺气肿所致肺脾肾心虚衰的基础上,感受外邪,引动肺中伏饮发而为病,呈现"本虚标实"之候。急性期以痰热壅盛(急性感染)、阳虚水泛(心肺功能不全)、气滞血瘀(瘀血或出血倾向)、痰浊蒙窍(肺性脑病)、元阳欲脱(休克)为主要表现,其主要症状有咳逆上气、痰多、胸闷、喘息,动则加剧,心慌动悸,面唇发绀,肢体水肿,甚则吐血、便血、谵妄、嗜睡昏迷、抽搐、厥脱等候。

2.治疗要点

肺心病的治疗多按其急性发作期与缓解期进行分治。急性期根据病邪的性质,分别采取祛邪宣肺(辛温或辛凉),降气化痰(温化、清化),温阳利水(通阳、淡渗),甚或开窍、息风、止血等法。其中由于"痰热壅盛"证为其病情转归的重要环节,因此能否有效的控制感染,是治疗肺心病急性发作期成败的关键。缓解期主要的治疗应针对"虚"和"瘀"的主要病理特点,用扶正固本和益气活血二法治疗,目的在于减少本病的急性发作,防止其发展。

3.分型治疗

(1)寒饮射肺。

主证:恶寒发热,身痛,咳逆喘促,痰稀白量多,苔白滑或薄黄,脉沉。

治法:疏风散邪,温散痰饮。

例方:小青龙汤加减。

常用药:炙麻黄、法半夏、细辛、干姜、桂枝、桑白皮、茯苓、甘草、陈皮等。

应急措施:喘重时,可选用刺络疗法。取大椎、肺俞、孔最、丰隆穴,用三棱针点刺深 1~2 分,立即拔出,再拔罐 10 分钟,6 天后改为隔天 1 次,2 周为一疗程。

(2)痰浊壅肺。

主证:咳嗽痰多,色白黏腻或呈泡沫状,短气喘息,稍劳即著,怕风汗多,脘痞纳少,倦怠乏力,舌质偏淡,苔薄腻或厚腻,脉滑。

治法:化痰降气,健脾益肺。

例方:苏子降气汤合三子养亲汤加减。

常用药:苏子、白芥子、莱菔子、葶苈子、橘红、半夏、前胡、茯苓等。

应急措施:鱼腥草注射液 100 mL 静脉点滴,每天 2 次。

(3)痰热郁肺。

主证:咳逆喘息气粗,痰黄或白,黏稠难咳,伴胸闷烦躁,小便黄赤,大便干结,口干渴,舌红苔黄或黄腻,脉数或滑数。

治法:清肺化痰,降逆平喘。

例方:桑白皮汤、千金苇茎汤加减。

常用药:苇茎、桃仁、薏苡仁、冬瓜仁、桑白皮、黄芩、杏仁、贝母、鱼腥草、瓜蒌皮、海蛤粉等。

应急措施:鱼腥草注射液 40 mL 加入 5%葡萄糖注射液 500 mL 中静脉点滴。双黄连粉剂 4 g加入 5%葡萄糖注射液 500 mL 中静脉点滴。

(4)阳虚水泛。

主证:喘咳加重,面浮、下肢肿、甚则一身悉肿,腹部胀满有水,心悸、咳痰清稀,脘痞,纳差,尿少,怕冷,面唇青紫,苔白滑,舌胖质黯,脉沉细。

治法:温肾健脾,化饮利水。

例方:真武汤合五苓散加减。

常用药:附子、桂枝、茯苓、白术、猪苓、泽泻、生姜、赤芍、泽兰等。

应急措施:丽参注射液 20 mL 加入 5%葡萄糖注射液 250 mL 中静脉点滴。参附注射液 20 mL 加入 5%葡萄糖注射液 250 mL 中静脉点滴。

(5)气滞血瘀。

主证:面唇青紫,皮肤色青,指端尤甚,心悸喘促,或见呕血、便血,皮下瘀斑,舌质紫暗,脉涩或细数或结代。

治法:活血化瘀,益气通阳。

例方:桃红四物汤加减。

常用药:桃仁、红花、当归、川芎、丹参、三七、鸡血藤、生地、桂枝等。

应急措施:丹参注射液 16 mL 加入 5%葡萄糖注射液 250 mL 中静脉点滴。川芎嗪注射液 160 mg 加入 5%葡萄糖注射液 250 mL 中静脉点滴。

(6)痰浊蒙窍。

主证:咳喘、喉中痰鸣,神志恍惚,谵妄,烦躁不安,撮空理线,表情淡漠,嗜睡,昏迷,或肢体抽搐,苔白腻或淡黄腻,舌质暗红,脉细滑数。

治法:涤痰、开窍、熄风。

例方:涤痰汤加减。

常用药:制南星、陈皮、制半夏、茯苓、竹茹、枳实、葶苈子、菖蒲、天竺黄、竹沥、钩藤等。

应急措施:清开灵注射液 30 mL 加入 5%葡萄糖注射液 500 mL 中静脉点滴。醒脑静注射液 30 mL 加入 5%葡萄糖注射液 500 mL 中静脉点滴。安宫牛黄丸或至宝丹,1/2~1 丸,每天 2~3 次,口服或鼻饲。

(7)元阳欲脱。

主证:喘促心悸,气息微弱,神志昏迷,汗出肢冷,唇甲青紫,舌淡紫暗,脉微欲绝。

治法:回阳救逆,益气固脱。

常用方:参附龙牡汤加减。

常用药:附子、干姜、炙甘草、红参、黄芪、桂枝、龙骨、牡蛎。

应急措施:丽参注射液 30 mL 加入 5%葡萄糖注射液 500 mL 中静脉点滴,每天 1~2 次。参附注射液 30 mL 加入 5%葡萄糖注射液 500 mL 中静脉点滴。

六、临症提要

(1)对所有肺心病急性期感染者必须及时进行痰培养,分离病原菌,明确病原菌的类别,才有助于抗生素的选择。尽管痰的细菌分离、培养及药物敏感性检查有一定的局限性(只有 40%~50%的准确性),但在有条件的医院仍应进行。当发现特殊细菌感染时(如绿脓杆菌、军团肺炎杆菌、支原体、结核菌),对指导用药更有参考价值。

(2)抗生素疗效往往需经 48 小时方能肯定,因而不能过早更换,且本病多发于老年人,由于肺部血液循环较差,气道多有阻塞,分泌物不易排出,病情较重,所以抗生素剂量相对要大,在急性期多用静脉给药,治疗时间应长至 10~14 天,恢复期或是轻症者可考虑口服或肌内注射给药。

但长期应用抗生素要防止真菌感染,一旦真菌已成为肺部感染的主要原因,应调整或停用抗生素,给予抗真菌治疗。

(3)肺心病的治疗过程中应密切注意血气变化,一旦出现明显的酸碱失衡,出现呼吸衰竭时,应立即采取有效的治疗措施,如增大或减少吸氧浓度、应用呼吸兴奋剂,保持呼吸道通畅,加强抗感染,必要时应用人工通气治疗。

(4)肺心病依据不同的临床表现多属于中医的肺胀、喘证的范畴,其产生多因内伤久咳、支饮、喘哮、肺痨等慢性肺系疾患迁延失治、痰浊潴留,每因再感风寒、风热等邪诱使病情加重。病变首先在肺,继而影响在脾、肾,后期病及于心。主要病机为痰、水、虚、瘀互为影响。治疗肺心病应发挥中医特色。当肺心病急性发作时,由于长期应用抗生素,机体的抵抗能力下降和病原菌耐药性的增长,后期常效果不佳;且长时间应用抗生素易致二重感染,白细胞下降,因此配用中药清热解毒利肺化痰活血,虽不能直接抑菌,但可升高细胞总数,使免疫紊乱得以纠正。当出现顽固性心力衰竭时,经强心利尿扩血管疗效不明显时,同时加用中药针剂,可获较好疗效。如气虚为主可予参芪注射液,气阴两虚时可予参麦注射液;阳虚为主予参附注射液;瘀血为主可予川芎嗪注射液。

(牛志红)

第四节　病毒性心肌炎的中西医结合治疗

病毒性心肌炎是指因感染嗜心性病毒所致的心肌细胞及其组织间隙局限性或弥漫性的急性、亚急性或慢性炎性病变。本病的主要病理变化为心肌纤维间炎性细胞浸润,心肌纤维变性,细胞溶解或坏死,病变常涉及心肌起搏传导系统并可累及心包。近年来随着风湿性心肌炎的逐渐减少,病毒性有增多趋势,确切发病率国内外均未有详细报道。普遍认为约5%的病毒感染后可累及心脏。在诸多病毒性心肌炎中,以柯萨奇B组病毒所致心肌炎为最多。发病季节一般认为秋冬季多见,可发生于任何年龄组,40岁以下占75%～80%,男性较女性多见,其比例为1.30～1.62:1。轻者可无明显症状,重者可发生猝死。

本病属中医的心痹、心悸、怔忡范畴,严重者可出现厥脱。

一、病因及发病机制

(一)发病因素

目前已证实能引起心肌炎的病毒:①小核糖核酸病毒;②虫媒病毒;③肝炎病毒;④狂犬病毒;⑤流感病毒;⑥副黏病毒;⑦风疹病毒;⑧天花病毒;⑨疱疹病毒;⑩腺病毒;⑪呼吸道肠道病毒;⑫脑心肌炎病毒;⑬淋巴细胞脉络丛脑膜炎病毒等。在上述诸多病毒中,以柯萨奇病毒B组1～5型和柯萨奇A组病毒中的1、4、9、16和23型病毒,埃柯病毒中的6、11、12、16、19、22和25型病毒、流行性感冒病毒,流行性腮腺炎和脊髓灰质炎病毒最常见。

(二)发病机制

引起本病的发病机制,至今尚未阐明,可能途径:①第一阶段,病毒直接侵犯心肌病毒感染后可引起病毒血症;②第二阶段,目前认为主要是通过免疫变态反应而致病。此外,患者免疫功能低下在发病中也起重要作用。

(三)中医学

认为本病因正虚,加以七情、劳倦、饮食不节、环境气候等为诱因,尤其是心肺气虚,导致心气虚和腠理不固,邪毒乘虚侵心而产生一系列病变。病变早期为温热邪毒侵袭肺卫;肺气宣降失司,随即邪毒由肺及心,染及心脉。诚如叶天士所谓"温邪上受,首先犯肺,逆传心包"。邪毒侵心后,损伤心之气血,使心之气阴(血)两虚,心失所养,心用失常。病变后期余邪留伏,心之气阴亏虚一时难复,正虚邪恋;少数由气阴及于心阳,引起心阳耗损,阳气内亏。导致心之气血阴阳不足,并可累及脾、肾、肝等脏腑。肾虚真阴内亏,心火独亢,引起心肾不交,心阳不振,不能温振血脉,导致心脏痹阻,瘀血内滞;心阳虚衰,肾水过寒,可致阳虚饮聚;心肾阳虚,水湿泛滥而射肺凌心,泛滥肌肤;阳虚水湿内停,变生痰浊,痰浊久滞,可蕴生痰热,凌心蒙窍等,最终形成本虚标实、虚实夹杂诸证,每使变证丛生,迁延难愈,甚至出现正气不支、阴竭阳脱之险象,危及生命。

二、诊断

由于病毒病源学方面的检查目前尚未能普遍开展,故对急性病毒性心肌炎的诊断主要依靠流行病史、临床资料以及排除其他心脏疾病而做出诊断。

(一)临床表现

(1)病史:患者起病前 1～3 周常有上呼吸道感染或消化道感染史。

(2)年龄:老幼均可发病,以青少年为多。

(3)症状:以心悸、气促、心前区痛为主要表现,部分可有活动后呼吸困难、充血性心力衰竭、心律失常甚至阿-斯综合征。

(4)体征:轻者心界不扩大,重者心浊音界扩大,心率增快且与体温升高不相称,可出现舒张期奔马律,心律失常以频发期前收缩多见,亦可表现为房室传导阻滞,以至出现心动过缓,心尖第一心音低钝。可闻及收缩期吹风样杂音。重症者可短期内出现心力衰竭或心源性休克,少数可致猝死。

(二)辅助检查

(1)心电图:可出现各种类型心律失常的心电改变。常见有室性期前收缩、房室传导阻滞、ST-T 的缺血性改变,异常 Q 波、Q-T 间期延长。严重者可有短阵室速、室性期前收缩呈二联律、三联律或多源性室性期前收缩,心电图的改变对心肌炎诊断并无特异性。

(2)血清酶学检查:可有 CPK 及其同工酶(CPK-MB)、AST 或 LDH 及其同工酶(LDH1)增高。早期血沉可加速、血白细胞计数轻度增高。

(3)X 线:部分有心脏轻至中度扩大,心搏动减弱,肺野可有不同程度的淤血现象。超声心动图可示部分呈左心室舒缩功能异常,SF 减少,EF 降低,A/E 峰值比增大。多数患者出现局部室壁运动减弱或消失,心肌回声反射增强或不均匀,少数可见右心室腔扩大和室壁运动减弱。

(4)病毒学检查:若从早期患者咽拭、尿、粪、血液及心包穿刺液中分离出病毒颗粒即可确诊,但本检查实际的临床意义并不大。或采用柯萨奇病毒抗体滴定试验,滴定度高于正常 4 倍或首次滴度＞640 为阳性,＞320 为可疑。

(5)免疫学检查:可有细胞免疫功能之低下。如 1:20 000 T 试验,多呈阴性;淋巴细胞转化率＜50％;花环形成试验＜50％;补体 C_3 ＜66 mg/dL;抗核抗体阳性。

诊断病毒性心肌炎必须排除可能引起心肌损害的其他疾病,如风湿性心肌炎、中毒性心肌炎、结缔组织和代谢性疾病可致的心肌损害以及原发性心肌病。

三、鉴别诊断

(一)风湿性心肌炎

本病常有扁桃体炎或咽喉炎等链球菌感染史,抗"O"增高,血沉加速,C-反应蛋白(CRP)阳性,游走性关节痛,部分可闻及心脏特异性收缩期与舒张期杂音,若心脏扩大不明显而杂音较响亮,则因风湿所致可能性更大。病毒性心肌炎一般抗"O"不高,血沉个别仅轻度加速,心电图以ST-T改变及室性期前收缩多见,血清酶多有改变,血中可能分离出病毒,或恢复期血清病毒中和抗体效价比病初增高4倍以上,必要时亦可用阿司匹林作为诊断性鉴别治疗,如是病毒性心肌炎则无效。

(二)β受体功能亢进综合征

青年男女均可见,以女性为多,其特征是主诉多变,无明显体征,亦无心脏扩大与心功能不全等证据,常伴焦虑、失眠、四肢不适等神经精神症状。其心电图有ST-T及窦性心动过速的改变,但经口服普萘洛尔20~30 mg后半小时,ST-T及窦性心动过速可恢复正常。

(三)心包积液

心包积液可因风湿、感染、化脓、结核或肿瘤所致,他们都各有相关的特异性诊断标准,鉴别排除不难。

(四)原发性心肌病

可有家族史,病程长,进展缓慢,扩张性心肌病心脏明显扩大,可有动脉栓塞现象,病毒分离阴性,血清病毒中和抗体效价无短期内增高,心电图常有各种心律失常,较病毒性心肌炎严重,可出现病理性Q波等。但有更多资料表明,部分病毒性心肌炎可演变为临床扩张型心肌病,某些所谓原发性心肌病可能是慢性病毒性心肌炎或心肌炎的晚期表现,以致两者难以鉴别。

(五)冠心病

年龄偏高,一般在40岁以上,多有心绞痛、糖尿病、高血压高脂血症和动脉粥样硬化改变。可有家族史、吸烟嗜好,以左心室慢性进行性增大为主要表现。

四、危重指标

本病如无合并严重心律失常、心力衰竭和心源性休克,预后一般较好。如遇下列情况应予重视。

(1)严重心律失常如频发室性期前收缩、多源性室性期前收缩、二联律或三联律或室性期前收缩R-on-T、二度或三度房室传导阻滞、病态窦房综合征,心率<50次/分,短暂室性心动过速。

(2)心脏扩大明显,有心功能不全症状者。

(3)重症患者由于心泵功能衰竭,心排出量降低,血压下降,出现心源性休克。

五、治疗

(一)西医治疗

1.治疗原则

现代医学目前尚无特效治疗方法,主要在于休息,提高机体自身免疫力,及时防治并发症。

2.治疗措施

一经疑及本病,即应卧床休息,早期无并发症者,休息比用药更为重要,必须重视。一般休息最少1个月,以3个月为佳;若有心脏明显扩大,心律失常,房室传导阻滞者适当延长;心功能不全的,应待心功能恢复正常后,才考虑酌情做适当活动。多数经严格休息后,症状与体征均可恢复正常。

(1)药物治疗:主要使用改善心肌细胞营养与代谢的药物,如维生素 C、复合 B 族维生素、维生素 B_{12}、辅酶 A、肌苷、细胞色素 C、三磷腺苷(ATP)、辅酶 Q_{10} 等;重症者也可用 1,6-2 磷酸果糖(FDP)、极化液(GIK)疗法或在极化液的基础上再加入 25％硫酸镁 5～10 mL,对快速性心律失常疗效更佳,7～14 天为一疗程。大剂量维生素 C,每天静脉滴注 5～15 g 连用 2 周也有一定疗效。

(2)激素的使用:激素的使用尚有争议,一般认为无并发症早期轻症者,不用激素;如短期内高热不退,心脏急剧增大,心力衰竭、休克、高度房室传导阻滞者,可用地塞米松 10～30 mg/d,分次静脉注射,连用 3～7 天,待病情改善后,改口服减量至停。疗程不宜超过 2 周,若用药 1 周无效,即要停用。其对重症病毒性心肌炎有效,可能与其具有抑制抗原抗体、消除过度强烈的免疫反应、抗炎、抗毒素等作用,从而有利于心肌炎症、水肿的消退有关。激素虽有可能使病程迁延,却能使患者度过危险。对慢性迁延不愈的心肌炎患者,自身免疫反应可能是发病的主要环节,可考虑用泼尼松 5～10 mg,每天 3～4 次,待病情改善后维持,维持需 6 个月至 1 年。

(3)调节细胞免疫功能药物。常用药物:①人白细胞干扰素 1.5 万～2.5 万 U,每天肌内注射 1 次,7～10 天为 1 疗程,间隔 2～3 天,视病情可再用 1～2 个疗程;②应用基因工程制成的干扰素 100 万 U,每天肌内注射 1 次,2 周为 1 疗程;③聚肌胞,每次 1～2 mg,每 2～3 天肌内注射 1 次,1～2 个月为 1 疗程;④聚腺尿苷酸,每次 1～2 mg,每 2～3 天肌内注射 1 次,2～3 个月为 1 疗程;⑤简化胸腺素 10 mg,每天肌内注射 1 次,共 3 个月,以后改为 10 mg,隔天肌内注射 1 次,共 6 个月;⑥免疫核糖核酸 3 mg,每 2 周皮下或肌内注射 1 次,共 3 个月,以后每月肌内注射 3 mg,连续 6～12 个月;⑦转移因子(TF)1 mg 加注射用水 2 mL,于上臂内侧或两侧腋下皮下,或臀部肌内注射,每周 1～2 次。

黄芪有抗病毒及调节免疫功能,对干扰素系统有激活作用,在淋巴细胞中可诱生 γ 干扰素,还能改善内皮细胞生长及正性肌力作用。可口服、肌内注射或静脉内给药。口服用量为黄芪口服液(每支含生黄芪 15 g)1 次,每天 2 次。黄芪注射液(每支含生黄芪 4 g/2 mL)2 支。每天肌内注射 1～2 次;静脉滴注为 5％葡萄糖注射液 500 mL 内加黄芪注射液 40 mL,每天 1 次,3 周为一疗程。

(4)心律失常:急性病毒性心肌炎患者的心电图表现中以期前收缩最多见。如系偶发期前收缩,每分钟期前收缩<5 次,先可观察而不一定给予治疗。如症状明显,每分钟期前收缩>5 次,且合并有快速异位心动过速如室上性、室性、房扑、房颤,以及罕见的室颤时,应及时处理。

心肌炎时使用抗心律失常药物应小心谨慎,特别是对心肌收缩力有抑制的药物。选择抗心律失常药物须注意:①某一些药物治疗无效时,可联合应用药理作用和毒性反应不同的药物,以提高疗效而不增加不良反应。如系口服治疗,一般至少服用 1 周,无效时才能改换另一种药物。急性期用药以连用 3 个月为好,可在服用期间逐渐减量,而不宜在服用抗心律失常药物后一待心律失常消失时,在短期(1～2 周)内马上停药,这样容易使心律失常再度出现,并为了再行控制心律失常而需加大所用药物剂量。所用抗心律失常药物与一般常用药相同。②如能进行电生理检查,则最好针对所试药物疗效进行选择性用药。

室上性心律失常:如室上性期前收缩较频时可选用维拉帕米、普萘洛尔、阿替洛尔、胺碘酮及双异丙吡胺等;阵发性室上性心动过速时可选用毛花苷 C 静脉推注、维拉帕米等静脉滴注,必要时可用体外同步直流电转复;快速型心房扑动、心房纤颤可用胺碘酮 0.2 g,每天 3 次,有效后改为 0.1~0.2 g,每天 1 次维持量;病情较危急时,亦可谨慎地应用毛花苷 C 静脉推注控制心室率。

室性心律失常:如室性期前收缩较频时,首选美西律,此外还可用莫雷西嗪、胺碘酮、小檗碱、普鲁卡因胺等口服。阵发性室性心动过速时,首选利多卡因、普鲁卡因胺,亦可选用胺碘酮静脉推注或静脉滴注,用药无效可即刻用直流电电击转复;有心室颤动出现时,应及时用非同步电击去颤,所用药物同一般复苏的抢救。

房室传导阻滞:一度及二度房室传导阻滞,心室率在每分钟 50 次以上,不必特殊治疗。症状明显,心率在每分钟 45 次以下,可用阿托品 0.3~0.6 mg,口服,每天 3 次;或异丙肾上腺素 10 mg,含服,每 2~6 小时 1 次,必要时以可用阿托品 0.5~1 mg,皮下或静脉注射,每 4~6 小时 1 次,或异丙肾上腺素 0.5~1 mg 加入 5% 葡萄糖注射液 200~500 mL 中静脉滴注。心室率慢的三度房室传导阻滞或二度Ⅱ型房室传导阻滞,可能反复出现阿-斯综合征,需安装临时人工心脏起搏器,待以后病情好转,恢复正常窦性心律时可先关闭后撤去。

(5)心力衰竭:基本同一般心力衰竭治疗,较为特殊的是,治疗中应尽可能使用利尿剂、血管扩张剂及非洋地黄类正性肌力性药物,如呋塞米、硝酸甘油、硝普钠和多巴酚丁胺等。本病在必须应用洋地黄类药物纠正心力衰竭时,一定要慎重。因为此时的心肌细胞本身有炎症水肿甚至坏死,对洋地黄类药物的敏感性增高,虽剂量不大时,亦容易导致洋地黄中毒而发生心律失常。临证时宜用快速型洋地黄制剂,如毛花苷 C、毒毛花苷 K 等,其用量应为常规负荷量的 1/2~2/3。为提高疗效,还可以加用 ACEI 类如卡托普利,每次 25 mg,每天 2~3 次口服。同时应注意水电解质、酸碱平衡等,当心肌炎伴有持久性心力衰竭时,易发生栓塞性并发症,应考虑适当给以抗凝治疗。

(二)中医治疗

1.证候特征

(1)发病前多有发热、恶寒、头痛、咽痛、脉浮,或以发热、恶寒、腹泻、腹痛等症为主的表现。

(2)1~2 周表证解,余热未清,低热不退,心悸自汗盗汗,胸闷、气短、舌红、脉细数。

(3)心悸加重,自汗,盗汗,脉结代。

(4)心悸气促,面色晦滞,唇甲紫暗,脉虚数或结代,严重者四肢厥冷,大汗出,脉微细欲绝,阴尽阳脱致阴阳离决。

2.治疗要点

(1)早期轻症以养心阴为主;中期由阴及阳至阴阳两虚为主兼余邪未清,宜益气养阴兼去余邪;重症多见阳气虚衰为主兼气滞血瘀,宜温通心阳为主兼活血祛瘀;若出现心悸喘促、面色㿠白、晦暗、四肢厥冷、下肢肿胀、汗自出、舌质淡胖、脉微欲绝等危急情况,宜温阳利水、祛瘀通络。

(2)本病以虚为本,心气大亏,心液耗伤。人参味甘微苦,大补元气,益阴生液,本病常以之为主药。气阴两虚可选生晒参或西洋参;证属气虚或阳虚,宜用甘温、益气温阳,选用吉林红参、石柱参、边条参,最好用高丽参。后者甘温力大,振阳力强,抗休克、抗虚脱更适宜。

(3)在辨证施治基础上加用某些经现代药理证实具有降低心肌异位节律点的自律性、调整房室间传导和不应期,以对抗心律失常作用的中药,实属必要。如对快速窦性或室上性心律失常,适当选用苦参、功劳叶、蚤休、琥珀;对缓慢性心律失常,适当选用红参、甘松、熟附、桂枝、北五加皮、细辛、远志、麻黄等。

(4)有学者根据"风胜则动"的道理指导使用镇肝熄风药,如全蝎、僵蚕、蜈蚣、白蒺藜、石决明、青龙齿等治疗心律失常,取得疗效。

(5)本病治愈后,因正气尚虚,宜益气养阴或补中益气法进行调治一段时间,免因正虚之体外邪乘虚而入,诱发本病之反复。可酌情选用玉屏风散合生脉散或补中益气丸加减治疗。

3.分型治疗

(1)心阴虚,余邪未尽。

主证:低热心悸,手足心热,面颊潮红,心烦失眠,舌红无苔,脉细数。

治法:养心阴清余热。

例方:养阴清热方(经验方)。

常用药:元参、生地、麦冬、玉竹、地骨皮、白薇、青蒿、板蓝根、石斛、丹参或滋心阴口服液;若气阴两虚,可加用补心气口服液。

应急措施:气阴两虚可以参麦注射液 60 mL 加入葡萄糖注射液 500 mL 静脉滴注。生脉注射液 60 mL 加入 5% 葡萄糖注射液 500 mL 静脉滴注。滋心阴口服液 1 次 1 支,每天 3 次。选针内关、三阴交、厥阴俞、足三里、心俞等,平补平泻。

(2)心气虚,余邪未尽。

主证:自汗低热,心悸气短,乏力,面色㿠白,舌淡、苔白,脉弱或结代。

治法:养心气祛余邪。

例方:益气退热方(经验方)。

常用药:白薇、骨皮、黄芪、高丽参、银胡、甘草、丹参或补心气口服液;兼阴虚者加滋心阴口服液。

应急措施:丽参注射液 20 mL 加入 5% 葡萄糖注射液 250~500 mL 静脉滴注。清开灵注射液 20 mL 加入 5% 葡萄糖注射液 500 mL 静脉滴注。气阴虚者用生脉注射 40 mL 加入 5% 葡萄糖注射液中静脉滴注或参麦注射液 20 mL 加入 5%~10% 葡萄糖注射液 500 mL 中静脉滴注。有血瘀症可用复方丹参注射液 20 mL 加入 5% 葡萄糖注射液 500 mL 静脉滴注。

(3)心阳不振,饮邪上扰。

主证:心悸气短,低热神疲,自汗肢冷,胸闷纳呆肢乏,面色㿠白,舌淡暗有齿印,苔白腻脉沉迟或沉迟结代。

治法:温阳逐饮,活血行瘀。

例方:苓桂术甘汤加陈皮、丹参、川朴、黄芪。

常用药:茯苓、白术、炙甘草、桂枝、丹参、田七、陈皮、半夏、黄芪、川朴、血竭、熟附子。

应急措施:参附注射液 20~40 mL 加入 5% 葡萄糖注射液静脉滴注。艾灸内关(双)、足三里(双)、针膻中。有血瘀证的,复方丹参注射液 20 mL 加入 5% 葡萄糖注射液 500 mL 静脉滴注。

(4)阳虚欲脱兼气滞血瘀。

主证:心悸气喘、面色苍白,汗自出,四肢厥冷,甚则神志不清,二便自遗,舌苔紫暗或边有瘀点、苔白腻,脉微细欲绝或散涩结代。

治法:温阳利水或回阳固脱。

例方:参附汤、四逆汤。

常用药:高丽参、制附子、生姜、白术、茯苓、白芍、丹参、干姜、肉桂等。

应急措施:参附注射液 20～40 mL 加入 5％葡萄糖注射液 500 mL 中静脉滴注。复方丹参注射液 20 mL 加入 5％～10％葡萄糖注射液 500 mL 中静脉滴注。丽参注射液 20～40 mL 加入 5％葡萄糖注射液 500 mL 中静脉滴注。艾灸百会;针涌泉、足三里、人中。

六、临症提要

(1)治疗急性病毒性心肌炎,中西医各有优势,中医优势在于有效的抗病毒作用;通过辨证提高机体的整体免疫力,有利于心肌细胞的修复,防止复发;对于严重心律失常、心力衰竭、心源性休克,能起有效的辅助西药的治疗作用;对顽固性心律失常,应因体质因素为主要诱因者,能从根本上起到良好的治疗作用,对心律失常引起的自觉症状的改善,较为理想。西医优势在于具有部分提高机体免疫功能的作用;对心力衰竭、心源性休克与严重心律失常等疗效肯定,较中医为优,因中西医各具一定优势,在具体处理上可考虑适当优化组合。

(2)一般认为本病的发病原因是在机体免疫功能低下的基础上,复感病毒,与中医学的"邪之所凑,其气必虚""正气存内,邪不可干"的发病机制大致相同,目前调节免疫功能的西药尚存在不足的一面,疗效不确切,部分药物存在血源感染等不安全因素。在提高免疫力和抗病毒方面,中医药蕴藏着较大的优势。

(3)对早期轻中型的患者,应以中医药治疗为主,配合卧床休息治疗,多数可获痊愈;对慢性迁延日久的患者,每难治愈,亦应以中医辨证论治,以提高机体自身抗病能力为根本。对于合并严重心律失常的患者,可配合西医的抗心律失常药,但由于抗心律失常药有一定的毒副作用,不宜长期应用,在中西药同时使用的情况下,力争把西药减量至最少甚至停用最好。

(4)对重症者如合并心功能不全、严重心律失常、心源性休克者,必须以西医治疗为主,配合中药。中西医结合处理,其效果比单一西药的疗效为佳。

(牛志红)

第五节　急性感染性心内膜炎的中西医结合治疗

急性感染性心内膜炎是指病原微生物,如细菌、真菌、立克次体等,经血流直接侵犯心内膜、心瓣膜或大动脉内膜所引起的感染性炎症。

根据急性感染性心内膜炎临床表现及病程发展规律,与温病学说的卫气营血体系极为相似,故本病应属于中医学温热病范畴。

一、病因及发病机制

(一)发病因素

(1)基础心脏病:感染性心内膜炎可在原无心脏病基础上发生,但多数发生在原有心脏病的患者,具体如下:风湿性心瓣膜病、先天性心脏血管病、退行性瓣膜病、二尖瓣脱垂。

(2)心脏手术:心脏手术是感染性心内膜炎患病的高危险因素。从 1950 年进行二尖瓣分离术出现感染性心内膜炎后,心脏手术后心内膜炎的重要性已被人们所重视。Stein 等指出心脏手术的种类、方式和方法决定了感染性心内膜炎的发生率。他们分析的结果:约 0.6% 的闭式心脏手术、0.9% 的开放手术和 3.3% 的人工瓣置换术并发感染性心内膜炎。心脏手术缝线的感染为重要的因素;体外循环减弱了吞噬细胞从血循环中清除细菌的能力,为瓣膜易感染的另一重要因素。心导管术用于血流动力学监测、起搏器的安装、某些心脏病的诊断包括心内膜心肌活检以及静脉高营养的插管均可直接损伤内膜,成为细菌侵入的病灶。

(3)其他手术操作:有风湿性或先天性心脏病的患者,拔牙或摘除扁桃体后易发生感染性心内膜炎。有时仅刷牙出血也能使草绿色链球菌进入血流。手术操作中,泌尿道的手术如肾盂造影术、膀胱切除术,甚至膀胱镜检查、导尿等也会引起菌血症,诱发感染性心内膜炎。

(4)静脉注射麻醉药品。

(5)病原菌的种类:几乎所有种类的细菌均可引起本病。抗生素应用前 80%~90% 的感染性心内膜炎是由非溶血性链球菌所引起,以草绿色链球菌占绝大多数。

近年来由酵母菌和真菌引起的心内膜炎例数明显增加,其原因:①人工瓣置换的病例增加;②吸毒者静脉注射药品的人数增加;③长期抗生素的应用引起体内菌群失调;④抗癌药物或皮质激素的应用抑制机体的免疫功能。常见致病真菌有念珠菌、曲霉菌和组织胞浆菌,血培养常阴性。

(二)发病机制

感染性心内膜炎的发病机制是一个复杂的过程,必须具备可黏附细菌的瓣膜、血流中存在可黏附瓣膜的细菌和黏附于瓣膜间的细菌能生长繁殖这 3 个条件。另外,免疫机制常在其中起着一定的作用。

1.可黏附细菌的瓣膜

非细菌性血栓性心内膜炎是发生细菌性心内膜炎的必备条件。风湿性心瓣膜病内皮的损伤,是血流动力学改变如瓣口狭窄、反流或增高的压差等原因引起。主动脉瓣狭窄、室间隔缺损均可产生湍流而致内皮损伤,这些病变具有较高的细菌性心内膜炎的发生率。

2.血流中存在可黏附于瓣膜的细菌

必须是那些具有在瓣膜表面集落化特征的细菌,同时必须耐受血清补体、免疫抗体杀菌力的细菌才能黏附于瓣膜上。另一影响细菌在瓣膜上集落化的因素是细菌与血小板的相互作用,血小板能阻止细菌在瓣膜面上集落化。

3.血流中的细菌对瓣膜具有黏附力

血流中的细菌必需黏附瓣膜才能引起瓣膜的感染。黏附性的程度随细菌类别而变化,最高的为金黄色葡萄球菌。

4.赘生物的形成

瓣膜表面细菌集落化后,感染性赘生物即开始形成。一些感染性心内膜炎发生在正常瓣膜上,多呈急性过程,其主要是由于致病菌毒性强,能直接侵袭和破坏瓣膜。

5.免疫机制的作用

感染性心内膜炎的赘生物内的细菌可刺激体内免疫系统产生非特异性抗体引起多克隆IgA、IgG、IgM 球蛋白的增加。免疫球蛋白对肾小球基底膜、血管壁内膜、心肌内膜有着特殊亲和力。一半以上的感染性心内膜炎患者可查出循环免疫复合物,高浓度的循环免疫复合物与心血管以外的临床表现如关节炎、Janeways 结节、肾小球肾炎等有着密切的联系。

(三)中医学

中医认为本病的发生有内因与外因两方面。内因主要是先天心脏禀赋不全,或后天获得心痹、胸痹等。导致心气不足、气血瘀滞、痰浊内阻,从而构成外邪入侵的条件;外因主要是感受温热毒邪。温热毒邪乘正气不足、气血瘀滞、痰浊内阻入侵脏腑血脉,内舍于心脉之中,从而发生本病。归纳起来,其病因病机有如下几方面。

(1)先天禀赋不全,导致心气不足,气血运行不畅,温热毒邪乘虚而入,内舍心脉而形成本病。

(2)心痹内虚:感受风寒湿热之邪,内舍于心,形成心痹。心痹日久,耗伤心气,气血瘀滞,温热毒邪乘虚伤人,内舍心脉而形成本病。感受风寒湿热之邪,内舍于心,形成心痹温热毒邪乘虚伤人,内舍心脉而形成本病。

(3)胸痹内虚:过食膏粱厚味,或劳倦伤脾,或七情所伤致使痰浊内生,气血瘀滞,形成胸痹。胸痹日久,心气不足,气血不畅,温热毒邪乘虚而入,内舍心脉而形成本病。

(4)心损内虚:由于心脏手术,或心血管创伤性检查等致使心脏受损,正气内虚,温热毒邪乘虚而入,内舍心脉而形成本病。

总之,本病的发生多在先天心脏禀赋不全或后天获得心痹、胸痹,心脏受损的基础上,感受温热毒邪,温热毒邪从表入里,内舍心脉,形成温热毒邪从卫入气,从气入营,从营入血,或从卫直接入心包、营血等一系列病理变化。

二、诊断

(一)临床表现

1.急性感染性心内膜炎的常见症状和体征

起病症状多种多样,大部分患者先感觉乏力、疲倦、食欲缺乏及低热;有一些患者因体重减轻或贫血就医,才发现有心内膜炎;部分可能在拔牙、产后或手术后而发生本病。本病虽然大部分发生在已有心瓣膜病变的基础上,但少数患者在发病前根本不知道自己有心脏病,直到出现此种并发症时才被发现。有时起病较急,高热、寒战,或伴有脑部、内脏、四肢等处动脉的栓塞,疾病一开始可能有偏瘫、四肢局部缺血性疼痛、视网膜动脉栓塞所致失明、腹部绞痛、心肌梗死、血尿或脾梗死等表现,这些错综复杂的临床表现常导致误诊。临床表现归纳以下3个方面。

(1)全身感染:①发热,为本病常见的症状,热型中以不规则者为最多,各类热型均可出现。但约20%可为不发热者,仅偶有低热者。②其他全身症状,主要是进行性贫血、乏力、食欲缺乏、体重减轻、盗汗、全身疼痛等。③杵状指,一般杵状指多出现在晚期,见于20%~40%的病例,无发绀。在疾病过程中如观察到无发绀的杵状指,对诊断有很大意义。④脾大,脾大而软,占52%~69%,对本病有相当大的诊断价值。

(2)栓塞及血管病损:栓塞现象广泛而常见,成为诊断或鉴别诊断要点之一,占36%~66%,近年来下降至15%,栓塞为单一部位或多部位。早期发生的栓塞大多起病急,病情凶险。①脑栓塞:栓塞部位以脑部多见。脑栓塞常发生于大脑中动脉,呈偏瘫失语;弥漫性栓塞性脑膜脑炎因小动脉或毛细血管的散在性细菌性栓塞所致,可酷似化脓性脑膜炎、脑炎或结核性脑膜炎,应该谨慎鉴别;脑出血由脑部菌性动脉瘤破裂出血,弥漫性脑出血,特别是蛛网膜下腔出血,可引起颈部强直及血性脑脊液,预后恶劣。②反复肺栓塞为很重要的临床表现,典型肺梗死症状为突发性胸痛、气急、发绀、咯血或虚脱等,多发性小栓子引起的肺栓塞可无典型的肺梗死症状。X线胸片除呈大块楔形阴影外,也可为不规则小块阴影。如发生在两肺上叶,可误诊为肺结核。风湿性心瓣膜病的赘生物多位于左心,而室间隔缺损等先天性心脏病的赘生物多在右心或肺动脉,因此,临床上大循环栓塞多见于风湿性心脏病,而肺栓塞多见于先天性心脏病和吸毒者的三尖瓣心内膜炎。③冠状动脉栓塞出现心肌梗死的突发胸痛、休克、心力衰竭、严重心律失常等表现,并可迅速死亡。④肾脏栓塞时有腰痛、血尿,但小栓塞常无症状而易漏诊。⑤脾脏梗死时可发生左上腹或左胁部突然的疼痛和脾脏增大压痛和发热。许多小型肺梗死,可不发生明显的症状。常因为伴发脾破裂出血、休克,感染的脾破裂引起腹膜炎或膈下脓肿,而误认为其他急腹症。⑥四肢动脉如股动脉、腘动脉、髂动脉、桡动脉和肱动脉的栓塞,会引起肢体动脉的软弱或缺血性疼痛。栓塞可波及任何血管,故临床症状可多样化。⑦眼部变化除结合膜可见淤点外,眼底检查可见扇形或圆形出血,有白色中心。有时眼底可见圆形白色点(Roth 点)。⑧中枢神经系统病灶有时引起偏盲、复视。视网膜中心动脉栓塞则引起突然失明。⑨皮肤及黏膜上的淤点亦可由栓塞引起,或由于感染毒素作用于毛细血管使其脆性增加而破裂出血,淤点中心可呈白色或灰色,近年报道淤点出现占患者数约 40%。大的皮内或皮下栓塞性损害约青豆大小(直径 5～15 mm),微微隆起,多呈紫红色,有明显压痛,发生在手指足趾末端的掌面,称为欧氏结节,大多持续数天后消失。这是感染性心内膜炎的重要体征之一(占 10%～22%)。

(3)心脏变化:大多数原有瓣膜的体征在疾病的过程中变化不多。心脏听诊以原有心脏病的杂音如二尖瓣关闭不全的收缩期杂音和主动脉瓣关闭不全的舒张期杂音为常见,也可闻及因各种先天性心血管畸形所致的杂音。有时在细心听诊下,可发现赘生物生长或破坏产生杂音性质的改变,亦可因瓣膜溃疡、瓣叶膨胀瘤穿孔、腱索断裂或室间隔破裂产生。原有杂音变得粗糙、响亮或呈音乐样。本病极少发生于结瘢很厉害或完全纤维化的瓣膜,因此在高度二尖瓣狭窄、慢性心房纤颤或充血性心力衰竭的病例很少并发感染性心内膜炎。感染性心内膜炎所引起的心律失常除心房颤动外,多数为期前收缩。

2.特殊类型的急性感染性心内膜炎症状和体征

(1)金黄色葡萄球菌性心内膜炎。近年来由于心脏手术的开展,心导管的插入、人工瓣膜的置换增加了金黄色葡萄球菌心内膜炎的患病率,本病大多呈急性过程。特点:①较易侵袭正常心瓣膜,占 18%～48%,常累及主动脉瓣和二尖瓣;②亚急性感染性心内膜炎的典型体征,如淤点、欧氏结节、脾大在本病中不常见,心脏杂音可以听不到;③年迈者患此病有增加趋热,可以不发热;④较易出现心肌、心包、脑、脑膜、肾脏及肺等处的脓肿或化脓性栓塞;⑤弥散性血管内凝血偶可发生;⑥其病死率达 40%。

(2)产碱杆菌性心内膜炎。临床特点:①起病急,高热、寒战或畏寒为主要症状;②感染不仅限于原有病变的瓣膜,且可侵及正常的心瓣膜,并能严重损害心肌;③短期内出现明显的进行性贫血;④早期发生较大的动脉栓塞,病情进展迅速,病死率在 30%～70%。

(3)真菌性心内膜炎。临床特点:①患者免疫功能低下,体力极度衰弱,且长期使用抗生素或激素者;②全身性真菌感染伴显著的心脏杂音及栓塞现象者;③真菌性心内膜炎赘生物大而易碎,故大动脉,尤其是下肢动脉的栓塞常见;④多次血培养阴性,真菌培养阳性;⑤眼底检查除Roth 点、白色渗出物、出血外,眼色素炎或内眼炎是其特点。

(4)人工瓣心内膜炎。临床特点:①是瓣膜置换术的严重并发症,可发生在换瓣后的各个时期。大多数主张分早期及晚期。②早期是指感染发生在手术后 2 个月内,细菌可来自切口感染、手术器械等,病死率在 60%～80%。晚期是指感染发生在手术后 2 个月以后,细菌来自口腔、上呼吸道、胃肠道等的操作,病死率在 35%～50%。③并发症有瓣膜瘤破裂、主动脉窦破裂、瓣环周围脓肿、瓣环裂脱、心肌脓肿、心包纵隔瘆管、人工瓣口血栓形成等。

（5）三尖瓣感染性心内膜炎。临床特点：①发生于吸毒者、人流术后、广泛应用静脉导管等；②吸毒者和人流后的三尖瓣感染性心内膜炎多为年轻患者，致病菌为葡萄球菌为主，急性病程，常伴多发性肺梗死，预后较好，病死率在10％左右；③静脉导管术引起感染，常累及年迈者，致病菌以耐药葡萄球菌为主，病死率高达60％；④诊断主要依靠具有细菌可侵入的途径，败血症，多发性肺梗死，血培养阳性，超声心动图见三尖瓣上的赘生物。

（二）辅助检查

（1）血培养：70％～80％血培养阳性，阳性血培养是诊断感染性心内膜炎最直接的证据，同时为选用抗生素提供了依据。为了提高血培养的阳性率，在进行抗生素治疗前24～48小时内至少做血培养3次，每次宜取血10～15 mL，观察是否有细菌生长3周。取血时间以寒战或体温骤升时为佳。必须强调1次血培养阳性是不可靠的，至少有2次培养出同样的细菌，才可确定诊断。真菌性心内膜炎，尤其是曲霉菌，血培养常阴性，但若有栓子脱落大血管，则可在栓子中分离出真菌。

（2）血液变化：继发性贫血为本病特点，血红蛋白大多在60～80 g/L。白细胞计数多轻度增多或正常。在有较严重或广泛的栓塞并发症或急性病例中，白细胞计数可达$25×10^9$/L以上，甚至高达$66×10^9$/L。有时血液中有大吞噬细胞出现，占白细胞3％～5％，属于网状内皮系统过度刺激的表现。血小板常正常；在疾病的活动期，红细胞沉降率大多增快，血中丙种球蛋白增加；50％以上类风湿因子阳性；90％以上血中循环免疫复合物阳性。

（3）尿常规检查及肾功能：50％以上病例出现蛋白尿和显微镜下血尿，晚期病例肾功能不全。

（4）心电图：无并发症时心电图无特异性或无改变，但当出现室间隔脓肿或心肌炎时，则可出现各种传导阻滞或室性期前收缩。

（5）超声心动图：为感染性心内膜炎提供了另一新的诊断方法，对心内并发症的发现有所帮助，但较多经验的积累说明有其局限性和特异性。其特征：①瓣膜上的细菌性赘生物检出率为13％～78％。赘生物检出受其大小影响，直径5 mm以上易被检出，而3 mm以下常不能被检出。②特异性瓣膜破坏如连枷样改变、二尖瓣腱索断裂、瓣周脓肿、人工瓣环裂漏、感染性主动脉窦瘤或破裂均可由超声心动图显示出。

三、鉴别诊断

根据临床表现、血培养阳性、超声心动图等检查，多数感染性心内膜炎可做出及时诊断。但近20年来感染性心内膜炎的临床特点有了很大的变化，欧氏结节、Janeway结节等已属偶见；且无杂音的病例数越来越多；杂音性质改变并不多见。老年人无发热，血培养常阴性者易漏诊延误治疗。一般认为凡遇下列情况，应高度怀疑心内膜炎可能：①器质性心脏病患者不明原因发热1周以上；②原无心杂音者突然出现心杂音，特别是主动脉瓣和/或二尖瓣关闭不全的杂音；③心脏手术后持续发热1周以上；④不明原因动脉栓塞；⑤原有心杂音短期内变化或出现新杂音；⑥不明原因心力衰竭或进行性心功能减退等。凡遇上述情况，均应及时进行血培养和超声心动图以确立诊断。

（1）以发热为主要表现，心脏体征轻微者常易与伤寒、疟疾、结核、上呼吸道感染、胶原病、某些恶性肿瘤相混淆。有时由于栓塞现象，使身体某一局部症状特别明显，则可能误诊为该器官的独立疾病，如脑血管意外、脑膜炎、肾结石、肾炎和血液系统疾病等。

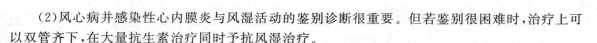

（2）风心病并感染性心内膜炎与风湿活动的鉴别诊断很重要。但若鉴别很困难时,治疗上可以双管齐下,在大量抗生素治疗同时予抗风湿治疗。

四、危重指标

（1）出现严重心力衰竭。

（2）发生重要脏器如脑、肾、脾、肺等栓塞。

（3）出现严重并发症如瓣膜瘤破裂、主动脉窦破裂、瓣环周围脓肿、瓣环裂脱、心肌或心包脓肿、人工瓣口血栓形成等。

五、治疗

（一）西医治疗

感染性心内膜炎本身是可以治疗的疾病。治疗越早治愈率越高,因此早期积极治疗极为重要。

1.治疗原则

（1）一般认为首选青霉素、链霉素或庆大霉素、头孢菌素等杀菌剂,很少用抑菌剂。

（2）必须维持较高的抗生素血清浓度,至少为体外试验最低杀菌浓度的8倍以上。抗生素用法一般主张静脉或肌内间歇注射法。

（3）抗生素应能穿透纤维蛋白到达藏于赘生物中的细菌,青霉素治疗之所以能取得良好疗效,部分原因系由于青霉素的这种穿透能力。

（4）治疗时间必须足够,一般疗程应在4周以上,以达到治愈目的,提高治愈率,减少复发率。

2.抗生素治疗

（1）青霉素为首选药物。对临床上拟诊为感染性心内膜炎病例,连续3次血培养（包括厌氧菌培养）后,即应开始青霉素治疗。开始剂量每天1 000万～2 000万U,分每4小时1次静脉滴注或静脉持续滴注,可在晚间临睡前1次改用肌内注射。开始治疗前2周合用链霉素,每天1 g,分2次肌内注射。如疗效欠佳,5～7天后可加大青霉素剂量至每天3 000万～5 000万U。给药途径大多数学者认为分次静脉注射或静脉滴注更符合临床需要,其分次给药药物高峰浓度较高,可更完善地杀灭赘生物中的致病菌,血循环中的少量致病菌也可同时被清除,而对患者生活或活动无多大影响。

（2）青霉素过敏者,可选用头孢菌素类,成人剂量每天6～12 g,每4小时静脉注射1次,也可用万古霉素,成人剂量每天2 g,分2～4次静脉滴注。

（3）若血培养获得阳性结果,可再根据细菌的药敏,调整抗生素的种类和剂量。

（4）特殊类型感染性心内膜炎的抗生素治疗。

金黄色葡萄球菌心内膜炎者,除少数属对青霉素敏感的葡萄球菌心内膜炎者,可用青霉素G,但剂量宜偏大,成人每天2 000万U,疗程4～6周。多数应用耐酶青霉素如苯甲异噁唑青霉素、萘夫西林,每天6～10 g分次静脉给药,疗程4～6周,治疗前3～5天可加用庆大霉素。

表皮葡萄球菌心内膜炎,近来成为突出的医源性致病菌,是人工瓣心内膜炎的常见致病菌,治疗可采用杀菌剂联合治疗,如万古霉素联合利福平联合庆大霉素或头孢菌素等。

革兰阳性心内膜炎,治疗上多选用新一代头孢菌素加氨基糖苷类,疗程一般为4～6周。

真菌性心内膜炎,药物治疗常无效,可考虑手术切除感染灶。常手术前先用两性霉素B

1周,术后继续抗真菌治疗至少6~8周。用法:静脉输注两性霉素B第一天1 mg,后每天增加3~5 mg,直至每天25~30 mg,疗程6~8周或更长,因其毒性大,故需在密切观察下使用。可与口服氟胞嘧啶联用,剂量每天100~150 mg/kg,每6小时1次,常在两性霉素B疗程结束后需继续口服数月或更长时间。

3.手术治疗

感染性心内膜炎在内科治疗无效时,应进行外科手术,将大大降低病死率。且活动的感染并非手术的禁忌证。手术指征:①主动脉瓣叶二尖瓣叶或附近结构的破坏所致瓣膜反流,常造成进行性顽固性心力衰竭,内科治疗无效,外科手术切除和置换人工瓣是唯一的治疗方法;②真菌性心内膜炎、金黄色葡萄球菌心内膜炎内科治疗无效时考虑手术;③反复发生的栓塞,尤其累及主要脏器如脑、眼、肾、冠状动脉者;④感染在心内扩散导致腱索、乳头肌断裂,主动脉窦或室间隔破裂,心肌脓肿伴或不伴心脏传导阻滞;⑤超声心动图检出较大赘生物或赘生物堵塞瓣膜口。

(二)中医治疗

1.证候特征

本病以卫气营血为辨证纲领,病在卫分者以恶寒发热、汗出、苔薄白、舌尖红、脉浮数为特征;病在气分者以高热、大汗出、口渴甚、脉洪大或滑数为特征;病在营分者以午后发热,或夜热早凉、皮肤黏膜斑点隐隐、舌红绛、脉细数为特征;病在血分者以皮肤黏膜斑点为特点,出现吐血,或咯血、衄血、尿血、便血、神昏谵语、舌绛、脉细数无力为特征。起病数天后即发生栓塞现象,或经治疗仍反复发生栓塞现象者病情多重,预后不良;疾病过程中出现心力衰竭,特别是难治性心力衰竭者,病情严重,预后极差。

2.治疗要点

本病的产生是在先天心脏禀赋不全或后天获得心痹、胸痹的基础上感受温热毒邪形成,温热毒邪从表入里,内舍心脉,形成温热毒邪从卫入气,从气入营,从营入血,或从卫直入营血等一系列病理变化。由于温热邪毒为阳邪,易伤阴血,导致阳伤血涩,气血瘀滞,血行不畅,从而产生一系列瘀血证候,故心痹、胸痹为本病之本,毒邪外侵为标。治疗以清热解毒、益气养阴通络为法,并采用有机的中西医结合疗法。

3.分型治疗

(1)卫分证。

主证:恶寒发热,汗出头痛,胸闷心悸,咳嗽气短,苔薄白,舌尖边红,脉浮数。

治法:辛凉解表,清热解毒。

例方:用银翘散合五味消毒饮。

常用药:银花、连翘、薄荷(后下)、荆芥、淡豆豉、桔梗、甘草、牛蒡子、淡竹叶、芦根、蒲公英、紫花地丁、青天葵。

应急措施:鱼腥草注射液用30~60 mL加入5%葡萄糖注射液250 mL静脉滴注,每天2次。

(2)气分证。

主证:见高热,大汗出,口渴甚,不恶寒反恶热,心悸气急,烦躁不安,大便秘结,小便短赤,苔黄燥,舌质红,脉洪大或滑数。

治法:清热解毒,益气扶正。

例方:用白虎加人参汤合五味消毒饮。

常用药:生石膏(先煎)、知母、甘草、西洋参(另炖)、银花、连翘、蒲公英、紫花地丁、青天葵、淡豆豉。若腹部胀满,大便秘结者,治宜泻火通便,急下存阴。可用增液承气汤或大承气汤。

应急措施:用穿琥宁加入10%葡萄糖注射液250 mL静脉滴注,每天2次。

(3)营分证。

主证:见午后发热,或发热夜甚,烦躁不安,口不甚渴,皮肤黏膜瘀斑,瘀点隐隐,肝大、脾大,少气懒言,神疲乏力,苔少或剥苔,舌红绛,脉细数。

治法:清营清热,扶正法邪。

例方:用清营汤合五味消毒饮。

常用药:水牛角(先煎)、生地、玄参、麦冬、黄连、丹参、淡竹叶、银花、连翘、蒲公英、紫花地丁、青天葵、淡豆豉、西洋参(另炖)。

应急措施:清开灵注射液20~50 mL加入10%葡萄糖注射液500 mL静脉滴注,每天2次。

(4)血分证。

主证:见身热烦躁,皮肤黏膜斑点透露,或见吐血、咯血、尿血、便血、肝大、脾大,或见中风偏瘫,神昏谵语,少苔或剥苔,舌红绛,脉沉细数。

治法:清热解毒,凉血散血。

例方:用清热地黄汤合五味消毒饮。

常用药:水牛角(先煎)、生地、赤芍、丹皮、丹参、紫花地丁、银花、连翘、蒲公英、青天葵、西洋参(另炖)。若神昏谵语则加服安宫牛黄丸。

应急措施:香参注射液20~30 mL加入10%葡萄糖注射液250 mL静脉滴注,每天2次,适用于伴栓塞现象者。醒脑静注射液20~30 mL加入10%葡萄糖注射液250 mL静脉滴注,每天2次。

(5)阴虚内热。

主证:长期低热,手足心热,盗汗颧红,心悸气短,口干咽燥,形体消瘦,少苔或剥苔,舌质红,脉细数。

治法:滋阴清热,凉血活血。

例方:用青蒿鳖甲汤合五味消毒饮。

常用药:青蒿、鳖甲、生地、知母、丹皮、秦皮、地骨皮、胡黄连、麦冬、玄参、丹参、银花、连翘、紫花地丁、蒲公英、青天葵。

应急措施:参麦或丽参注射液30 mL加5%葡萄糖注射液500 mL静脉滴注,每天2次。

六、临症提要

(1)传染性心内膜炎属于心血管疾病中重症,因此,治疗常常需要采取中西医结合的方法,特别强调合理正确地使用抗生素。

(2)本病的辨证论治以卫气营血为纲领,辨证论治首先要分清病位所在;其次治疗中要重点使用清热解毒的方法。

(3)本病热毒灼盛,容易损伤阴血,导致血脉瘀阻,治疗可以加用凉血散血方法。

(4)本病后期,往往出现气阴两伤的临床表现,故须注意予以益气养阴。

(5)在治疗感染性心内膜炎过程中要注意其基础心脏病存在情况,有针对性地予以治疗处理。

(牛志红)

第十一章

心血管疾病的护理

第一节　心绞痛的护理

心绞痛是冠状动脉供血不足,心肌急剧的、暂时的缺血与缺氧所引起的临床综合征。其特点为阵发性的前胸压榨性疼痛感觉,主要位于胸骨后部,可放射至心前区和左上肢,常发生于劳动或情绪激动时,持续数分钟,休息或用硝酸酯制剂后消失。

一、病因和发病机制

本病多见于男性,多数患者在 40 岁以上,劳累、情绪激动、饱食、受寒、阴雨天气、急性循环衰竭等为常见诱因。除冠状动脉粥样硬化外,本病还可由主动脉瓣狭窄或关闭不全、梅毒性主动脉炎、原发性肥厚型心肌病、先天性冠状动脉畸形、风湿性冠状动脉炎等引起。

对心脏予以机械性刺激并不引起疼痛,但心肌缺血与缺氧则引起疼痛。当冠状动脉的供血与心肌的需血之间发生矛盾,冠状动脉血流量不能满足心肌代谢的需要,引起心肌急剧的、暂时的缺血与缺氧时,即产生心绞痛。

心肌耗氧的多少由心肌张力、心肌收缩强度和心率所决定。心肌张力＝左心室收缩压(动脉收缩压)×心室半径。心肌收缩强度和心室半径经常不变,因此常用"心率×收缩压"(即二重乘积)作为估计心肌氧耗的指标。心肌能量的产生要求大量的氧供,心肌细胞摄取血液氧含量的 $65\%\sim75\%$,而身体其他组织则仅摄取 $10\%\sim25\%$,因此心肌平时对血液中氧的吸收已接近于最大量,氧需要增加时已难以从血液中更多地摄取氧,只能依靠增加冠状动脉的血流量来提供。在正常情况下,冠状循环有很大的储备力,其血流量可增加到休息时的 $6\sim7$ 倍。缺氧时,冠状动脉也扩张,能使其流量增加 $4\sim5$ 倍。动脉粥样硬化而致冠状动脉狭窄或部分分支闭塞时,其扩张性减弱,血流量减少,且对心肌的供血量相对地比较稳定。心肌的血液供给如减低到尚能应付心脏平时的需要,则休息时可无症状。一旦心脏负荷突然增加,如劳累、激动、左心衰竭等,使心肌张力增加(心腔容积增加、心室舒张末期压力增高)、心肌收缩力增加(收缩压增高、心室压力曲线量大压力随时间变化率增加)和心率增快等而致心肌氧耗量增加时,心肌对血液的需求增加;或当冠状动脉发生痉挛(如吸烟过度或神经体液调节障碍)时,冠状动脉血流量进一步减少;或在突然发生循环血流量减少的情况下(如休克、极度心动过速等),心肌血液供求之间的矛盾加深,心肌血液供给不足,遂引起心绞痛。严重贫血的患者,在心肌供血量虽未减少的情况下,可由于红细胞减少,血液携氧量不足而引起心绞痛。

在多数情况下,劳累诱发的心绞痛常在同一"心率×收缩压"值的水平上发生。

产生疼痛的直接因素,可能是在缺血缺氧的情况下,心肌内积聚过多的代谢产物,如乳酸、丙酮酸、磷酸等酸性物质;或类似激肽的多肽类物质,刺激心脏内自主神经的传入纤维末梢,经第1～5胸交感神经节和相应的脊髓段,传至大脑,产生疼痛的感觉。这种痛觉反应在与自主神经进入水平相同脊髓的脊神经所分布的皮肤区域,即胸骨后及两臂的前内侧与小指,尤其是在左侧,而多不在心脏解剖位置处。有人认为,在缺血区内富有神经供应的冠状血管的异常牵拉和收缩,可以直接产生疼痛冲动。

病理解剖检查显示心绞痛的患者,至少有一支冠状动脉的主支管腔显著狭窄达横切面的75％以上。有侧支循环形成者,则冠状动脉的主支有更严重的阻塞才会发生心绞痛。另一方面,冠状动脉造影发现5％～10％的心绞痛患者,其冠状动脉的主要分支无明显病变,提示这些患者的心肌血供和氧供不足,可能是冠状动脉痉挛、冠状循环的小动脉病变、血红蛋白和氧的离解异常、交感神经过度活动、儿茶酚胺分泌过多或心肌代谢异常等所致。

患者在心绞痛发作之前,常有血压增高、心率增快、肺动脉压增高和肺毛细血管压增高的变化,反映心脏和肺的顺应性减低,发作时可有左心室收缩力和收缩速度降低、喷血速度减慢、左心室收缩压下降、心搏量和心排血量降低、左心室舒张末期压和血容量增加等左心衰竭的病理生理变化。左心室壁可呈收缩不协调或部分心室壁有收缩减弱的现象。

二、临床表现

(一)症状

1.典型发作

突然发生的胸骨后上、中段可波及心前区压榨性、闷胀性或窒息性疼痛,可放射至左肩、左上肢前内侧及无名指和小指。重者有濒死的恐惧感和冷汗,往往迫使患者停止活动。疼痛历时1～5分钟,很少超过15分钟,休息或含化硝酸甘油多在1～2分钟内(很少超过5分钟)缓解。

2.不典型发作

(1)疼痛部位可出现在上腹部、颈部、下颌、左肩胛部或右前胸、左大腿内侧等。

(2)疼痛轻微或无疼痛,而出现胸部闷感、胸骨后烧灼感等,称心绞痛的相当症状。上述症状亦应为发作型,休息或含化硝酸甘油可缓解。

心前区刺痛,手指能明确指出疼痛部位,以及持续性疼痛或胸闷,多不是心绞痛。

(二)体征

平时一般无异常体征。心绞痛发作时可出现心率增快、血压增高、表情焦虑、出汗,有时出现第四或第三心音奔马律,可有暂时性心尖区收缩期杂音(乳头肌功能不全)。

(三)心绞痛严重程度的分级

根据加拿大心血管学会分类分为四级。①Ⅰ级:一般体力活动(如步行和登楼)不受限,仅在强、快或长时间劳力时发生心绞痛。②Ⅱ级:一般体力活动轻度受限。快步、饭后、寒冷或刮风中、精神应激或醒后数小时内步行或登楼;步行两个街区以上、登楼一层以上和爬山,均引起心绞痛。③Ⅲ级:一般体力活动明显受限,步行1～2个街区,登楼一层引起心绞痛。④Ⅳ级:一切体力活动都引起不适,静息时可发生心绞痛。

三、分型

(一)劳累性心绞痛

由活动和其他可引起心肌耗氧增加的情况下而诱发。又可分为下列几种。

1.稳定型劳累性心绞痛特点

(1)病程＞1个月。

(2)胸痛发作与心肌耗氧量增加多有固定关系,即心绞痛阈值相对不变。

(3)诱发心绞痛的劳力强度相对固定,并可重复。

(4)胸痛发作在劳力当时,被迫停止活动,症状可缓解。

(5)心电图运动试验多呈阳性。

此型冠脉固定狭窄度超过管径70%,多支病变居多,冠脉动力性阻塞多不明显,粥样斑块无急剧增大或破裂出血,故临床病情较稳定。

2.初发型劳力性心绞痛特点

(1)病程＜1个月。

(2)年龄较轻。

(3)男性居多。

(4)临床症状差异大。①轻型:中等度劳力时偶发。②重型:轻微用力或休息时频发;梗塞前心绞痛为回顾性诊断。

此型单支冠脉病变多,侧支循环少,因冠脉痉挛或粥样硬化进展迅速,斑块破裂出血,血小板聚集,甚至有血栓形成,导致病情不稳定。

3.恶化型劳累性心绞痛特点

(1)心绞痛发作次数、持续时间、疼痛程度在短期内突然加重。

(2)活动耐量较以前明显降低。

(3)日常生活中轻微活动均可诱发,甚至安静睡眠时也可发作。

(4)休息或用硝酸甘油对缓解疼痛作用差。

(5)发作时心电图有明显的缺血性ST-T改变。

(6)血清心肌酶正常。

此型多属多支冠脉严重粥样硬化,并存在左主干病变,病情突然恶化可能因斑块脂质浸润急剧增大或破裂或出血,血小板凝聚血栓形成,使狭窄管腔更堵塞,至活动耐量减低。

(二)自发性心绞痛

心绞痛发作与心肌耗氧量增加无明显关系,而与冠状血流储备量减少有关,可单独发生或与劳累性心绞痛并存。与劳累性心绞痛相比,疼痛持续时间一般较长,程度较重,且不易为硝酸甘油所缓解。

1.卧位型心绞痛特点

(1)有较长的劳累性心绞痛史。

(2)平卧时发作,多在午夜前,即入睡1～2小时内发作。

(3)发作时需坐起甚至需站立。

(4)疼痛较剧烈,持续时间较长。

(5)发作时ST段下降显著。

（6）预后差，可发展为急性心肌梗死或发生严重心律失常而死亡。

此型发生机制尚有争论，可能与夜梦、夜间血压降低或发生未被察觉的左心室衰竭，以致狭窄的冠状动脉远端心肌灌注不足；或平卧时静脉回流增加，心脏工作量增加，需氧增加等有关。

2.变异型心绞痛特点

（1）发病年龄较轻。

（2）发作与劳累或情绪多无关。

（3）易于午夜到凌晨时发作。

（4）几乎在同一时刻呈周期性发作。

（5）疼痛较重，历时较长。

（6）发作时心电图示有关导联的 ST 段抬高，与之相对应的导联则 ST 段可压低。

（7）含化硝酸甘油可使疼痛迅速缓解，抬高的 ST 段随之恢复。

（8）血清心肌酶正常。

本型心绞痛是由于在冠状动脉狭窄的基础上，该支血管发生痉挛，引起一片心肌缺血所致。冠状动脉造影正常的患者，也可由于该动脉痉挛而引起。冠状动脉痉挛可能与 α 肾上腺素能受体受到刺激有关，患者迟早会发生心心肌梗死。

3.中间综合征

（1）心绞痛发作持续时间长，可达 30 分钟至 1 小时以上。

（2）常在休息或睡眠中发作。

（3）心电图、放射性核素和血清学检查无心肌坏死的表现。本型心绞痛其性质介于心绞痛与心肌梗死之间，常是心肌梗死的前奏。

4.梗死后心绞痛

梗死后心绞痛是急性心肌梗死发生后 1 月内（不久或数周）又出现的心绞痛。由于供血的冠状动脉阻塞发生心肌梗死，但心肌尚未完全坏死，一部分未坏死的心肌处于严重缺血状态下又发生疼痛，随时有再发生梗死的可能。

（三）混合性心绞痛

（1）劳累性与自发性心绞痛并存，如兼有大支冠状动脉痉挛，除劳累性心绞痛外可并存变异型心绞痛，如兼有中等大冠脉收缩则劳累性心绞痛可在通常能耐受的劳动强度以下发生。

（2）心绞痛阈值可变性大，临床表现为在当天不同时间、当年不同季节的心绞痛阈值有明显变化，如伴有 ST 段压低的心绞痛患者运动能力的昼夜变化，或一天中首次劳累性发作的心绞痛。劳累性心绞痛患者遇冷诱发及餐后发作的心绞痛多属此型。

此类心绞痛为一支或多支冠脉有临界固定狭窄病变限制了最大冠脉储备力，同时有冠脉痉挛收缩的动力性阻塞使血流减少，故心肌耗氧量增加与心肌供氧量减少两个因素均可诱发心绞痛。

近年"不稳定型心绞痛"一词在临床上被广泛应用，指介于稳定型劳累性心绞痛与急性心肌梗死和猝死之间的中间状态。它包括了除稳定型劳累性心绞痛外的上述所有类型的心绞痛，还包括冠状动脉成形术后心绞痛、冠状动脉旁路术后心绞痛等新近提出的心绞痛类型。其病理基础是在原有病变基础上发生冠状动脉内膜下出血、粥样硬化斑块破裂、血小板或纤维蛋白凝集、形成血栓、冠状动脉痉挛等。

四、辅助检查

(一)心电图

1.静息时心电图

约半数患者在正常范围,也可有非特异性 ST-T 异常或陈旧性心肌梗死图形,有时有房室或束支传导阻滞、过早搏动等。

2.心绞痛发作时心电图

绝大多数患者可出现暂时性心肌缺血引起的 ST 段移位;ST 段水平或下斜压低≥1 mm,ST 段抬高≥2 mm(变异型心绞痛);T 波低平或倒置,平时 T 波倒置者发作时变直立(伪改善)。可出现各种心律失常。

3.心电图负荷试验

用于心电图正常或可疑时。有双倍二级梯运动试验(master 试验)、活动平板运动试验、蹬车试验、潘生丁试验、心房调搏和异丙肾上腺素静脉滴注试验等。

4.动态心电图

24 小时持续记录以证实胸痛时有无心电图缺血改变及无痛性禁忌缺血发作。

(二)放射性核素检查

1.^{201}铊心肌显像或兼作负荷(运动)试验

休息时铊显像所示灌注缺损主要见于心肌梗死后瘢痕部位。而缺血心肌常在心脏负荷后显示灌注缺损,并在休息后复查出现缺损区再灌注现象。近年用^{99m}Tc-MIBI 作心肌灌注显像(静息或负荷)取得良好效果。

2.放射性核素心腔造影

静脉内注射焦磷酸亚锡被细胞吸附后,再注射^{99m}Tc,即可使红细胞被标记上放射性核素,得到心腔内血池显影。可测定左心室射血分数及显示室壁局部运动障碍。

(三)超声心动图

二维超声心动图可检出部分冠状动脉左主干病变,结合运动试验可观察到心室壁节段性运动异常,有助于心肌缺血的诊断,静息状态下心脏图像阴性,尚可通过负荷试验确定,近年三维、经食管、血管内和心内超声检查增加了其诊断的阳性率和准确性。

(四)心脏 X 线检查

无异常发现或见心影增大、肺充血等。

(五)冠状动脉造影

可直接观察冠状动脉解剖及病变程度与范围是确诊冠心病的最可靠方法。但它是一种有一定危险的有创检查,不宜作为常规诊断手段。其主要指征为:①胸痛疑似心绞痛不能确诊者。②内科治疗无效的心绞痛,需明确冠状病变情况而考虑手术者。

(六)激发试验

为诊断冠脉痉挛,常用冷加压、过度换气及麦角新碱作激发试验,前两种试验较安全,但敏感性差,麦角新碱可引起冠脉剧烈收缩,仅适用于造影时冠脉正常或固定狭窄病变<50%的可疑冠脉痉挛患者。

五、诊断要点

根据典型的发作特点和体征,含用硝酸甘油后缓解,结合年龄和存在冠心病易患因素,除外其他原因所致的心绞痛,一般即可建立诊断。下列几方面有助于临床上判别心绞痛。

(一)性质

心绞痛应是压榨紧缩、压迫窒息、沉重闷胀性疼痛,而非刀割样尖锐痛或抓痛、短促的针刺样或触电样痛或昼夜不停的胸闷感觉。其实也并非"绞痛"。在少数患者可为烧灼感、紧张感或呼吸短促伴有咽喉或气管上方紧窄感。疼痛或不适感开始时较轻,逐渐增剧,然后逐渐消失,很少为体位改变或呼吸所影响。

(二)部位

疼痛或不适处常位于胸骨或其邻近,也可发生在上腹部至咽部之间的任何水平处,但极少在咽部以上。有时可位于左肩或左臂,偶尔也可位于右臂、下颌、下颈椎、上胸椎、左肩胛骨间或肩胛骨上区,然而位于左腋下或左胸下者很少。对于疼痛或不适感分布的范围,患者常需用整个手掌或拳头来指示,仅用一手指的指端来指示者极少。

(三)时限

为1~15分钟,多数3~5分钟,偶有达30分钟的(中间综合征除外)。疼痛持续仅数秒钟或不适感(多为闷感)持续整天或数天者均不似心绞痛。

(四)诱发因素

以体力劳累为主,其次为情绪激动,再次为寒冷环境、进冷饮及身体其他部位的疼痛。在体力活动后而不是在体力活动的当时发生的不适感,不似心绞痛。体力活动再加情绪激动,则更易诱发,自发性心绞痛可在无任何明显诱因下发生。

(五)硝酸甘油的效应

舌下含用硝酸甘油片如有效,心绞痛应于1~2分钟内缓解(也有需5分钟的,要考虑到患者可能对时间的估计不够准确),对卧位型的心绞痛,硝酸甘油可能无效。在评定硝酸甘油的效应时,还要注意患者所用的药物是否已经失效或接近失效。

(六)心电图

发作时心电图检查可见以R波为主的导联中,ST段压低,T波平坦或倒置(变异型心绞痛者则有关导联ST段抬高),发作过后数分钟内逐渐恢复。心电图无改变的患者可考虑做负荷试验。发作不典型者,诊断要依靠观察硝酸甘油的疗效和发作时心电图的改变;如仍不能确诊,可多次复查心电图、心电图负荷试验或24小时动态心电图连续监测,如心电图出现阳性变化或负荷试验诱致心绞痛发作时亦可确诊。

六、鉴别诊断

(一)X综合征

目前临床上被称为X综合征的有两种情况:一是1973年Kemp所提出的原因未明的心绞痛;二是1988年Keaven所提出的与胰岛素抵抗有关的代谢失常。心绞痛需与Kemp的X综合征相鉴别。X综合征(Kemp)目前被认为是小的冠状动脉舒缩功能障碍所致,以反复发作劳累性心绞痛为主要表现,疼痛亦可在休息时发生,发作时或负荷后心电图可示心肌缺血表现、核素心肌灌注可示灌注缺损、超声心动图可示节段性室壁运动异常。但本病多见于女性,冠心病的易患因素不明显,疼痛症状不甚典型,冠状动脉造影阴性,左心室无肥厚表现,麦角新碱试验阴性,治疗反应不稳定而预后良好则与冠心病心绞痛不同。

（二）心脏神经官能症

多发于青年或更年期的女性患者，心前区刺痛或经常性胸闷，与体力活动无关，常伴心悸及叹息样呼吸，手足麻木等。过度换气或自主神经功能紊乱时可有 T 波低平或倒置，但心电图心得安试验或氯化钾试验时 T 波多能恢复正常。

（三）急性心肌梗死

本病疼痛部位与心绞痛相仿，但程度更剧烈，持续时间多在半小时以上，硝酸甘油不能缓解。常伴有休克、心律失常及心衰；心电图面向梗死部位的导联 ST 段抬高，常有异常 Q 波；血清心肌酶增高。

（四）其他心血管病

如主动脉夹层形成、主动脉窦瘤破裂、主动脉瓣病变、肥厚型心肌病、急性心包炎等。

（五）颈胸疾患

如颈椎病、胸椎病、肋软骨炎、肩关节周围炎、胸肌劳损、肋间神经痛、带状疱疹等。

（六）消化系统疾病

如食管裂孔疝、贲门痉挛、胃及十二指肠溃疡、急性胰腺炎、急性胆囊炎及胆石症等。

七、治疗

预防主要是防止动脉粥样硬化的发生和发展。治疗原则是改善冠状动脉的供血和减轻心肌的耗氧，同时治疗动脉粥样硬化。

（一）发作时的治疗

1.休息

发作时立刻休息，一般患者在停止活动后症状即可消除。

2.药物治疗

较重的发作，可使用作用快的硝酸酯制剂。这类药物除扩张冠状动脉、降低其阻力、增加其血流量外，还通过对周围血管的扩张作用，减少静脉回心血量，降低心室容量、心腔内压、心排血量和血压，减低心脏前后负荷和心肌的需氧，从而缓解心绞痛。

（1）硝酸甘油：可用 0.3～0.6 mg 片剂，置于舌下含化，使其迅速为唾液所溶解而吸收，1～2 分钟即开始起作用，约半小时后作用消失，对约 92% 的患者有效，其中 76% 在 3 分钟内见效。延迟见效或完全无效时提示患者并非患冠心病或患严重的冠心病，也可能所含的药物已失效或未溶解，如属后者可嘱患者轻轻嚼碎之继续含化。长期反复应用可由于产生耐药性而效力减低，停用 10 天以上，可恢复有效性。近年还有喷雾剂和胶囊制剂，能达到更迅速起效的目的。不良反应有头昏、头胀痛、头部跳动感、面红、心悸等，偶尔有血压下降，因此第一次用药时，患者宜取平卧位，必要时吸氧。

（2）硝酸异山梨酯（消心痛）：可用 5～10 mg，舌下含化，2～5 分钟见效，作用维持 2～3 小时。或用喷雾剂喷到口腔两侧黏膜上，每次 1.25 mg，1 分钟见效。

（3）亚硝酸异戊酯：为极易气化的液体，盛于小安瓿内，每安瓿 0.2 mL，用时以小手帕包裹敲碎，立即盖于鼻部吸入。作用快而短，在 10～15 秒开始，几分钟即消失。本药作用与硝酸甘油相同，其降低血压的作用更明显，有引起晕厥的可能，目前多数学者不推荐使用。同类制剂还有亚硝酸辛酯。

在应用上述药物的同时，可考虑用镇静药。

(二)缓解期的治疗

宜尽量避免各种确知足以诱致发作的因素。调节饮食,特别是一次进食不应过饱,禁绝烟酒。调整日常生活与工作量;减轻精神负担;保持适当的体力活动,但以不致发生疼痛症状为度;有血脂质异常者积极调整血脂;一般不需卧床休息。在初次发作(初发型)或发作增多、加重(恶化型)或卧位型、变异型、中间综合征、梗死后心绞痛等,疑为心肌梗死前奏的患者,应予休息一段时间。

使用作用持久的抗心绞痛药物,应防止心绞痛发作,可单独选用、交替应用或联合应用下列作用持久的药物。

1.硝酸酯制剂

(1)硝酸异山梨酯。①硝酸异山梨酯:口服后半小时起作用,持续 3～5 小时,常用量为 10～20 mg/4～6 h,初服时常有头痛反应,可将单剂改为 5 mg,以后逐渐加量。②单硝酸异山梨酯(异乐定):口服后吸收完全,解离缓慢,药效达 8 小时,常用量为 20～40 mg/8～12 h。近年倾向于应用缓释制剂减少服药次数,硝酸异山梨酯的缓释制剂一次口服作用持续 8 小时,可用 20～60 mg/8 h;单硝酸异山梨酯的缓释制剂用量为 50 mg,每天 1～2 次。

(2)长效硝酸甘油制剂。①硝酸甘油缓释制剂:口服后使硝酸甘油部分药物得以逃逸肝脏代谢,进入体循环而发挥其药理作用。一般服后半小时起作用,时间可长达 8～12 小时,常用剂量为2.5 mg,每天 2 次。②硝酸甘油软膏和贴片制剂:前者为 2%软膏,均匀涂于皮肤上,每次直径 2～5 cm,涂药 60～90 分钟起作用,维持 4～6 小时;后者每贴含药 20 mg,贴于皮肤上后 1 小时起作用,维持 12～24 小时。胸前或上臂皮肤为最合适于涂或贴药的部位。

患青光眼、颅内压增高、低血压或休克者不宜选用本类药物。

2.β肾上腺素能受体阻滞剂(β受体阻滞剂)

β受体有 β_1 和 β_2 两个亚型。心肌组织中 β_1 受体占主导地位而支气管和血管平滑肌中以 β_2 受体为主。所有 β 受体阻滞剂对两型 β 受体都能抑制,但对心脏有些制剂有选择性作用。它们具有阻断拟交感胺类对心率和心收缩力受体的刺激作用,减慢心率,降低血压,减低心肌收缩力和氧耗量,从而缓解心绞痛的发作。此外,还减低运动时血流动力的反应,使在同一运动量水平上心肌耗氧量减少;使不缺血的心肌区小动脉(阻力血管)缩小,从而使更多的血液通过极度扩张的侧支循环(输送血管)流入缺血区。国外学者建议用量要大。不良反应有心室射血时间延长和心脏容积增加,这虽可能使心肌缺血加重或引起心力衰竭,但其使心肌耗氧量减少的作用远超过其不良反应。常用制剂如下。①普萘洛尔(心得安):每天 3～4 次,开始时每次 10 mg,逐步增加剂量,达每天80～200 mg;其缓释制剂用 160 mg,1 次/天。②氧烯洛尔(心得平):每天 3～4 次,每次 20～40 mg。③阿普洛尔(心得舒):每天 2～3 次,每次 25～50 mg。④吲哚洛尔(心得静):每天 3～4 次,每次 5 mg,逐步增至 60 mg/d。⑤索他洛尔(心得怡):每天 2～3 次,每次 20 mg,逐步增至 200 mg/d。⑥美托洛尔(美多心安):每天 2 次,每次 25～100 mg;其缓释制剂用 200 mg,1 次/天。⑦阿替洛尔(氨酰心安):每天 2 次,每次 12.5～75 mg。⑧醋丁洛尔(醋丁酰心安):每天 200～400 mg,分 2～3 次服。⑨纳多洛尔(康加多尔):每天 1 次,每次 40～80 mg。⑩噻吗洛尔(噻吗心安):每天 2 次,每次 5～15 mg。

本类药物有引起心动过缓、降低血压、抑制心肌收缩力、引起支气管痉挛等作用,长期应用有些可以引起血脂增高,故选用药物时和用药过程中要加以注意和观察。新的一代制剂中赛利洛尔具有心脏选择性 β_1 受体阻滞作用,同时部分的激动 β_2 受体。其减缓心率的作用较轻,甚至可使夜间心率增快;有轻度兴奋心脏的作用;有轻度扩张支气管平滑肌的作用;使血胆固醇、低密度脂蛋白和甘油三酯降低而高密度脂蛋白胆固醇增高;使纤维蛋白降低而纤维蛋白原增高;长期应用对血糖无影响,因而更适用于老年冠心患者。剂量为200～400 mg,每天1次。我国患者对降受体阻滞剂的耐受性较差宜用低剂量。

β受体阻滞剂可与硝酸酯合用,但要注意:①β受体阻滞剂可与硝酸酯有协同作用,因而剂量应偏小,开始剂量尤其要注意减小,以免引起体位性低血压等不良反应。②停用β受体阻滞剂时应逐步减量,如突然停用有诱发心肌梗死的可能。③心功能不全,支气管哮喘以及心动过缓者不宜用。由于其有减慢心律的不良反应,因而限制了剂量的加大。

3.钙通道阻滞剂

此类药物抑制钙离子进入细胞内,也抑制心肌细胞兴奋,收缩耦联中钙离子的利用。因而抑制心肌收缩,减少心肌耗氧;扩张冠状动脉,解除冠状动脉痉挛,改善心内膜下心肌的血供;扩张周围血管,降低动脉压,减轻心脏负荷;还降低血液黏度,抗血小板聚集,改善心肌的微循环。常用制剂如下。

(1)苯烷胺衍生物:最常用的是维拉帕米(异搏定)80～120 mg,每天3次;其缓释制剂240～480 mg,每天1次。不良反应有头晕、恶心、呕吐、便秘、心动过缓、PR间期延长、血压下降等。

(2)二氢吡啶衍生物。①硝苯地平(心痛定):10～20 mg,每4～8小时1次口服;舌下含用3～5分钟后起效;其缓释制剂用量为20～40 mg,每天1～2次。②氨氯地平(络活喜):5～10 mg,每天1次。③尼卡地平:10～30 mg,每天3～4次。④尼索地平:10～20 mg,每天2～3次。⑤非洛地平(波依定):5～20 mg,每天1次。⑥伊拉地平:2.5～10 mg,每12小时1次。

本类药物的不良反应有头痛、头晕、乏力、面部潮红、血压下降、心率增快、下肢水肿等,也可有胃肠道反应。

(3)苯噻氮唑衍生物:最常用的是地尔硫䓬(恬尔心、合心爽),30～90 mg,每天3次,其缓释制剂用量为45～90 mg,每天2次。

不良反应有头痛、头晕、皮肤潮红、下肢水肿、心率减慢、血压下降、胃肠道不适等。

以钙通道阻滞剂治疗变异型心绞痛的疗效最好。本类药可与硝酸酯同服,其中二氢吡啶衍生物类如硝苯地平尚可与β阻滞剂同服,但维拉帕米和地尔硫䓬与β阻滞剂合用时则有过度抑制心脏的危险。停用本类药时也宜逐渐减量然后停服,以免发生冠状动脉痉挛。

4.冠状动脉扩张剂

冠状动脉扩张剂为能扩张冠状动脉的血管扩张剂,从理论上说将能增加冠状动脉的血流,改善心肌的血供,缓解心绞痛。但由于冠心病时冠状动脉病变情况复杂,有些血管扩张剂如双嘧达莫,可能扩张无病变或轻度病变的动脉较扩张重度病变的动脉远为显著,减少侧支循环的血流量,引起所谓"冠状动脉窃血",增加了正常心肌的供血量,使缺血心肌的供血量反而更减少,因而不再用于治疗心绞痛。目前仍用的有如下几种。

(1)吗多明:1～2 mg,每天2～3次,不良反应有头痛、面红、胃肠道不适等。

(2)胺碘酮:100～200 mg,每天3次,也用于治疗快速心律失常,不良反应有胃肠道不适、药疹、角膜色素沉着、心动过缓、甲状腺功能障碍等。

(3)乙氧黄酮:30～60 mg,每天2～3次。

(4)卡波罗孟:75～150 mg,每天3次。

(5)奥昔非君:8～16 mg,每天3～4次。

（6）氨茶碱：100～200 mg，每天 3～4 次。

（7）罂粟碱：30～60 mg，每天 3 次等。

（三）中医中药治疗

根据祖国医学辨证论治，采用治标和治本两法。治标，主要在疼痛期应用，以"通"为主，有活血、化瘀、理气、通阳、化痰等法；治本，一般在缓解期应用，以调整阴阳、脏腑、气血为主，有补阳、滋阴、补气血、调理脏腑等法。其中以"活血化瘀"法（常用丹参、红花、川芎、蒲黄、郁金等）和"芳香温通"法（常用苏合香丸、苏冰滴丸、宽胸丸、保心丸、麝香保心丸等）最为常用。此外，针刺或穴位按摩治疗也有一定疗效。

（四）其他药物和非药物治疗

右旋糖酐 40 或羟乙基淀粉注射液：250～500 mL/d，静脉滴注 14～30 天为一个疗程，作用为改善微循环的灌流，可能改善心肌的血流灌注，可用于心绞痛的频繁发作。高压氧治疗增加全身的氧供应，可使顽固的心绞痛得到改善，但疗效不易巩固。体外反搏治疗可能增加冠状动脉的血供，也可考虑应用。兼有早期心力衰竭者，治疗心绞痛的同时宜用快速作用的洋地黄类制剂。鉴于不稳定型心绞痛的病理基础是在原有冠状动脉粥样硬化病变上发生冠状动脉内膜下出血、斑块破裂、血小板或纤维蛋白凝集形成血栓，近年对之采用抗凝血、溶血栓和抗血小板药物治疗，收到较好的效果。

（五）冠状动脉介入性治疗

1.经皮冠状动脉腔内成形术（PTCA）

PTCA 为用带球囊的心导管经周围动脉送到冠状动脉，在导引钢丝的引导下进入狭窄部位，向球囊内注入造影剂使之扩张，在有指征的患者中可收到与外科手术治疗同样的效果。过去认为理想的指征为：①心绞痛病程（<1 年）药物治疗效果不佳，患者失健。②1 支冠状动脉病变，且病变在近端、无钙化或痉挛。③有心肌缺血的客观证据。④患者有较好的左心室功能和侧支循环。施行本术如不成功需作紧急主动脉-冠状动脉旁路移植手术。

近年随着技术的改进，经验的累积，手术指征已扩展到：①治疗多支或单支多发病变。②治疗近期完全闭塞的病变，包括发病 6 小时内的急性心肌梗死。③治疗病情初步稳定 2～3 周后的不稳定型心绞痛。④治疗主动脉-冠状动脉旁路移植术后血管狭窄。无血供保护的左冠状动脉主干病变为用本手术治疗的禁忌。本手术即时成功率在 90％左右，但术后 3～6 个月内，25％～35％患者可再发生狭窄。

2.冠状动脉内支架安置术（ISI）

以不锈钢、钴合金或钽等金属和高分子聚合物制成的筛网状、含槽的管状和环绕状的支架，通过心导管置入冠状动脉，由于支架自行扩张或借球囊膨胀作用使其扩张，支撑在血管壁上，从而维持血管内血流畅通。用于下述情况。①改善 PTCA 的疗效，降低再狭窄的发生率，尤其适于 PTCA 扩张效果不理想者。②PTCA 术时由于冠状动脉内膜撕脱、血管弹性而回缩、冠状动脉痉挛或血栓形成而出现急性血管闭塞者。③慢性病变冠状动脉近于完全阻塞者。④旁路移植血管段狭窄者。⑤急性心肌梗死者。

术后使用抗血小板治疗预防支架内血栓形成，目前认为新一代的抗血小板制剂——血小板 GPⅡb/Ⅲ 受体阻滞剂有较好效果，可用 abciximab 静脉注射，0.25 mg/kg，然后静脉滴注 10 μg/(kg·h)，共 12 小时；或 eptifibatibe 静脉注射，180 μg/kg，然后，静脉滴注每分钟 2 μg/kg，共 96 小时；或 tirofiban，静脉滴注每分钟 0.4 μg/kg，共 30 分钟，然后每分钟0.1 μg/kg，滴注48小时。口服制剂如 xemilofiban,5～20 mg,每天2次等。也可口服常用的抗血小板药物如阿司匹林、双嘧达莫、噻氯吡啶或较新的氯吡格雷等。

3.其他介入性治疗

尚有冠状动脉斑块旋切术、冠状动脉斑块旋切吸引术、冠状动脉斑块旋磨术、冠状动脉激光成形术等,这些在 PTCA 的基础上发展的方法,期望使冠状动脉再通更好,使再狭窄的发生率降低。近年还有用冠状动脉内超声、冠状动脉内放射治疗的介入性方法,其结果有待观察。

(六)运动锻炼疗法

谨慎安排进度适宜的运动锻炼有助于促进侧支循环的发展,提高体力活动的耐受量,改善症状。

(七)不稳定型心绞痛的处理

各种不稳定型心绞痛的患者均应住院卧床休息,在密切监护下,进行积极的内科治疗,尽快控制症状和防止发生心肌梗死。需取血测血清心肌酶和观察心电图变化以除外急性心肌梗死,并注意胸痛发作时的 ST 段改变。胸痛时可先含硝酸甘油 0.3～0.6 mg,如反复发作可舌下含硝酸异山梨酯 5～10 mg,每2小时1次,必要时加大剂量,以收缩压不过于下降为度,症状缓解后改为口服。如无心力衰竭可加用 β 受体阻滞剂和/或钙通道阻滞剂,剂量可偏大些。胸痛严重而频繁或难以控制者,可静脉内滴注硝酸甘油,以1 mg溶于5％葡萄糖液 50～100 mL 中,开始时10～20 μg/min,需要时逐步增加至 100～200 μg/min;也可用硝酸异山梨酯 10 mg 溶于5％葡萄糖 100 mL 中,以 30～100 μg/min 静脉滴注。对发作时 ST 段抬高或有其他证据提示其发作主要由冠状动脉痉挛引起者,宜用钙通道阻滞剂取代 β 受体阻滞剂。鉴于本型患者常有冠状动脉内粥样斑块破裂、血栓形成、血管痉挛以及血小板聚集等病变基础,近年主张用阿司匹林口服和肝素或低分子肝素皮下或静脉内注射以预防血栓形成。情况稳定后行选择性冠状动脉造影,考虑介入或手术治疗。

八、护理

(一)护理评估

1.病史

询问有无高血压、高脂血症、吸烟、糖尿病、肥胖等危险因素及劳累、情绪激动、饱食、寒冷、吸烟、心动过速、休克等诱因。

2.身体状况

身体状况主要评估胸痛的特征,包括诱因、部位、性质、持续时间、缓解方式及心理感受等。典型心绞痛的特征为:①发作在劳力等诱因的当时。②疼痛部位在胸骨体上段或中段之后,可波及心前区约手掌大小范围,甚至横贯前胸,界限不很清楚,常放射至左肩臂内侧达无名指和小指,或至颈、咽、下颌部。③疼痛性质为压迫、紧缩性闷痛或烧灼感,偶伴濒死感,迫使患者立即停止原来的活动,直至症状缓解。④疼痛一般持续3～5分钟,经休息或舌下含化硝酸甘油,几分钟内缓解,可数天或数周发作1次,或一天发作多次。⑤发作时多有紧张或恐惧,发作后有焦虑、多梦。

发作时体检常有心率加快、血压升高、面色苍白、冷汗,部分患者有暂时性心尖部收缩期杂音、舒张期奔马律、交替脉。

3.实验室及其他检查

(1)心电图检查:主要是在 R 波为主的导联上,ST 段压低,T 波平坦或倒置等。

(2)心电图负荷试验:通过增加心脏负荷及心肌氧耗量,激发心肌缺血性 ST-T 改变,有助于临床诊断和疗效评定等。常用的方法有:饱餐试验、双倍阶梯运动试验及次极量运动试验(蹬车运动试验、活动平板运动试验)等。

(3)动态心电图:可以连续 24 小时记录心电图,观察缺血时的 ST-T 改变,有助于诊断、观察药物治疗效果以及有无心律失常。

(4)超声波检查:二维超声显示:左主冠状动脉及分支管腔可能变窄,管壁不规则增厚及回声增强。心绞痛发作时或运动后局部心肌运动幅度减低或无运动及心功能减低。超声多普勒于二尖瓣上取样,可测出舒张早期血液速度减低,舒张末期流速增加,表示舒张早期心肌顺应性减低。

(5)X 线检查:冠心病患者在合并有高血压病或心功能不全时,可有心影扩大、主动脉弓屈曲延长;心衰重时,可合并肺充血改变;有陈旧心肌梗死合并室壁瘤时,X 线下可见心室反向搏动(记波摄影)。

(6)放射性核素检查:静脉注射^{201}铊,心肌缺血区不显像。^{201}铊运动试验以运动诱发心肌缺血,可使休息时无异常表现的冠心病患者呈现不显像的缺血区。

(7)冠状动脉造影:可发现中动脉粥样硬化引起的狭窄性病变及其确切部位、范围和程度,并能估计狭窄处远端的管腔情况。

(二)护理目标

(1)患者主诉疼痛次数减少,程度减轻。

(2)患者能够掌握活动规律并保持最佳活动水平,表现为活动后不出现心律失常和缺氧表现。心率、血压、呼吸维持在预定范围。

(3)患者能够运用有效的应对机制减轻或控制焦虑。

(4)患者能了解本病防治常识,说出所服用药物的名称、用法、作用和不良反应。

(5)无并发症发生。

(三)护理措施

1.一般护理

(1)患者应卧床休息,嘱患者避免突然用力的动作,饭后不宜进行体力活动,防止精神紧张、情绪激动、受寒、饱餐及吸烟酗酒,宜少量多餐,用清淡饮食,不宜进含动物脂肪及高胆固醇的食物。

对有恐惧和焦虑心理的患者,应向患者解释冠心病的性质,只要注意生活保健,坚持治疗,可以防止病情的发展;对情绪不稳者,可适当应用镇静剂。

(2)保持大小便通畅,做好皮肤及口腔的护理。

2.病情观察与护理

(1)不稳定型心绞痛患者应放监护室予以监护,密切观察病情和心电图变化,观察胸痛持续的时间、次数,并注意观察硝酸盐类等药物的不良反应。发现异常,及时报告医师,并协助相应的处理。

(2)患者心绞痛发作时,嘱其安静卧床休息,做心电图检查观察其 ST-T 的改变,并给予舌下含化硝酸甘油 0.6 mg,吸氧。对有频繁发作的心绞痛或属自发型心绞痛的患者,需提高警惕,用心电监护观察有无发展为心肌梗死。如有上述变化,应及时报告医师。

（四）健康教育

（1）患者及家属讲解有关疾病的病因及诱发因素，防止过度脑力劳动，适当参加体力活动；合理搭配饮食结构；肥胖者需限制饮食；戒烟酒。积极防治高血压、高脂血症和糖尿病。有上述疾病家族史的青年，应早期注意血压及血脂变化，争取早期发现，及时治疗。

（2）心绞痛症状控制后，应坚持服药治疗。避免导致心绞痛发作的诱因。对不经常发作者，需鼓励作适当的体育锻炼如散步、打太极拳等，这样有利于冠状动脉侧支循环的建立。随身携带硝酸甘油片或亚硝酸异戊酯等药物，以备心绞痛发作时自用。

（3）出院时指导患者根据病情调整饮食结构，坚持医师、护士建议的合理化饮食。教会家属正确测量血压、脉搏、体温的方法。教会患者及家属识别与自身有关的诱发因素，如吸烟，情绪激动等。

（4）出院带药，给患者提供有关的书面材料，指导患者正确用药。

（5）教会患者门诊随访知识。

（侯芳霖）

第二节　心律失常的护理

正常心律起源于窦房结，并沿正常房室传导系统顺序激动心房和心室，频率为 60～100 次/分（成人），节律基本规则。心律失常是指心脏冲动的起源、频率、节律、传导速度和传导顺序等异常。

一、分类

心律失常按其发生机制分为冲动形成异常和冲动传导异常两大类。

（一）冲动形成异常

1.窦性心律失常

（1）窦性心动过速。

（2）窦性心动过缓。

（3）窦性心律不齐。

（4）窦性停搏等。

2.异位心律

（1）主动性异位心律：①期前收缩（房性、房室交界区性、室性）。②阵发性心动过速（房性、房室交界区性、室性）。③心房扑动、心房颤动。④心室扑动、心室颤动。

（2）被动性异位心律：①逸搏（房性、房室交界区性、室性）。②逸搏心律（房性、房室交界区性、室性）。

（二）冲动传导异常

1.生理性

干扰及房室分离。

2.病理性

(1)窦房传导阻滞。

(2)房内传导阻滞。

(3)房室传导阻滞。

(4)室内传导阻滞(左、右束支及左束支分支传导阻滞)。

3.房室间传导途径异常

预激综合征。

此外,临床上依据心律失常发作时心率的快慢分为快速性心律失常和缓慢性心律失常。

二、病因及发病机制

(一)生理因素

健康人均可发生心律失常,特别是窦性心律失常和期前收缩等。情绪激动、精神紧张、过度疲劳、大量吸烟、饮酒、喝浓茶或咖啡等常为诱发因素。

(二)器质性心脏病

各种器质性心脏病是引发心律失常的最常见原因,以冠心病、心肌病、心肌炎、风湿性心脏病多见,尤其发生心力衰竭或心肌梗死时。

(三)非心源性疾病

除了心脏病外,其他系统的严重疾病,均可引发心律失常,如急性脑血管病、甲状腺功能亢进、慢性阻塞性肺病等。

(四)其他

电解质紊乱(低钾血症、低钙血症、高钾血症等)、药物作用(洋地黄、肾上腺素等)、心脏手术或心导管检查、中暑、电击伤等均可引发心律失常。

心律失常发生的基本原理是由于多种原因引起心肌细胞的自律性、兴奋性、传导性改变,导致心脏冲动形成异常、冲动传导异常,或两者兼而有之。

三、诊断要点

通过病史、体征可以做出初步判定。确定心律失常的类型主要依靠心电图,某些心律失常尚需做心电生理检查。

(一)病史

心律失常的诊断应从详尽采集病史入手,让患者客观描述发生心悸等症状时的感受。症状的严重程度取决于心律失常对血流动力学的影响,轻者可无症状或出现心悸、头晕;严重者可诱发心绞痛、心力衰竭、晕厥甚至猝死,增加心血管病死亡的危险性。

(二)体格检查

体格检查包括心脏视诊、触诊、叩诊、听诊的全面检查,并注意检查患者的神志、血压、脉搏频率及节律。

(三)辅助检查

心电图是诊断心律失常最重要的一项无创性检查技术。应记录多导联心电图,并记录能清楚显示P波导联的心电图长条以备分析,通常选择Ⅱ或V_1导联。其他辅助诊断的检查还有动态心电图、运动试验和食管心电图等。临床心电生理检查,如食管心房调搏检查、心室内心电生理检查对明确心律失常的发病机制、治疗、预后均有很大帮助。

四、各种心律失常的概念、临床意义及心电图特点

(一)窦性心律失常

正常心脏起搏点位于窦房结,由窦房结发出冲动引起的心律称窦性心律,成人频率为 60～100 次/分。正常窦性心律的心电图特点(图 11-1)为:①P 波在 Ⅰ、Ⅱ、aVF 导联直立,aVR 导联倒置。②PR 间期0.12～0.20 秒。③PP 间期之差＜0.12 秒。窦性心律的频率可因年龄、性别、体力活动等不同有显著差异。

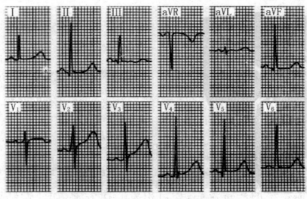

图 11-1　正常心电图

1.窦性心动过速

(1)成人窦性心律的频率超过 100 次/分,称为窦性心动过速,其心率的增快和减慢是逐渐改变的。

(2)心电图特点(图 11-2)为窦性心律,PP 间期＜0.60 秒,成人频率大多在 100～180 次/分。

(3)窦性心动过速一般不需特殊治疗。治疗主要针对原发病和去除诱因,必要时可应用 β 受体阻滞剂(如普萘洛尔)或镇静剂(如地西泮)。

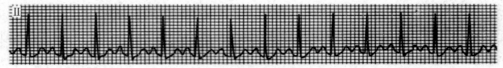

图 11-2　窦性心动过速

2.窦性心动过缓

(1)成人窦性心律的频率低于 60 次/分,称为窦性心动过缓。

(2)心电图特点(图 11-3)为窦性心律,PP 间期＞1.0 秒。常伴窦性心律不齐,即 PP 间期之差＞0.12 秒。

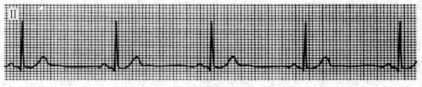

图 11-3　窦性心动过缓

（3）无症状的窦性心动过缓通常无需治疗。因心率过慢出现头晕、乏力等心排血量不足症状时，可用阿托品、异丙肾上腺素等药物，必要时需行心脏起搏治疗。

3.窦性停搏

（1）窦性停搏是指窦房结冲动形成暂停或中断，导致心房及心室活动相应暂停的现象，又称窦性静止。

（2）心电图特点（图11-4）为一个或多个PP间期显著延长，而长PP间期与窦性心律的基本PP间期之间无倍数关系，其后可出现交界性或室性逸搏或逸搏心律。

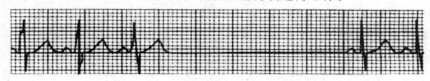

图 11-4　窦性停搏

（3）窦性停搏可由迷走神经张力增高或洋地黄、胺碘酮、钾盐、乙酰胆碱等药物，高钾血症、心肌炎、心肌病、冠心病等引起。临床症状轻重不一，轻者无症状或偶尔出现心搏暂停，重者可发生阿-斯综合征甚至死亡。

4.病态窦房结综合征

（1）病态窦房结综合征（SSS）简称病窦综合征。由窦房结及其邻近组织病变引起的窦房结起搏功能和/或窦房结传导功能障碍，从而产生多种心律失常的综合表现。

（2）病窦综合征常见病因为冠心病、心肌病、心肌炎，亦可见于结缔组织病、代谢性疾病及家族性遗传性疾病等，少数病因不明。主要临床表现为心动过缓所致脑、心、肾等脏器供血不足症状，尤以脑供血不足症状为主。轻者表现为头晕、心悸、乏力、记忆力减退等，重者可发生短暂晕厥或阿-斯综合征。部分患者合并短阵室上性快速性心律失常发作（慢-快综合征），进而可出现心悸、心绞痛或心力衰竭。

（3）心电图特点（图11-5）为：①持续而显著的窦性心动过缓（＜50 次/分）。②窦性停搏和/或窦房阻滞。③窦房传导阻滞与房室传导阻滞并存。④心动过缓-心动过速综合征，又称慢-快综合征，是指心动过缓与房性快速性心律失常（如房性心动过速、心房扑动、心房颤动）交替发作，房室交界区性逸搏心律。

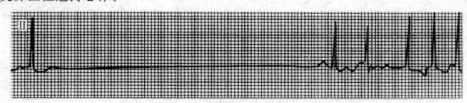

图 11-5　病态窦房结综合征（慢-快综合征）

（4）积极治疗原发疾病。无症状者，不必给予治疗，仅定期随访观察；反复出现严重症状及心电图大于3秒长间歇者宜首选安装人工心脏起搏器。慢-快综合征应用起搏器治疗后，患者仍有心动过速发作，则可同时用药物控制快速性心律失常发作。

（二）期前收缩

期前收缩又称过早搏动，简称早搏。它是指窦房结以外的异位起搏点发出的过早冲动引起的心脏搏动。根据异位起搏点的部位不同可分为房性、房室交界性和室性。早搏可偶发或频发，如每个窦性搏动后出现一个早搏,称为二联律;每两个窦性搏动后出现一个早搏,称三联律。在同一导联上如室性早搏的形态不同,称为多源性室性早搏。

期前收缩可见于健康人,其发生与情绪激动、过度疲劳、过量饮酒或吸烟、饮浓茶、咖啡等有关。冠心病急性心肌梗死、风湿性心瓣膜病、心肌病、心肌炎等各种心脏病常可引起。此外,药物毒性作用,电解质紊乱,心脏手术或心导管检查均可引起期前收缩。

1.临床意义

偶发的期前收缩一般无症状,部分患者可有漏跳的感觉。频发的期前收缩由于影响心排血量,可引起头痛、乏力、晕厥等;原有心脏病者可诱发或加重心绞痛或心力衰竭。听诊心律不规则,期前收缩的第一心音增强,第二心音减弱或消失。脉搏触诊可发现脉搏脱落。

2.心电图特点

(1)房性期前收缩(图 11-6):提前出现的房性异位 P'波,其形态与同导联窦性 P 波不同;PR 间期>0.12 秒;P波后的 QRS 波群有三种可能:①与窦性心律的 QRS 波群相同。②因室内差异性传导出现宽大畸形的 QRS 波群。③提前出现的 P 波后无 QRS 波群,称为未下传的房性期前收缩;多数为不完全性代偿间歇(即期前收缩前后窦性 P 波之间的时限常短于 2 个窦性 PP 间期)。

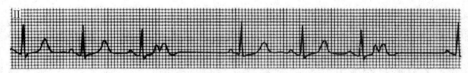

图 11-6　房性期前收缩

(2)房室交界区性期前收缩(图 11-7):提前出现的 QRS 波群,其形态与同导联窦性心律 QRS 波群相同,或因室内差异性传导而变形;逆行 P 波(Ⅰ、Ⅱ、aVF 导联倒置,aVR 导联直立)有三种可能:①P波位于 QRS 波群之前,PR 间期<0.12 秒。②P波位于 QRS 波群之后,RP 间期<0.20 秒。③P波埋于 QRS 波群中,QRS 波群之前后均看不见 P 波;多数为完全性代偿间期(即期前收缩前后窦性 P 波之间的时限等于 2 个窦性 PP 间期)。

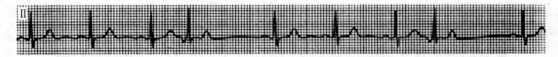

图 11-7　房室交界性期前收缩

(3)室性期前收缩(图 11-8):①提前出现的 QRS 波群宽大畸形,时限>0.12 秒。②QRS 波群前无相关的 P 波。③T 波方向与 QRS 波群主波方向相反。④多数为完全性代偿间歇。

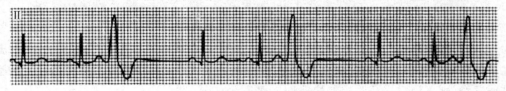

图 11-8　室性期前收缩

3.治疗要点

(1)病因治疗:积极治疗原发病,解除诱因。如改善心肌供血,控制心肌炎症,纠正电解质紊乱,避免情绪激动或过度疲劳等。

(2)药物治疗:无明显自觉症状或偶发的期前收缩者,一般无需抗心律失常药物治疗,可酌情使用镇静剂,如地西泮等。如频繁发作,症状明显或有器质性心脏病者,必须积极治疗。根据期前收缩的类型选用不同的药物。房性期前收缩、交界性期前收缩可选用维拉帕米、普罗帕酮、莫雷帕酮或 β 受体阻滞剂等药物。室性期前收缩选用 β 受体阻滞剂、美西律、普罗帕酮、莫雷帕酮等药物。

(3)其他:急性心肌梗死早期发生的室性期前收缩可选用利多卡因;洋地黄中毒引起的室性期前收缩者首选苯妥英钠。

(三)阵发性心动过速

阵发性心动过速是一种阵发性快速而规律的异位心律,是由三个或三个以上连续发生的期前收缩形成,根据异位起搏点的部位不同可分为房性、房室交界性和室性阵发性心动过速。由于房性、房室交界性阵发性心动过速在临床上难以区别,故统称为阵发性室上性心动过速(PSVT)。阵发性室上性心动过速常见于无器质性心脏病者,其发作与体位改变、情绪激动、过度疲劳、烟酒过量等有关。阵发性室性心动过速多见于心肌病变广泛而严重的患者,如冠心病发生急性心肌梗死时;其次是心肌病、心肌炎、二尖瓣脱垂、心瓣膜病等。

1.临床意义

(1)阵发性室上性心动过速突然发作、突然终止,持续时间长短不一。发作时患者常有心悸、焦虑、紧张、乏力,甚至诱发心绞痛、心功能不全、晕厥或休克。症状轻重取决于发作时的心率、持续时间和有无心脏病变等。听诊,心律规则,心率 150～250 次/分,心尖部第一心音强度不变。

(2)阵发性室性心动过速症状轻重取决于室速发作的频率、持续时间、有无器质性心脏病及心功能状况。非持续性室速(发作时间<30 秒)患者通常无症状或仅有心悸;持续性室速患者常伴明显血流动力学障碍与心肌缺血,可出现低血压、晕厥、心绞痛、休克或急性肺水肿。听诊心律略不规则,心率常在100～250 次/分。如发生完全性房室分离,则第一心音强度不一致。

2.心电图特点

(1)阵发性室上性心动过速(图 11-9):①三个或三个以上连续而迅速的室上性早搏,频率范围达150～250 次/秒,节律规则。②P 波不易分辨。③绝大多数患者 QRS 波群形态与时限正常。

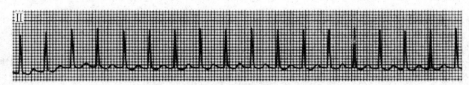

图 11-9 阵发性室上性心动过速

(2)阵发性室性心动过速(图 11-10):①三个或三个以上连续而迅速的室性早搏,频率范围达100～250 次/分,节律较规则或稍有不齐。②QRS 波群形态畸形,时限>0.12 秒,有继发ST-T改变。③如有 P 波,则 P 波与 QRS 波无关,且其频率比 QRS 频率缓慢。④常可见心室夺获与室性融合波。

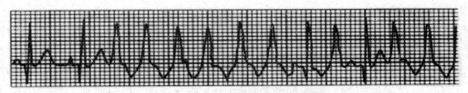

图 11-10　阵发性室性心动过速

3.治疗要点

（1）阵发性室上性心动过速。急性发作时治疗如下。①刺激迷走神经：可起到减慢心率、终止发作的作用。方法包括刺激悬雍垂诱发恶心、呕吐；深吸气后屏气，再用力做呼气动作（Valsalva 动作）；颈动脉窦按摩等。上述方法可重复多次使用。②药物终止发作：当刺激迷走神经无效时，可采用维拉帕米或三磷酸腺苷（ATP）静脉注射。

预防复发：除避免诱因外，发作频繁者可选用地高辛、长效钙通道阻滞剂、长效普萘洛尔等药物。

对于反复发作或药物治疗无效者，可考虑施行射频消融术。该方法具有安全、迅速、有效且能治愈心动过速的优点，可作为预防发作的首选方法。

（2）阵发性室性心动过速：由于室速多发生于器质性心脏病者，往往导致血流动力学障碍，甚至发展为室颤，应严密观察予以紧急处理，终止其发作。

一般遵循的原则是：无器质性心脏病者发生的非持续性室速，如无症状，无需进行治疗；持续性室速发作，无论有无器质性心脏病，均应给予治疗；有器质性心脏病的非持续性室速亦应考虑治疗。药物首选利多卡因，静脉注射 100 mg，有效后可予静脉滴注维持。其他药物如普罗帕酮、胺碘酮也有疗效。如使用上述药物无法终止发作，且患者已出现低血压、休克、脑血流灌注不足等危险表现，应立即给予同步直流电复律。

（四）扑动与颤动

当自发性异位搏动的频率超过阵发性心动过速的范围时，形成扑动或颤动。根据异位起搏点的部位不同可分为心房扑动（简称房扑）与心房颤动（简称房颤）；心室扑动（简称室扑）与心室颤动（简称室颤）。房颤是成人最常见的心律失常之一，远较房扑多见，二者发病率之比为10：1～20：1，绝大多数见于各种器质性心脏病，其中以风湿性心瓣膜病最为常见。室扑与室颤是最严重的致命性心律失常，室扑多为室颤的前奏，而室颤则是导致心源性猝死的常见心律失常，也是心脏病或其他疾病临终前的表现。

1.临床意义

（1）心房扑动与心房颤动：房扑和房颤的症状取决于有无器质性心脏病、基础心功能以及心室率的快慢。如心室率不快且无器质性心脏病者可无症状；心室率快者可有心悸、胸闷、头晕、乏力等。房颤时心房有效收缩消失，心排血量减少 25％～30％，加之心室率增快，对血流动力学影响较大，导致心排血量、冠状循环及脑部供血明显减少，引起心力衰竭、心绞痛或晕厥；还易引起心房内附壁血栓的形成，部分血栓脱落可引起体循环动脉栓塞，以脑栓塞最常见。体检时房扑的心室律可规则或不规则。房颤时，听诊第一心音强弱不等，心室律绝对不规则；心室率较快时，脉搏短绌（脉率慢于心率）明显。

（2）心室扑动与心室颤动：室扑和室颤对血流动力学的影响均等于心室停搏，其临床表现无差别，二者具有下列特点：意识突然丧失，常伴有全身抽搐，持续时间长短不一；心音消失，脉搏触不到,血压测不出;呼吸不规则或停止;瞳孔散大,对光反射消失。

2.心电图特点

(1)心房扑动心电图特征(图11-11):①P波消失,代之以250~350次/分,间隔均匀,形状相似的锯齿状心房扑动波(F波)。②F波与QRS波群成某种固定的比例,最常见的比例为2∶1房室传导,有时比例关系不固定,则引起心室律不规则。③QRS波群形态一般正常,伴有室内差异性传导者QRS波群可增宽、变形。

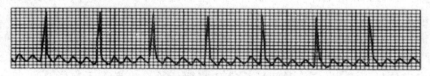

图11-11　心房扑动(2∶1房室传导)

(2)心房颤动心电图特征(图11-12):①P波消失,代之以大小不等、形态不一、间期不等的心房颤动波(f波),频率为350~600次/分。②RR间期绝对不等。③QRS波群形态通常正常,当心室率过快,发生室内差异性传导时,QRS波群增宽、变形。

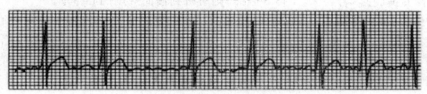

图11-12　心房颤动

(3)心室扑动的心电图特点(图11-13):P-QRS-T波群消失,代之以150~300次/分波幅大而较规则的正弦波(室扑波)图形。

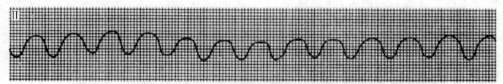

图11-13　心室扑动

(4)心室颤动的心电图特点(图11-14):P-QRS-T波群消失,代之以形态、振幅与间隔绝对不规则的颤动波(室颤波),频率为150~500次/分。

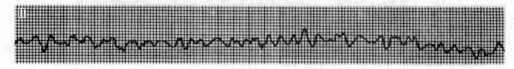

图11-14　心室颤动

3.治疗要点

(1)心房扑动和颤动:房扑或房颤伴有较快心室率时,可使用洋地黄类药物减慢心室率,以保持血流动力学的稳定,此法可以使有些房扑或房颤转为窦性心律。其他药物如维拉帕米、地尔硫䓬等也能起到终止房扑、房颤的作用。对于持续性房颤的患者,符合条件者可采用药物如奎尼丁、胺碘酮等进行复律。无效时可使用电复律。

(2)心室扑动和颤动:室扑或室颤发生后,如果不迅速采取抢救措施,患者一般在3~5分钟内死亡,因此必须争分夺秒、尽快恢复有效心律。一旦心电监测确定为心室扑动或颤动时,立即采用除颤器进行非同步直流电除颤,同时配合胸部按压及人工呼吸等心肺复苏术,并经静脉注射利多卡因以及其他复苏药物如肾上腺素等。

(五)房室传导阻滞

房室传导阻滞(AVB)是指冲动从心房传到心室的过程中,冲动传导的延迟或中断。根据病因不同,其阻滞部位可发生在房室结、房室束以及束支系统内,按阻滞程度可分为三类。常见器质性心脏病,偶尔一度和二度Ⅰ型房室传导阻滞可见于健康人,与迷走神经张力过高有关。

1.临床意义

(1)一度房室传导阻滞:指传导时间延长(PR间期延长);患者多无自觉症状,听诊时第一心音可略为减弱。

(2)二度房室传导阻滞:指心房冲动部分不能传入心室(心搏脱漏);心搏脱漏仅偶尔出现时,患者多无症状或偶有心悸,如心搏脱漏频繁心室率缓慢时,可有乏力、头晕甚至短暂晕厥;听诊有心音脱漏,触诊脉搏脱落,若为2:1传导阻滞,则可听到慢而规则的心室率。

(3)三度房室传导阻滞:指心房冲动全部不能传入心室;患者症状取决于心室率的快慢,如心室率过慢,心排血量减少,导致心脑供血不足,可出现头晕、疲乏、心绞痛、心力衰竭等,如心室搏动停顿超过15秒可引起晕厥、抽搐,即阿-斯综合征发生,严重者可猝死;听诊心律慢而规则,心室率多为35~50次/分,第一心音强弱不等,间或闻及心房音及响亮清晰的第一心音(大炮音)。

2.心电图特点

(1)一度房室传导阻滞心电图特征(图11-15):①PR间期延长,成人>0.20秒(老年人>0.21秒);②每个P波后均有QRS波群。

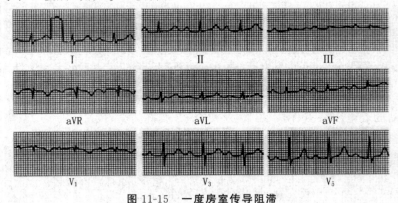

图11-15　一度房室传导阻滞

(2)二度房室传导阻滞:按心电图表现可分为Ⅰ型和Ⅱ型。

二度Ⅰ型房室传导阻滞心电图特征(图11-16):①PR间期在相继的心搏中逐渐延长,直至发生心室脱漏,脱漏后的第一个PR间期缩短,如此周而复始。②相邻的RR间期进行性缩短,直至P波后QRS波群脱漏。③心室脱漏造成的长RR间期小于两个PP间期之和。

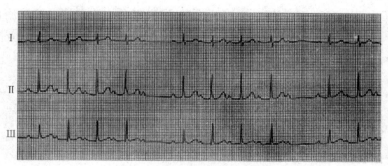

图 11-16　二度Ⅰ型房室传导阻滞

二度Ⅱ型房室传导阻滞心电图特征(图 11-17):①PR 间期固定不变(可正常或延长);②数个 P 波之后有一个 QRS 波群脱漏,形成 2∶1、3∶1、3∶2 等不同比例房室传导阻滞;③QRS 波群形态一般正常,亦可有异常。

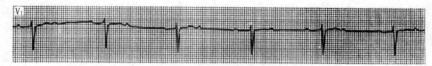

图 11-17　二度Ⅱ型房室传导阻滞

如果二度Ⅱ型房室传导阻滞下传比例≥3∶1 时,称为高度房室传导阻滞。

(3)三度房室传导阻滞心电图特征(图 11-18):①P 波与 QRS 波群各有自己的规律,互不相关,呈完全性房室分离。②心房率>心室率。③QRS 波群形态和时限取决于阻滞部位,如阻滞位于希氏束及其附近,心室率 40～60 次/分,QRS 波群正常。④如阻滞部位在希氏束分叉以下,心室率可在 40 次/分以下,QRS 波群宽大畸形。

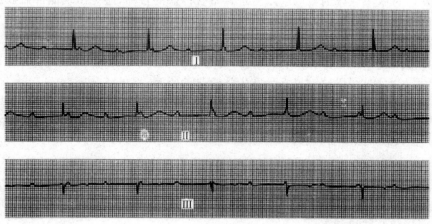

图 11-18　三度房室传导阻滞

3.治疗要点

(1)病因治疗:积极治疗引起房室传导阻滞的各种心脏病,纠正电解质紊乱,停用有关药物,解除迷走神经过高张力等。一度或二度Ⅰ型房室传导阻滞,心室率不太慢(>50 次/分)且无症状者,仅需病因治疗,心律失常本身无须进行治疗。

(2)药物治疗:二度Ⅱ型或三度房室传导阻滞,心室率慢并影响血流动力学,应及时提高心室率以改善症状,防止发生阿-斯综合征。常用药物有:①异丙肾上腺素持续静脉滴注,使心室率维持在60~70次/分,对急性心肌梗死患者要慎用。②阿托品静脉注射,适用于阻滞部位位于房室结的患者。

(3)人工心脏起搏治疗:对心室率低于 40 次/分,症状严重者,特别是曾发生过阿-斯综合征者,应首选安装人工心脏起搏器。

五、常见护理诊断

(一)活动无耐力

其与心律失常导致心排血量减少有关。

(二)焦虑

其与心律失常致心跳不规则、停跳及反复发作、治疗效果不佳有关。

(三)潜在并发症

心力衰竭、猝死。

六、护理措施

(一)一般护理

1.体位与休息

当心律失常发作患者出现胸闷、心悸、头晕等不适时,应采取高枕卧位、半卧位或其他舒适体位,尽量避免左侧卧位。有头晕、晕厥发作或曾有跌倒病史者应卧床休息,加强生活护理。

2.饮食护理

给予清淡易消化、低脂和富于营养的饮食,且少量多餐,避免刺激性饮料。有心力衰竭患者应限制钠盐摄入,对服用利尿剂者应鼓励多进食富含钾盐的食物,避免出现低钾血症而诱发心律失常。

(二)病情观察

(1)评估心律失常可能引起的临床症状,如心悸、乏力、胸闷、头晕、晕厥等,注意观察和询问这些症状的程度、持续时间以及给患者日常生活带来的影响。

(2)定期测量心率和心律,判断有无心动过速、心动过缓、过早搏动、房颤等心律失常发生。对于房颤患者,两名护士应同时测量患者心率和脉率一分钟,并记录,以观察脉短绌的变化发生情况。

(3)心电图检查是判断心律失常类型及检测心律失常病情变化的最重要的手段,护士应掌握心电图机的使用方法,在患者心律失常突然发作时及时描记心电图并表明日期和时间。行 24 小时动态心电图检查的患者,应嘱其保持平素的生活和活动,并记录症状出现的时间及当时所从事的活动,以利于发现病情及查找病因。

(4)对持续心电监测的患者,应注意观察是否出现心律失常及心律失常的类型、发作次数、持续时间、治疗效果等情况。当患者出现频发、多源性室性早搏、RonT 现象、阵发性室性心动过速、二度Ⅱ型及三度房室传导阻滞时,应及时通知医师。

(三)用药护理

严格遵医嘱按时按量应用抗心律失常药物,静脉注射抗心律失常药物时速度应缓慢,静脉滴注速度严格按医嘱执行。用药期间严密监测脉率、心律、心率、血压及患者的反应,及时发现因用药而引起的新的心律失常和药物中毒,做好相应的护理。

1.奎尼丁

毒性反映较重,可致心力衰竭、窦性停搏、房室传导阻滞、室性心动过速等心脏毒性反应,故在给药前要测量血压、心率、心律,如有血压低于 12.0/8.0 kPa(90/60 mmHg),心率慢于60 次/分,或心律不规则时需告知医师。

2.普罗帕酮

该药可引起恶心、呕吐、眩晕、视物模糊、房室传导阻滞,诱发和加重心力衰竭等。餐时或餐后服用可减少胃肠道刺激。

3.利多卡因

该药有中枢抑制作用和心血管系统不良反应,剂量过大可引起震颤、抽搐,甚至呼吸抑制和心脏停搏等,应注意给药的剂量和速度。对心力衰竭、肝肾功能不全、酸中毒和老年人应减少剂量。

4.普萘洛尔

该药可引起低血压、心动过缓、心力衰竭等,并可加重哮喘与慢性阻塞性肺部疾病。在给药前应测量患者的心率,当心率低于 50 次/分时应及时停药。糖尿病患者可能引起低血糖、乏力。

5.胺碘酮

该药可致胃肠道反应、肝功能损害、心动过缓、房室传导阻滞,久服可影响甲状腺功能和引起角膜碘沉着,少数患者可出现肺纤维化,是其最严重的不良反应。

6.维拉帕米

该药可出现低血压、心动过缓、房室传导阻滞等。严重心力衰竭、高度房室传导阻滞及低血压者禁用。

7.腺苷

该药可出现面部潮红、胸闷、呼吸困难,通常持续时间小于 1 分钟。

(四)特殊护理

当患者发生较严重心律失常时应采取如下护理措施。

(1)嘱患者卧床休息,保持情绪稳定,以减少心肌耗氧量和对交感神经的刺激。

(2)给予鼻导管吸氧,改善因心律失常造成血流动力学改变而引起的机体缺氧。立即建立静脉通道,为用药、抢救做好准备。

(3)准备好纠正心律失常的药物、其他抢救药品及除颤器、临时起搏器等。对突然发生室扑或室颤的患者,应立即施行非同步直流电除颤。

(4)遵医嘱给予抗心律失常药物,注意药物的给药途径、剂量、给药速度,观察药物的作用效果和不良反应。用药期间严密监测心电图、血压,及时发现因用药而引起的新的心律失常。

(五)健康教育

1.疾病知识指导

向患者及家属讲解心律失常的常见病因、诱因及防治知识,使患者和家属能充分了解该疾病,而与医护人员配合共同控制疾病。

2.生活指导

快速心律失常患者应改变不良的生活习惯,如吸烟、饮酒、喝咖啡、浓茶等;避开造成精神紧张激动的环境,保持乐观稳定的情绪,分散注意力,不要过分注意心悸的感受。使患者和亲属明确无器质性心脏病的良性心律失常对人的影响主要是心理因素。帮助患者协调好活动与休息，根据心功能情况合理安排，注意劳逸结合。运动有诱发心律失常的危险，建议做较轻微的运动或最好在有家人陪同的条件下运动。心动过缓者应避免屏气用力的动作，以免兴奋迷走神经而加重心动过缓。

3.用药指导

让患者认识服药的重要性，按医嘱继续服用抗心律失常药物，不可自行减量或撤换药物。教会患者观察药物疗效和不良反应，必要时提供书面材料，嘱有异常时及时就医。对室上性阵发性心动过速的患者和家属，教会采用刺激迷走神经的方法，如刺激咽后壁诱发恶心；深吸气后屏气再用力呼气，上述方法可终止或缓解室上速。教会患者家属徒手心肺复苏的方法，以备紧急需要时应用。

4.自我监测指导

教会患者及家属测量脉搏的方法，每天至少一次，每次应在一分钟以上并做好记录。告诉患者和家属何时应来医院就诊：①脉搏过缓，少于 60 次/分，并有头晕、目眩、或黑蒙。②脉搏过快，超过100 次/分，休息及放松后仍不减慢。③脉搏节律不齐，出现漏搏、期前收缩超过 5 次/分。④原本整齐的脉搏出现脉搏忽强忽弱、忽快忽慢的现象。⑤应用抗心律失常药物后出现不良反应。出现上述情形应及时就诊，并能按时随诊复查。

（侯芳霖）

第三节　心肌炎的护理

心肌炎常是全身性疾病在心肌上的炎症性表现，由于心肌病变范围大小及病变程度的不同，轻者可无临床症状，严重可致猝死，诊断及时并经适当治疗者，可完全治愈，迁延不愈者，可形成慢性心肌炎或导致心肌病。

一、病因病机

(一)病因

细菌性白喉杆菌、溶血性链球菌、肺炎双球菌、伤寒杆菌等。病毒如柯萨奇病毒、艾柯病毒、肝炎病毒、流行性出血热病毒、流感病毒、腺病毒等，其他如真菌、原虫等均可致心肌炎。但目前以病毒性心肌炎较常见。

致病条件因素如下。①过度运动：运动可致病毒在心肌内繁殖复制加剧，加重心肌炎症和坏死。②细菌感染：细菌和病毒混合感染时，可能起协同致病作用。③妊娠：妊娠可以增强病毒在心肌内的繁殖，所谓围生期心肌病可能是病毒感染所致。④其他：营养不良、高热寒冷、缺氧、过度饮酒等，均可诱发病毒性心肌炎。

(二)发病机制

从动物实验、临床与病毒学、病理观察，发现有以下 2 种机制。

1.病毒直接作用

实验中将病毒注入血循环后可致心肌炎。以在急性期，主要在起病 9 天以内，患者或动物的心肌中可分离出病毒,病毒荧光抗体检查结果阳性,或在电镜检查时发现病毒颗粒。病毒感染心肌细胞后产生溶细胞物质,使细胞溶解。

2.免疫反应

病毒性心肌炎起病9天后心肌内已不能再找到病毒,但心肌炎病变仍继续;有些患者病毒感染的其他症状轻微而心肌炎表现颇为严重;还有些患者心肌炎的症状在病毒感染其他症状开始一段时间以后方出现;有些患者的心肌中可能发现抗原抗体复合体。以上都提示免疫机制的存在。

(三)病理改变

病变范围大小不一,可为弥漫性或局限性。随病程发展可为急性或慢性。病变较重者肉眼见心肌非常松弛,呈灰色或黄色,心腔扩大。病变较轻者在大体检查时无发现,仅在显微镜下有所发现而赖以诊断,而病理学检查必须在多个部位切片,方使病变免于遗漏。在显微镜下,心肌纤维之间与血管四周的结缔组织中可发现细胞浸润,以单核细胞为主。心肌细胞可有变性、溶解或坏死。病变如在心包下区则可合并心包炎,成为病毒性心包心肌炎。病变可涉及心肌与间质,也可涉及心脏的起搏与传导系统如窦房结、房室结、房室束和束支,成为心律失常的发病基础。病毒的毒力越强,病变范围越广。在实验性心肌炎中,可见到心肌坏死之后由纤维组织替代。

二、临床表现

取决于病变的广泛程度与部位。重者可致猝死,轻者几无症状。老幼均可发病,但以年轻人较易发病。男多于女。

(一)症状

心肌炎的症状可能出现于原发的症状期或恢复期。如在原发病的症状期出现,其表现可被原发病掩盖。多数患者在发病前有发热、全身酸痛、咽痛、腹泻等症状,反映全身性病毒感染,但也有部分患者原发病症状轻而不显著,须仔细追问方被注意到,而心肌炎症状则比较显著。心肌炎患者常诉胸闷、心前区隐痛、心悸、乏力、恶心、头晕。临床上诊断的心肌炎中,90%左右以心律失常为主诉或首见症状,其中少数患者可由此而发生昏厥或阿-斯综合征。极少数患者起病后发展迅速,出现心力衰竭或心源性休克。

(二)体征

1.心脏扩大

轻者心脏不扩大,一般有暂时性扩大,不久即恢复。心脏扩大显著反映心肌炎广泛而严重。

2.心率改变

心率增速与体温不相称,或心率异常缓慢,均为心肌炎的可疑征象。

3.心音改变

心尖区第一音可减低或分裂。心音可呈胎心样。心包摩擦音的出现反映有心包炎存在。

4.杂音

心尖区可能有收缩期吹风样杂音或舒张期杂音,前者为发热、贫血、心腔扩大所致,后者因左心室扩大造成的相对性左房室瓣狭窄。杂音响度都不超过三级。心肌炎好转后即消失。

5.心律失常

极常见,各种心律失常都可出现,以房性与室性期前收缩最常见,其次为房室传导阻滞,此外,心房颤动、病态窦房结综合征均可出现。心律失常是造成猝死的原因之一。

6.心力衰竭

重症弥漫性心肌炎患者可出现急性心力衰竭,属于心肌泵血功能衰竭,左右心同时发生衰竭,引起心排血量过低,故除一般心力衰竭表现外,易合并心源性休克。

三、辅助检查

(一)心电图

心电图异常的阳性率高,且为诊断的重要依据,起病后心电图由正常可突然变为异常,随感染的消退而消失。主要表现有 ST 段下移,T 波低平或倒置。

(二)X 线检查

由于病变范围及病变严重程度不同,放射线检查亦有较大差别,1/3～1/2 心脏扩大,多为轻中度扩大,明显扩大者多伴有心包积液,心影呈球形或烧瓶状,心搏动减弱,局限性心肌炎或病变较轻者,心界可完全正常。

(三)血液检查

白细胞计数在病毒性心肌炎可正常,偏高或降低,血沉大多正常,亦可稍增快,C-反应蛋白大多正常,GOT、GPT、LDH、CPK 正常或升高,慢性心肌炎多在正常范围。有条件者可做病毒分离或抗体测定。

四、诊断

病毒性心肌炎的诊断必须建立在有心肌炎的证据和病毒感染的证据基础上。胸闷、心悸常可提示心脏波及,心脏扩大、心律失常或心力衰竭为心脏明显受损的表现,心电图上 ST-T 改变与异位心律或传导障碍反映心肌病变的存在。病毒感染的证据有以下各点:①有发热、腹泻或流感症状,发生后不久出现心脏症状或心电图变化。②血清病毒中和抗体测定阳性结果,由于柯萨奇 B 病毒最为常见,通常检测此组病毒的中和抗体,一在起病早期和 2～4 周各取血标本 1 次,如 2 次抗体效价示 4 倍上升或其中 1 次≥1∶640,可作为近期感染该病毒的依据。③咽、肛拭病毒分离,如阳性有辅助意义,有些正常人也可阳性,其意义须与阳性中和抗体测定结果相结合。④用聚合酶链反应法从粪便、血清或心肌组织中检出病毒 RNA。⑤心肌活检,从取得的活组织做病毒检测,病毒学检查对心肌炎的诊断有帮助。

五、治疗

应卧床休息,以减轻组织损伤,病变加速恢复。伴有心律失常,应卧床休息 2～4 周,然后逐渐增加活动量,严重心肌炎伴有心脏扩大者,应休息 6 个月至 1 年,直到临床症状完全消失,心脏大小恢复正常。应用免疫抑制剂,激素的应用尚有争论,但重症心肌炎伴有房室传导阻滞,心源性休克心功能不全者均可应用激素。常用泼的松,40～60 mg/d,病情好转后逐渐减量,6 周 1 个疗程。必要时亦可用氢化可的松或地塞米松,静脉给药。心力衰竭者可用强心、利尿、血管扩张剂。心律失常者同一般心律失常的治疗。

六、病情观察

(1)定时测量体温、脉搏,其体温与脉率增速不成正比。

(2)密切观察患者呼吸频率、节律的变化,及早发现是否心功能不全。

（3）定时测量血压，观察记录尿量，以及早判断有无心源性休克的发生。

（4）密切观察心率与心律，及早发现有无心律失常，如室性期前收缩、不同程度的房室传导阻滞等，严重者可出现急性心力衰竭、心律失常等。

七、对症护理

（一）心悸、胸闷

保证患者休息，急性期卧床。按医嘱及时使用改善心肌营养与代谢的药物。

（二）心律失常

当急性病毒性心肌炎患者引起四度房室传导阻滞或窦房结病变引起窦房传导阻滞、窦房停搏而致阿-斯综合征者，应就地进行心肺复苏，并积极配合医师进行药物治疗或紧急做临时心脏起搏处理。

（三）心力衰竭

按心力衰竭护理常规。

八、护理措施

（1）遵医嘱给予氧气吸入，给予药物治疗。注意心肌炎时心肌细胞对洋地黄的耐受性较差，应用洋地黄时应特别注意其毒性反应。

（2）休息与活动：反复向患者解释急性期卧床休息可减轻心脏负荷，减少心肌耗氧量，有利于心功能的恢复，防止病情恶化或转为慢性病程。患者常需卧床 2～3 周，待症状、体征和实验室检查恢复后，方可逐渐增加活动量。

（3）心理护理：告诉患者体力恢复需要一段时间，不要急于求成。当活动耐力有所增加时，应及时给予鼓励。对不愿意活动或害怕活动的患者，应给予心理疏导，督促患者完成范围内的活动量。

（4）病情观察：急性期严密监测患者的体温、心率、心律、血压的变化，发现心率突然变慢、血压偏低、频发期前收缩、房室传导阻滞及时报告。观察患者有无脉速、易疲劳、呼吸困难、烦躁及肺水肿的表现。

（5）活动中监测：病情稳定后，与患者及家属一起制订并实施每天活动计划，严密监测活动时心率、心律、血压变化，若活动后出现胸闷、心悸、呼吸困难、心律失常等，应停止活动，以此作为限制最大活动量的指征。

九、健康教育

（1）讲解充分休息的必要性及心肌营养药物的作用。指导患者进食高蛋白、高维生素、易消化饮食，尤其是补充富含维生素 C 的食物如新鲜蔬菜、水果，以促进心肌代谢与修复，戒烟酒。

（2）告诉患者经积极治疗后多数可以痊愈，少数可留有心律失常后遗症，极少数患者在急性期因严重心律失常、急性心力衰竭和心源性休克而死亡，有部分患者演变成慢性心肌炎。

（3）积极预防感冒，避免受凉及接触传染源，恢复期每天有一定时间的户外活动，以适应环境，增强体质。

（4）积极治疗和消除细菌感染灶，如慢性扁桃体炎、慢性鼻窦炎、中耳炎等。

(5)遵医嘱按时服药,定期复查。

(6)教会患者及家属测脉搏、节律,发现异常或有胸闷、心悸等不适应及时复诊。

(侯芳霖)

第四节　急性心包炎的护理

急性心包炎为心包脏层和壁层的急性炎症,可由细菌、病毒、自身免疫、物理、化学等因素引起。主要病因为风湿热、结核及细菌性感染。近年来,病毒感染、肿瘤、尿毒症及心肌梗死性心包炎发病率明显增多。分为纤维蛋白性和渗出性两种。

一、病因

(一)感染性心包炎

感染性心包炎以细菌最为常见,尤其是结核菌和化脓菌感染,其他病菌有病毒、肺炎支原体、真菌和寄生虫等。

(二)非感染性心包炎

非感染性心包炎以风湿性为最常见,其他有心肌梗死、尿毒症性、结缔组织病性、变态反应性、肿瘤性、放射线性和乳糜性等。临床上以结核性、风湿性、化脓性和急性非特异性心包炎较为多见。

二、临床表现

(一)心前区疼痛

心前区疼痛为纤维蛋白性心包炎的主要症状。可放射到颈部、左肩、左臂及左肩胛骨。疼痛也可呈压榨样,位于胸骨后。

(二)呼吸困难

心包积液时最突出的症状。可有端坐呼吸、身体前倾、呼吸浅速、面色苍白、发绀。

(三)心包摩擦音

心包摩擦音是纤维蛋白性心包炎的特异性征象,以胸骨左缘第3、第4肋间听诊最为明显。渗出性心包炎心脏叩诊浊音界向两侧增大为绝对浊音区,心尖冲动弱,心音低而遥远,大量心包积液时可出现心包积液征。可出现奇脉、颈静脉怒张、肝大、腹水及下肢水肿等。

三、诊断要点

根据心前区疼痛、呼吸困难、全身中毒症状,以及心包摩擦音、心音遥远等临床征象,结合心电图、X线表现和超声心动图等检查,便可确诊。

四、治疗

如结核性心包炎应给予抗结核治疗,总疗程不少于半年至1年;化脓性心包炎除使用足量、有效的抗生素外,应早期施行心包切开引流术;风湿性心包炎主要是抗风湿治疗;急性非特异性心包炎目前常采用抗生素及皮质激素合并治疗。心包渗液较多且心脏受压明显者,可行心包穿刺,以解除心包填塞症状。

五、评估要点

(一)一般情况

观察生命体征有无异常,询问有无过敏史、家族史、有无发热、消瘦等,了解患者对疾病的认识。

(二)专科情况

(1)呼吸困难的程度、肺部啰音的变化。

(2)心前区疼痛的性质、部位及其变化,是否可闻及心包摩擦音。

(3)是否有颈静脉怒张、肝大、下肢水肿等心功能不全的表现。

(4)是否有心包积液征:左肩胛骨下出现浊音及左肺受压时引起的支气管呼吸音。心脏叩诊的性质。

(三)实验室及其他检查

1.心电图

心电图改变主要由心外膜下心肌受累而引起,多个导联出现弓背向下的 ST 段抬高;心包渗液时可有QRS 波群低电压。

2.超声心动图

超声心动图是简而易行的可靠方法,可见液性暗区。

3.心包穿刺

心包穿刺证实心包积液的存在,并进一步确定积液的性质以及药物治疗。

六、护理诊断

(一)气体交换受损

气体交换受损与肺瘀血、肺或支气管受压有关。

(二)疼痛

心前区痛与心包炎有关。

(三)体温过高

体温过高与细菌、病毒等因素导致急性炎症反应有关。

(四)活动无耐力

活动无耐力与心排血量减少有关。

七、护理措施

(1)给予氧气吸入,充分休息,保持情绪稳定,注意防寒保暖,防止呼吸道感染。

(2)给予高热量、高蛋白、高维生素易消化饮食,限制钠盐摄入。

(3)帮助患者采取半卧位或前倾坐位,保持舒适。

(4)记录心包抽液的量、性质,按要求留标本送检。

(5)控制输液滴速,防止加重心脏负荷。

(6)加强巡视,及早发现心包填塞的症状,如心动过速、血压下降等。

(7)遵医嘱给予抗菌、抗结核、抗肿瘤等药物治疗,密切观察药物不良反应。

(8)应用止痛药物时,观察止痛药物的疗效。

八、应急措施

出现心包压塞征象时,保持患者平卧位;迅速建立静脉通路,遵医嘱给予升压药;密切观察生命体征的变化,准备好抢救物品;配合医师做好紧急心包穿刺。

九、健康教育

(1)嘱患者应注意充分休息,加强营养。注意防寒保暖,防止呼吸道感染。

(2)告诉患者应坚持足够疗程的药物治疗,勿擅自停药。

(3)对缩窄性心包炎的患者应讲明行心包切除术的重要性,解除其顾虑,尽早接受手术治疗。

(侯芳霖)

第五节　急性心肌梗死的护理

急性心肌梗死是在冠状动脉病变的基础上,冠状动脉血供急剧减少或中断,使相应的心肌发生严重而持久的急性缺血,导致的心肌细胞坏死。临床表现为持久的胸骨后剧烈疼痛、发热、白细胞计数和血清心肌坏死标志物增高以及心电图进行性改变,可发生心律失常:休克、心力衰竭和猝死,属急性冠状动脉综合征的严重类型。

一、病因和发病机制

基本病因是冠状动脉粥样硬化,导致一支或多支冠状动脉管腔狭窄和心肌供血不足,而侧支循环尚未充分建立。在此基础上,在各种生理和病理因素的促发下,不稳定的粥样斑块破裂、出血,激活血小板和凝血系统,形成富含血小板的血栓或形成以纤维蛋白和红细胞为主的闭塞性血栓(红色血栓),从而造成冠状动脉血流明显减少或中断,使心肌发生严重而持久性的急性缺血达30分钟以上,即可发生心肌梗死。

促使粥样斑块破裂出血及血栓形成的诱因:①晨起6～12时交感神经活动增加,机体应激反应增强,心肌收缩力、心率、血压增高,冠状动脉张力增高。②在饱餐特别是进食多量脂肪后,血脂增高、血黏度增高。③重体力活动、情绪激动、血压剧增或用力大便时,使左心室负荷明显加重。④休克、脱水、出血、严重心律失常或外科手术,致心排血量骤降,冠状动脉灌注锐减。

急性心肌梗死可发生在频发心绞痛的患者,也可发生在从无症状者。急性心肌梗死后发生的严重心律失常、休克或心力衰竭,均可使冠状动脉灌流量进一步减少,心肌坏死范围扩大。

二、病理变化

(一)冠状动脉病变

绝大多数急性心肌梗死患者冠状动脉内可在粥样斑块的基础上有血栓形成,使管腔闭塞,而由冠状动脉痉挛引起管腔闭塞者,个别可无严重粥样硬化病变。

（1）左冠状动脉前降支闭塞，引起左心室前壁、心尖部、下侧壁、前间壁和二尖瓣前乳头肌梗死。

（2）右冠状动脉闭塞，引起左心室膈面（右冠状动脉占优势时）、后间壁和右心室梗死，并可累及窦房结和房室结。

（3）左冠状动脉回旋支闭塞，引起左心室高侧壁、膈面（左冠状动脉占优势时）和左心房梗死，可累及房室结。

（4）左冠状动脉主干闭塞，引起左心室广泛梗死。

（二）心肌病变

1.坏死心肌

冠状动脉闭塞后20～30分钟，局部心肌即有少数坏死。1～2小时绝大部分心肌呈凝固性坏死，心肌间质充血、水肿，伴有多量炎症细胞浸润。以后，坏死的心肌纤维逐渐溶解，形成肌溶灶，随后逐渐有肉芽组织形成。大面积心肌梗死累及心室壁全层或大部分者常见，心电图上相继出现ST段抬高、T波倒置和Q波，称为Q波性心肌梗死（透壁性心肌梗死）。可累及心包而致心包炎症，累及心内膜而致心腔内附壁血栓。当冠状动脉闭塞不完全或自行再通形成小面积心肌梗死呈灶性分布，急性期心电图上仍有ST段抬高，但不出现Q波的称为非Q波性心肌梗死，较少见。缺血坏死仅累及心肌壁的内层，不到心肌壁厚度的一半，伴有ST段压低或T波变化，心肌坏死标志物增高者过去称为心内膜下心肌梗死，现已归类为非ST段抬高心肌梗死。在心腔内压力作用下，坏死心肌向外膨出，可产生心脏破裂，心室游离壁破裂则形成心脏压塞或逐渐形成室壁瘤；室间壁破裂则形成室间隔穿孔；乳头肌断裂则造成二尖瓣反流。坏死组织1～2周后开始吸收，并逐渐纤维化，6～8周形成瘢痕而愈合，称为陈旧性心肌梗死。

2.顿抑心肌

顿抑心肌指梗死心肌周围急性严重缺血或冠状动脉再灌注后尚未发生坏死的心肌，虽已恢复血供，但引起的心肌结构、代谢和功能的改变，需要数小时、数天乃至数周才能恢复。某些心肌梗死患者，恢复期出现左心室功能进行性改善，可能与梗死周围濒死的顿抑心肌功能逐渐恢复有关。

3.冬眠心肌

冬眠心肌指慢性持久的缺血心肌，其代谢需氧量亦随之减少而保持低水平，维持脆弱的心肌代谢平衡，即维持在功能的最低状态。一般认为，这是心肌的一种保护性机制，一旦供血改善则心肌功能可完全恢复。

三、病理生理

（一）心功能改变

急性心肌梗死，尤其透壁性心肌梗死发生后，常伴有不同程度的左心功能舒张和收缩功能障碍和血流动力学的改变，主要包括心脏收缩力减弱，室壁顺应性减低，心肌收缩不协调，致泵衰竭。前向衰竭者，导致每搏量和心排血量下降，出现低血压或休克；后向衰竭者，左心室射血分数减低，左心室舒张末压增高，左心室舒张期和收缩末期容量增加，导致肺瘀血、肺水肿。

（二）心律失常

急性心肌缺血可导致细胞膜电学不稳定，引起严重心律失常，甚至心室颤动而猝死。

(三)右心室梗死

右心室梗死在心肌梗死患者中少见,其主要病理生理改变是急性右心衰竭的血流动力学变化,右心房压力增高,高于左心室舒张末压,心排血量减低,血压下降。

四、临床表现

与心肌梗死面积的大小、部位、侧支循环情况有关。

(一)前驱症状

50%~81.2%的患者在发病前数天有乏力、胸部不适、心悸、烦躁、心绞痛等前驱症状,其中,以不稳定型心绞痛为突出。心绞痛发作较以往频繁、性质加剧、持续时间长、硝酸甘油疗效差。疼痛时伴有恶心、呕吐、大汗和心动过缓,或伴有心功能不全、严重心律失常、血压大幅度波动等,同时心电图有 ST 段明显抬高或减低、T 波倒置或增高等。

(二)症状

1.疼痛

疼痛是最早出现的症状,多发生于清晨,疼痛部位和性质与心绞痛相同,但多无明显诱因,且常发生于安静时,程度较重,持续时间较长,可达数小时或数天,休息和含用硝酸甘油均不能缓解。患者常烦躁不安、出汗、恐惧或有濒死感。少数患者无疼痛,尤其老年人、糖尿病患者,一开始即表现为休克或急性心力衰竭。部分患者疼痛不典型,表现为上腹痛、颈部痛、背部上方痛、肢体痛等。

2.全身症状

全身症状有发热、心动过速、白细胞增高和红细胞沉降率增快等,由坏死物质吸收引起。一般在发病后24~48 小时出现,程度与梗死范围成正相关,体温一般在 38 ℃左右,持续 1 周。

3.胃肠道症状

胃肠道症状多见于下壁心肌梗死,尤其在发病早期及疼痛剧烈时,表现为频繁恶心、呕吐和上腹部胀痛,与迷走神经张力增高或组织灌注不足有关。

4.心律失常

心律失常见于75%~90%的患者,多发生在起病1~2 天,而以 24 小时内最多见。各种心律失常中以室性心律失常最多,尤其是室性期前收缩,它可以频发(每分钟 5 次以上)、成对出现或呈短阵、多源性室性心动过速或 R-on-T 型,常为心室颤动先兆。心室颤动是急性心肌梗死早期,特别是入院前主要的死因。下壁梗死多见房室传导阻滞,前壁梗死常易发生室性心律失常及室内束支传导阻滞。如发生房室传导阻滞,则表示病变范围广泛,病情严重。

5.低血压和休克

疼痛剧烈时血压下降和血容量不足时血压降低均未必是休克,纠正以上情况后收缩压仍然低于10.7 kPa(80 mmHg),有烦躁不安、面色苍白、皮肤湿冷、脉搏细速、大汗淋漓、尿量减少(<20 mL/h)、神志反应迟钝甚至晕厥者,则为休克表现。休克多在病后数小时至 1 周内发生,主要为心源性(心肌梗死面积>40%以上),其次有血容量不足或神经反射引起的周围血管扩张等因素参与。

6.心力衰竭

本病主要是急性左心衰竭,可在起病最初几天内发生,或在疼痛、休克好转阶段出现,为梗死后心脏收缩力显著减弱或不协调所致,发生率为 32%~48%。出现呼吸困难、咳嗽、发绀、烦躁等症状,严重者可发生肺水肿,后期也可出现右心衰竭。右心室梗死可在病初即出现右心衰竭表现,并伴有血压下降。

急性心肌梗死引起的心力衰竭称为泵衰竭,按 Killip 分级法分为:①Ⅰ级,尚无明显心力衰竭;②Ⅱ级,有左心衰竭,肺部啰音<50%肺野;③Ⅲ级,有急性肺水肿,全肺大、小、干、湿啰音;④Ⅳ级,有心源性休克,伴有或不伴有急性肺水肿。

(三)体征

1.心脏体征

心脏浊音界可正常也可轻度至中度增大;心率多增快,少数也可减慢;心尖部第一心音减弱;可出现第四心音(心房性)奔马律,心功能不全时常出现第三心音(心室性)奔马律;10%～20%的患者在病后第2～3天出现心包摩擦音,为纤维素性心包炎所致;心尖部可出现粗糙的收缩期杂音或伴有收缩中晚期喀喇音,为二尖瓣乳头肌功能失调或断裂所致。可有各种心律失常。

2.血压

除极早期有血压增高外,几乎所有患者血压均有所降低。

3.其他

可有与心律失常、心力衰竭及休克相应的体征。

五、实验室及其他检查

(一)心电图

1.特征性改变

ST 段抬高心肌梗死者心电图特点为:①ST 段抬高呈弓背向上型,在面向坏死区周围心肌损伤区的导联出现。②深而宽的 Q 波,在面向心肌坏死区的导联出现。③T 波倒置,在面向损伤区周围心肌缺血区的导联出现。

在背向梗死区的导联则出现相反的改变,即 R 波增高、ST 段压低和 T 波直立并增高。

非 ST 段抬高心肌梗死者心电图有 2 种类型:①无病理性 Q 波,有普遍性 ST 段压低≥0.1 mV,但 aVR 导联(有时还有 V$_1$ 导联)ST 段抬高,或有对称性 T 波倒置,为心内膜下心肌梗死所致。②无病理性 Q 波,也无 ST 段变化,仅有 T 波倒置改变。

2.动态改变

ST 段抬高心肌梗死改变如下。

(1)超急性期改变:起病数小时内,可尚无异常或出现异常高大、两肢不对称的 T 波。

(2)急性期改变:起病数小时后,ST 段明显抬高,弓背向上,与直立的 T 波相连,形成单相曲线。数小时至 2 天出现病理性 Q 波,同时 R 波降低。Q 波在3～4 天稳定不变。

(3)亚急性期改变:在早期不进行治疗干预,ST 段抬高持续数天至 2 周左右,逐渐回到基线水平,T 波则变为平坦、倒置。

(4)慢性期改变:数周至数月后,T 波呈 V 形倒置,两肢对称,波谷尖锐。T 波倒置可永久存在,也可在数月或数年内逐渐恢复。

非 ST 段抬高心肌梗死:上述的类型①先是 ST 段普遍压低(除 aVR 导联,有时 V$_1$ 导联外),继而 T 波倒置加深呈对称性。ST-T 改变持续数天或数周后恢复。类型②T 波改变在1～6个月恢复。

3.定位诊断

可根据特征性的改变来判定(表 11-1)。

表 11-1　ST 段抬高心肌梗死的心电图定位诊断

导联	前间壁	局限前壁	前侧壁	广泛前壁	下壁	下间壁	下侧壁	高侧壁	正后壁
V_1	+			+		+			
V_2	+			+		+			
V_3	+	+		+		+			
V_4		+		+					
V_5		+	+	+			+		
V_6							+		
V_7			+				+		
V_8									+
aVR									+
aVL		±	±	±	−	−		+	
aVF					+	+	+	−	
I		±	±	±	−			+	
Ⅱ					+	+	+	−	
Ⅲ					+	+	+	−	

注:为"+"正面改变,表示典型 ST 段抬高、Q 波及 T 波变化;"−"为反面改变,表示 QRS 主波向上,ST 段压低及与"+"部位的 T 波方向相反的 T 波;"±"为可能有正面改变

(二)超声心动图

二维和 M 型超声心动图也有助于了解室壁运动、室壁瘤和左心室功能,尤其对心肌梗死的并发症如乳头肌断裂、室间隔穿孔、心室游离壁破裂、室壁瘤等诊断的敏感性与特异性都相当高。

(三)实验室检查

1.白细胞计数

白细胞计数升高至$(10\sim20)\times10^9/L$,中性粒细胞增多,红细胞沉降率增快,C-反应蛋白增高,均可持续 1～3 周。

2.血清心肌坏死标志物测定

(1)肌红蛋白(Mb)起病后 2 小时内升高,12 小时内达高峰,24～48 小时恢复正常。

(2)肌钙蛋白 I(cTnI)或 T(cTnT)起病 3～4 小时后升高,cTnI 于 11～24 小时达高峰,7～10 天降至正常;cTnT 于 24～48 小时达高峰,10～14 天降至正常。这些心肌结构蛋白含量的增高是诊断心肌梗死的敏感指标。

(3)肌酸激酶同工酶(CK-MB)升高,起病后 4 小时内增高,16～24 小时达高峰,3～4 天恢复正常,其增高的程度能较准确地反映梗死的范围。其高峰出现时间是否提前有助于判断溶栓治疗是否成功。

肌红蛋白在急性心肌梗死后出现最早,也十分敏感,但特异性不很强。cTnI 和 cTnT 出现稍迟,而特异性很高,在症状出现后 6 小时内测定为阴性则 6 小时后应再复查,其缺点是持续时间长达 10～14 天,对在此期间出现胸痛,判断是否有新的梗死不利。CK-MB 虽不如 cTnI、 cTnT 敏感,但对早期(<4 小时)急性心肌梗死诊断有较重要价值。

六、诊断与鉴别诊断

根据典型的临床表现、心电图特征性的改变和动态演变及血清心肌坏死标志物测定,诊断本病并不困难。老年患者突然发生严重心律失常、休克、心力衰竭而原因未明,或突然发生较重而持久的胸闷或胸痛者,都应考虑本病可能。宜先按急性心肌梗死来处理,短期内进行心电图、血心肌坏死标志物测定等动态观察以确定诊断。对非 ST 段抬高心肌梗死,血肌钙蛋白测定的诊断价值更大。鉴别诊断要考虑以下一些疾病。

(一)心绞痛

胸痛性质及部位与心肌梗死相似,但程度较轻,持续时间较短,休息或含化硝酸甘油可迅速缓解,发作常有明显诱因,无发热、呼吸困难、休克、心力衰竭等表现,心电图改变为一过性,无ST-T演变,也无血清心肌坏死标志物变化。

(二)主动脉夹层动脉瘤

本病以剧烈的胸痛起病,类似急性心肌梗死。但疼痛一开始即达高峰,常放射至背、肋、腹、腰和下肢,两上肢血压、脉搏可有明显差别,少数有主动脉瓣关闭不全,可有下肢暂时性瘫痪或偏瘫,但无血清心肌坏死标志物升高。X 线检查示主动脉影明显增宽,CT 或磁共振主动脉断层显像以及超声心动图探测到主动脉夹层内的血液,可确立诊断。

(三)急性心包炎

尤其是急性非特异性心包炎可有较剧烈而持久的心前区疼痛。但心包炎的疼痛与发热同时出现,呼吸与咳嗽时加剧,早期即有心包摩擦音,疼痛和心包摩擦音在心包腔内出现渗液时均消失;全身症状一般不如心肌梗死严重;心电图除 aVR 导联外,其余导联均有 ST 段呈弓背向下的抬高,伴 T 波低平或倒置、QRS 波群低电压,但无异常 Q 波。

(四)急性肺动脉栓塞

本病可发生胸痛,常伴有咯血、呼吸困难和休克,并伴有右心室负荷急剧加重的表现,如肺动脉第二音亢进、颈静脉充盈、肝大以及特异性心电图改变等可资鉴别。

(五)急腹症

急性胰腺炎、消化性溃疡穿孔、急性胆囊炎、胆石症等,均有上腹部疼痛。仔细询问病史和进行体格检查,行血清心肌坏死标志物测定及心电图检查可协助鉴别。

七、并发症

(一)乳头肌功能失调或断裂

本病发生率可达 40%～50%。乳头肌因缺血、坏死而致功能障碍,导致二尖瓣关闭不全,心尖部出现收缩中晚期喀喇音和吹风样收缩期杂音,可引起心力衰竭。轻者可以恢复,杂音也可消失;重者多发生在乳头肌断裂患者,常因下壁心肌梗死累及后乳头肌所致,心力衰竭严重,预后不佳。

(二)心脏破裂

本病较少见,常在起病后 1 周内出现,多为心室游离壁破裂,造成心包积血、心脏压塞而猝死。也有心室间隔破裂而穿孔,在胸骨左缘 3～4 肋间出现Ⅱ级以上收缩期杂音,并伴有震颤,可引起心力衰竭和休克,可在起病数天至 2 周内死亡。

(三)栓塞

栓塞发生率为 1%～6%,见于起病后 1～2 周,为左心室附壁血栓脱落所致,可引起脑、肾或四肢等动脉栓塞。由下肢静脉血栓部分脱落则产生肺栓塞。

(四)心室膨胀瘤

本病主要见于左心室,发生率为 5%～20%。体格检查可有左侧心界扩大,心脏冲动范围较广,可有收缩期杂音,心音较低钝。心电图 ST 段持续抬高。超声心动图、放射性核素检查及心血管造影均可确诊。

(五)梗死后综合征

本病发生率为 10%。于心肌梗死后数周或数月出现,可反复发生,表现为心包炎、胸膜炎或肺炎,有发热、胸痛等症状,可能为机体对坏死物质的变态反应。

八、急诊处理

治疗原则:改善心肌供血,挽救濒死心肌,防止心肌梗死面积扩大,缩小心肌缺血范围,维护心脏功能,及时处理严重心律失常、泵衰竭和各种并发症,防止猝死。

(一)院前急救

流行病学调查发现,50%的患者发病后 1 小时内在院外猝死,死因主要是可救治的心律失常。因此,院前急救的基本任务是将急性心肌梗死患者安全、迅速地转送到医院,以便尽早开始再灌注治疗。重点是缩短患者就诊延误的时间和院前检查、处理、转运所用时间。

1.诊断评估

(1)测量生命体征。

(2)通过对疼痛部位、性质、持续时间、缓解方式、伴随症状的询问确定缺血性胸痛,查明心、肺、腹、血管等有无异常体征。

(3)描记 18 导联心电图。

(4)根据缺血性胸痛病史和心电图特点迅速进行简明的鉴别诊断、做出初步诊断。一旦确诊或可疑急性心肌梗死时应及时转送并给予紧急处理。

2.紧急处理及转运

(1)吸氧,嘱患者停止任何主动性活动和运动。

(2)迅速建立至少两条静脉通路。静脉点滴硝酸甘油或立即含服硝酸甘油 1 片,每 5 分钟可重复使用。

(3)镇静止痛:吗啡 5～10 mg 皮下注射或哌替啶 50～100 mg 肌内注射。

(4)口服水溶性阿司匹林或嚼服肠溶阿司匹林 300 mg。

(5)持续监测心电、血压和血氧饱和度。除颤仪应随时处于备用状态。

(6)有频发、多源室性期前收缩或室性心动过速者,静脉注射利多卡因 50～100 mg,5～10 分钟后可重复 1 次,必要时 10 分钟后可再重复 1 次,然后按 1～3 mg/min 静脉滴注。有心动过缓者,如心率<50 次/分,可静脉注射阿托品 1 mg,必要时每 3～5 分钟可重复使用,总量应<2.5 mg。

(7)对心搏骤停者,立即就地心肺复苏,待心律、血压、呼吸稳定后再转送入院。

(8)对有低血压、心动过速、休克或肺水肿体征者,可直接送至有条件进行冠状动脉血管重建术的医院。

(9)有条件可在救护车内进行静脉溶栓治疗。

(10)对于转诊途中可能发生的意外情况应向家属交代,并签署转诊同意书。

(二)ST 段抬高或伴左束支传导阻滞的急性心肌梗死院内急诊处理

急诊医师应力争在 10 分钟内完成病史采集、临床检查、18 导联心电图描记,尽快明确诊断,对病情做出基本评价并确定即刻处理方案;送检血常规、血型、凝血系列、血清心肌坏死标志物、血糖、电解质等;建立静脉通路,保持给药途径畅通。对有适应证的患者在就诊后 90 分钟内进行急诊经皮冠状动脉介入治疗(PCI)或 30 分钟内在急诊科或 CCU 开始静脉溶栓治疗。

1.监护和一般治疗

急性心肌梗死患者来院后应立即开始一般治疗,并与诊断同时进行,重点是监测和防治急性心肌梗死的不良事件或并发症。

(1)监测:持续心电、血压和血氧饱和度监测,及时发现和处理心律失常、血流动力学异常和低氧血症。必要时还可监测肺毛细血管楔压和静脉压。

(2)卧床休息:可降低心肌耗氧量,减少心肌损害。对血流动力学稳定且无并发症的患者一般卧床休息 1～3 天,对病情不稳定及高危患者卧床时间应适当延长。

(3)镇痛:剧烈胸痛使患者交感神经过度兴奋,产生心动过速、血压升高和心肌收缩功能增强,从而增加心肌耗氧量,并易诱发快速室性心律失常,应迅速给予有效镇痛。可给吗啡 5～10 mg 皮下注射或哌替啶 50～100 mg 肌内注射,必要时 1～2 小时后再注射 1 次,以后每 4～6 小时可重复。不良反应有恶心、呕吐、低血压和呼吸抑制。一旦出现呼吸抑制,可每隔 3 分钟静脉注射纳洛酮 0.4 mg(最多 3 次)以拮抗之。

(4)吸氧:持续鼻导管或面罩吸氧,有严重左心衰竭、肺水肿和有机械并发症的患者,应加压给氧或气管插管行机械通气。

(5)硝酸甘油:以 10 μg/min 开始静脉滴注,每 5～10 分钟增加 5～10 μg,直至症状缓解,血压正常者动脉收缩压降低 1.3 kPa(10 mmHg)或高血压患者动脉收缩压降低 4.0 kPa(30 mmHg)为有效剂量,最高剂量以不超过 100 μg/min 为宜。在静脉滴注过程中如心率明显加快或收缩压≤12.0 kPa(90 mmHg),应减慢滴速或暂停使用。该药的禁忌证为急性心肌梗死合并低血压[收缩压≤12.0 kPa(90 mmHg)]或心动过速(心率>100 次/分),下壁梗死伴右心室梗死时即使无低血压也应慎用。急性心肌梗死早期通常给予硝酸甘油静脉滴注 24～48 小时。也可静脉滴注二硝基异山梨酯。静脉用药后可使用二硝基异山梨酯或 5-单硝山梨醇酯口服。

(6)抗血小板治疗:①阿司匹林,所有急性心肌梗死患者只要无禁忌证均应口服水溶性阿司匹林或嚼服肠溶阿司匹林 300 mg,1 次/天,3 天后改为 75～150 mg,1 次/天,长期服用。②二磷酸腺苷受体(ADP)拮抗药:常用的有氯吡格雷和噻氯匹定,由于噻氯匹定导致粒细胞减少症和血小板减少症的发生率高于氯吡格雷,在患者不能应用氯吡格雷时再选用噻氯匹定替代。对于阿司匹林过敏或不能耐受的患者,可使用氯吡格雷替代,或与阿司匹林联合用于置入支架的冠心病患者。初始剂量 300 mg 口服,维持量每天75 mg。循证医学显示对 ST 段抬高的急性心肌梗死患者,阿司匹林与氯吡格雷联用的效果优于单用阿司匹林。

2.再灌注治疗

再灌注治疗可使闭塞的冠状动脉再通,心肌得到再灌注,挽救濒死的心肌,缩小梗死范围,改善心功能,降低死亡率,是一种积极的治疗措施。

(1)经皮冠状动脉介入(PCI)治疗:经皮冠状动脉介入治疗与溶栓治疗相比,梗死相关血管再通率高,再闭塞率低,缺血复发少,且出血(尤其脑出血)的危险性低,目前已被公认为首选的安全有效的恢复心肌再灌注的治疗手段。包括直接 PCI、转运 PCI 和补救性 PCI。

直接 PCI:是指对所有发病 12 小时以内的 ST 段抬高急性心肌梗死患者采用介入手段直接开通梗死相关动脉的方法。对于 ST 段抬高的急性心肌梗死患者直接 PCI 是最有效降低死亡率的治疗。

直接 PCI 适应证:①所有 ST 段抬高心肌梗死患者,发病 12 小时以内,就诊-球囊扩张时间 90 分钟以内。②适合再灌注治疗而有溶栓治疗禁忌证者。③发病时间>3 小时的患者更趋首选 PCI。④心源性休克患者,年龄<75 岁,心肌梗死发病<36 小时,休克<18 小时。⑤对年龄 >75 岁的心源性休克患者,如心肌梗死发病<36 小时,休克<18 小时,权衡利弊后可考虑 PCI。⑥发病 12~24 小时,仍有缺血证据,或有心功能障碍或血流动力学不稳定或严重心律失常者。应注意:①对发病 12 小时以上无症状,血流动力学和心电稳定患者不推荐直接 PCI。②患者血流动力学稳定时,不推荐直接 PCI 干预非梗死相关动脉。③要由有经验者施术,以免延误时机。有心源性休克者宜先行主动脉内球囊反搏术,待血压稳定后再施行 PCI。

转运 PCI:转运 PCI 是直接 PCI 的一种,主要适用于患者所处医院无行直接 PCI 的条件,而患者有溶栓治疗的禁忌证,或虽无溶栓治疗的禁忌证但发病已>3 小时,<12 小时,尤其为较大范围心肌梗死和/或血流动力学不稳定的患者。

补救性 PCI:是指溶栓失败后梗死相关动脉仍处于闭塞状态,而针对梗死相关动脉所行的 PCI。溶栓剂输入后 45~60 分钟的患者,胸痛无缓解和心电图 ST 段无回落临床提示溶栓失败。

补救性 PCI 适应证:①溶栓治疗 45~60 分钟后仍有持续心肌缺血症状或表现者。②合并心源性休克年龄<75 岁,心肌梗死发病<36 小时,休克<18 小时者。③心肌梗死发病<12 小时,合并心力衰竭或肺水肿者。④年龄>75 岁的心源性休克患者,如心肌梗死发病<36 小时,休克 <18 小时,权衡利弊后可考虑补救性 PCI。⑤血流动力学或心电不稳定的患者。

溶栓治疗再通者的 PCI:溶栓治疗成功的患者,如无缺血复发表现,可在 7~10 天后行冠状动脉造影,如残留的狭窄病变适宜 PCI 可行 PCI 治疗。

(2)溶栓治疗。

适应证:①两个或两个以上相邻导联 ST 段抬高,在肢体导联≥0.1 mV、胸导≥0.2 mV,或新出现的或可能新出现的左束支传导阻滞,发病时间<12 小时,年龄<75 岁。②ST 段显著抬高的心肌梗死患者,年龄>75 岁,经慎重权衡利弊仍可考虑溶栓治疗。③ST 段抬高,发病时间 12~24 小时,有进行性胸痛和ST 段广泛抬高患者,仍可考虑溶栓治疗。④高危心肌梗死,就诊时收缩压≥24.0 kPa(180 mmHg)和/或舒张压≥14.7 kPa(110 mmHg),经认真权衡溶栓治疗的益处与出血性卒中的危险性后,应首先镇痛、降低血压(如应用硝酸甘油静脉滴注、β 受体阻滞剂等),将血压降至≤20.0/12.0 kPa(150/90 mmHg)时再考虑溶栓治疗(若有条件应考虑直接 PCI)。

下列情况首选溶栓:①不具备 24 小时急诊 PCI 治疗条件或不具备迅速转运条件或不能在 90 分钟内转运 PCI,符合溶栓的适应证及无禁忌证者。②具备 24 小时急诊 PCI 治疗条件,患者就诊早(发病≤3 小时而且不能及时进行心导管治疗)。③具备 24 小时急诊 PCI 治疗条件,但是就诊-球囊扩张与就诊-溶栓时间相差超过 60 分钟、就诊-球囊扩张时间超过 90 分钟。④对于再梗死的患者应该及时进行血管造影并根据情况进行血运重建治疗,包括 PCI 或冠状动脉旁路移植术(CABG)。如不能立即(症状发作后 60 分钟内)进行血管造影和 PCI,则给予溶栓治疗。

禁忌证：①有出血性脑卒中或 1 年内有缺血性脑卒中(包括 TIA)。②颅内肿瘤。③近期(2～4 周)内有活动性出血(消化性溃疡、咯血、痔、月经来潮、出血倾向)。④严重高血压,血压 >24.0/14.7 kPa(180/110 mmHg),或不能除外主动脉夹层动脉瘤。⑤目前正在使用治疗剂量的抗凝药。⑥近期(<2 周)曾穿刺过不易压迫止血的深部动脉。⑦近期(2～4 周)创伤史,包括头部外伤、创伤性心肺复苏或较长时间(>10 分钟)的心肺复苏。⑧近期(<3 周)外科大手术。

溶栓药物的应用：以纤溶酶原激活药激活纤溶酶原,使转变为纤溶酶而溶解冠状动脉内的血栓。

溶栓药物主要有以下几种。①尿激酶:150 万 U(2.2 万 U,/kg)溶于 100 mL 0.9%氯化钠液中,30 分钟内静脉滴入。溶栓结束 12 小时皮下注射肝素 7 500 U 或低分子肝素,2 次/天,共 3～5 天。②链激酶或重组链激酶:150 万 U 溶于 100 mL 0.9%氯化钠液中,60 分钟内静脉滴入。溶栓结束 12 小时皮下注射肝素 7 500 U 或低分子肝素,2 次/天,共 3～5 天。③阿替普酶:首先静脉注射 15 mg,继而 30 分钟内静脉滴注 50 mg,其后 60 分钟内再静脉滴注 35 mg。④瑞替普酶:10 MU 溶于 5～10 mL 注射用水中静脉注射,时间 >2 分钟,30 分钟后重复上述剂量。⑤替奈普酶:一般为 30～50 mg 溶于 10 mL 生理盐水中静脉注射。根据体重调整剂量:如体重 >60 kg,剂量为 30 mg;体重每增加 10 kg,剂量增加 5 mg,直至体重 >90 kg,最大剂量为 50 mg。

用阿替普酶、瑞替普酶、替奈普酶前先用肝素 60 U/kg(最大量 4 000 U)静脉注射,用药后以每小时 12 U/kg(最大量 1 000 U/h)的速度持续静脉滴注肝素 48 小时,将 APTT 调整至 50～70 秒;以后改为 7 500 U,2 次/天,皮下注射,连用 3～5 天(也可用低分子肝素)。

溶栓再通临床指征:①心电图抬高的 ST 段于在 2 小时内回降 >50%。②胸痛在 2 小时内基本消失。③2 小时内出现再灌注性心律失常。④血清 CPK-MB 酶峰值提前出现(14 小时内),肌钙蛋白峰值提前到 12 小时内。

3.消除心律失常

首先应加强针对急性心肌梗死、心肌缺血的治疗。溶栓、急诊 PCI、β 受体阻滞剂、纠正电解质紊乱均可预防或减少心律失常发生。

(1)急性心肌梗死并发室上性快速心律失常的治疗。

房性期前收缩:与交感神经兴奋或心功能不全有关,本身无须特殊治疗。

心房颤动:常见且与预后有关。血流动力学不稳定的患者应迅速行同步电复律。血流动力学稳定的患者,以减慢心室率为目标。常选用美托洛尔、维拉帕米、地尔硫草、洋地黄制剂或胺碘酮治疗。

(2)急性心肌梗死并发室性快速心律失常的治疗。

心室颤动、持续多形性室性心动过速:立即非同步电复律。

持续单形性室性心动过速:伴心绞痛、肺水肿、低血压,应予同步电复律;不伴上述情况,可首先给予药物治疗,如胺碘酮 150 mg 于 10 分钟内静脉注射,必要时可重复,然后 1 mg/min 静脉滴注 6 小时,再0.5 mg/min维持静脉滴注;亦可应用利多卡因。

频发室性期前收缩、成对室性期前收缩、非持续性室性心动过速:可严密观察或利多卡因治疗(使用不超 24 小时)。

偶发室性期前收缩、加速性室性自主心律:严密观察,不予特殊处理。

（3）缓慢心律失常的治疗。

无症状窦性心动过缓：可暂做观察，不予特殊处理。

症状性窦性心动过缓、二度Ⅰ型房室传导阻滞、三度房室传导阻滞伴窄 QRS 波逸搏心律，患者常有低血压、头晕、心功能障碍、心动过缓＜50/min 等，可先静脉注射阿托品 0.5 mg，3～5 分钟重复 1 次，至心率达 60/min 左右。最大可用至 2 mg。

二度Ⅱ型房室传导阻滞；三度房室传导阻滞伴宽 QRS 波群逸搏心律、心室停搏；症状性窦性心动过缓、二度Ⅰ型房室传导阻滞、三度房室传导阻滞伴窄 QRS 波群逸搏心律经阿托品治疗无效及双侧束支传导阻滞患者需行临时起搏治疗。

4.其他治疗

（1）β受体阻滞剂：通过减慢心率，降低体循环血压和减弱心肌收缩力使心肌耗氧量减少，对改善缺血区的氧供需失衡，缩小心肌梗死面积，降低急性期病死率有肯定的疗效。在无禁忌证的情况下应及早常规使用。用药过程中需严密观察，使用剂量必须个体化。常用美托洛尔 25～50 mg，口服，2～3 次/天；或阿替洛尔 6.25～25 mg，口服，2 次/天。前壁急性心肌梗死伴剧烈胸痛或高血压者，可静脉注射美托洛尔5 mg，间隔 5 分钟后可再给予 1～2 次，继之口服维持。

（2）血管紧张素转换酶抑制药（ACEI）：近年研究认为，心肌梗死时应用血管紧张素转换酶抑制药有助于改善恢复期心肌的重构，降低心力衰竭的发生率，从而降低死亡率。前壁心肌梗死伴有心功能不全的患者获益最大。在无禁忌证的情况下，溶栓治疗后血压稳定即可开始使用，但剂量和时限应视患者情况而定。通常应从小剂量开始，逐渐增加剂量。如卡托普利 6.25 mg，口服，作为试验剂量，一天之内可加至 12.5 mg 或 25 mg，次日加至 12.5～25 mg，2～3 次/天。有心力衰竭的患者宜长期服用。

（3）羟甲基戊二酸单酰辅酶 A 还原酶抑制药：近年的研究表明，本类调脂药可以稳定斑块，改善内皮细胞的功能，建议早期使用，如辛伐他汀 20～40 mg/d，普伐他汀 10～40 mg/d，氟伐他汀 20～40 mg/d，阿托伐他汀 10～80 mg/d。

（4）葡萄糖-胰岛素-氯化钾（GIK）溶液：研究结果提示，在急性心肌梗死的早期使用 GIK 静脉滴注及进行代谢调整是可行的。目前不主张常规补镁治疗。

5.右心室心肌梗死的院内急诊处理

治疗措施与左心室梗死略有不同。右心室心肌梗死引起右侧心力衰竭伴低血压，而无左侧心力衰竭的表现时，宜扩张血容量。在血流动力学监测下静脉滴注输液，直到低血压得到纠正或肺毛细血管压达2.0～2.4 kPa（15～18 mmHg）。如输液 1～2 L 低血压未能纠正可用正性肌力药，以多巴酚丁胺为优。不宜用利尿药。伴有房室传导阻滞者可予临时起搏。

6.非 ST 段抬高的急性心肌梗死院内急诊处理

对非 ST 段抬高的急性心肌梗死进行危险性分层的主要目的是为迅速做出治疗决策提供依据。临床上主要根据症状、体征、心电图以及血流动力学指标对其进行危险性分层。

（1）低危患者：无并发症、血流动力学稳定、不伴有反复缺血发作的患者。

（2）中、高危患者（符合以下一项或多项）：①心肌坏死标志物升高。②心电图有 ST 段压低（＜2 mm）。③强化抗缺血治疗 24 小时内反复发作胸痛。④有心肌梗死病史。⑤造影显示冠状动脉狭窄病史。⑥PCI 或 CABG 后。⑦左心室射血分数＜40%。⑧糖尿病。⑨肾功能不全（肾小球滤过率＜60 mL/min）。

（3）极高危患者（符合以下一项或多项）：①严重胸痛持续时间长、无明显间歇或＞30 分钟，濒临心肌梗死表现。②心肌坏死物标志物显著升高和/或心电图 ST 段显著压低(≥2 mm)持续不恢复或范围扩大。③有明显血流动力学变化,严重低血压、心力衰竭或心源性休克表现。④严重恶性心律失常:室性心动过速、心室颤动。

非 ST 段抬高的急性心肌梗死多是非 Q 波性,此类患者不宜溶栓治疗。低危患者以阿司匹林和肝素尤其是低分子肝素治疗为主。对中、高危患者行早期 PCI(72 小时内)。对极高危患者行紧急 PCI(2 小时内)。其他治疗与 ST 段抬高的患者相同。

九、急救护理

(一)护理目标

(1)患者了解自身病情,预防或减少心肌梗死并发症的发生。

(2)患者及家属相信安全和正确的护理,有助于减少进一步的损害。

(3)提高护士对心肌梗死的相关知识和实践技能。

(4)为患者提供更优质的护理。

(二)护理措施

AMI 患者来院后应立即开始治疗,重点是监测和预防 AMI 不良事件和并发症。

1.心理护理

急性心肌梗死患者病情危急,疼痛剧烈,伴有濒死感,常有恐惧心理,家属也十分紧张。护士应做好患者和家属的安慰工作,关心体贴患者,并重视患者及家属的感受。保持环境的安静,避免不良刺激。不要在患者面前讨论其病情,用积极的态度和语言开导患者,帮助其树立战胜疾病的信心。

2.监测

持续心电、血压监测,及时发现和处理心律失常、血流动力学异常和低氧血症。

3.卧床休息

血流动力学参数稳定且无并发症的 AMI 患者一般卧床休息 1~3 天,病情不稳定极高危患者卧床时间应适当延长。采取平卧位或半坐卧位,患者进食、洗漱、翻身等活动由护士完成。1 周后可逐渐过渡到床边活动,有并发症者酌情延长卧床时间。2 周后可由床边、室内活动再过渡到室外活动。在活动过程中应监测心率、血压、询问其感受,观察其反应。

4.吸氧

给予鼻导管吸氧(2~4 L/min)。持续吸入 3~5 天后,可按病情间断或停吸氧。

5.镇痛

应迅速给予有效镇痛剂,可给吗啡 3 mg 静脉注射,必要时每 5 分钟重复 1 次,总量不超过 15 mg。注意观察有无恶心、呕吐、低血压和呼吸抑制等不良反应。

6.饮食和通便

疼痛剧烈时禁食。最初 2~3 天以流质饮食为主,以后逐渐过渡至半流饮食、软食和普食。食物应低脂、低胆固醇、易消化,禁止摄取太冷或太热的饮料。宜少食多餐,忌饱餐。保持大便通畅,切忌大便用力。适量进食水果和蔬菜,常规给予缓泻剂(如:果导 0.1 g,每晚)。

7.症状护理

(1)疼痛:①遵医嘱及时给予止痛药物,如肌内注射哌替啶、吗啡或罂粟碱。②吸氧,以增加心肌氧的供给。③溶栓疗法和急诊 PTCA 是解除疼痛最根本的方法。

(2)心律失常:持续监测心电示波情况,出现异常情况及时报告医师并随时做好急救准备。前壁心肌梗死易出现室性心律失常,下壁心肌梗死易出现缓慢型心律失常,在溶栓治疗和PTCA治疗后,容易出现再灌注心律失常。

8.再灌注治疗的护理

(1)溶栓治疗的护理:①溶栓前介绍溶栓的目的、注意事项,给予用药指导。②采血查凝血常规,APTT维持在60~80秒。③尿激酶150万单位静脉滴注,30分钟内完成,或输液泵泵入。④溶栓过程中观察出血情况:注意观察并记录溶栓效果及皮肤黏膜、消化道、呼吸道、泌尿道出血情况,尤其是脑出血。记录出血程度及出血量。⑤溶栓开始后3小时内每半小时记录1次ECG,每2小时抽血查心肌酶学检查至酶峰值后2小时,观察ST-T回落及酶学情况。倾听患者主诉,了解胸痛缓解情况。

(2)介入治疗护理。

术前护理:①检查所需的各项检查是否完备,如血常规、生化Ⅱ、凝血常规、免疫组合、心电图等。②术前宣教:介绍手术目的、穿刺点的部位,手术的简要过程,手术中配合的要点及术后的注意事项。③训练床上排便。④备皮:备双侧腹股沟及外阴部皮肤(选择桡动脉穿刺除外)。⑤遵医嘱行抗生素、碘过敏试验,服用抗凝剂(波立维300 mg口服)。⑥正常饮食,少饮水。⑦排空大小便,左侧肢体建立静脉通路(尽量使用静脉留置针和可来福,以备术中急用)。

术后护理。①术后即刻护理:协助搬运患者,给予患者舒适卧位。测血压、心率、呼吸,触足背动脉搏动情况,做十二导联心电图,观察切口敷料情况及患者返回病房时间。②1次/0.5小时×4次观察记录心率、呼吸、切口敷料有无渗出及足背动脉搏动情况,如均平稳,则1次/2小时观察记录至24小时。③高危患者需持续心电监护,观察有无心律失常及ST-T变化。④术侧肢体制动,防止鞘管滑出及出血。⑤拔除鞘管即刻护理:ACT测定(<140秒);心电监护;测血压;观察患者面色、神志,有无恶心、呕吐等迷走神经亢进表现;鞘管拔除后,手指压迫穿刺点局部止血20~30分钟(压迫至止血为止),然后用四层纱布和弹性绷带加压包扎,沙袋压迫6小时,术侧肢体制动12小时,卧床休息24小时。桡动脉穿刺者,穿刺侧前臂及手腕制动6~12小时,术后患者可室内自由活动。⑥观察患者排便情况,及时解除尿潴留。术后多饮水或在心功能允许情况下大量输液,使造影剂尽快排出体外,同时注意观察尿量、颜色和性质。沙袋去除后,遵医嘱协助患者下床活动。⑦遵医嘱应用抗生素3~5天,口服抗凝剂,观察体温的变化,凝血酶原时间及活动度测定结果。⑧协助患者进食、排便等,下蹲动作宜缓慢,防止伤口出血,满足生活需要。⑨注意倾听患者主诉,观察并发症:PCI术后最严重的并发症是冠脉的急性闭塞、心律失常、迷亢、股动脉并发症(栓塞、血肿、出血等)。桡动脉穿刺者观察血液回流情况。

9.健康教育

(1)饮食调节:适度饮酒、限制钠盐、重视水果、蔬菜和低脂奶类食品。要求饱和脂肪占总热量的7%以下,胆固醇少于200 mg/d。

(2)康复指导:建议运动以达到最大心率的60%~65%的低强度长期锻炼为安全有效。最好的运动方式是步行、慢跑、骑自行车等有氧运动。最低目标为每周3~4次,每次30分钟;理想目标:每天运动30~60分钟。个人卫生活动、家务劳动、娱乐活动对个人也是有益的。无并发症患者心肌梗死6~8周可以恢复性生活。

(3)戒烟:戒烟是心肌梗死后二级预防的重要措施。积极劝导患者戒烟。

(4)心理健康:保持乐观平和的心情,正确对待疾病可以有效地防止心肌梗死再发。动员家庭和社会力量的支持,可为患者创造良好的休养氛围,利于康复。

(5)用药指导:告知患者药物的作用和不良反应,并教会患者定时测量脉搏,定期随诊。

(侯芳霖)

第六节　心源性休克的护理

心源性休克是指由于严重的心脏泵功能衰竭或心功能不全导致心排血量减少,各重要器官和周围组织灌注不足而发生的一系列代谢和功能障碍综合征。

一、临床表现

多数心源性休克患者,在出现休克之前有相应心脏病史和原发病的各种表现,如急性肌梗死患者可表现严重心肌缺血症状,心电图可能提示急性冠状动脉供血不足,尤其是广泛前壁心肌梗死;急性心肌炎者则可有相应感染史,并有发热、心悸、气短及全身症状,心电图可有严重心律失常;心脏手术后所致的心源性休克,多发生于手术1周内。

心源性休克目前国内外比较一致的诊断标准如下。

(1)收缩压低于12.0 kPa(90 mmHg)或原有基础血压降低4.0 kPa(30 mmHg),非原发性高血压患者一般收缩压小于10.7 kPa(80 mmHg)。

(2)循环血量减少:①尿量减少,常少于20 mL/h。②神志障碍、意识模糊、嗜睡、昏迷等。③周围血管收缩,伴四肢厥冷、冷汗、皮肤湿凉、脉搏细弱快速、颜面苍白或发绀等末梢循环衰竭表现。

(3)纠正引起低血压和低心排血量的心外因素(低血容量、心律失常、低氧血症、酸中毒等)后,休克依然存在。

二、诊断

(1)有急性心肌梗死、急性心肌炎、原发或继发性心肌病、严重的恶性心律失常、具有心肌毒性的药物中毒、急性心脏压塞以及心脏手术等病史。

(2)早期患者烦躁不安、面色苍白,诉口干、出汗,但神志尚清;后逐渐表情淡漠、意识模糊、神志不清直至昏迷。

(3)体检心率逐渐增快,常＞120 次/分。收缩压＜10.6 kPa(80 mmHg),脉压差＜2.7 kPa(20 mmHg)严重时血压测不出。脉搏细弱,四肢厥冷,肢端发绀,皮肤出现花斑样改变。心音低纯,严重者呈单音律。尿量＜17 mL/h,甚至无尿。休克晚期出现广泛性皮肤、黏膜及内脏出血,即弥散性血管内凝血,以及多器官衰竭。

(4)血流动力学监测提示心脏指数降低、左心室舒张末压升高等相应的血流动力学异常。

三、检查

(1)血气分析。

(2)弥散性血管内凝血的有关检查。血小板计数及功能检测,出凝血时间,凝血酶原时间,凝血因子Ⅰ,各种凝血因子和纤维蛋白降解产物(FDP)。

(3)必要时做微循环灌注情况检查。

(4)血流动力学监测。

(5)胸部X线片、心电图检查,必要时做动态心电图检查,条件允许时行床旁超声心动图检查。

四、治疗

(一)一般治疗

(1)绝对卧床休息,有效止痛,由急性心肌梗死所致者吗啡3~5 mg或哌替啶50 mg,静脉注射或皮下注射,同时予地西泮、苯巴比妥(鲁米那)。

(2)建立有效的静脉通道,必要时行深静脉插管。留置导尿管监测尿量。持续心电、血压、血氧饱和度监测。

(3)氧疗:持续吸氧,氧流量一般为4~6 L/min,必要时气管插管或气管切开,人工呼吸机辅助呼吸。

(二)补充血容量

首选低分子右旋糖酐250~500 mL静脉滴注,或0.9%氯化钠液、平衡液500 mL静脉滴注,最好在血流动力学监护下补液严格控制滴速,前20分钟内快速补液100 mL,如中心静脉压上升不超过0.2 kPa(1.5 mmHg),可继续补液直至休克改善,或输液总量达500~750 mL。无血流动力学监护条件者可参照以下指标进行判断:诉口渴,外周静脉充盈不良,尿量<30 mL/h,尿比重>1.02,中心静脉压<0.8 kPa(6 mmHg),则表明血容量不足。

(三)血管活性药物的应用

首选多巴胺或与间羟胺(阿拉明)联用,从2~5 μg/(kg·min)开始渐增剂量,在此基础上根据血流动力学资料选择血管扩张剂:①肺充血而心排血量正常,肺毛细血管嵌顿压>2.4 kPa(18 mmHg),而心脏指数>2.2 L/(min·m²)时,宜选用静脉扩张剂,如硝酸甘油15~30 μg/min静脉滴注或泵入,并可适当利尿。②心排血量低且周围灌注不足,但无肺充血,即心脏指数<2.2 L/(min·m²),肺毛细血管嵌顿压<2.4 kPa(18 mmHg)而肢端湿冷时,宜选用动脉扩张剂,如酚妥拉明100~300 μg/min静脉滴注或泵入,必要时增至1 000~2 000 μg/min。③心排血量低且有肺充血及外周血管痉挛,即心脏指数<2.2 L/(min·m²),肺毛细血管嵌顿压<2.4 kPa(18 mmHg)而肢端湿冷时,宜选用硝普钠,10 μg/min开始,每5分钟增加5~10 μg/min,常用量为40~160 μg/min,也有高达430 μg/min才有效。

(四)正性肌力药物的应用

1.洋地黄制剂

一般在急性心肌梗死的24小时内,尤其是6小时内应尽量避免使用洋地黄制剂,在经上述处理休克无改善时可酌情使用毛花苷C 0.2~0.4 mg,静脉注射。

2.拟交感胺类药物

对心排血量低,肺毛细血管嵌顿压不高,体循环阻力正常或低下,合并低血压时选用多巴胺,用量同前;而心排血量低,肺毛细血管嵌顿压高,体循环血管阻力和动脉压在正常范围者,宜选用多巴酚丁胺5~10 μg/(kg·min),也可选用多培沙明0.25~1.0 μg/(kg·min)。

3.双异吡啶类药物

常用氨力农 0.5～2 mg/kg,稀释后静脉注射或静脉滴注,或米力农 2～8 mg,静脉滴注。

(五)其他治疗

1.纠正酸中毒

常用 5％碳酸氢钠或摩尔乳酸钠,根据血气分析结果计算补碱量。

2.激素应用

早期(休克 4～6 小时)可尽早使用糖皮质激素,如地塞米松(氟美松)10～20 mg 或氢化可的松 100～200 mg,必要时每 4～6 小时重复 1 次,共用 1～3 天,病情改善后迅速停药。

3.纳洛酮

首剂 0.4～0.8 mg,静脉注射,必要时在 2～4 小时后重复 0.4 mg,继以 1.2 mg 置于 500 mL 液体内静脉滴注。

4.机械性辅助循环

经上述处理后休克无法纠正者,可考虑主动脉内气囊反搏(IABP)、体外反搏、左心室辅助泵等机械性辅助循环。

5.原发疾病治疗

如急性心肌梗死患者应尽早进行再灌注治疗,溶栓失败或有禁忌证者应在 IABP 支持下进行急诊冠状动脉成形术;急性心包填塞者应立即心包穿刺减压;乳头肌断裂或室间隔穿孔者应尽早进行外科手术修补等。

6.心肌保护

1,6-二磷酸果糖 5～10 g/d,或磷酸肌酸(护心通)2～4 g/d,酌情使用血管紧张素转换酶抑制剂等。

(六)防治并发症

1.呼吸衰竭

呼吸衰竭包括持续氧疗,必要时呼气末正压给氧,适当应用呼吸兴奋剂,如尼可刹米(可拉明)0.375 g 或洛贝林(山梗菜碱)3～6 mg 静脉注射;保持呼吸道通畅,定期吸痰,预防感染等。

2.急性肾衰竭

注意纠正水、电解质紊乱及酸碱失衡,及时补充血容量,酌情使用利尿剂如呋塞米(速尿)20～40 mg 静脉注射。必要时可进行血液透析、血液滤过或腹膜透析。

3.保护脑功能

使用脱水剂及糖皮质激素,合理使用兴奋剂及镇静剂,适当补充促进脑细胞代谢药,如脑活素、胞二磷胆碱、三磷酸腺苷等。

4.防治弥散性血管内凝血(DIC)

休克早期应积极应用低分子右旋糖酐、阿司匹林(乙酰水杨酸)、双嘧达莫(潘生丁)等抗血小板及改善微循环药物,有 DIC 早期指征时应尽早使用肝素抗凝,首剂 3 000～6 000 U 静脉注射,后续以 500～1 000 U/h 静脉滴注,监测凝血时间调整用量,后期适当补充消耗的凝血因子,对有栓塞表现者可酌情使用溶栓药如小剂量尿激酶(25 万～50 万 U)或链激酶。

五、护理

(一)急救护理

(1)护理人员熟练掌握常用仪器、抢救器材及药品。

(2)各抢救用物定点放置、定人保管、定量供应、定时核对,定期消毒,使其保持完好备用状态。

(3)患者一旦发生晕厥,应立即就地抢救并通知医师。

(4)应及时给予吸氧,建立静脉通道。

(5)按医嘱准、稳、快地使用各类药物。

(6)若患者出现心脏骤停,立即进行心、肺、脑复苏。

(二)护理要点

1.给氧用面罩或鼻导管给氧

面罩要严密,鼻导管吸氧时,导管插入要适宜,调节氧流量每分 4～6 L,每天更换鼻导管一次,以保持导管通畅。如发生急性肺水肿时,立即给患者端坐位,两腿下垂,以减少静脉回流,同时加用 30%酒精吸氧,降低肺泡表面张力,特别是患者咯大量粉红色泡沫样痰时,应及时用吸引器吸引,保持呼吸道通畅,以免发生窒息。

2.建立静脉输液通道

迅速建立静脉通道。护士应建立静脉通道一至两条。在输液时,输液速度应控制,应当根据心率、血压等情况,随时调整输液速度,特别是当液体内有血管活性药物时,更应注意输液通畅,避免管道滑脱、输液外渗。

3.尿量观察

记录单位时间内尿量的观察,是对休克病情变化及治疗有十分重要意义的指标。如果患者六小时无尿或每小时少于 20～30 mL,说明肾小球滤过量不足,如无肾实质变说明血容量不足。相反,每小时尿量大于 30 mL,表示微循环功能良好,肾血灌注好,是休克缓解的可靠指标。如果血压回升,而尿量仍很少,考虑发生急性肾功衰竭,应及时处理。

4.血压、脉搏、末梢循环的观察

血压变化直接标志着休克的病情变化及预后,因此,在发病几小时内应严密观察血压,15～30 分钟一次,待病情稳定后 1～2 小时观察一次。若收缩压下降到 10.7 kPa(80 mmHg)以下,脉压差小于 2.7 kPa(20 mmHg)或患者原有高血压,血压的数值较原血压下降 2.7～4.0 kPa(20～30 mmHg),要立即通知医师迅速给予处理。

脉搏的快慢取决于心率,其节律是否整齐,也与心搏节律有关,脉搏强弱与心肌收缩力及排血量有关。所以休克时脉搏在某种程度上反映心脏功能,同时,临床上脉搏的变化,往往早于血压变化。

心源性休克由于心排血量减少,末梢循环灌注量减少,血流留滞,末梢发生发绀,尤其以口唇、黏膜及甲床最明显,四肢也因血运障碍而冰冷,皮肤潮湿。这时,即使血压不低,也应按休克处理。当休克逐步好转时,末梢循环得到改善,发绀减轻,四肢转温。所以末梢的变化也是休克病情变化的一个标志。

5.心电监护的护理患者入院后

立即建立心电监护,通过心电监护可及时发现致命的室速或室颤。当患者入院后一般监测

24～48小时,有条件可直到休克缓解或心律失常纠正。常用标准Ⅱ导进行监测,必要时描记心电记录。在监测过程中,要严密观察心律、心率的变化。对于频发室早(每分钟5个以上)、多源性室早,室早呈二联律、三联律、室性心动过速、R-on-T、R-on-P(室早落在前一个P波或T波上)立即报告医师,积极配合抢救,准备各种抗心律失常药,随时做好除颤和起搏的准备,分秒必争,以挽救患者的生命。

最后,还必须做好患者的保温工作,防止呼吸道并发症和预防压疮等方面的基础护理工作。

(侯芳霖)

第七节 心力衰竭的护理

心力衰竭(heart failure)是由于心脏收缩机能及(或)舒张功能障碍,不能将静脉回心血量充分排出心脏,造成静脉系统瘀血及动脉系统血液灌注不足而出现的综合征。

一、病因

(一)基本病因

1.心肌损伤

任何大面积(大于心室面积的40%)的心肌损伤都会导致心脏收缩及(或)舒张功能的障碍。

2.心脏负荷过重

压力负荷(后负荷)过重,心脏排血阻力增大,心排血量降低,心室收缩期负荷过度,引起心室肥厚性心力衰竭;容量负荷(前负荷)过重,心脏舒张期容量增大,心排血量减低,引起心室扩张性心力衰竭。

3.机械障碍

腱索或乳头肌断裂,心室间隔穿孔,心脏瓣膜严重狭窄或关闭不全等引起的心脏机械功能衰退,导致心力衰竭。

4.心脏负荷不足

如缩窄性心包炎,大量心包积液,限制性心肌病等,使静脉血液回心受限,因而心室心房充盈不足,腔静脉及门脉系统瘀血,心排血量减低。

5.血液循环容量过多

如静脉过多过快输液,尤其在无尿少尿时超量输液,急性或慢性肾炎引起高度水钠潴留,高度水肿等均引起血液循环容量急剧膨胀而致心力衰竭。

(二)诱发因素

1.感染

感染可增加基础代谢,增加机体耗氧,增加心脏排血量而诱发心力衰竭,尤其呼吸道感染较多见。

2.体力过劳

正常心脏在体力活动时,随身体代谢增高心脏排血量也随之增加。而有器质性心脏病患者体力活动时,心率增快,心肌耗氧量增加,心排血量减少,冠状动脉血液灌注不足,导致心肌缺血,心慌气急,诱发心力衰竭。

3.情绪激动

情绪激动促使儿茶酚胺释放,心率增快,心肌耗氧增加,动脉与静脉血管痉挛,增加心脏前后负荷而诱发心力衰竭。

4.妊娠与分娩

风湿性心脏病或先天性心脏病患者,心功能低下,在妊娠32~34周,分娩期及产褥期最初3天内心脏负荷最重,易诱发心力衰竭。

5.动脉栓塞

心脏病患者长期卧床,静脉系统长期处于瘀血状态,容易形成血栓,一旦血栓脱落导致肺栓塞,加重肺循环阻力诱发心力衰竭。

6.水、钠摄入量过多

心功能减退时,肾脏排水排钠机能减弱,如果水、钠摄入量过多可引起水钠潴留,血容量扩增。

7.心律失常

心动过速可使心脏无效收缩次数增加而加重心脏负荷;心脏舒张期缩短使心室充盈受限进而降低心排血量,同时心脏氧渗透期缩短不利于心肌代谢。

8.冠脉痉挛

冠状动脉粥样硬化,易发生冠脉痉挛,引起心肌缺血导致心脏收缩或舒张功能障碍。

9.药物反应

因用药或停药不当导致的心力衰竭或心力衰竭恶化不在少数。慢性心力衰竭不该停用强心剂而停用,服用过量洋地黄、利尿药或抗心律失常药,都可导致心力衰竭恶化。

二、病理生理

(一)心脏的代偿机制

正常心脏有比较充足的储备能力,以适应一般生活需要所增加的心脏负担。当心脏功能减退,心排血量降低不足以供应机体需要时,机体将同时通过神经、体液等机制进行调整,力争恢复心排血量。

(1)反射性交感神经兴奋,迷走神经抑制,代偿性心率加快及心肌收缩力加强,以维持心排血量。由于交感神经兴奋,周围血管及,小动脉收缩可使血压维持正常而不随心排血量降低而下降;小静脉收缩可使静脉回心血量增加,从而使心搏血量增加。

(2)心肌肥厚:长期的负荷加重,使心肌肥厚和心室扩张,维持心排血量。然而,扩大和肥厚的心脏虽然完成较多的工作,但它耗氧量也随之增加,可是心肌内毛细血管数量并没有相应的增加,所以,扩大肥厚的心肌细胞相对的供血不足。

(3)心率增快:心率加快在一定范围内使心排血量增加,但如果心率太快则心脏舒张期显著缩短,使心室充盈不足,导致心排血量降低及静脉瘀血加重。

(二)心脏的失代偿机制

当心脏储备力耗损至不能适应机体代谢的需要时,心功能便由代偿转为失代偿阶段,即心力衰竭。

心力衰竭时,心排血量相对或绝对的降低,一方面供给各器官的血流不足,引起各器官组织的功能改变,血液重新分配,首先为保证心、脑、肾血液供应,皮肤、内脏、肌肉的供血相应有较大的减少。肾血流量减少时,可使肾小球滤过率降低和肾素分泌增加,进而促使肾上腺皮质的醛固酮分泌增加,引起水、钠潴留,血容量增加,静脉和毛细血管充血和压力增加。另一方面,心脏收缩力减弱,不能完全排出静脉回流的血液,心室收缩末期残留血量增多,心室舒张末期压力升高,遂使静脉回流受阻,引起静脉瘀血和静脉压力升高,从而引起外周毛细血管的漏出增加,水分渗入组织间隙引起各脏器瘀血水肿;肝脏瘀血时对醛固酮的灭活减少;以及抗利尿激素分泌增加,肾排水量进一步减少,水、钠潴留进一步加重,这也是水肿发生和加重的原因。

根据心脏代偿功能发挥的情况及失代偿的程度,可将心力衰竭分为三度,或心功能Ⅳ级。①Ⅰ级:有心脏病的客观证据,而无呼吸困难,心悸,水肿等症状(心功能代偿期)。②Ⅱ级:日常劳动并无异常感觉,但稍重劳动即有心悸,气急等症状(心力衰竭一度)。③Ⅲ级:普通劳动亦有症状,但休息时消失(心力衰竭二度)。④Ⅳ级:休息时也有明显症状,甚至卧床仍有症状(心力衰竭三度)。

三、临床表现

心力衰竭在早期可仅有一侧衰竭,临床上以左心衰竭为多见,但左心衰竭后,右心也相继发生功能损害,最后导致全心力衰竭。临床表现的轻重,常依病情发展的快慢和患者的耐受能力的不同而不同。

(一)左心衰竭

1.呼吸困难

轻症患者自觉呼吸困难,重者同时有呼吸困难和短促的征象。早期仅发生于劳动或运动时,休息后很快消失。这是由于劳动促使回心血量增加,肺瘀血加重的缘故。随着病情加重,轻度劳动即感到呼吸困难,严重者休息时亦感呼吸困难,以致被迫采取半卧位或坐位,为端坐呼吸。

2.阵发性呼吸困难

阵发性呼吸困难多发生于夜间,故又称为阵发性夜间性呼吸困难。患者常在熟睡中惊醒,出现严重呼吸困难及窒息感,被迫坐起,咳嗽频繁,咯粉红色泡沫样痰液。轻者数分钟,重者经1~2小时逐渐停止。阵发性呼吸困难的发生原因,可能为:①睡眠时平卧位,回心血量增加,超过左心负荷的限度,加重了肺瘀血。②睡眠时,膈肌上升,肺活量减少。③夜间迷走神经兴奋性增高,使冠状动脉和支气管收缩,影响了心肌的血液供应,发生支气管痉挛,降低心肌收缩性能和肺通气量,肺瘀血加重。④熟睡时中枢神经敏感度降低,因此,肺瘀血必须达到一定程度后方能使患者因气喘惊醒。

3.急性肺水肿

急性肺水肿是左心衰竭的重症表现,是阵发性呼吸困难的进一步发展。常突然发生,呈端坐呼吸,表情焦虑不安,频频咳嗽,咯大量泡沫状或血性泡沫性痰液,严重时可有大量泡沫样液体由鼻涌出,面色苍白,口唇青紫,皮肤湿冷,两肺布满湿啰音及哮鸣音,血压可下降,甚至休克。

4.咳嗽和咯血

咳嗽和咯血为肺泡和支气管黏膜瘀血所致,多与呼吸困难并存,咯白色泡沫样黏痰或血性痰。

5.其他症状

其他症状可有疲乏无力、失眠、心悸、发绀等。严重患者脑缺氧缺血时可出现陈-施氏呼吸、嗜睡、眩晕、意识丧失、抽搐等。

6.体征

除原有心脏病体征外,可有舒张期奔马律、交替脉、肺动脉瓣区第2心音亢进。轻症肺底部可听到散在湿性啰音,重症则湿啰音满布全肺。有时可伴哮鸣音。

7.X线及其他检查

X线检查可见左心扩大及肺瘀血,肺纹理增粗。急性肺水肿时可见由肺门伸向肺野呈蝶形的云雾状阴影。心电图检查可出现心率快及左心室肥厚图形。臂舌循环时间延长(正常10~15秒),臂肺时间正常(4~8秒)。

(二)右心衰竭

1.水肿

皮下水肿是右心衰竭的典型症状。在水肿出现前,由于体内已有钠、水潴留,体液潴留达5 kg以上才出现水肿,故多只有体重增加。水肿多先见于下肢,卧床患者则在腰、背及骶部等低重部位明显,呈凹陷性水肿。重症则波及全身。水肿多于傍晚发生或加重,休息一夜后消失或减轻,伴有夜间尿量增加。这是由于夜间休息时,回心血量比白天活动时增多,心脏能将静脉回流血量排出,心室收缩末期残留血量减少,静脉和毛细血管压力有所减轻,因而水肿减轻或消退。

少数患者可出现胸腔积液和腹水。胸腔积液可同时见于左、右两侧胸腔,但以右侧较多,其原因不甚明了。由于壁层胸膜静脉回流体静脉,而脏层胸膜静脉血流入肺静脉,因而胸腔积液多见于左右心衰竭并存时。腹水多由心源性肝硬化引起。

2.颈静脉怒张和内脏瘀血

坐位或半卧位时可见颈静脉怒张,其出现常较皮下水肿或肝大出现为早,同时可见舌下、手臂等浅表静脉异常充盈。肝大并压痛可先于皮下水肿出现。长期肝瘀血,缺氧,可引起肝细胞变性、坏死,并发展为心源性肝硬化,肝功能检查异常或出现黄疸。若有三尖瓣关闭不全并存,肝脏触诊呈扩张性搏动。胃肠道瘀血常引起消化不良,食欲减退,腹胀,恶心和呕吐等症状。肾瘀血致尿量减少,尿中可有少量蛋白和细胞。

3.发绀

右心衰竭患者多有不同程度发绀,首先见于指端,口唇和耳郭,较单纯左心功能不全者为显著,其原因除血红蛋白在肺部氧合不全外,与血流缓慢,组织自身毛细血管中吸取较多的氧而使还原血红蛋白增加有关。严重贫血者则不出现发绀。

4.神经系统症状

可有神经过敏,失眠,嗜睡等症状。重者可发生精神错乱,可能是脑瘀血,缺氧或电解质紊乱等原因引起。

5.心脏及其他检查

心脏及其他检查主要为原有心脏病体征,由于右心衰竭常继发于左心衰竭的基础上,因而左、右心均可扩大。右心扩大引起了三尖瓣关闭不全时,在三尖瓣音区可听到收缩期吹风样杂音。静脉压增高。臂肺循环时间延长,因而臂舌循环时间也延长。

(三)全心力衰竭

左、右心功能不全的临床表现同时存在,但患者或以左心衰竭的表现为主或以右心衰竭的表现为主,左心衰竭肺充血的临床表现可因右心衰竭的发生而减轻。

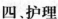

四、护理

(一)护理要点

(1)减轻心脏负担,预防心力衰竭的发生。

(2)合理使用强心,利尿,扩血管药物,改善心功能。

(3)密切观察病情变化,及时救治急性心力衰竭。

(4)健康教育。

(二)减轻心脏负担,预防心力衰竭

休息可减少全身肌肉活动,减少氧的消耗,也可减少静脉回心血量及减慢心率,从而减轻心脏负担。根据患者病情适当安排其生活和劳动,可以尽量减轻心脏负荷。对于轻度心力衰竭患者,可仅限制其体力活动,并规定充分的午睡时间或较正常人多一些的夜间睡眠时间。较重的心力衰竭患者均应卧床休息,并尽可能使卧床休息患者的体位舒适。当心力衰竭表现有明显改善时,应尽快允许和鼓励患者逐渐恢复体力活动,恢复体力活动的速度和程度视患者心力衰竭的严重程度和发作时间的长短及患者对治疗的反应等而定。如心脏功能已完全恢复正常或接近正常,则每天可作轻度的体力活动。

饮食应少食多餐,给予低热量、多维生素、易消化食物,避免过饱,加重心脏负担。目前由于利尿剂应用方便。对钠盐限制不必过于严格,一般轻度心力衰竭患者每天摄入食盐 5 g 左右(正常人每天摄入食盐 10 g 左右),中度心力衰竭患者给予低盐饮食(含钠 2～4 g),重度心力衰竭患者给予无钠饮食。如果经一般限盐、利尿,病情未能很好控制者,则应进一步严格限盐,摄入量不超过 1 g。饮水量一般不加限制,仅在并发稀释性低钠血症者,限制每天入水量 500 mL 左右。

(三)合理使用强心药物并观察毒性反应

洋地黄类强心苷是目前治疗心力衰竭的主要药物,能直接加强心肌收缩力,增加心排血量,从而使心脏收缩末期残余血量减少,舒张末期压力下降,有利于缓解各器官的瘀血,增加尿量,减慢心率。常用的给药方法:负荷量加维持量,在短期内,1～3 天给予一定的负荷量,以后每天用维持量,适用于急性心力衰竭,较重的心力衰竭或需尽快控制病情的患者;单用维持量,近年来证实,洋地黄类药物治疗剂量的大小与其增强心肌收缩力作用呈线性关系,故对较轻的心力衰竭和易发生中毒的患者可用较小的剂量,而不采用惯用的洋地黄负荷量法,尤其对慢性心力衰竭更适用。

洋地黄用量的个体差异大,且治疗剂量与中毒剂量较接近,故用药期间需要密切观察洋地黄的毒性反应。洋地黄毒性反应有如下几种。①消化道反应:食欲缺乏、恶心、呕吐、腹泻等。②神经系统反应:头痛、眩晕,视觉改变(黄视或绿视)。③心脏反应:可发生各种心律失常,常见的心律失常类型为:室性期前收缩,尤其是呈二联、三联或呈多源性者。其他有房性心动过速伴有房室传导阻滞,交界性心动过速,各种不同程度的房室传导阻滞,室性心动过速,心房纤维颤动等。④血清洋地黄含量:放射性核素免疫法测定血清地高辛含量＜2.0 ng/mL,或洋地黄毒苷＜20 μg/mL 为安全剂量。中毒者多数大于以上浓度。

使用洋地黄类药物时注意事项:①服药前要先了解病史,如询问已用洋地黄情况,利尿剂的使用情况及电解质浓度如何,如果存在低钾,低镁易诱发洋地黄中毒。②心力衰竭反复发作,严重缺氧,心脏明显扩大的患者对洋地黄药物耐受性差,宜小剂量使用。③询问有无合并使用增加或降低洋地黄敏感性的药物,如心得安、利血平、利尿剂、抗甲状腺药物、异搏停、胺碘酮、肾上腺

素等可增加洋地黄敏感性;而消胆胺,抗酸药物,降胆固醇药及巴比妥类药则可降低洋地黄敏感性。④了解肝脏肾脏功能,地高辛主要自肾脏排泄,肾功能不全的,宜减少用量;洋地,黄毒苷经肝脏代谢胆管排泄,部分转化为地高辛。⑤密切观察洋地黄毒性反应。⑥静脉给药时应用5%～20%的 GS 溶液稀释,混匀后缓慢静脉推注,一般不少于 10 分钟,用药时注意听诊心率及节律的变化。

(四)观察应用利尿剂后的反应

慢性心力衰竭患者,首选噻嗪类药,采用间歇用药,即每周固定服药 2～3 天,停用 4～5 天。若无效可加服氨苯蝶啶或安体舒通。如果上两药联用效果仍不理想可以速尿代替噻嗪类药物。急性心力衰竭或肺水肿者,首选速尿或利尿酸钠或撒利尿等快速利尿药。在应用利尿剂 1 小时后,静脉缓慢注射氨茶碱0.25 g,可增加利尿效果。应用利尿剂后要密切观察尿量,每天测体重,准确记录 24 小时液体出入量,大量利尿者应测血压,脉搏和抽血查电解质,观察有无利尿过度引起的脱水,低血容量和电解质紊乱的表现,尤其是应用排钾利尿剂后有无乏力、恶心、呕吐、腹胀等低钾表现。对于利尿反应差者,应找出利尿不佳的原因,如了解肾脏功能情况,是否存在低血压、低血钾、低血镁或稀释性低钠血症,及用药是否合理等。

(五)合理使用扩血管药物并观察用药反应

血管扩张剂可以扩张周围小动脉,减轻心脏排血时的阻力,而减轻心脏后负荷;又可以扩张周围静脉,减少回心血量,减轻心脏前负荷,进而改善心功能。常用的扩张静脉为主的药物有:硝酸甘油、硝酸脂类及吗啡类药物;扩张动脉为主的药物有:平胺唑啉、肼苯达嗪、硝苯吡啶;兼有扩张动脉和静脉的药物有:硝普钠、哌唑嗪及卡托普利等。在开始使用血管扩张剂时,要密切观察病情和用药前后血压,心率的变化,慎防血管扩张过度,心脏充盈不足,血压下降,心率加快等不良反应。用血管扩张药注意,应从小剂量开始,用药前后对比心率,血压变化情况或床边监测血流动力学。根据具体情况,每 5～10 分钟测量 1 次,若用药后血压较用药前降低 1.33～2.66 kPa,应谨慎调整药物浓度或停用。

(六)急性肺水肿的救治及护理

急性肺水肿为急性左心功能不全或急性左心衰竭的主要表现。多因突发严重的左心室排血不足或左心房排血受阻引起肺静脉及肺毛细血管压力急剧升高所致。当肺毛细血管压升高超过血浆胶体渗透压时,液体即从毛细血管漏到肺间质、肺泡甚至气道内,引起肺水肿。典型发作表现为突然严重气急,每分钟呼吸可达 30～40 次,端坐呼吸,阵发咳嗽,面色苍白,大汗,常咯出泡沫样痰,严重者可从口腔和鼻腔内涌出大量粉红色泡沫液体。发作时心率、脉搏增快,血压在起始时可升高,以后降至正常或低于正常。两肺内可闻及广泛的水泡音和哮鸣音。心尖部可听到奔马律。

1.治疗原则

(1)减少肺循环血量和静脉回心血量。

(2)增加心搏量,包括增强心肌收缩力和降低周围血管阻力。

(3)减少血容量。

(4)减少肺泡内液体漏出,保证气体交换。

2.护理措施

(1)使患者取坐位或半卧位,两腿下垂,减少下肢静脉回流,减少回心血量。

(2)立即皮下注射吗啡 10 mg 或哌替啶50～100 mg,使患者安静及减轻呼吸困难。但对昏迷、严重休克、有呼吸道疾病或痰液极多者忌用,年老,体衰,瘦小者应减量。

(3)改善通气-换气功能,轻度肺水肿早期高流量氧气吸入,开始是 2～3 L/min,以后逐渐增至 4～6 L/min,氧气湿化瓶内加 75 ％酒精或选用有机硅消泡沫剂,以降低肺泡内泡沫的表面张力,使泡沫破裂,改善通气功能。肺水肿明显出现即应作气管插管进行加压辅助呼吸,改善通气与氧的弥散,减少肺内分流,提高血氧分压。肺水肿基本控制后,可采用呼吸机间歇正压呼吸,如果动脉血氧分压<9.31 kPa时,可改为持续正压呼吸。

(4)速给西地兰 0.4 mg 或毒毛花苷 K 0.25 mg,加入葡萄糖溶液中缓慢静脉推注。

(5)快速利尿,如速尿 20～40 mg 或利尿酸钠 25 mg 静脉注射。

(6)静脉注射氨茶碱 0.25 g 用 50 ％葡萄糖液 20～40 mL 稀释后缓慢注入,减轻支气管痉挛,增加心肌收缩力和促进尿液排出。

(7)氢化可的松 100～200 mg 或地塞米松 10 mg 溶于葡萄糖中静脉注射。

(七)健康教育

随着人们生活水平的不断提高,人们对生活质量的要求也越来越高。心力衰竭的转归及治愈程度将直接影响患者的生活质量,预防心力衰竭发生以保证患者的生活质量就显得更为重要。首先要避免诱发因素,如气候转换时要预防感冒,及时添加衣服;以乐观的态度对待生活,情绪平稳,不要大起大落过于激动;体力劳动不要过重;适当掌握有关的医学知识以便自我保健等。其次,对已明确心功能Ⅱ级、Ⅲ级的患者要按一般治疗标准,合理正确按医嘱服用强心、利尿、扩血、管药物,注意休息和营养,并定期门诊随访。

(孙闪闪)

第八节　心源性猝死的护理

一、疾病概述

(一)概念和特点

心源性猝死(sudden cardiac death,SCD)是指由心脏原因引起的急性症状发作后以意识突然丧失为特征的、自然死亡。世界卫生组织将发病后立即或 24 小时以内的死亡定为猝死,2007 年美国 ACC 会议上将发病1 小时内死亡定为猝死。

据统计,全世界每年有数百万人因心源性猝死丧生,占死亡人数的 15 ％～20 ％。美国每年有约 30 万人发生心源性猝死,占全部心血管病死亡人数的 50 ％以上,而且是 20～60 岁男性的首位死因。在我国,心源性猝死也居死亡原因的首位,虽然没有大规模的临床流生病学资料报道,但心源性猝死比例在逐年增高,且随年龄增加发病率也逐渐增高,老年人心源性猝死的概率达 80 ％～90 ％。

心源性猝死的发病率男性较女性高,美国 Framingham 20 年随访冠心病猝死发病率男性为女性的3.8 倍;北京市的流行病学资料显示,心源性猝死的男性年平均发病率为 10.5/10 万,女性为 3.6/10 万。

(二)相关病理生理

冠状动脉粥样硬化是最常见的病理表现,病理研究显示心源性猝死患者急性冠状动脉内血栓形成的发生率为15%~64%。陈旧性心梗也是心源性猝死的病理表现,这类患者也可见心肌肥厚、冠状动脉痉挛、心电不稳与传导障碍等病理改变。

心律失常是导致心源性猝死的重要原因,通常包括致命性快速心律失常、严重缓慢性心律失常和心室停顿。致命性快速心律失常导致冠状动脉血管事件、心肌损伤、心肌代谢异常和/或自主神经张力改变等因素相互作用,从而引起的一系列病理生理变化,引发心源性猝死,但其最终作用机制仍无定论。严重缓慢性心律失常和心室停顿的电生理机制是当窦房结和/或房室结功能异常时,次级自律细胞不能承担起心脏的起搏功能,常见于病变弥漫累及心内膜下普肯野纤维的严重心脏疾病。

非心律失常导致的心源性猝死较少,常由心脏破裂、心脏流入和流出道的急性阻塞、急性心脏压塞等原因导致。心肌电机械分离是指心肌细胞有电兴奋的节律活动,而无心肌细胞的机械收缩,是心源性猝死较少见的原因之一。

(三)病因与危险因素

1.基本病因

绝大多数心源性猝死发生在有器质性心脏病的患者。Braunward认为心源性猝死的病因有十大类:①冠状动脉疾患;②心肌肥厚;③心肌病和心力衰竭;④心肌炎症、浸润、肿瘤及退行性变;⑤瓣膜疾病;⑥先天性心脏病;⑦心电生理异常;⑧中枢神经及神经体液影响的心电不稳;⑨婴儿猝死症候群及儿童猝死;⑩其他。

(1)冠状动脉疾患:主要包括冠心病及其引起的冠状动脉栓塞或痉挛等。而另一些较少见的,如先天性冠状动脉异常、冠状动脉栓塞、冠状动脉炎、冠状动脉机械性阻塞等都是引起心源性猝死的原因。

(2)心肌问题和心力衰竭:心肌的问题引起的心源性猝死常在剧烈运动时发生,其机制认为是心肌电生理异常的作用。慢性心力衰竭患者由于其射血分数较低常常引发猝死。

(3)瓣膜疾病:在瓣膜病中最易引发猝死的是主动脉瓣狭窄,瓣膜狭窄引起心肌突发性、大面积的缺血而导致猝死。梅毒性主动脉炎、主动脉扩张引起主动脉瓣关闭不全时引起的猝死也不少见。

(4)电生理异常及传导系统的障碍:心传导系统异常、Q-T间期延长综合征、不明或未确定原因的室颤等都是引起心源性猝死的病因。

2.主要危险因素

(1)年龄:从年龄关系而言,心源性猝死有两个高峰期,即出生后至6个月内及45~75岁。成年人心源性猝死的发病率随着年龄增长而增长,而老年人是成年人心源性猝死的主要人群。随着年龄的增长,高血压、高血脂、心律失常、糖尿病、冠心病和肥胖的发生率增加,这些危险因素促进了心源性猝死的发生率。

(2)冠心病和高血压:在西方国家,心源性猝死约80%是由冠心病及其并发症引起。冠心病患者发生心肌梗死后,左心室射血分数降低是心源性猝死的主要因素。高血压是冠心病的主要危险因素,且在临床上两种疾病常常并存。高血压患者左心室肥厚、维持血压应激能力受损,交感神经控制能力下降易出现快速心律失常而导致猝死。

(3)急性心功能不全和心律失常:急性心功能不全患者心脏机械功能恶化时,可出现心肌电活动紊乱,引发心力衰竭患者发生猝死。临床上多种心脏病理类型几乎都是由心律失常恶化引发心源性猝死的。

(4)抑郁:其机制可能是抑郁患者交感或副交感神经调节失衡,导致心脏的电调节失调所致。

(5)时间:美国 Framingham 38 年随访资料显示,猝死发生以 7:00～10:00 时和 16:00～20:00时为两个高峰期,这可能与此时生活、工作紧张,交感神经兴奋,诱发冠状动脉痉挛,导致心律失常有关。

(四)临床表现

心源性猝死可分为四个临床时期:前驱期、终末事件期、心搏骤停期与生物学死亡期。

1.前驱期

前驱症状表现形式多样,具有突发性和不可测性,如在猝死前数天或数月,有些患者可出现胸痛、气促、疲乏、心悸等非特异性症状,但也可无任何前驱症状,瞬间发生心脏骤停。

2.终末事件期

终末事件期是指心血管状态出现急剧变化到心搏骤停发生前的一段时间,时间从瞬间到1 小时不等。心源性猝死所定义时间多指该时期持续的时间。其典型表现包括:严重胸痛、急性呼吸困难、突发心悸或眩晕等。在猝死前常有心电活动改变,其中以致命性快速心律失常和室性异位搏动为主因室颤猝死者,常先有室性心动过速,少部分以循环衰竭为死亡原因。

3.心脏骤停期

心搏骤停后脑血流急剧减少,患者出现意识丧失,伴有局部或全身的抽搐。心搏骤停刚发生时可出现叹息样或短促痉挛性呼吸,随后呼吸停止伴发绀,皮肤苍白或发绀,瞳孔散大,脉搏消失二便失禁。

4.生物学死亡期

从心搏骤停至生物学死亡的时间长短取决于原发病的性质和复苏开始时间。心搏骤停后4～6 分钟脑部出现不可逆性损害,随后经数分钟发展至生物学死亡。心搏骤停后立即实施心肺复苏和除颤是避免发生生物学死亡的关键。

(五)急救方法

1.识别心搏骤停

在最短时间内判断患者是否发生心搏骤停。

2.呼救

在不影响实施救治的同时,设法通知急救医疗系统。

3.初级心肺复苏

初级心肺复苏即基础生命活动支持,包括人工胸外按压、开放气道和人工呼吸,被简称 CBA三部曲。如果具备 AED 自动电除颤仪,应联合应用心肺复苏和电除颤。

4.高级心肺复苏

高级心肺复苏即高级生命支持,是在基础生命支持的基础上,应用辅助设备、特殊技术等建立更为有效的通气和血运循环,主要措施包括气管插管、电除颤转复心律、建立静脉通道并给药维护循环等。在这一救治阶段应给予心电、血压、血氧饱和度及呼气末二氧化碳分压监测,必要时还需进行有创血流动力学监测,如动脉血气分析、动脉压、中心动脉压、肺动脉压、肺动脉楔压等。早期电除颤对于救治心搏骤停至关重要,如有条件越早进行越好。心肺复苏的首选药物是肾上腺素,每 3～5 分钟重复静脉推注 1 mg,可逐渐增加剂量到 5 mg。低血压时可使用去甲肾上腺素、多巴胺、多巴酚丁胺等,抗心律失常药物常用胺碘酮、利多卡因、β受体阻滞剂等。

5.复苏后处理

处理原则是维护有效循环和呼吸功能,特别是维持脑灌注,预防再次发生心搏骤停,维护水电解质和酸碱平衡,防治脑水肿、急性肾衰竭和继发感染等,其中重点是脑复苏提高营养补充。

(六)预防

1.识别高危人群、采用相应预防措施

对高危人群,针对其心脏基础疾病采用相应的预防措施能减少心源性猝死的发生率,如对冠心病患者采用减轻心肌缺血、预防心梗或缩小梗死范围等措施;对急性心梗、心梗后充血性心力衰竭的患者应用β受体阻滞剂;对充血性心力衰竭患者应用血管紧张素转换酶抑制剂。

2.抗心律失常

胺碘酮在心源性猝死的二级预防中优于传统的Ⅰ类抗心律失常药物。抗心律失常的外科手术治疗对部分药物治疗效果欠佳的患者有一定的预防心源性猝死的作用。近年研究证明,埋藏式心脏复律除颤器(implantable cardioverter defibrillator,ICD)能改善一些高危患者的预后。

3.健康知识和心肺复苏技能的普及

高危人群尽量避免独居,对其及家属进行相关健康知识和心肺复苏技能普及。

二、护理评估

(一)一般评估

(1)识别心搏骤停:当发现无反应或突然倒地的患者时,首先观察其对刺激的反应,并判断有无呼吸和大动脉搏动。判断心搏骤停的指标包括:意识突然丧失或伴有短阵抽搐;呼吸断续,喘息,随后呼吸停止;皮肤苍白或明显发绀,瞳孔散大,大小便失禁;颈、股动脉搏动消失;心音消失。

(2)患者主诉:胸痛、气促、疲乏、心悸等前驱症状。

(3)相关记录:记录心搏骤停和复苏成功的时间。

(4)复苏过程中须持续监测血压、血氧饱和度,必要时进行有创血流动力学监测。

(二)身体评估

1.头颈部

轻拍肩部呼叫,观察患者反应、瞳孔变化情况,气道内是否有异物。手指于胸锁乳突肌内侧沟中检测颈总动脉搏动(耗时不超过10秒)。

2.胸部

视诊患者胸廓起伏,感受呼吸情况,听诊呼吸音判断自主呼吸恢复情况。

3.其他

观察全身皮肤颜色及肢体活动情况,触诊全身皮肤温湿度等。

(三)心理-社会评估

复苏后应评估患者的心理反应与需求,家庭及社会支持情况,引导患者正确配合疾病的治疗与护理。

(四)辅助检查结果评估

(1)心电图:显示心室颤动或心电停止。

(2)各项生化检查情况和动脉血气分析结果。

（五）常用药物治疗效果的评估

1.血管升压药的评估要点

（1）用药剂量和速度、用药的方法（静脉滴注、注射泵/输液泵泵入）的评估与记录。

（2）血压的评估：患者意识是否恢复，血压是否上升到目标值，尿量、肤色和肢端温度的改变等。

2.抗心律失常药的评估要点

（1）持续监测心电，观察心律和心率的变化，评估药物疗效。

（2）不良反应的评估：应观察用药后不良反应是否发生，如使用胺碘酮可能引起窦性心动过缓、低血压等现象，使用利多卡因可能引起感觉异常、窦房结抑制、房室传导阻滞等。

三、主要护理诊断/问题

（一）循环障碍

循环障碍与心脏收缩障碍有关。

（二）清理呼吸道无效

清理呼吸道无效与微循环障碍、缺氧和呼吸型态改变有关。

（三）潜在并发症

脑水肿、感染、胸骨骨折等。

四、护理措施

（一）快速识别心搏骤停，正确及时进行心肺复苏和除颤

心源性猝死抢救成功的关键是快速识别心搏骤停和启动急救系统，尽早进行心肺复苏和复律治疗。快速识别是进行心肺复苏的基础，而及时行心肺复苏和尽早除颤是避免发生生物学死亡的关键。

（二）合理饮食

多摄入水果、蔬菜和黑鱼等易消化的清淡食物，可通过改善心律变异性预防心源性猝死。

（三）用药护理

应严格按医嘱用药，并注意观察常用药的疗效和毒副作用，发现问题及时处理等。

（四）心理护理

复苏后部分患者会对曾发生的猝死产生明显的恐惧和焦虑心情，应帮助患者正确评估所面对情况，鼓励患者和积极参与治疗和护理计划的制订，使之了解心源性猝死的高危因素和救治方法。帮助患者建立良好有效的社会支持系统，帮助患者克服恐惧和焦虑的情绪。

（五）健康教育

1.高危人群

对高危人群，如冠心病患者应教会患者及家属了解心源性猝死早期出现的症状和体征，做到早发现、早诊断、早干预。教会家属基本救治方法和技能，患者外出时随身携带急救物品和救助电话，以方便得到及时救助。

2.用药原则

按时、正确服用相关药物，让患者了解常用药物不良反应及自我观察要点。

五、急救效果的评估

(1)患者意识清醒。

(2)患者恢复自主呼吸和心跳。

(3)患者瞳孔缩小。

(4)患者大动脉搏动恢复。

(孙闪闪)

第九节 风湿性心脏瓣膜病的护理

风湿性心脏瓣膜病简称风心病。本病多见于 20~40 岁,女性多于男性,约 1/3 的患者无典型风湿热病史。二尖瓣病变最常见,发生率达 95%~98%;主动脉瓣病变次之,发生率为 20%~35%;三尖瓣病变为 5%;肺动脉瓣病变仅为 1%;联合瓣膜病变占 20%~30%。非风湿性心瓣膜病见于老年瓣膜病、二尖瓣脱垂综合征、先天性瓣膜异常、感染性心内膜炎、外伤等。

一、二尖瓣狭窄

(一)病因和发病机制

二尖瓣狭窄(MS)几乎均为风湿性,2/3 为女性,急性风湿热一般 10 年后(至少 2 年)才出现杂音,常于 25~30 岁时出现症状。先天性 MS 罕见,患儿的存活时间一般不超过 2 年。老年性二尖瓣狭窄患者并不罕见。占位性病变,如左心房黏液瘤或血栓形成很少导致 MS。

MS 是一种进行性损害性病变,狭窄程度随年龄增加而逐渐加重。无症状期为 10~20 年。多数患者在风湿热发作后 10 年内无狭窄的临床症状。在随后的 10 年内,多数患者可做出二尖瓣狭窄的诊断,但患者常无症状。正常二尖瓣瓣口面积为 4~6 cm²,当瓣口缩小到 1.5~2.5 cm²时,才出现明显的血流动力学障碍,患者可感到劳累时心悸气促,此时患者一般在 20~40 岁。再过 10 年,当瓣口缩小到 1.1~1.5 cm² 时,就会出现明显的左心衰竭症状。当瓣口小于 1.0 cm²时,肺动脉压明显升高,患者出现右心衰竭的症状和体征,随后因反复发作心力衰竭而死亡。

(二)临床表现

1.症状

MS 的临床表现主要有呼吸困难、咯血、咳嗽、心悸,少数患者可有胸痛、晕厥。合并快速性心房颤动、肺部感染等,可发生急性左心衰竭。有胸痛者,常提示合并冠心病、严重主动脉瓣病变或肺动脉高压(致右心室缺血)等。出现晕厥者少见,如反复发生晕厥多提示合并主动脉瓣狭窄、左心房球形血栓、并发肺栓塞或左心房黏液瘤等。由于患者左心房扩大和肺动脉扩张而挤压左喉返神经而引起声音嘶哑,压迫食管可引起吞咽困难。肺水肿为重度二尖瓣狭窄的严重并发症,患者突然出现重度呼吸困难,不能平卧,咳粉红色泡沫样痰,双肺布满啰音,如不及时抢救,往往致死。长期的肺瘀血可引起肺动脉高压、右心衰竭而使患者出现颈静脉怒张、肝大、直立性水肿和胸腔积液、腹水等;右心衰竭发生后患者的呼吸困难减轻,发生急性肺水肿和大咯血的危险性减少。

MS常并发心房颤动(发生率为20%～60%,平均为50%),主要见于病程晚期;房颤发生后心排血量减少20%左右,可诱发、加重心功能不全,甚至引起急性肺水肿。房颤发生后平均存活年限为5年左右,但也有存活长达25年以上者。由于房颤后心房内血流缓慢及淤滞,故易促发心房内血栓形成,血栓脱落后可引起栓塞。其他并发症有感染性心内膜炎(8%)、肺部感染等。

2.体征

查体可有二尖瓣面容——双颧绀红色,心尖区第一心音(S_1)亢进和开瓣音(如瓣膜钙化僵硬则第一心音减弱、开瓣音消失),心尖区有低调的隆隆样舒张中晚期杂音,常伴舒张期震颤。肺动脉高压时可有肺动瓣第二音(P_2)亢进,也可有肺动脉扩张及三尖瓣关闭不全的杂音。心房颤动特别是伴有较快心室率时,心尖区舒张期杂音可发生改变或暂时消失,心率变慢后杂音又重新出现。所谓"哑型MS"是指有MS存在,但临床上未能闻及心尖区舒张期杂音,这种情况可见于快速性心房颤动、合并重度二尖瓣反流或主动脉瓣病变、心脏重度转位、合并肺气肿、肥胖以及重度心功能不全等。

(三)诊断

1.辅助检查

(1)X线:典型表现为二尖瓣型心脏,左心房大、右心室大、主动脉结小,食管下段后移,肺瘀血,间质性肺水肿和含铁血黄素沉着等征象。

(2)心电图:可出现二尖瓣型P波,PTFV1(+),心电轴右偏和右心室肥厚。

(3)超声心动图:可确定狭窄瓣口面积及形态,M型超声可见二尖瓣运动曲线呈典型"城垛样改变"。

2.诊断要点

查体发现心尖区隆隆样舒张期杂音、心尖区S_1亢进和开瓣音、P_2亢进,可考虑MS的诊断。辅助检查可明确诊断。

依瓣口大小,将MS分为轻、中、重度;其瓣口面积分别为1.5～2.0 cm^2、1.0～1.5 cm^2、小于1.0 cm^2。

3.鉴别诊断

临床上应与下列情况的心尖区舒张期杂音相鉴别,如功能性MS、左心房黏液瘤或左心房球形血栓、扩张型或肥厚型心肌病、三尖瓣狭窄、Austin-Flint杂音、Carey-Coombs杂音以及甲状腺功能亢进、贫血、二尖瓣关闭不全、室缺等流经二尖瓣口的血流增加时产生的舒张期杂音。

(四)治疗

MS患者左心室并无压力负荷或容量负荷过重,因此没有任何特殊的内科治疗。内科治疗的重点是针对房颤和防止血栓栓塞并发症。对出现肺瘀血或肺水肿的患者,可慎用利尿药和静脉血管扩张药,以减轻心脏前负荷和肺瘀血。洋地黄仅适用于控制快速性房颤时的心室率。β受体阻滞剂仅适用于心房颤动并快速心室率或有窦性心动过速时。MS的主要治疗措施是手术。

二、二尖瓣关闭不全

(一)病因和发病机制

二尖瓣关闭(MR)包括急性和慢性2种类型。急性二尖瓣关闭不全起病急,病情重。急性MR多为腱索断裂或乳头肌断裂引起,此外,感染性心内膜炎所致的瓣膜穿孔、二尖瓣置换术后发生的瓣周漏、MS的闭式二尖瓣分离术或球囊扩张术的瓣膜撕裂等也可引起。慢性 MR 在我国以风心病为其最常见原因,在西方国家则二尖瓣脱垂为常见原因。其他原因有冠心病、老年瓣膜病、感染性心内膜炎、左心室显著扩大、先天畸形、特发性腱索断裂、系统性红斑狼疮、类风湿关节炎、肥厚型梗阻性心肌病、心内膜心肌纤维化和左心房黏液瘤等。

急性 MR 时,左心房压急速上升,进而导致肺瘀血,甚至急性肺水肿,相继出现肺动脉高压及右心衰竭;而左心室的前向排血量明显减少。慢性 MR 时,左心房顺应性增加,左心房扩大。同时扩大的左心房、左心室在较长时间内适应容量负荷增加,使左心房室压不至于明显上升,故肺瘀血出现较晚。持续的严重过度负荷,终致左心衰竭,肺瘀血、肺动脉高压、右心衰竭相继出现。

(二)临床表现

1.症状

轻度 MR 患者,如无细菌性心内膜炎等并发症,可无症状。最早症状常为活动后易疲乏,或体力活动后心悸、呼吸困难。当出现左心衰竭时,可表现为活动后呼吸困难或端坐呼吸,但较少发生肺水肿及咯血。一旦出现左心衰竭,多呈进行性加重,病情多难以控制。急性 MR 时,起病急,病情重,肺瘀血,甚至急性肺水肿,相继出现肺动脉高压及右心衰竭。

2.体征

查体于心尖区可闻及全收缩期吹风样高调一贯性杂音,可伴震颤;杂音一般向左腋下和左肩胛下区传导。心尖冲动呈高动力型;瓣叶缩短所致重度关闭不全者,第一心音常减弱。

二尖瓣脱垂者的收缩期非喷射性喀喇音和收缩晚期杂音为本病的特征。凡使左心室舒张末期容积减少的因素,如从平卧位到坐位或直立位、吸入亚硝酸异戊酯等都可以使喀喇音提前和收缩期杂音延长;凡使左心室舒张末期容积增加的因素,如下蹲、握拳、使用普萘洛尔(心得安)等均使喀喇音出现晚和收缩期杂音缩短。严重的二尖瓣脱垂产生全收缩期杂音。

(三)诊断

1.辅助检查

(1)左心室造影:为本病半定量反流严重程度的"金标准"。

(2)多普勒超声:诊断 MR 敏感性几乎达 100%,一般将左心房内最大反流面积<4 cm^2 为轻度反流,4~8 cm^2 为中度反流,>8 cm^2 为重度反流。

(3)超声心动图:可显示二尖瓣形态特征,并提供心腔大小、心功能及并发症等情况。

2.诊断要点

MR 的主要诊断依据为心尖区响亮而粗糙的全收缩期杂音,伴左心房、左心室增大。确诊有赖于超声心动图等辅助检查。

3.鉴别诊断

因非风湿性 MR 占全部 MR 的 55%,加之其他心脏疾患也可在心尖区闻及收缩期杂音,故应注意鉴别。非风湿性 MR 杂音可见于房缺合并 MR、乳头肌功能不全或断裂、室间隔缺损、三尖瓣关闭不全、主动脉瓣狭窄及关闭不全、二尖瓣腱索断裂或瓣叶穿孔、二尖瓣脱垂、二尖瓣环钙化、扩张型心肌病、直背综合征等。

(四)治疗

1.二尖瓣关闭不全

无症状的慢性 MR、左心室功能正常时,并无公认的内科治疗。如无高血压,也无应用扩血管药或 ACEI 的指征。主要的治疗措施是手术。

2.二尖瓣脱垂

二尖瓣脱垂不伴有 MR 时,内科治疗主要是预防心内膜炎和防止栓塞。β受体阻滞剂可应用于二尖瓣脱垂患者伴有心悸、心动过速或伴交感神经兴奋增加的症状以及有胸痛、忧虑的患者。

三、主动脉瓣狭窄

(一)病因和发病机制

主动脉瓣狭窄(AS)的主要原因是风湿性、先天性和老年退行性瓣膜病变。风湿性 AS 约占慢性风湿性心脏病的 25%,男性多见,几乎均伴发二尖瓣病变和主动脉瓣关闭不全。

正常瓣口面积为大于或等于 3.0 cm^2。当瓣口面积减少一半时,收缩期无明显跨瓣压差;小于或等于 1.0 cm^2 时,左心室收缩压明显增高,压差显著。左心室对慢性 AS 所致后负荷增加的代偿机制为进行性左心室壁向心性肥厚,顺应性降低,左心室舒张末期压力进行性增高;进而导致左心房代偿性肥厚,最终由于室壁应力增高、心肌缺血和纤维化而致左心衰竭。严重的 AS 致心肌缺血。

(二)临床表现

1.症状

AS 可多年无症状,一旦出现症状平均寿命仅 3 年。典型的 AS 三联症是晕厥、心绞痛和劳力性呼吸困难。呼吸困难是最常见的症状,约见于 90% 的患者,先是劳力性呼吸困难,进而发生端坐呼吸、阵发性夜间呼吸困难和急性肺水肿。心绞痛见于 60% 的有症状患者,多发生于劳累或卧床时,3%～5% 的患者可发生猝死。晕厥或晕厥先兆可见于 1/3 的有症状患者,可发生于用力或服用硝酸甘油时,表明 AS 严重。晕厥也可由心室纤颤引起。少部分患者可发生心律失常、感染性心内膜炎、体循环栓塞、胃肠道出血和猝死等。

2.体征

查体心尖部抬举性搏动十分有力且有滞留感,心尖部向左下方移位。80% 的患者于心底部主动脉瓣区可能触及收缩期震颤,反映跨膜压差＞5.3 kPa(40 mmHg)。典型的 AS 收缩期杂音在 3/6 级以上,为喷射性,呈递增-递减型,菱峰位于收缩中期,在胸骨右缘第 2 肋间及胸骨左缘第 3～4 肋间最清楚。主动脉瓣区第二心音减弱或消失。收缩压显著降低,脉压小,脉搏弱。高度主动脉瓣狭窄时,杂音可不明显,而心尖部可闻及第四心音,提示狭窄严重,跨膜压差在 9.3 kPa(70 mmHg)以上。

(三)诊断

1.辅助检查

(1)心电图:可表现为左心室肥厚、伴 ST-T 改变和左心房增大。

(2)超声心动图:有助于确定瓣口狭窄的程度和病因诊断。

(3)心导管检查:可测出跨瓣压差并据此计算出瓣口面积,＞1.0 cm^2 为轻度狭窄,0.75～1.0 cm^2 为中度狭窄,＜0.75 cm^2 为重度狭窄。根据压差判断,则平均压差＞6.7 kPa(50 mmHg)或峰压差＞9.3 kPa(70 mmHg)为重度狭窄。

2.诊断和鉴别诊断

根据病史、主动脉瓣区粗糙而响亮的喷射性收缩期杂音和收缩期震颤,诊断多无困难。应鉴别是风湿性、先天性、老年钙化性 AS 或特发性肥厚型主动脉瓣下狭窄(IHSS)。病史、超声心动图等可助鉴别。

(四)治疗

无症状的 AS 患者并无特殊内科治疗。有症状的 AS 则必须手术。有肺瘀血的患者,可慎用利尿药。ACEI 具有血管扩张作用,应慎用于瓣膜狭窄的患者,以免前负荷过度降低致心排血量减少,引起低血压、晕厥等。AS 患者亦应避免应用 β 受体阻滞剂等负性肌力药物。重度 AS 患者应选用瓣膜置换术。经皮主动脉球囊成形术尚不成熟,仅适用于不能手术患者的姑息治疗。

四、主动脉瓣关闭不全

(一)病因和发病机制

主动脉瓣关闭不全(AR)系由主动脉瓣和主动脉根部病变所引起,分急性与慢性两类。慢性 AR 的病因有风湿性、先天性畸形、主动脉瓣脱垂、老年瓣膜病变、主动脉瓣黏液变性、梅毒性 AR、升主动脉粥样硬化与扩张、马方综合征、强直性脊柱炎、特发性升主动脉扩张、严重高血压和/或动脉粥样硬化等,其中2/3的 AR 为风心病引起,单纯风湿性 AR 少见。

急性 AR 的原因有:感染性心内膜炎、主动脉根部夹层或动脉瘤、由外伤或其他原因导致的主动脉瓣破裂或急性脱垂、AS 行球囊成形术或瓣膜置换术的并发症。

急性 AR 时,心室舒张期血流从主动脉反流入左心室,左心室同时接受左心房和主动脉反流的血液,左心室急性扩张以适应容量过度负荷的能力有限,故左心室舒张压急剧上升,随之左心房压升高、肺瘀血、肺水肿。同时,AR 使心脏前向排血量减少。

慢性 AR 时,常缓慢发展、逐渐加重,故左心室有充足的时间进行代偿;使左心室能够在反流量达心排血量 80% 左右的情况下,多年不出现严重循环障碍的症状;晚期才出现心室收缩功能降低,左心衰竭。

(二)临床表现

1.症状

急性 AR,轻者可无症状,重者可出现急性左心衰竭和低血压。慢性 AR 可多年(5~10 年)无症状,首发症状可为心悸、胸壁冲撞感、心前区不适、头部强烈搏动感;随着左心功能减退,出现劳累后气急或呼吸困难,左心衰竭逐渐加重后,可随时发生阵发性夜间呼吸困难、肺水肿及端坐呼吸,随后发生右心衰竭。亦可发生心绞痛(较主动脉瓣狭窄少见)和晕厥。在出现左心衰竭后,病情呈进行性恶化,常于 1~2 年内死亡。

2.体征

查体在胸骨左缘第 3~4 肋间或胸骨右缘第 2 肋间闻及哈气样递减型舒张期杂音。该杂音沿胸骨左缘向下传导,达心尖部及腋前线,取坐位、前倾、深呼气后屏气最清楚。主动脉瓣区第二心音减弱或消失。脉压升高,有水冲脉,周围血管征常见。

(三)诊断

1.辅助检查

(1)X 线胸片:表现为左心室、左心房大,心胸比率增大,左心室段延长及隆突,心尖向下延伸,心腰凹陷,心脏呈主动脉型,主动脉继发性扩张。

(2)心电图:表现为左心室肥厚伴劳损。

(3)超声心动图:可见主动脉增宽,AR 时存在裂隙或瓣膜撕裂、穿孔等,二尖瓣前叶舒张期纤细扑动或震颤(为 AR 的可靠征象,但敏感性只有 43％),左心室扩大,室间隔活动增强并向右移动等。

(4)心脏多普勒超声心动图:可显示血液自主动脉反流入左心室。

(5)主动脉根部造影:是诊断本病的金标准,若注射造影剂后,造影剂反流到左心室,可确定 AR 的诊断,若左心室造影剂浓度低于主动脉内造影剂浓度,则提示为轻度 AR;若两者浓度相近,则提示中度反流;若左心室浓度高于主动脉浓度,则提示重度反流。

2.诊断要点

如在胸骨左缘或主动脉瓣区有哈气样舒张期杂音,左心室明显增大,并有周围血管征,则 AR 之诊断不难确立。超声心动图、心脏多普勒超声心动和主动脉根部造影可明确诊断。风湿性 AR 常与 AS 并存,同时合并二尖瓣病变。

3.鉴别诊断

风湿性 AR 需与老年性和梅毒性 AR、马方综合征及瓣膜松弛综合征、先天性主动脉瓣异常、细菌性心内膜炎、高血压和动脉粥样硬化性主动脉瓣病变、主动脉夹层、动脉瘤以及外伤等所致的 AR 相鉴别。

(四)治疗

有症状的 AR 患者必须手术治疗,而不是长期内科治疗的对象。血管扩张药(包括 ACEI)应用于慢性 AR 患者,目的是减轻后负荷,增加前向心排血量而减轻反流,但是否能有效降低左心室舒张末容量,增加 LVEF 尚不肯定。

五、护理措施

注意休息,劳逸结合,避免过重体力活动。但在心功能允许情况下,可进行适量的轻体力活动或轻体力的工作。预防感冒、防止扁桃体炎、牙龈炎等。如果发生感染可选用青霉素治疗。对青霉素过敏者可选用红霉素或林可霉素治疗。心功能不全者应控制水分的摄入,饮食中适量限制钠盐,每天以 10 g 以下为宜,切忌食用盐腌制品。服用利尿剂者应吃些水果,如香蕉、橘子等。房颤的患者不宜做剧烈活动。应定期门诊随访;在适当时期要考虑行外科手术治疗,何时进行,应由医师根据具体情况定。如需拔牙或作其他小手术,术前应采用抗生素预防感染。

(李尚易)

第十节　慢性肺源性心脏病的护理

慢性肺源性心脏病简称肺心病,是由于肺、胸廓或肺动脉的慢性病变所致的肺循环阻力增加、肺动脉高压,进而引起右心室肥厚、扩大、甚或右心衰竭的心脏病。

一、常见病因

按原发病在支气管与肺组织、胸廓和肺血管的不同,可分为三大类。①支气管、肺疾病:以慢支并发阻塞性肺气肿最常见,占 80％~90％,其次为哮喘、支气管扩张、重症肺结核、尘肺。其他如慢性弥漫性肺间质纤维化、结节病、农民肺(蘑菇孢子吸入)、恶性肿瘤等则较少见。②胸廓运动障碍性疾病：较少见，包括严重的脊柱后凸、侧凸、脊椎结核、类风湿性关节炎、胸膜广泛粘连及胸廓成形术后等造成的严重胸廓或脊柱畸形，以及神经肌肉疾患如脊髓灰质炎等。③肺血管疾病：甚少见，如原发性肺动脉高压、反复多发性小动脉栓塞、结节性多动脉炎等。

二、临床表现

(一)临床特点

首先具有原发病灶慢性支气管炎、肺气肿或其他肺胸疾病的历史和临床表现，如长期或间断性咳嗽、咳痰、喘息、发热等症状。

(二)体征

剑突下出现收缩期搏动，肺动脉瓣区第二音亢进，三尖瓣区心音较心尖部明显增强或出现收缩期杂音。

(三)X 线表现

除有肺、胸基础疾病及急性肺部感染的特征外，尚可有肺动脉高压症，如右下肺动脉干扩张，其横径≥15 mm；其横径与气管横径之比值≥1.07；肺动脉段明显突出或其高度≥7 mm；右心室增大征，皆为诊断肺心病的主要依据。

(四)心电图表现

心电图表现主要有右心室肥大和肺动脉高压表现：电轴右偏、额面半均电轴≥90°，重度顺钟向转位，$Rv_1+Sv_5≥1.05$ mV及肺型 P 波，均为诊断肺心病主要条件。也可右束支传导阻滞及肢体导联低电压，可作为诊断肺心病的参考条件。在 V_1、V_2 甚至 V_3，可出现酷似陈旧性前间壁心肌梗死的 QS 波，应注意鉴别。其他尚可有心律失常图形。

(五)超声表现

二维超声：①右心室大，右心室前壁明显肥厚，大于 5 mm，(正常右心室前壁厚度小于或等于4 mm)，右心室前壁搏动强；②右心房大，右心室流出道增宽；③主肺动脉增宽大于 20 mm，右肺动脉增宽大于 18 mm；④肺动脉瓣出现肺动脉高压征象；⑤室间隔右心室面增厚大于 11 mm，与左心室后壁呈同向运动。

通过测定右心室流出道内径(≥30 mm)，右心室内径(≥20 mm)，右心室前壁的厚度(≥5 mm)，左、右心室内径的比值(<2)，右肺动脉内径(≥18 mm)或肺动脉干(≥20 mm)及右心房增大(≥25 mm)等指标，以诊断肺心病。

三、护理

(一)护理要点

解除气道阻塞，合理用氧、减轻呼吸困难；给以心理支持；维持体液及酸碱平衡；并发症的预防及护理；遵医嘱及时合理用药；注意观察病情变化。

(二)护理措施

1.解除气道阻塞，改善肺泡通气

及时清除痰液，神志清醒患者应鼓励咳嗽，痰稠不易咳出时，可有效湿化分泌物，危重体弱患者，定时更换体位，叩击背部使痰易于咳出。对神志不清者，可进行机械吸痰，需注意无菌操作，抽吸压力要适当，动作轻柔，每次抽吸时间不超过 15 秒，以免加重缺氧。

2.合理用氧、减轻呼吸困难

根据缺氧和二氧化碳潴留的程度不同,合理用氧,一般给予低流量、低浓度持续吸氧。如病情需要提高氧浓度,应辅以呼吸兴奋剂刺激通气或使用呼吸机改善通气。吸氧后如呼吸困难缓解、呼吸频率减慢、节律正常、血压上升、心率减慢、心律正常,发绀减轻、皮肤转暖、神经转清、尿量增加等,表示氧疗有效,若呼吸过缓意识障碍加深,需考虑二氧化碳潴留加重,必要时采取增加通气量措施。

3.心理护理

肺心病是一种慢性病,患者常感力不从心,精神苦闷应关心体贴患者,多与患者沟通,给以心理安慰,增强抗病信心。生活上给予照顾、细心护理,解除因不能自理带来的多种不便,缓解病痛不适。

4.维持体液及酸碱平衡

正确记录 24 小时出入液量及观察体重变化,及时采集血清标本测定电解质,并按医嘱完成输液计划,当呼吸性酸中毒合并代谢性酸中毒时,应观察患者有无乏力,头痛、气促、嗜睡,呼吸深快及意识不清等,如出现上述症状及时与医师联系,切忌随意用镇静剂,造成呼吸抑制。

5.并发症的预防及护理

常见的并发症有上消化道出血、弥散性血管内凝血、心律失常、休克。

(1)上消化道出血:注意患者恶心呕吐症状、呕出物颜色、性状及粪便色、质、量、观察心率、血压,检查肠鸣音,给予患者精神安慰,避免紧张,作好饮食护理等。改善缺氧和二氧化碳潴留,使胃黏膜应激性溃疡得到愈合。迅速控制出血。

(2)弥散性血管内凝血:早期发现皮肤黏膜有无出血点,注射部位有无渗血、出血或上消化道出血倾向,及时控制感染,按医嘱早期应用抗凝治疗。

(3)心律失常:发现患者脉搏强弱不等,节律不规则时应同时进行心脏听诊并及时与医师联系。

(4)休克:观察患者体温、脉搏、呼吸神志、血压、肢体温度、尿量,及早发现诱因,做好休克患者的相应护理。

(三)用药及注意事项

1.控制感染

根据痰培养和药物敏感试验选择抗菌药物。院外感染以革兰阳性菌为主,院内感染以革兰阴性菌占多数。一般主张联合应用抗菌药物。

2.保持呼吸道畅通,改善呼吸功能

给予祛痰、解痉、平喘药物,低浓度持续给氧,纠正缺氧和二氧化碳潴留。

3.控制心力衰竭

可适当选用利尿、强心或血管扩张药物。

(1)利尿剂:以作用轻、剂量小、疗程短、间歇和交替用药为原则。根据病情选用氢氯噻嗪、氨苯喋啶、呋塞米(速尿)等。用药后需密切观察精神神经症状,痰液黏稠度,有无腹胀,四肢无力,抽搐等,准确记录出液量与体重,及时补充电解质。

(2)强心剂:由于长期缺氧,患者对洋地黄类药物耐受性降低,故疗效差,易中毒,使用要慎重,以选用剂量小、作用快、排泄快药物为原则,一股为常用剂量的 1/2 或 2/3。用药后须严密观察疗效和有无不良反应。

(3)血管扩张剂：可降低肺动脉高压，减轻心脏前、后负荷，降低心肌耗氧量，对部分顽固性心衰有作用，但同时降低体循环血压，反射性引起心率增快，血氧分压降低、二氧化碳分压升高等不良反应，限制了其临床使用。

4.控制心律失常

经抗感染、纠正缺氧等治疗后，心律失常一般可消失，如不消失可酌情对症使用抗心律失常药。

5.呼吸兴奋剂

使用应在保持呼吸道通畅的前提下，可配合吸氧解痉、祛痰等措施，不能长期和大剂量应用。严重呼衰时，因脑缺氧和脑水肿未纠正而出现频繁抽搐者，应慎用呼吸兴奋剂，用药过程中如出现呕吐或肢体抽搐提示药物过量应及时与医师联系。

(四)健康教育

(1)增强体质：病情缓解期应根据心肺功能情况与体力强弱适当进行体育锻炼，如散步、气功、太极拳、腹式呼吸运动等，以增强体质，改善心肺功能，也可进行缩唇呼吸，增加潮气量，提高肺泡氧分压，鼓励患者进行耐寒锻炼，增加机体抵抗力和免疫力，防止受凉感冒。

(2)消除呼吸道不良刺激：耐心劝告患者戒烟，说明烟可刺激呼吸道黏液组织，使腺体大量增生，导致气道阻塞。居室需适宜的温度、湿度，保持空气清新，定时开窗、通风，防止忽冷忽热的温差刺激。

(3)合理选择食谱，宜选用高热量、高蛋白、低盐、易消化食物，补充机体消耗，增加抗病能力。

(4)积极防治慢性呼吸道疾患，避免各种诱发因素：预防慢性支气管炎反复发作，感染时应及早选用抗生素，有效地控制呼吸道继发细菌感染，指导患者取适当卧位，注意口腔卫生，多饮水稀释痰液或指导患者家属帮助翻身拍背，保持呼吸道通畅。

(5)注意病情变化，定期门诊随访：患者如感呼吸困难加重，咳嗽加剧，咳痰不畅，尿量减少，水肿明显或亲属发现患者神志淡漠、嗜睡或兴奋躁动，口唇青紫加重，大便色泽及咳痰声音改变，均提示病情变化或加重，需及时就医诊治。

(李尚易)

参 考 文 献

[1] 朱珍妮.心血管疾病膳食指导[M].北京:人民卫生出版社,2020.

[2] 刘春霞,郑萍,陈艳芳.心血管系统疾病[M].北京:人民卫生出版社,2020.

[3] 李巧春.心血管疾病诊疗研究[M].乌鲁木齐:新疆人民卫生出版社,2020.

[4] 曹勇.心血管疾病介入治疗[M].北京:科学技术文献出版社,2019.

[5] 刘勇.心血管疾病诊疗精粹[M].北京:科学技术文献出版社,2019.

[6] 张晶,陈涛,林美萍.中西医结合心血管病临床诊疗[M].长春:吉林科学技术出版社,2019.

[7] 罗群.心血管疾病临床诊治[M].上海:上海交通大学出版社,2019.

[8] 金强.心血管疾病简明诊疗学[M].长春:吉林科学技术出版社,2019.

[9] 郑铁生,王书奎.心血管系统疾病[M].北京:人民卫生出版社,2019.

[10] 邹弘麟.充血性心力衰竭与心脏移植[M].北京:北京大学医学出版社,2019.

[11] 宋雷,惠汝太.心血管疾病与精准医学[M].北京:人民卫生出版社,2019.

[12] 张兆光.心血管外科诊疗常规[M].北京:中国医药科技出版社,2020.

[13] 赵新华.心内科疾病诊治精要[M].开封:河南大学出版社,2020.

[14] 胡大一,孟晓萍,王乐民,等.心血管疾病康复指南[M].北京:人民卫生出版社,2020.

[15] 于沁,褚晨宇,黄玲.现代心血管病学[M].天津:天津科学技术出版社,2019.

[16] 胡日波.实用胸心血管外科学[M].昆明:云南科学技术出版社,2020.

[17] 刘燕.新编心血管内科诊治学[M].开封:河南大学出版社,2019.

[18] 李阳.心血管内科诊疗精要[M].南昌:江西科学技术出版社,2020.

[19] 杨杰书.临床心血管疾病综合治疗学[M].长春:吉林科学技术出版社,2019.

[20] 吴斌,李惠玲.心血管病及并发症鉴别诊断与治疗[M].郑州:河南科学技术出版社,2019.

[21] 胡伟国,魏盟.起搏心电图解读与案例分析[M].上海:上海科学技术出版社,2019.

[22] 姜志胜.心血管病理生理学[M].北京:人民卫生出版社,2020.

[23] 郑曼.常见心血管病区域医疗策略[M].北京:科学技术文献出版社,2020.

[24] 赵红,周艺,丁永兴.新编心血管疾病诊疗与介入[M].长春:吉林科学技术出版社,2020.

[25] 姜炜炜.临床心电图解析与诊断[M].北京:科学技术文献出版社,2019.

[26] 贾钰华,周迎春.常见心血管疾病的中西医结合防治[M].北京:中国中医药出版社,2019.

[27] 刘霞.快速读懂心电图[M].上海:上海科学技术出版社,2019.

[28] 那荣妹,司晓云.心血管疾病诊疗精要[M].贵阳:贵州科学技术出版社,2020.

[29] 王非多.临床心血管疾病诊疗指南[M].昆明:云南科技出版社,2019.

[30] 李凡民,牛文堂.现代临床心电图学[M].长春:吉林科学技术出版社,2019.

[31] 吕新.临床心电图鉴别诊断与应用[M].长春:吉林科学技术出版社,2019.

[32] 崔莹.心血管内科常见病的诊断与防治[M].南昌:江西科学技术出版社,2019.

[33] 张健.心血管疾病的诊断与治疗[M].北京:北京工业大学出版社,2020.

[34] 宿燕岗,葛均波.起搏心电图解析[M].上海:上海科学技术出版社,2019.

[35] 隋红.实用心血管疾病诊疗[M].北京:科学技术文献出版社,2019.

[36] 朱兆平,赵哲.心血管疾病的保健与康复[J].中华养生保健,2019(1):34-35.

[37] 刘静,孙艺红,彭道泉,等.中国心血管病一级预防指南[J].中华心血管病杂志,2020,48(12):1000-1038.

[38] 李玲.动态心电图与常规心电图诊断冠心病患者心律失常的比较.心电图杂志,2020,9(1):9-10.

[39] 张宇清.微量白蛋白尿在高血压患者心血管风险评估中的价值[J].中华高血压杂志,2019,27(6):585-590.

[40] 陈桂英,张苗苗,吴群红.心血管疾病的整合管理[J].中国全科医学,2020,23(11):1368-1371.